東洋医学古典

完訳

鍼灸大成

淺野周 訳

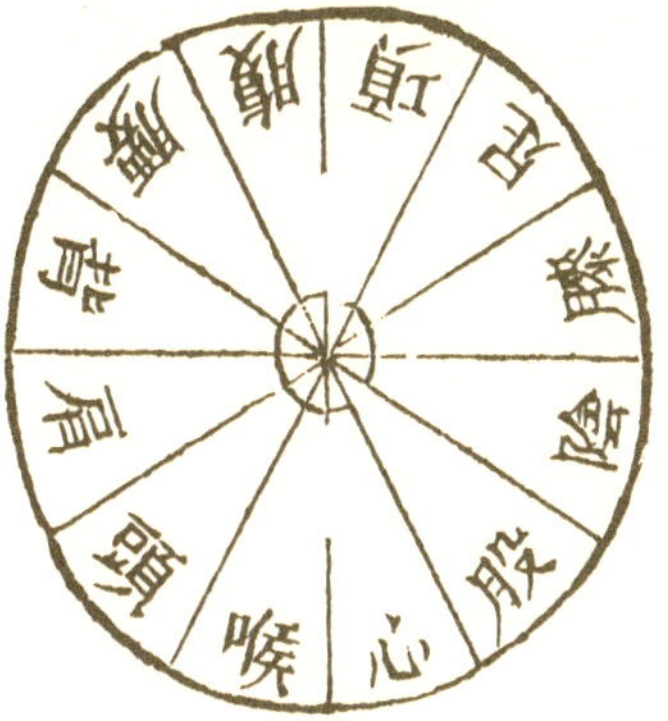

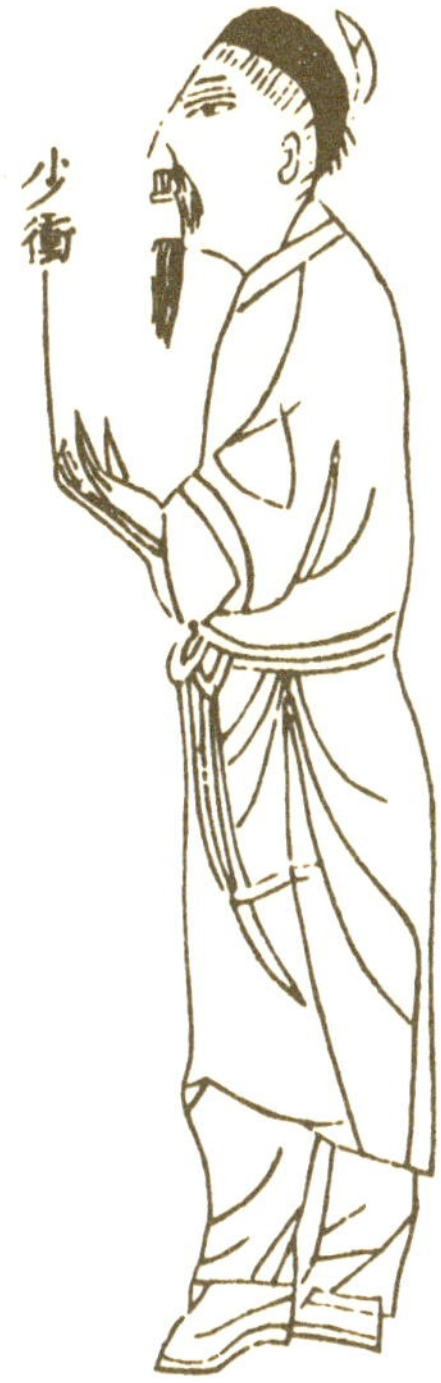

完訳 鍼灸大成

第六巻

完訳 鍼灸大成 第六巻 目次

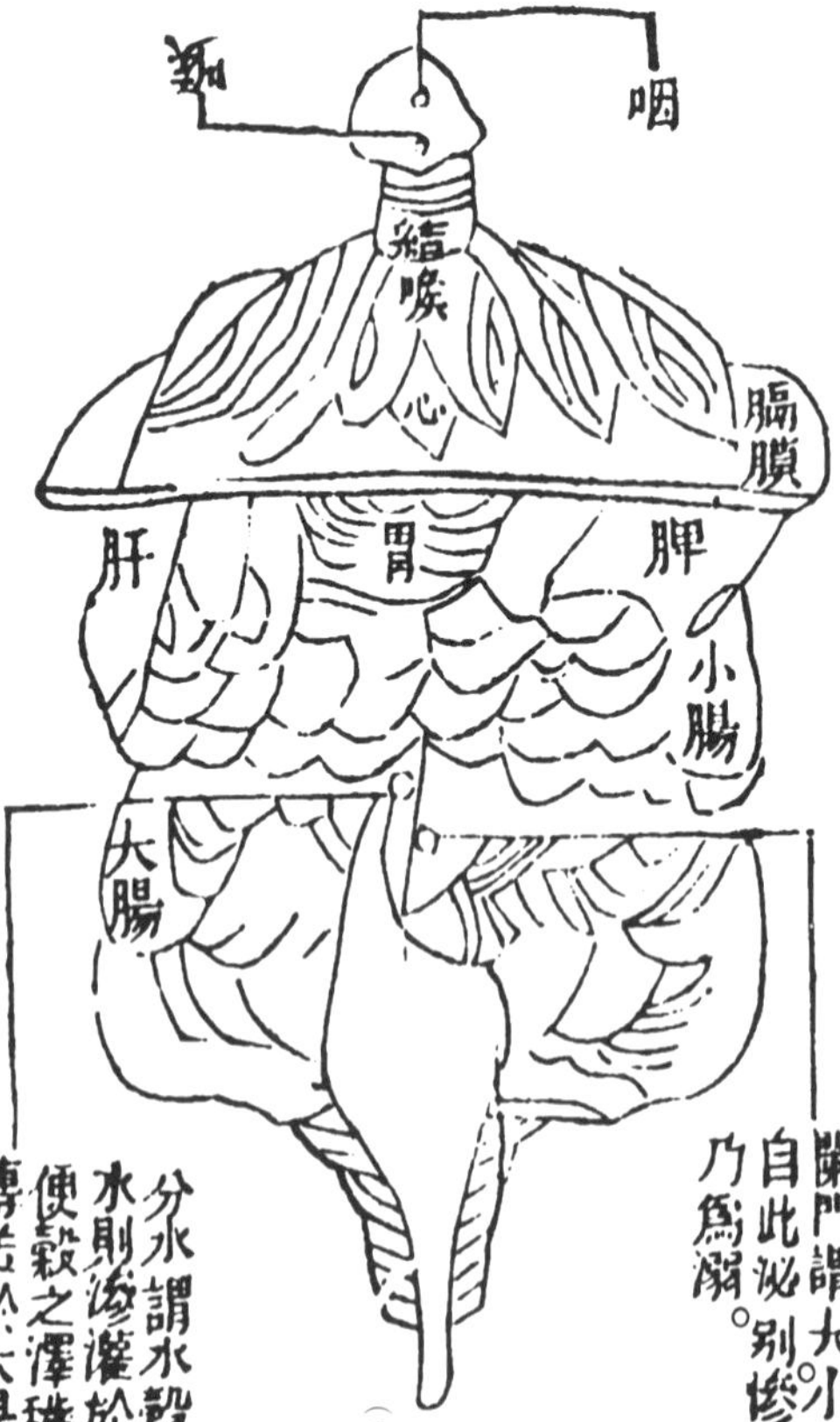

（蘭門［回盲部］は、大腸と小腸の接合部である。ここで水分を分け、膀胱の中へ入って尿となる。）

蘭門謂大小二腸會處也。自此泌別滲入於膀胱中乃爲溺。

溺自此出

（ここから尿が出る。）

分水謂水穀承受於蘭門。水則滲灌於膀胱而爲溺。便穀之滓穢則自蘭門而傳送於大腸之中也。

（分水とは、水穀を蘭門で受け、水は膀胱へ滲み入って尿となる。大便の穀の汚れは、蘭門から大腸へ伝送される。）

臓腑正面図

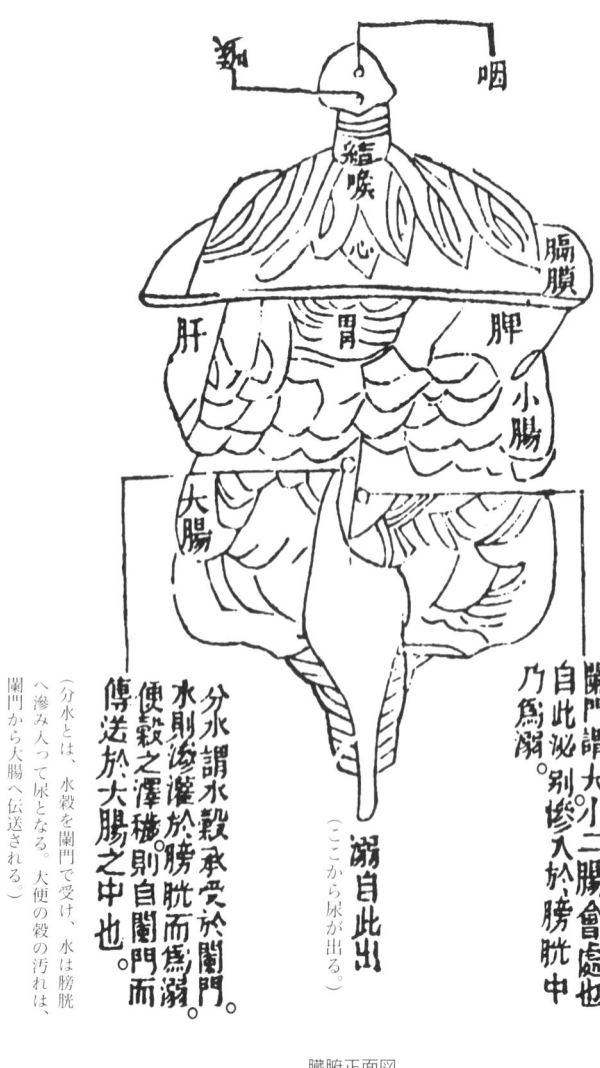

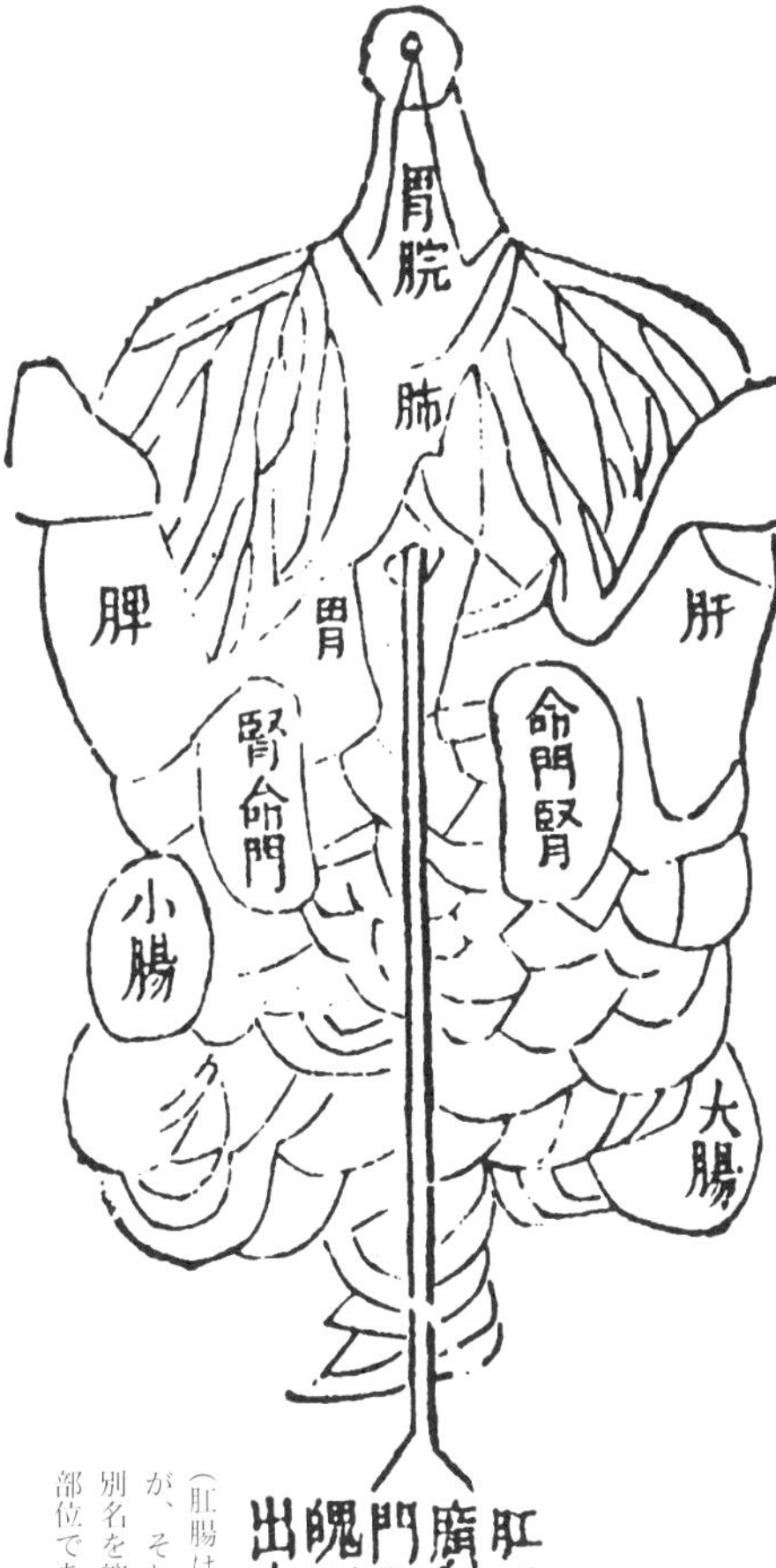

(肛腸は、広腸とも呼ぶが、それが肛門である。別名を魄門。大便が出る部位である。)

臓腑背面図

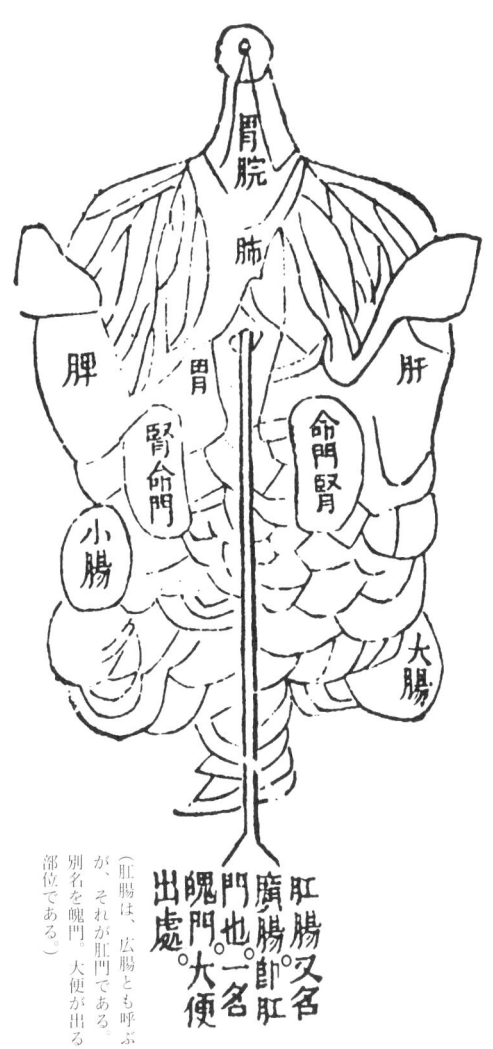

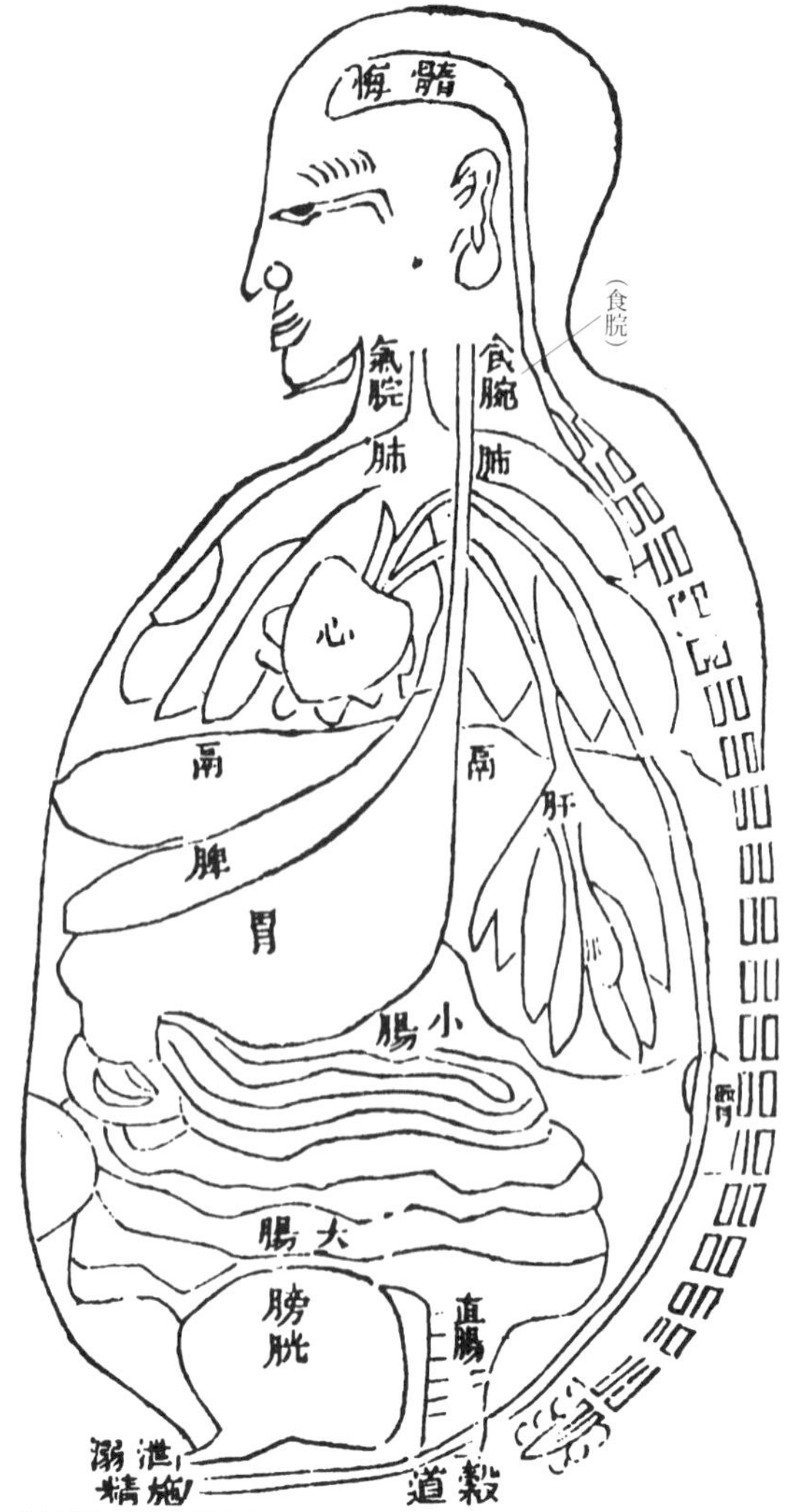

（尿を漏らし精を施す。）

臓腑の図

五臓六腑

五臓：臓は貯蔵する。心は神を貯蔵し、肺は魄を貯蔵し、肝は魂を貯蔵し、脾は意と智を貯蔵し、腎は精と志を貯蔵するので、五臓である。

六腑：腑は集める意味がある。胆、胃、大腸、小腸、三焦、膀胱は、五臓の濁気を受けるので「伝化の府」と呼ぶから六腑である。

＊府は一般に「集める」と解説されているが、その意味は中日大辞典にも簡明古漢語詞典にもない。漢語大字典に「一、文書や財物を貯えるところ。二、財物や文書を管理する官。三、貯蔵や収蔵。四、集まるところ。学府とか。五、集合。六、取る。七、役所の通称。八、行政区の名称。九、役人の住宅。……以下略」とあった。

五臓は精を貯えて出さないから満ちても実とならない。六腑は運び出して貯えないから実となっても満ちない。例えば、水穀が口から入れば、胃は実となるが、腸は空となる。食物が腸に下がれば、腸が実となって、胃が空になる。だから「実にはなるが満ちない」と言う。

肺の重さは三斤三両。六葉と両耳があり、四方に垂れて蓋のようである。背骨の第三椎に付着し、中には二十四穴あって、各臓の清濁の気が行列して分布する。それで五臓の華蓋という。

＊なぜ六葉と両耳に分けているか分からないが、全部で八葉になる。耳とは、六葉の上に付着する両側の小さな肺葉。六気に対応するから六葉だと何かで読んだ。六気に六葉で対応する。恐らく八風に応じるため八葉なのだろう。各葉に三つずつ穴があるので八×三＝二十四穴。三つの穴は、上中下焦の気が出入するためという。脊骨は胸椎から始まり、頚椎は柱骨と呼ぶ。華蓋は、皇帝のための日傘。
古代では、儒教が身体を傷付けることを禁じていたため解剖が行われず、特に女性の解剖は行われなかったので、古代の記載に基づいて、観念的な内臓を想像していた。

心は、重さ十二両。七つの穴があって三毛あり、形はツボミの蓮花のようである。肺の下で、横隔膜の上にあり、第五椎に付着している。

＊孔というのは動静脈の穴、三毛とは三尖弁に付着している腱索のこと。心に七竅ありと言うが、恐らく目鼻耳口に対応するもの。三毛は三焦に対応するのだろう。

心包絡は、心下で横隔膜の上、縦隔の下にある。横隔膜と繋がり、黄脂で包まれたものが心である。外側に細い糸のような筋膜があり、心と肺を繋いでいるものが心包絡である。

＊現在の心包は、心膜を意味する。最後の文章によると、心包は肺の動静脈のようだ。

三焦は水穀の通路であり、営衛の気が循環する。上焦は心下で胃上にあり、膻中を管理し、膻中は両乳間の凹んだ拍動部である。中焦は胃袋にあり、胃袋は臍の上四寸、臍の傍らを管理する。下焦は膀胱の上縁で、臍下一寸を管理する。

＊このように三焦は、体腔全体を一つの腑と考えたもの。分ければ三つになる。

肝は、重さ二斤四両。左が三葉、右に四葉ある。左半身を管理する。臓器は右脇で、右腎の前にある。胃に並んで第九椎に付着する。

＊これも七情だから七葉に分かれるという説あり。左というのは、陽だからだろう。

胆は、肝の短葉の間にある。重さ二両三銖。三合の精汁が入っている。

横膈膜は、前が剣状突起、後ろが十一椎の高さにある。周囲が背骨に付着し、腸の濁気が心肺へ上がって来ないように遮断している。

*だから、第十一胸椎より上で深刺すれば、気胸を起こす恐れがある。

脾は、重さ二斤三両。幅三寸、長さ五寸。胃を覆う。第十一椎に付着する。

胃は、重さ二斤一両。円周一尺五寸、直径五寸。曲がったのを伸ばせば長さ二尺六寸。

小腸は、重さ二斤十四両、長さ三丈二尺。左回りに畳み込まれ、十六曲がりしている。小腸の上口が、胃の下口であり、十二指腸との接合部は、臍の上二寸にある。さらに下一寸が水分穴で、そこは小腸の下口である。その大腸との接合部に食物が至って清濁を分けられ、水液が膀胱へ入り、汚いカスは大腸へと入る。

大腸は、重さ二斤十二両、長さ二丈一尺、幅四寸。右回りに畳み込まれ、十六曲がりしている。臍の中心が、大腸の上口であり、小腸の下口である。

＊こうした記載からすると、小腸と大腸は螺旋状に折りたたまれ、上から下へとグルグル回りながら下がっている感じ。図にも、そう描かれている。

腎は二つあり、重さ一斤一両。形は石の卵のようで、色は黄紫。胃の下で両サイドにある。脊柱起立筋に入り、第十四椎に付着する。前では臍と同じ高さ。

膀胱は、重さ九両二銖、幅九寸。腎下の前で、大腸の傍らにある。膀胱の上縁は、小腸の下口に位置し、そこから水液が膀胱へと泌み出す。

脊骨は二十一節ある。取穴の法は、肩と同じ高さを大椎、つまり百労穴とする。

＊この百労は頚の奇穴ではなく、大椎の別名。脊骨は胸椎から仙椎を含める。

十四経脈の長さ

手の六陽経脈は、手から頭へ至る。長さ五尺で、すべてを合わせると五尺×六で三丈。

手の六陰経脈は、胸から手へ走る。長さ三尺五寸で、すべてを合わせると三尺×六で一丈八尺、五寸×六で三尺、だから二丈一尺となる。

足の六陽経脈は、頭から足へ走る。長さ八尺で、すべてを合わせると六×八尺で四丈八尺。

足の六陰経脈は、足から腹中へ入る。長さ六尺五寸で、すべてを合わせると六尺×六で三十六、五寸×六で三尺、だから三丈九尺となる。

督脈と任脈は、それぞれ長さが四尺五寸、すべてを合わせると九尺。

陰蹻脈と陽蹻脈は、足から目に至る。それぞれ長さが七尺五寸、すべてを合わせると一丈五尺。

十四脈を合計すると十六丈二尺。これが気の大きな経隧である。

臓腑十二経穴の起止歌

手肺経の少商は中府で始まり、大腸経の商陽は迎香二、
足胃経の頭維は厲兌三、脾経の隠白は大包四、
手心経の極泉は少衝に来る、小腸経の少沢は聴宮へ去る、
膀胱経の睛明は至陰、腎経の湧泉は兪府の位置、
心包経の天池は中衝、三焦経の関衝は耳門、
胆経の瞳子髎は竅陰、厥陰肝経の大敦は期門へ至る。
十二経穴の終始歌、学ぶ者は心に刻みつける。

肺臓図

（上は喉嚨［喉頭］に通じる。）

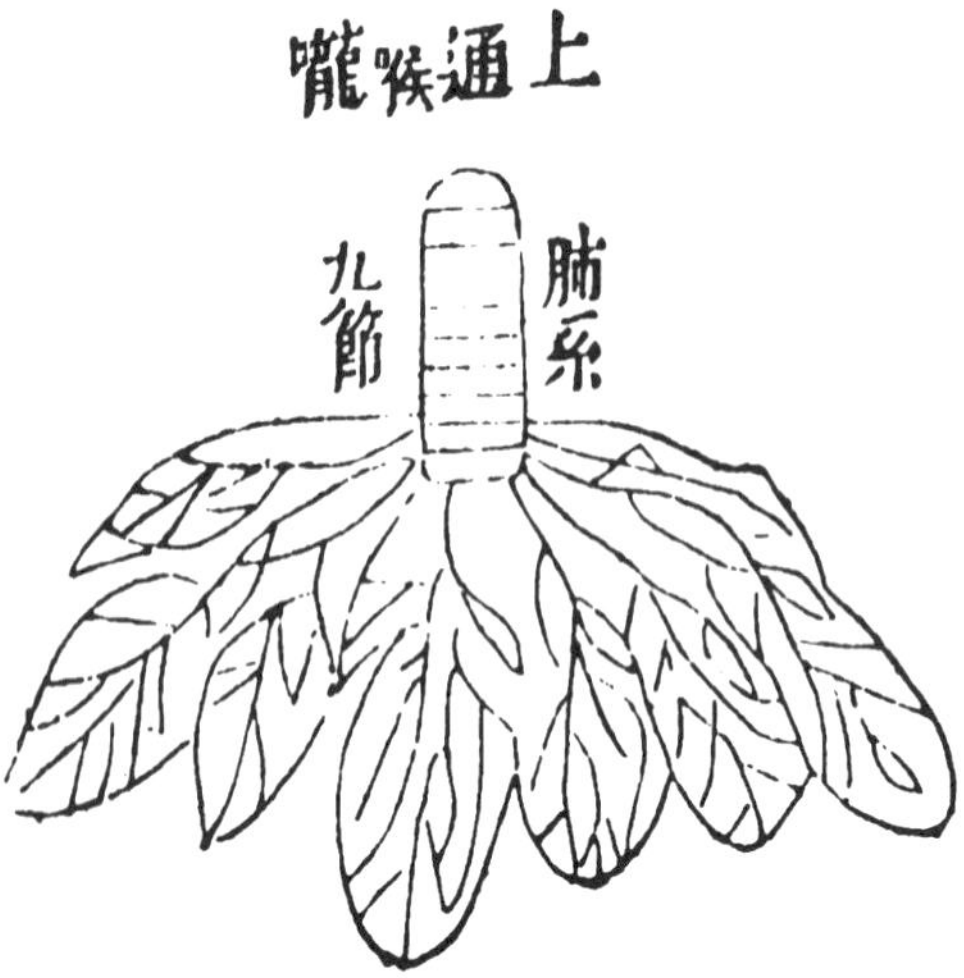

肺は重さ三斤三両、六葉と両耳がある。人の肺葉は、第三椎に付着する。

手太陰肺経

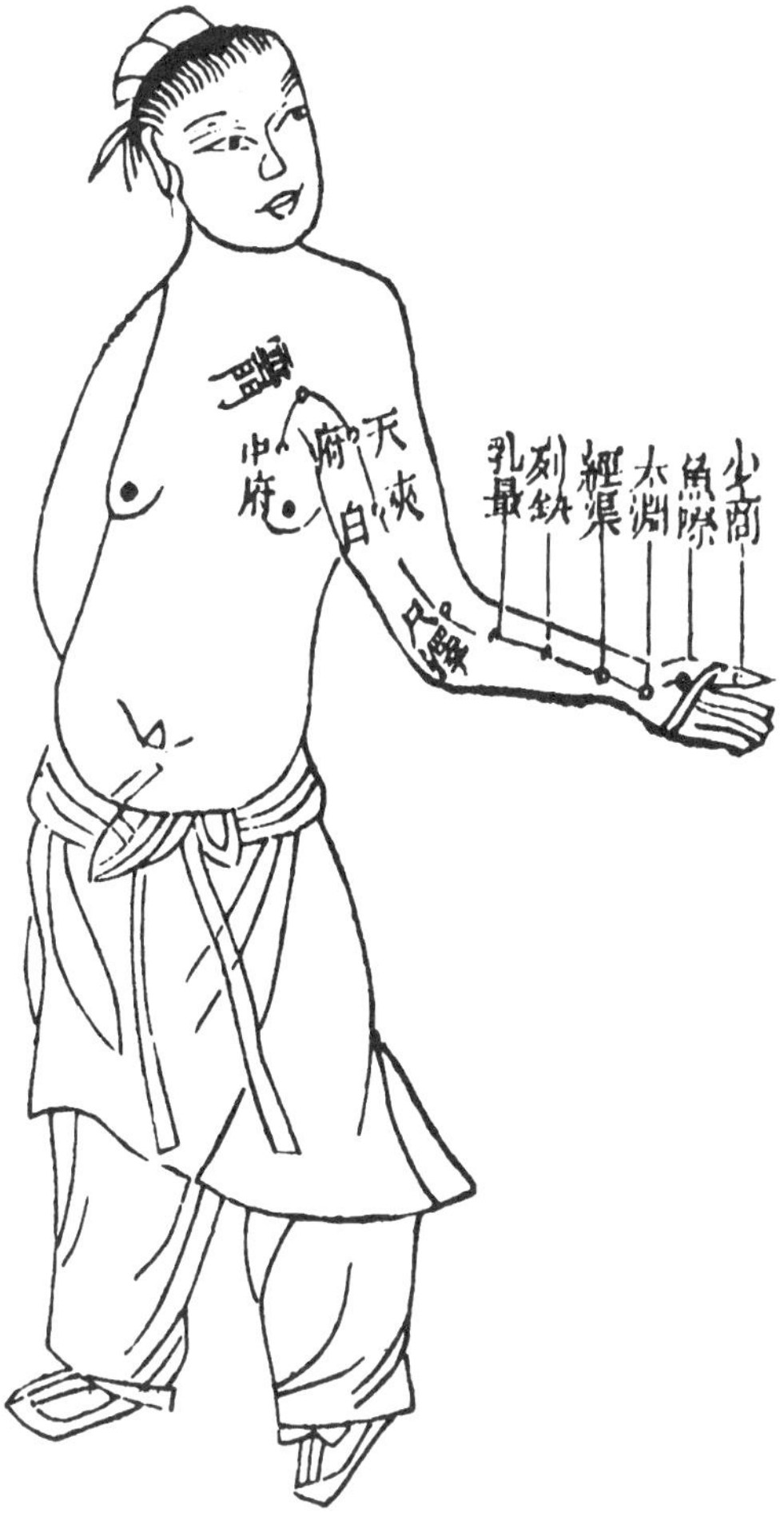

手太陰経穴の主治

『内経』は「肺は、相傅の官である。治節する」という。

肺は、気の本であり、魄が存在する部位である。肺の状態は毛に現れ、肺気は皮膚に充ちる。陽中の太陰で、秋の気に通じる。

西方は白色。白は肺に通じ、肺は鼻に開竅し、酸素を肺に貯える。だから病が背にある。肺の味は辛い。五行では、金に属す。五行は、家畜が馬、五穀では稲。四季と対応し、空は金星。肺で病が皮毛にあると分かる。肺の音は商、数は九、生臭く、液は鼻水。

西方は燥で、燥は金を生み、金は辛を生み、辛は肺を生み、肺は皮毛を生み、皮毛は腎を生む。肺は鼻を管理し、空では燥、地では金となり、身体では皮毛となり、臓では肺、声は哭、失調すれば咳となる。感情では憂いで、憂いは肺を傷付け、喜びは憂いに勝つ。熱は皮毛を傷め、寒は熱に勝つ。辛さは皮毛を傷付け、苦みは辛さに勝つ。

＊相傳の官とは、相は宰相、傅は補佐。つまり君主である心を補佐するナンバー2の意味。治節とは、節度を管理することで、呼吸が規則正しいこと。魄は、眠っているときの精神。肺気というのは肺衛のことで、衛気。横隔膜から上は、陽だから陽中になる。中国の西方は砂漠だから白。肺の味が辛いのは、悲しみから辛いと類推したのだろう。金はピカピカ光って美しいから、痰を排出して清潔を好む肺と一致する。金なら白でなく黄色と思いがちだが、当時の金とは青銅のことなので白かった。木火土金水だから、四番目に五を加えて九。生臭いのは、恐らく肺を生で食べるからだろう。

手太陰肺経穴歌　『医学入門』

手太陰肺経は十一穴、
中府、雲門、天府、
侠白、尺沢、孔最、
列缺、経渠、太淵、
魚際、少商はニラの葉ほど離れる(左右二十二穴)。

この経は、中府に始まり、少商で終わる。

少商、魚際、太淵、経渠、尺沢は、井滎兪経合である。

経脈は中焦から起こり、下がって大腸に絡まり、戻って胃口を巡り、横隔膜を上がって肺に属す。肺系から横へ行き腋下へ出て、上腕内側では手少陰と手厥陰の前を行き、肘中へ下がり、前腕内側では橈骨下縁を行き、寸口へ入って母指球に上がり、魚際に沿って親指端へ出る。その分支は、手首後ろの列缺穴から出て、人差指橈側の端に出て、手陽明と交わる。多気少血の経で、寅の刻に気血が注がれる。

辛金の臓で、脈は右寸にある。実では実脈となり、熱が出ると呼吸が粗くなり、鼻詰まりする。それを瀉すには辛涼薬を使う。虚では虚脈となり、呼吸が弱くて息が不足し、呼吸が微弱になる。それを補うには酸熱薬を使う。橘と甘草は痰気を下げる神方［特効処方］で、旧姜［古い生姜］は気嗽を追い出す聖薬である。七情鬱結による喘ぎは、沈香、烏薬に参檳［たぶん人参と檳榔］を使う。胸が支えて喘ぎ、ひどく痛めば、半夏、瓜蔞、桔梗。鼻詰まりには、丸荊穂、澄茄、薄荷。黄色い鼻水が止まらねば、末龍脳、蒼朮、白芷、辛夷。百花は血痰を除き、貝母は熱咳を除く。黄連、赤茯、阿膠は、心火を抑えて肺を清める。訶子、杏仁、通草は、慢性の咳に利いて声を出す。動き回る痛みは痰飲で、半夏と二倍の朴硝。ジンマシンで痒いのは風熱で、苦参と少しの皂莢。喘息でゼイゼイすれば、兜鈴、蝉蛻、杏仁（先端を除く）、砒霜（少し入れる）。熱が咽喉を塞げば、鶏蘇荊芥桔、防風。参牛［たぶん人参と牛膝］、甘草は、酒疸を消す。軽粉、硫黄は鼻茸を消す。白礬、甘遂、白砒霜の性質は実で重く、豆豉を入れて喘息を治す。百草霜の気味は軽いが、海塩と併用して舌の腫れを消す。甜葶藶は、肺膿瘍を治す。苦熊胆寒はイボ痔に塗る。瓊玉膏は、咳を鎮めて腎元を調える。流金丹は、痰を清めて火を降ろす。人参は、大用量でなければ補えず、少量では凝滞し、大用量で流通する。黄芩は、枯れて縮んだものでなければ瀉せず、細ければ腸を冷やし、枯れていれば肺を清める。升麻、白芷は、東垣が「経へ導入するために使う」と言った。葱白、麻黄は、張仲景が経へ導入するため常用した。紫苑、五味は、補って収斂させる。桑白、防風は、実を通じさせる。寒熱温涼の名処方を選別し、軽重緩急は指下に詳しく分かり易い。さらに人参の一字が秘密、その価値は千金の重みがあり、その意味を会得すれば、草木の薬物は、すべて空と化す。

＊この章では、必ず最初に漢方薬が示されている。鍼灸の本なので、薬物の解説は省略する。

『導引本経』：肺は、五臓の華蓋である。音声の出る所で、皮膚は肺によって潤される。人には内傷七情があり、外感六淫があって、呼吸の出入が安定していなければ、肺が不潔になる。肺を清潔にしたければ呼吸を調える。呼吸を調えれば病気にならず、心火は静まる。一に心を落ち着かせ、二に身体を広げ、三に身体中の毛孔で呼吸しているとイメージする。通行するのに障害がなく、心を細くして呼吸を弱くすれば、それが本当の呼吸である。その呼吸は心から起こり、心静かに息を調え、息は腎根に帰るが、それが内丹の母である。『心印経』は「息を回して混合すれば、百日で霊に通じる」という。『内経』に「秋の三カ月は、容平と呼ぶ。天高く、風が強くなり、地気はすがすがしく、人は早寝早起きして、ニワトリとともに目覚める。それで感情は安寧し、秋の害を緩和させ、元気を収斂させて、秋の粛殺の気を平らげる。いろいろと考えないようにし、肺気を清らかにする。それに逆らえば肺を傷める」とある。果物を過食すれば、わずかに一度下痢させるとよい。静かに呼吸して二日目、ラッキョウ粥に羊の腎臓を加え、空腹時に食べて補う。もし羊の腎臓がなければ、豚の腎臓でよい。精力剤より効果がある。秋は、足を温めて頭を冷やすが、そのときに清粛の気が身体を収斂させる。夏至を過ぎてから陰気が徐々に盛んとなり、派手な住居にせず、寿命を養う。夏に暑で傷付けば、秋になって瘧疾となり、陽が上で、陰が下と、互いに争えば寒気がし、陽が下で、陰が上と、互いに争えば発熱する。寒熱が発生すれば、肺が発病する。もし手足の少陽脈が少し弦であれば、夏に冷たいものを食べ過ぎて、それが中焦に滞り、秋になって下痢する。もし足の陽明と太陰の脈が、少し弦濡で緊ならば、それは季節に反する脈なので、病は危険である。秋脈は、毫毛のようでなければならず、その治療法は、後と前で詳しく述べる。『素問』は「秋に湿で傷付くと、冬に咳となり、純陽が空になる」という。『秘法』は「座ったり横たわり、常に口を閉じて、呼吸を調えて音声を定め、甘い唾を頻繁に呑み込めば肺が潤い、邪火が下降して肺金が清められる」という。

＊内丹は、仙人が気を練って体内に作る不老不死の丸薬。『素問』の引用文は、四気調神大論。

穴法の考証

中府(別名を膺兪)

雲門の下一寸六分。乳の上で第三肋間、動脈が拍動する陥中。正中線の六寸ずつ横。肺の募穴(募は、集まって結ぶこと。ここに経気が集まる)、手足の太陰脈の交会穴。鍼を三分刺入して、五呼吸ほど留める。灸は五壮。

腹脹、四肢の腫れ、食べ物が喉を通らない、喘息で胸が満杯、肩背痛、嘔吐するが何も出ない、咳き込んでゼイゼイする、気管が引きつって咳や胸痛する、外寒による肺熱、深呼吸すると胸が痛む、苦い液を嘔吐する、咳して痰が出る、風邪で汗が出る、皮膚が痛くて顔が腫れる、呼吸ができず寝ていられない、傷寒で胸中が熱い、伝染力の強い結核、前頚部の腫れものなどを主治する。

雲門

鎖骨の下で、気戸を挟んで旁ら二寸にある陥中。動脈拍動部を手を上げて取る。胸の正中から六寸ずつ横。『素註』では鍼を七分刺入、『銅人』では鍼を三分刺入、灸は五壮。

傷寒で四肢の熱が治まらない、咳逆、喘いで息ができない、胸脇が脹って息が切れる、下腹から気が上がって心臓に当たる、胸中煩満、脇の痛みが背まで響く、急性咽喉炎、肩が痛くて手が上がらない、甲状腺腫などを主治する。

＊中府や雲門は、上肢を九十度以上に広げて刺鍼しないと肺に当たる。

天府

腋下三寸で、上腕骨外側上顆の上五寸、動脈中。鼻尖に墨を付け、鼻を上肢に押し当てて達するところが穴である。禁灸、鍼を四分刺入して、七呼吸ほど留める。

突然の痛み、口や鼻からの出血、風邪、精神失調で泣き出す、物忘れ、飛尸、悪疰、精神錯乱でデタラメをいう、喘息、寒熱の瘧疾、目がくらむ、遠くがぼやける、甲状腺腫などを主治する。

＊飛尸は、急に喘いで、気が胸に上がり、両脇が脹って、シコリができたり、腰背が痛むもの。悪疰とは、心窩部が痛み、痛みが遊走するもの。

侠白

天府の下で、肘の上五寸、動脈中。鍼を三分刺入し、灸は五壮。

心痛、息切れ、嘔吐するが何も出ない、煩満などを主治する。

尺沢

肘中央で横紋上、動脈中。肘窩横紋で、筋骨の隙間の陥中。手太陰肺脈の入る所で合水穴。肺実を瀉す。鍼を三分刺入して三呼吸ほど留める。灸は五壮。

肩腕痛、風邪をひいて汗が出る、頻尿、クシャミが多い、悲しんで哭く、悪寒発熱、風痺、上腕や肘の痙攣、前腕が上がらない、急性咽喉炎、胃気が上がって嘔吐する、口が乾く、咳して痰を吐く、瘧疾、四肢や腹の腫れ、心痛、上肢の冷え、息切れ、肺が膨脹する、胸の煩悶、微弱呼吸、労熱、喘息して胸が脹満する、腰背のこわばり痛、小児の慢性ヒキツケなどを主治する。

＊風痺は、痛みが移動するもの。労熱とは、慢性結核など長期の虚損により微熱があるもの。

孔最

手首の上七寸で、側を取る。灸は五壮、鍼は三分。

熱病で汗が出ない、咳、肘や腕の冷痛により屈伸が困難、手が頭へ届かない、指で握れない、吐血、嗄声、咽喉の腫痛、頭痛などを主治する。

列缺

手太陰の絡脈で、別かれて陽明へ走る。手首横の上一寸五分で、親指と人差指を開き、両手の合谷を交叉させて人差指の尽きる所、両筋骨の隙間。鍼を二分刺入して五呼吸ほど留め、五回瀉法する。灸は七壮。

脳血栓により口や顔が歪む、手が無力、半身不随、手掌が熱い、口噤して開かない、寒熱の瘧疾、沫を嘔吐する、咳嗽、よく笑う、口唇が緩む、健忘、血尿、尿が白く濁る、陰茎痛、小便すると尿道が熱い、癲癇、ヒキツケ、幻覚、顔や目、手足のカルブルンケル、肩痛、胸背に寒気がして震える、呼吸が微弱で息が不足、失神、寒熱、両手を交叉させて視野が暗くなるなどを主治する。実では胸背が熱く、汗が出て、四肢が急に腫れる。虚では胸背に寒気がして震え、呼吸が微弱で息が不足する。

『素問』は「実ならば豆状骨と手掌が熱くなるので瀉す。虚はアクビして頻尿となるので補う」という。直行する脈が経であり、旁らから出るのが絡である。手太陰の支脈は、手首後ろから出て、人差指内側へまっすぐに行き、その端に出る。この列缺は、太陰から別れて陽明へと走る絡脈である。寸、関、尺の三部脈ともにない人がある。これは列缺から陽谿へ脈が走る人で、俗に「反関脈」と呼ぶ。これは経脈が虚して、絡脈が満ちている。『千金翼』は「陽脈が逆ならば、かえって寸口より三倍大きい」とある。惜しいことに王叔和は、「反関脈」に言及しておらぬが、高陽生［人名］も同じである。

経渠

寸口の動脈陥中。肺脈が行く所で、経金穴。鍼を二分刺入して三呼吸ほど留める。禁灸で、灸をすれば神明を傷付ける。

瘧疾による寒熱、胸背が引きつる、胸が膨れる、急性咽喉炎、手掌が熱っぽい、咳き込む、傷寒、熱病で汗が出ない、急に痛み出すもの、ゼイゼイ喘ぐ、心痛、嘔吐などを主治する。

太淵（唐の李淵を避けて、太泉とも呼ぶ）

手掌後ろの内側で、腕関節横紋の端、動脈中。肺脈の注ぐ所で、兪土穴。肺虚で補う。『難経』に「脈会は太淵」とある。『難経註疏』は「脈病では、ここを治療する。夜明けの三〜五時、ここから気血が始まる。つまり寸口は、脈が集まる所で、手太陰の動脈である」という。灸は三壮。鍼を二分刺入して三呼吸ほど留める。

胸痛して咳き込む、よくシャックリする、飲食を嘔吐する、咳嗽、煩悶して眠れない、肺の脹満、前腕内側痛、目に白い影がある、結膜炎、急に寒気がして急に発熱する、缺盆中が引っ張るように痛む、手掌が熱っぽい、何度もアクビする、肩背が痛くて冷える、喘いで息ができない、ゲップ、心痛、脈が渋、喀血や吐血、寒気がして震える、咽がイガイガする、ウワゴトを言う、口が歪む、尿の色が変、急に節度なく排便するなどを主治する。

魚際

親指の中手指節関節の後ろで、内側の表裏の皮膚の境目陥中。また「静脈が散らばっている中」とも言う。肺脈が溜る所で、榮火穴。鍼を二分刺入して三呼吸ほど留める。禁灸穴。アル中、悪風や悪寒、虚熱、舌の潰瘍、発熱、頭痛、咳嗽、シャックリ、傷寒で汗が出ない、胸背痛で息ができない、目がくらむ、胸の煩悶、微弱呼吸、腹痛、食べ物が喉を通らない、肘の痙攣、四肢が腫れぼったい、咽喉の乾燥、寒気で震えて歯をガチガチ鳴らす、咳をすると尻が痛む、血尿や吐血、狭心症、悲しみ恐れる、乳腺炎などを主治する。

李東垣は「胃気が下陥し、五臓の気が乱れる。それは肺が原因なので、手太陰の魚際、そして足少陰の輸穴を取る」と述べている。

＊悪風とは、風に当たると悪寒がするもの。

少商

親指内側で、爪の角をニラの葉ほど離れた部位。肺脈の出る所で、井木穴。三稜鍼を刺して、少し出血させるとよい。諸臓の熱を瀉すが、灸は悪い。

顎の腫れ、アデノイド、胸中煩悶、よくシャックリする、心窩部が脹る、汗が出て寒気がする、咳き込む、瘧疾で寒気がして震える、腹部膨満、透明な痰を吐く、唇が乾いて水を飲む、食事が喉を通らない、胸がパンパンに膨らむ、手が痙攣して指が痛い、手掌が熱っぽい、寒気で震えて歯をガチガチ鳴らす、喉がゴロゴロ鳴る、小児の扁桃腺炎などを主治する。

唐の刺史である成君綽は、急に顎が腫れた。升のように大きく腫れ、喉が塞がって、水滴も呑めなくなって三日目。甄権が三稜鍼で少商を刺し、少し出血させると直ちに治った。臓熱を瀉すからだ。『素註』は一呼吸ほど留める、『明堂』は灸三壮、『甲乙』は灸一壮という。

大腸腑図

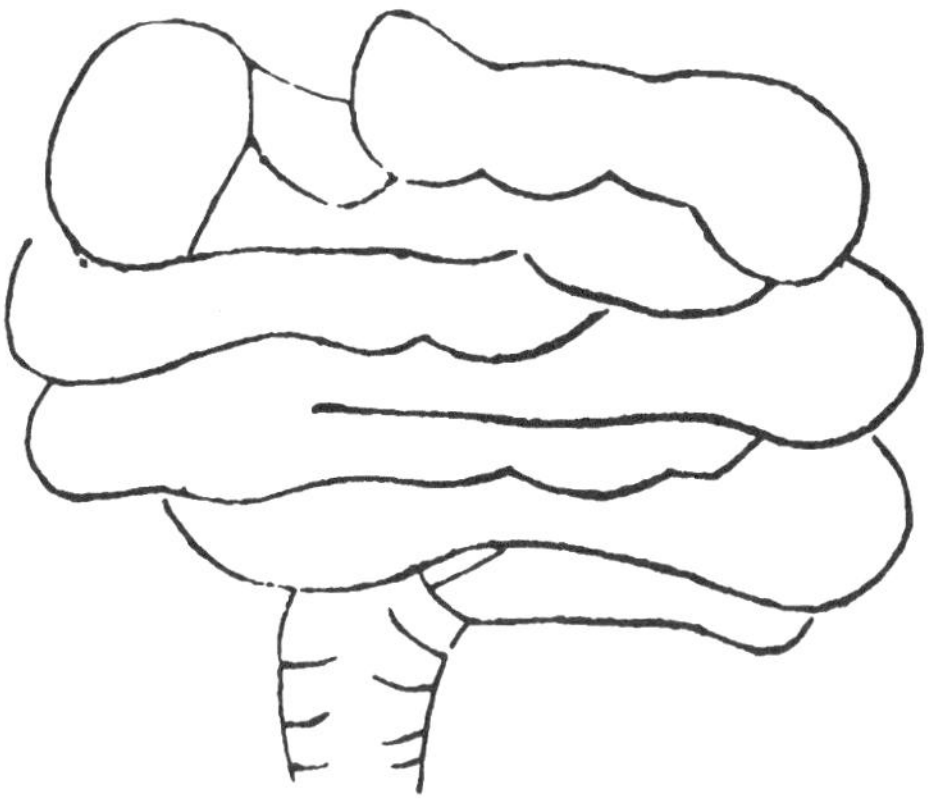

大腸は、重さ二斤十二両、長さ二丈一尺、幅四寸。直径一寸。臍から右回りに十六回折りたたまれている。穀は一斗、水は七升半入る。大腸の上口が、小腸の下口である。大腸の下は直腸に繋がり、直腸の下は肛門。つまり穀道である。

手陽明大腸経

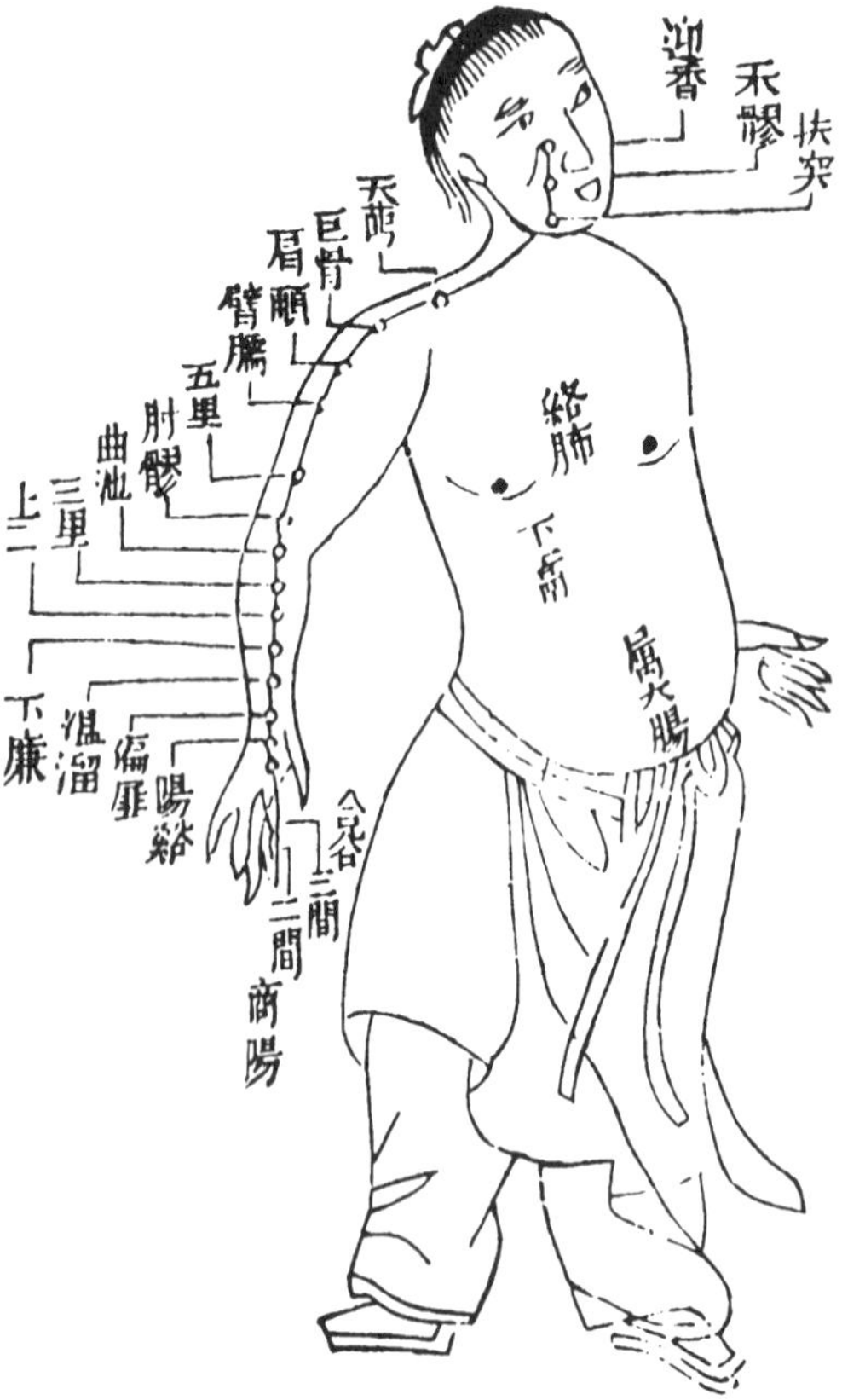

手陽明経穴主治

『内経』に「大腸は伝道の官で、水穀を変化させて出す」とある。また「大腸は白腸」とも言う。

＊肺が白だから大腸も白という。

手陽明大腸経穴歌

手陽明穴は商陽に起こり、二間、三間、合谷、
陽谿、偏歴、温溜、下廉、上廉、手三里、
曲池、肘髎、五里、臂臑、肩髃、巨骨、
天鼎、扶突、禾髎、鼻の旁ら五分は迎香(左右で四十穴)。

この経は商陽に起こり、迎香で終わる。商陽、二間、三間、合谷、陽谿、曲池が、井滎兪原経合である。

経脈は人差指の端に起こり、指の上縁を通って合谷の両骨の間へ出て、上がって両筋の中へ入り、前腕上縁を通って肘外縁へ入り、上腕外側前縁を上がって、肩へ上がり、肩峰端の前縁に出て、頚椎の上に出て左右の経脈が合流し、缺盆へ下がって入り、肺に絡まって横隔膜へ下がり、大腸に属す。その支脈は、缺盆から頚を上がり、頬を貫いて下歯茎へ入り、戻って口を挟んで出て、人中で左右の経脈が交わって、互いに反対側へと進み、鼻孔を挟んで上がり、禾髎を通って、迎香にて終わり、足陽明脈と接続する。この経は気血とも多く、卯の刻に気血が注がれて、手太陰と繋がって気血を受け取る。

庚金の腑で、脈は右寸に現れる。実では実脈となり、熱で傷付くと腸が脹って通じがなくなるが、辛温薬で通じさせられる。虚では虚脈となり、冷えに傷付けられると腸鳴して下痢して痛み、酸涼薬で補う。蒸黄連で酒毒を消し、炒厚朴で血便を止める。下血には川烏と荊芥が効く。臓毒奇巻には黄柏と黄耆。下痢には六神丸で、調うものは調う。帯下には百中散で止まるものは止まる。腸を潤して便秘を通じさせるには麻仁丸で神効がある。滞った堅い便を出すには、六磨湯で必ず効果がある。痔が熱く痛めば、樟脳と麝香を粉にしてカタツムリに入れ、龍胆、冰片と一緒に井戸水で湿布する。下痢の腹痛は、姜茶煎を使って出坡仙が治し、梅蜜飲の医学書で、父が天に登る。腸内の腫瘍には返魂湯を加減し、十宣散を増減させる。石を食べたり水を飲んで腸を充たす料理とする。松や柏を食べても胃腸を清める処方にできる。これは飢えの治療には貴重な食品ではないが、腸を調えるには一般的である。鍼の陰陽を究めれば、自然に特殊な効果が得られる。

＊両筋とは、短母指伸筋腱と長母指伸筋腱。髃骨は、髃が角とか辺の意味なので、肩関節で角ばった骨。柱骨は頚椎で、「柱骨之会」とは大椎。歯とは臼歯のことで、犬歯から前を牙と呼ぶ。縫は隙間の意味。臓毒は下痢、血便、痔、肛門痛の意味があり、奇巻は不明だが、奇妙に巻いているので痔と解釈。出坡仙は不明だが、仙人の名前と解釈。方書は仙人の書物で、医学書。登父は、仙人が天に登ることを喩えたものと思う。

考正穴法

商陽（別名を絶陽）

手の人差指内側で、爪の角をニラ葉ほど離れた部位。手陽明大腸脈が出る所で、井金穴。『銅人』は灸三壮。鍼を一分刺入して一呼吸ほど留める。

胸中の気満、喘咳して胸が支える、熱病で汗が出ない、耳鳴や難聴、寒熱の瘧疾、口が乾く、顎の腫れ、歯痛、悪寒、肩背が引きつって缺盆まで痛む、青盲［視神経萎縮］などを主治する。灸は三壮、左なら右を取り、右なら左を取る。三十分ほどで治る。

二間（別名を間谷）

人差指の中手指節関節前で内側陥中。手陽明大腸脈の溜る所で滎水穴。大腸の実では、ここを瀉す。『銅人』は、鍼を三分刺入して六呼吸ほど留める。灸なら三壮。

急性咽喉炎、顎の腫れ、肩背痛、寒気がして震える、鼻水や鼻血、よくヒキツケする、歯痛、目が黄色、口が乾く、口が歪む、急に食べものが喉を通らなくなる、傷寒で心窩部が硬いなどを主治する。

三間（別名を少谷）

人差指の中手指節関節後ろで内側陥中。手陽明大腸脈が注ぐ所で、兪木穴。『銅人』は、鍼を三分刺入して三呼吸ほど留める。灸なら三壮。

急性咽喉炎、喉にトゲが刺さったような感じ、下歯の虫歯痛、横になりたがる、胸腹の脹満、腸鳴、洞泄、寒熱の瘧疾、唇が焦げたようになって口が乾く、呼吸切迫、目尻が引きつって痛む、ときどき舌を出す、寝違い、よくヒキツケする、傾眠、急に食べ物が喉を通らなくなる、傷寒発熱、傷寒で心窩部が硬いなどを主治する。

東垣は「邪気が上肢にあれば、三間を取る。まず浮絡を瀉血し、そのあと手陽明の滎兪である二間と三間を深く刺す」という。

＊「喉にトゲが刺さったような感じ」の原文「咽中如梗」だが、梗はトゲのある草、草の茎、まっすぐ、正直、硬い、病、塞ぐなどの意味がある。洞泄は、穴が開いたように下痢すること。

合谷（別名を虎口）

手の人差指で、岐骨の間陥中。手陽明大腸脈の過ぎる所で原穴。虚実とも刺鍼する。『銅人』は、鍼を三分刺入して六呼吸ほど留める。灸は三壮。

傷寒で喉が渇き、脈は浮で表にあり、発熱悪寒、頭痛して背中がこわばる、汗が出ない、寒熱の瘧疾、鼻血が止まらない、熱病で汗が出ない、視野がぼやける、角膜パンヌス、頭痛、下歯の虫歯、難聴、急性咽喉炎、顔面の腫れ、唇が締まらない、声が出ない、口を閉じて開かない、半身不随、ジンマシン、疥癬、片頭痛と全頭痛、腰背の内側が引きつって痛む、小児の一側の扁桃腺炎などを主治する。

備考：合谷は、婦人が妊娠していれば瀉してもよいが、補ってはダメ。補うと流産する。詳しくは足太陰脾経の三陰交を参照。

＊岐は岐路の意味で、二叉に分かれた骨。ここでは第一中手骨と第二中手骨の間。

陽谿（別名を中魁）

手首の上側で、両筋間の陥中。手陽明大腸脈の行く所で、経火穴。『銅人』は、鍼を三分刺入して七呼吸ほど留める。灸なら三壮。

精神異常で変なことを言う、幻覚を見て、よく笑う、熱病で胸中煩悶する、目が赤くなって羞明し、角膜が白濁する、手足が冷たくなる、頭痛、胸満して息できない、寒熱の瘧疾、咳して無色の痰を吐く、急性咽喉炎、耳鳴、難聴、驚いてヒキツケる、肘や手が上がらない、疥癬などを主治する。

偏歴

手首の後ろ三寸。手陽明の絡脈で、別れて太陰へ走る。『銅人』は、鍼を三分刺入して七呼吸ほど留める。灸なら三壮。『明下』は灸五壮。

肩から上肢の怠痛さ、目を細くしないと視野がぼやける、歯痛、鼻血、寒熱の瘧疾、鬱状態でブツブツ言う、咽喉がイガイガする、急性咽喉炎、耳鳴、風邪で発熱し、汗が出ない、小便が多いものなどを主治する。実ならば虫歯と難聴になるので瀉す。虚では歯が冷える、痺膈となるので補う。

＊痺膈を『甲乙経』巻二では、すっきり排便できないとか、塞がって通じないものとしている。

温溜（別名を逆注、またの別名を池頭）

手首の後ろで、ノッポは五寸、チビは六寸。『明堂』には「手首の後ろ五寸と六寸の間」とある。『銅人』は、鍼を三分。灸なら三壮。

腸鳴、腹痛、傷寒、シャックリ、ゲップ、食道閉塞、突発性難聴、寒熱、頭痛、精神異常で幻覚を見て、変なことを喋って笑う、無色の痰を吐く、風逆、四肢の腫れ、ときどき舌を出す、口内炎、急性咽喉炎などを主治する。

＊風逆は「風邪をひき、厥気が内逆する」と張介賓が解説している。この解説によると風邪をひいて手足が冷えるもの。

下廉

橈骨の下で、上廉より一寸。橈骨と筋で、内外に分かれるところ。『銅人』は、鍼を五分に斜刺して五呼吸ほど留める。灸なら三壮。

未消化便、結核、下腹の脹満、小便が黄、便血、精神異常で変なことを言う、半身不随、熱風、寒痺で動かない、関節炎、小腸の機能低下、顔色が悪い、腹のシコリ、刃物で刺すような腹痛が耐えられない、腹脇が脹って痛む、狂って走る、臍両側の痛み、消化不良、ゼイゼイ喘いで歩けない、唇が乾いて涎が出る、乳腺炎などを主治する。

＊熱風は、半身不随とあるので熱盛風動。

上廉

手三里の下一寸。それだけが陽明の会を分けた外にある。『銅人』は、斜刺で五分。灸なら五壮。

小便が出にくくてダイダイ色、腸鳴、胸痛、脳卒中で半身不随、骨髄が冷える、手足の感覚がない、喘息、便秘、頭痛などを主治する。

三里（別名を手三里）

曲池の下二寸、圧すると肉が起きる。盛り上がった肉の端。『銅人』は、灸が三壮。鍼なら二分。霍乱［吐瀉］、大便失禁、嗄声、歯痛、頬や顎の腫れ、リンパ結核、手や前腕の感覚がない、肘が痙攣して伸びない、脳卒中で口が歪む、手足の不随などを主治する。

＊霍乱は、揮霍撩乱［激しく乱れる］なので霍乱と呼ぶ。現在ではコレラのこと。

曲池

肘の橈骨外側で、肘を曲げた横紋端の陥中。手を胸に当てて取る。手陽明大腸経の入る所で、合土穴。『素註』は、鍼を五分刺入して七呼吸ほど留める。『銅人』は、鍼を七分刺入して、得気があれば瀉法して補法する。灸なら三壮。『明堂』は、一日に灸七壮で、合計して二百壮になったら止める。そして十日あまり休み、さらに灸を二百壮して止める。

腕関節周囲の腫れ、手や前腕が赤く腫れる、肘の痛み、脳卒中で半身不随、風が当たると悪寒する、涙が出る、物忘れ、ジンマシン、急性咽喉炎で喋れない、胸中の腫れぼったさ、上肢の痛み、力が入らず物が握れない、弓がひけない、屈伸困難、風痺、肘が細くて力がない、傷寒で熱が退かない、皮膚の乾燥、筋肉の痙攣、癲癇、身体を動かすと痛む、虫が咬むように痒い、皮膚が取れてデキモノになる、皮膚の疥癬、婦人の無月経症などを主治する。

*風痺は行痺とも呼ばれ、痛みの移動するもの。

肘髎

肘で、上腕骨外側上顆の外側陥中。『銅人』は、灸が三壮。鍼なら三分。

風労、横になりたがる、肘関節の風痺、腕が痛くて上がらない、屈伸すると痙攣して引きつる、痺れて感覚がないなどを主治する。

*風労は肝労のことで、風邪が入って筋肉が痩せ、徐々に衰弱するもの。

五里

肘上三寸で、裏に向かう大脈の中央。『銅人』は灸十壮。『素問』は禁鍼穴。

風労、恐がりやすい、吐血、咳嗽、肘や腕の痛み、横になりたがる、四肢が動かせない、心窩部の脹満、息がゼイゼイする、黄疸で時には微熱がある、リンパ結核、視野がぼやける、瘧疾などを主治する。

臂臑

肘上七寸で、盛り上がった肉の端、肩髃の下一寸で、両筋両骨の隙間陥中。腕を上げて取る。手陽明絡、手足の太陽、陽維脈との交会穴。『銅人』は、灸三壮。鍼三分。『明堂』は、灸ならよいが鍼は悪い。灸は一日七壮で、二百壮になったら止める。鍼なら三〜五分以上刺してはならない。

寒熱、腕が痛くて上げられない、リンパ結核、頚項部の硬直などを主治する。

＊盛り上がった肉とは、三角筋のこと。

肩髃（別名を中肩井、あるいは偏肩）

上腕骨頭で、肩の端上、両骨の隙間陥中の凹み、上肢を上げた凹みを取る。手陽明と陽蹻脈の交会穴。『銅人』は、灸なら七壮から二十七壮、治るまですえる。もし脳卒中の半身不随に施灸するなら七十七壮までとする。多すぎれば悪く、上肢が細くなる恐れがある。もし風病で筋骨が無力となり、久しいこと治らねば、灸で上肢が細くなることを恐れなくともよい。刺鍼すれば、肩や腕の熱気を瀉す。『明堂』では、鍼を八分刺入して三呼吸ほど留め、五回瀉法する。灸は鍼に及ばない。手を水平に上げて取穴し、灸を七壮から二十七壮まで増やすという。『素註』は、鍼を一寸、灸なら五壮。また「鍼を六分刺入して六呼吸ほど留める」とも言う。

脳卒中で手足が不随、半身不随、脳卒中による運動麻痺、弛緩性麻痺、風病、半身不随、熱風、肩中が熱い、頭が回せない、肩や腕の痛み、上肢が無力、手が頭に上がらない、痙攣、風熱によるジンマシン、顔色が焦燥している、衰弱して遺精する、傷寒で熱が下がらない、四肢が熱っぽい、さまざまな甲状腺の腫れなどを主治する。

唐代、魯州の刺史庫である狄嶔は、風痺で、腕が痛くて弓が引けない。甄権が、肩髃へ鍼した。鍼が入ると、すぐに射れるようになった。

＊風は、震えたり、痙攣する病。熱風は不明。恐らく熱盛風動のことと思うが、それは高熱でヒキツケが起きて痙攣するもの。

巨骨

肩の尖端を上行し、両叉骨の隙間陥中。手陽明と陽蹻脈の交会穴。『銅人』は、灸五壮。鍼一寸半。『明堂』は、灸なら三壮から七壮。『素註』は禁鍼。鍼すれば倒れる。三十分すれば刺鍼できる。鍼を四分刺入して瀉す。補法するなかれ。鍼を出せば仰向けに寝られる。『明堂』は灸三壮。

驚いて癲癇が起きる、心臓が破れたように吐血する、肩や上肢の痛み、胸中に瘀血があって痛む、肩や上肢が屈伸できないなどを主治する。

*両叉骨とは肩甲骨と鎖骨。この描写は、巨骨を直刺して気胸を起こした状態。この部位は上腕骨頭に向けて斜刺しなければ、肺に当たるので危険。

天鼎

頚で、缺盆の上、扶突の後ろ一寸。『素註』は鍼四分。『銅人』は灸三壮、鍼を三分。『明堂』は灸七壮。

急に声が出なくなる、喉が詰まった感じ、急性咽喉炎、咽頭部が腫れて息ができない、飲食が喉を通らない、喉が鳴るなどを主治する。

扶突（別名を水穴）

気舎の上一寸五分。頚で、下顎角の下一寸、人迎の後ろ一寸五分。上を仰いで取る。『銅人』は、灸三壮、鍼三分。『素註』は鍼四分。

咳嗽して唾が多い、ゼイゼイ喘ぐ、咽が喘息、喉から水鶏のような音がする、急に声が出なくなる、喉が詰まる感じなどを主治する。

＊水鶏は南方にいる水鳥のこと。

禾髎（別名を長顪）

鼻孔の下で、水溝を挟んで旁ら五分。手陽明脈の経穴。

仮死状態で口が開かない、鼻のオデキ、鼻茸、鼻詰まりで匂いが分からない、鼻水や鼻血が止まらないなどを主治する。

迎香

禾髎の上一寸、鼻の下孔の旁ら五分。手足の陽明経の交会穴。鍼を三分刺入して三呼吸ほど留める。禁灸。

鼻詰まりで匂いが分からない、半身不随、口が歪む、顔が痒い、顔の浮腫、チック症状で虫が這うよう、唇の腫痛、喘息で呼吸できない、鼻が歪む、鼻水が多い、鼻水と鼻血、骨瘡、鼻のポリープなどを主治する。

＊骨瘡は不明。骨のオデキという意味。

胃腑図

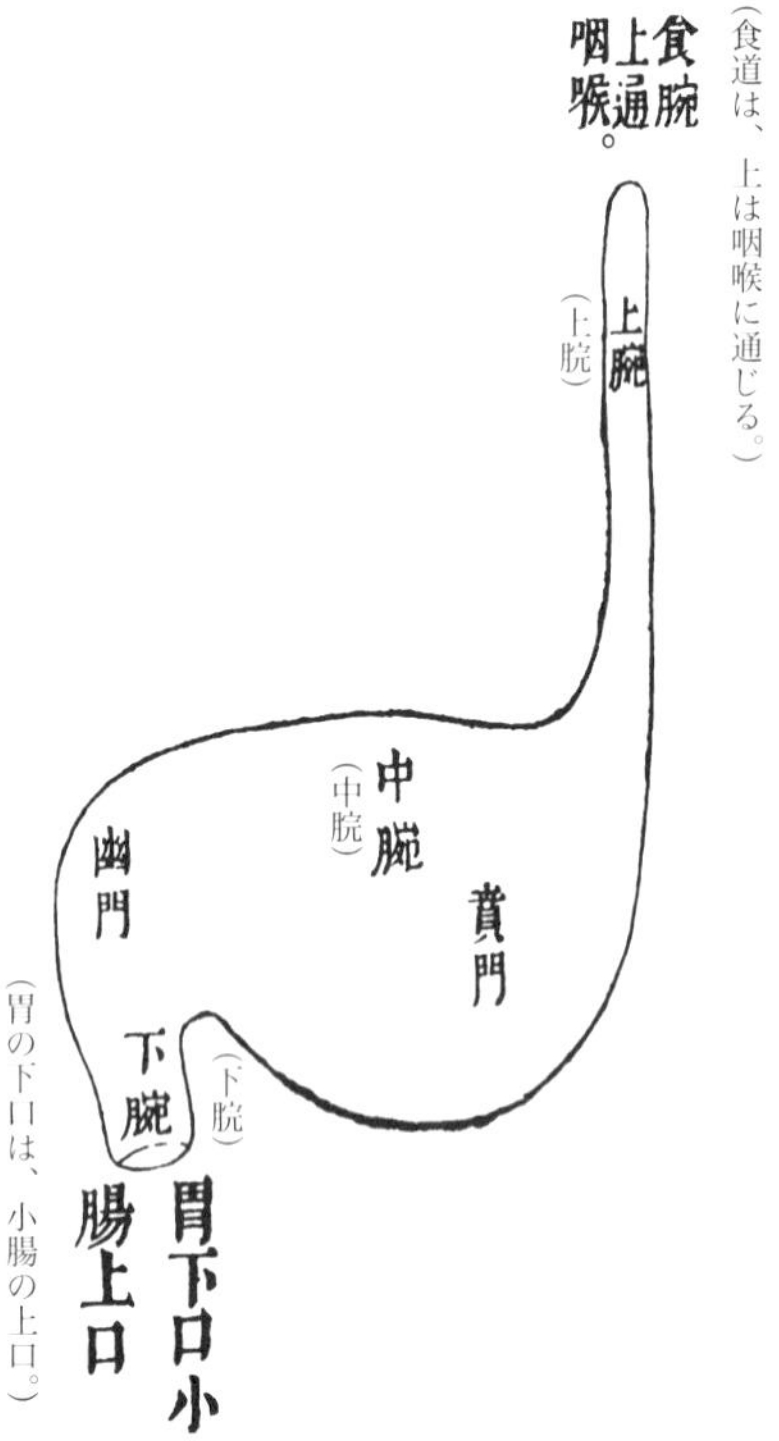

胃の重さは二斤十四両、曲がったのを伸ばせば長さ二尺六寸、円周一尺五寸、直径五寸。穀が二斗、水一斗五升が入る。

足陽明胃経

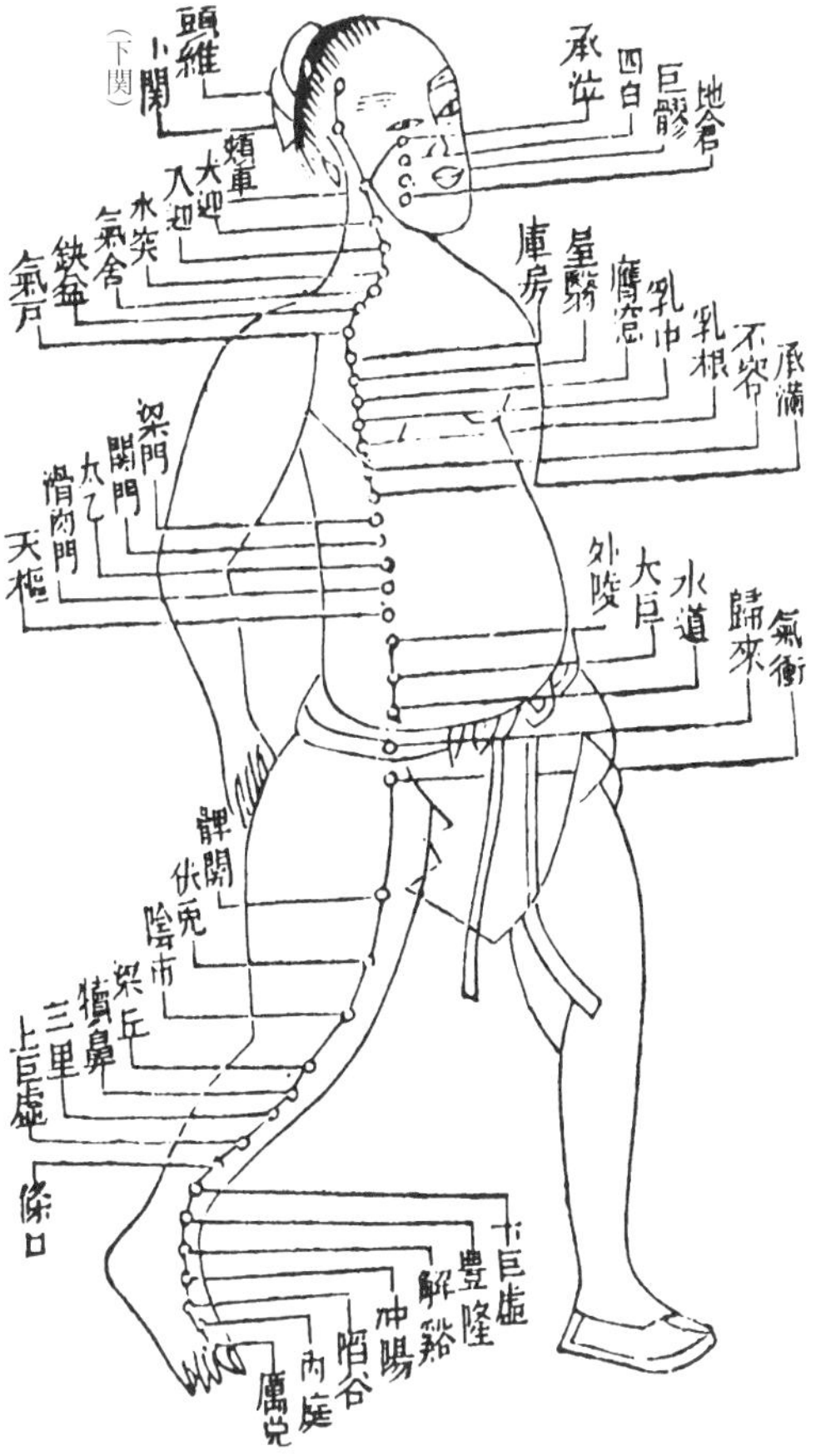
頭維
上関
(下関)
頰車
大迎
人迎
水突
氣舎
鈌盆
氣戸
承泣
四白
巨髎
地倉
庫房
屋翳
膺窓
乳中
乳根
不容
承満
梁門
関門
太乙
滑肉門
天枢
外陵
大巨
水道
歸來
氣衝
髀関
伏兎
陰市
梁丘
犢鼻
三里
上巨虚
條口
下巨虚
豊隆
解谿
衝陽
陥谷
内庭
厲兌

足陽明経穴の主治

『内経』は「胃は、穀物倉の官で、五味が出る」と言い、また「胃は黄腸」とも呼ぶ。五味は口に入り、胃に貯えられて、五臓の気を養う。胃は、水穀の多い場所で、六腑の源である。だから五臓六腑の味は、すべて胃から出る。

足陽明胃経の穴歌

四十五穴ある足陽明経。
頭維、下関、頬車、承泣、四白、巨髎、地倉、大迎、人迎、
水突、気舎、缺盆、気戸、庫房、屋翳、膺窓、乳中、乳根、
不容、承満、梁門、関門、太乙、滑肉門、

天枢、外陵、大巨、水道、帰来、気衝、髀関、伏兎、陰市、梁丘、犢鼻、足三里、上巨虚、条口、下巨虚、豊隆、解谿、衝陽、陥谷、内庭、厲兌にて経穴が終わる(左右九十穴)。

この経は、頭維に始まり、厲兌で終わる。厲兌、内庭、陥谷、衝陽、解谿、足三里で、井滎兪経合である。

脈は、鼻に起こり、鼻根で左右が交わって、傍らの足太陽脈を繋ぎ止め、鼻の外側に沿って下がり、上歯の中に入り、戻って口を挟んで出て唇を回り、下がって承漿で交わり、退いてオトガイの後下縁を通って、大迎に出て、頬車を通り、耳の前に上がり、客主人を通って髪際へ行き、前頭部へ上がる。その支脈は、大迎の前から人迎へ下がり、気管に沿って缺盆へ入り、横隔膜へ下がって胃に属し、脾に絡まる。その直行する脈は、缺盆から乳の内側へ下がり、臍を挟んで気衝へ入る。その支脈は、胃の下口から起こり、腹の裏側を通って、気衝へ下がって、さっきの脈と合流する。そして髀関へ下がり、伏兎から膝蓋骨の中へ入って、脛の外縁を下がり、足背へ下がって、第三趾の内側へ入る。その支脈は、膝下三寸から別れて、第三趾の外側へ入る。その支脈は、足背で別れて、第一趾の間に入り、その端へ出て、足太陰と繋がる。多血多気の経で、辰の刻に気血が注がれる。

戊土の腑で、脈は右関部にある。胃気が調っていれば五臓は落ち着いている。実では脈が実となり、口唇が乾いて、腋下が腫れて痛むが、それには胃土を瀉すとよい。虚では脈が虚となり、腹痛して腸鳴し、顔が浮腫となるが、薬で温補する。実熱ならば、必ず口内が塞がって乾くが、瀉黄散で効果がある。虚寒と調べ、必ず関節が痛めば、人参散が最も効く。橘皮竹茹湯は、発熱して喉が渇き、頻繁に嘔吐するものを治す。烏薬沈香散は、冷痛のため毎日眉をしかめるものを治療する。人参は翻胃の治療によく、豆蔻は寒気の積もった冷えを消す。粥や薬を止められなければ藿葉、人参、橘皮。心脾の刺痛は、砂仁、香附、烏沈。胃が冷えて痰ができれば半夏、姜と生附子を煎じる。中焦が冷えて浮腫となれば、麯丸、蒼朮、久陳皮。芫花は、腹中のシコリを消し、朱砂と一緒に丸薬とする。黄耆は糖尿病を治すが、甘草と一緒に煎じる。硫黄と汞を結合させて砂にすれば、嘔吐をたちどころに治す。参茱を煎じて棗姜を使えば、胃液の逆流によい。霍乱で、筋肉が引きつって手足が冷たくなれば、木瓜と塩で炒めた呉茱萸。食による腹中のシコリやアル中、胸脇の痛みは、蓬朮芫稜を酢と一緒に煮る。胃虚で咳すれば、人参、甘草と倍量の陳皮。胃実の痰喘は、藿葉丁皮と増量した半夏。虚を補い火を降ろすには、竹茹、甘草、橘紅皮、または枳朮を加えてもよい。弱った正気を助けて冷えを駆逐するには、橘皮、良姜、丁香、半夏、参、草、姜、苓。聞くところでは、上部に脈があって、下部に脈がなければ、寒の物を食べたので、塩湯を飲ませたあと指を突っ込んで吐かせればスッキリする。もし三部ともに急で、人迎脈が数ならば、内壅なので、霊丸を飲ませて排便させるとよい。脾を調え胃を助ける薬は、最も難しい。熱ければ肌肉が痩せるので中和飲子を使う。加減の方法に精通するのは簡単ではない。薬が寒ならば飲食が減るので、仁義丹頭を使わねばならぬ。もし心ここにあらずで、食べても味がなければ、正心を剤とする。注意して食べず、飲んでも節度がなければ、緘口良方。発病してから薬を飲むことを知っているのに、どうして発病前に予防しないのか？

穴法の考証

頭維

額角で髪際を入り、本神の旁ら一寸五分、神庭の旁ら四寸五分。足陽明と足少陽の両脈の会。『銅人』は、鍼三分。『素註』は、鍼五分、禁灸。

破れるような頭痛、脱けるような目の痛み、目がピクピクする、目が風に当たると涙が出る、半身不随、視野がぼやけるなどを主治する。

下関

客主人の下で、耳の前にある動脈の下縁、口を閉じると凹みがあるが、口を開くと凹みが閉じる。側臥位で、口を閉じて取る。足陽明と少陽の会。『素註』は、鍼を三分刺入して七呼吸置鍼する。灸三壮。『銅人』は、鍼を四分刺入して、得気したら瀉す。禁灸。

化膿性中耳炎で膿汁が出る、脳卒中で口眼歪斜、顎関節の脱臼などを主治する。歯茎の腫れた所を、口を開かせて三稜鍼で刺し、膿血を出したあと、塩湯を含んですすげば、風が当たってもしみない。

頬車（別名を機関、または曲牙）

耳の下八分で、下顎角の端に近い前の陥中。側臥位にて口を開けると凹むので取る。『銅人』は、鍼を四分刺入して得気があれば瀉す。灸なら一日七壮で、七十七壮になったら止める。艾は麦粒大。『明堂』は、灸三壮。『素註』は、鍼三分。

脳卒中で口が開かない、口を閉じて喋れない、声が出ない、顎関節の痛み、顎や頬の腫れ、歯で噛めない、頚がこわばって回せない、口や眼が歪む［顔面麻痺］などを主治する。

承泣

目の下七分で、瞳孔の直下陥中。足陽明と陽蹻脈、任脈の交会穴。『銅人』は、灸三壮。禁鍼穴で、鍼をすればパンダのように目の周囲が黒くなる。『明堂』は、鍼を四分半、灸は悪い。灸すると目の下に拳大の瘤ができ、日が経つにつれて桃のように腫れ、三十日で、目が覆われて見えなくなるという。『資生』は「灸も鍼もできない」という。

東垣は「魏邦彦の夫人は、前房蓄膿となった。下から上に侵すので、陽明から来る」という。

目が冷たくて涙が出る、上を見る、瞳が痒い、遠くがぼやける、夜盲症、目が瞬動して頚や口がピクピクするチック、口眼歪斜、喋れない、顔が木葉のように動くチック、結膜炎、耳鳴と難聴などを主治する。

四白

目の下一寸で、瞳孔の直下。患者に正面を見させて取る。『素註』は、鍼四分。『甲乙』と『銅人』は、鍼三分、灸七壮。鍼は、落ち着いてから刺鍼する。深刺が過ぎるとパンダのように目の周囲が黒くなる。

頭痛、目がくらむ、結膜炎、僻涙で見えない、目が痒い、目を薄い膜が覆う、口眼歪斜［顔面麻痺］で喋れないものなどを主治する。

＊僻涙は不明だが、僻には不正などの意味がある。見えないとあるので目ヤニと思うが、四白の主治に涙が出るとあるので、それかも。

巨髎

鼻孔の旁ら八分。瞳孔の直下で、水溝と水平。手足の陽明と陽蹻脈の交会穴。『銅人』は、鍼を三分刺入して得気したら瀉す。灸七壮。『明堂』は灸七十七壮。

瘈攣、唇や頬の腫痛、口が歪む、目の障害で見えない、青盲［視神経萎縮］で見えない、遠くがぼやける［近視］、目を白膜が覆う、瞳孔を影が覆う、脂漏性皮膚炎、鼻や眼下が腫れたりオデキが痛む、ユラユラしてよく見えない、脚気、膝の腫れなどを主治する。

＊青盲を視神経萎縮と訳したが、じつは白内障などと違って、外見では普通の目なのだが視力障害があるもの。

地倉

口を挟んで、外側四分の下、脈が微動する。手足の陽明と陽蹻脈の交会穴。『銅人』は、鍼三分。

『明堂』は、鍼を三分半刺入して五呼吸置鍼し、得気すれば瀉す。灸は一日二十七壮、重症なら七十七壮。モグサはカンザシの足ぐらい太くする。口のゆがみは、承漿に七十七壮すえれば治る。

脳卒中による口の歪み、目が閉じない、足の腫れ、声が出なくて喋れない、水を飲むと端から溢れる、液体が口から落ちる、眼が瞬動して止まらない、眼球が痒い、近視、トリ目などを主治する。左に病があれば右を、右に病があれば左を治療する。頻繁に鍼灸して風気を取り尽くす。口眼歪斜［顔面麻痺］では、まっすぐになるまで治療する。

大迎

下顎角の前一寸二分で、骨の陥中で動脈部。または頭を横下へ曲げて、肩と顎が接触した所。『素註』は、鍼三分刺入して七呼吸置鍼する。灸三壮。

背中がこわばって回せない、口を閉じて開かない、唇が瞬動する［チック］、頬が腫れて歯が痛む、寒熱して頚が痛む、リンパ結核、口が歪む、虫歯の痛み、何度もアクビする、悪寒、舌がこわばって喋れない、風邪が水道を塞いで顔が浮腫となる、目が痛くて閉じられないなどを主治する。

人迎（別名を五会）

頚動脈の拍動部で、喉仏を挟んで両側一寸五分。仰向けで取る。ここで五臓の気を調べる。足の陽明と少陽の交会穴。滑伯仁は「古くは、喉を挟む両側を気口と人迎にした。晋の王叔和からは、左右の手の寸口を人迎と気口にした」という。『銅人』は、禁鍼。『明堂』は、鍼四分。『素註』は、刺鍼が深過ぎれば人が死ぬという。

嘔吐、霍乱、胸中が支える、ゼイゼイ喘いで息ができない、咽喉炎、リンパ結核などを主治する。

＊頚動脈で、左を人迎、右を気口と呼んだ。

水突（別名を水門）

胸鎖乳突筋の前で、人迎の直下、気舎の上。『銅人』は、鍼三分、灸三壮。

咳して呼吸が浅い、咽喉炎、呼吸が息切れする、喘息で横になれないなどを主治する。

気舎

頚で人迎の直下、天突を挟んだ陥中。『銅人』は、灸三壮、鍼三分。

咳して呼吸が浅い、頸がこわばって回らない、咽頭炎で咽喉が詰まる、喉の腫れが消えない、甲状腺腫などを主治する。

缺盆（別名を天蓋）

肩の下で、鎖骨の陥中。『銅人』は、灸三壮、鍼三分。『素註』は、鍼を二分刺入して七呼吸置鍼する。深く刺してはならず、深いと激しく咳をする。『素問』は、缺盆中を深く刺せば、気が漏れて喘咳するという。

息奔、胸の支え、喘息、水腫、リンパ結核、咽頭炎、汗が出て寒熱する、缺盆中が腫れて、外に潰瘍ができる、胸中が熱っぽくて支える、傷寒で胸の熱が止まらないなどを主治する。

＊息奔は、呼吸が切迫し、右脇下にシコリのあるもの。缺盆は気胸を起こすので禁鍼。

気戸

鎖骨の下で、兪府の両側二寸の陥中。正中線から四寸、仰向けで取る。『銅人』は、鍼三分、灸五壮。

咳して呼吸が浅い、胸背痛、咳して息ができない、味が分からない、胸脇が支える、呼吸切迫などを主治する。

庫房

気戸の下一寸六分の陥中。正中線から四寸。『銅人』は、灸五壮、鍼三分。

胸脇が脹ればったい、咳して呼吸が浅い、呼吸が浅くて息にならない、膿血や濁った痰を吐くなどを主治する。

屋翳

庫房の下一寸六分の陥中。正中線から四寸。仰向けで取る。『素註』は、鍼四分。『銅人』は、灸五壮、鍼三分。

咳して呼吸が浅い、痰に血が混じる、痰に膿が混じることが多い、痰飲、身体が腫れる、皮膚が痛くて服を着られない、身体が痛怠くて無力、引きつって感覚がないなどを主治する。

膺窓

屋翳の下一寸六分の陥中。正中線から四寸。『銅人』は、鍼四分、灸五壮。

胸が脹れぼったくて息切れする、唇が腫れる、腸鳴して下痢する、乳腺炎、寒熱で寝ていられないなどを主治する。

乳中

乳頭である。『銅人』は、わずかに二分刺す、禁灸。灸すればオデキとなる。オデキに膿血や透明な液があれば治る。オデキにポリープがあり、それが潰瘍になっていれば死ぬ。『素問』は「乳上を刺して乳房に当たれば、腫れて根が化膿する」という。

朱丹溪は「乳房は陽明胃経が通り、乳頭は厥陰肝経に属する。子を生んだ母が、養生法を知らず、怒りで気が逆上し、憂欝で気が塞がれ、濃厚な味を食べて熟成し、厥陰の気が流れなくなると、乳竅が通じなくなって乳汁が出れなくなり、陽明の血が沸騰して熱を持ち、ひどくなれば化膿する。また子を生んだため横隔膜に痰が滞り、乳児の口気が熱く、乳首を含んで眠るため、熱気に吹かれた場所にシコリができる。最初は我慢できる痛みで、揉むと少し柔らかくなり、吸えば乳汁が通じて自然に消える。そのときに治さねば、必ずオデキになる。そのとき灸を二〜三壮すれば即効がある。ヤブ医者は鍼やメスを使って悪化させる。舅姑と合わず、憂いや怒りで煩悶し、脾気が消沈して、肝気が横逆すれば、碁石のようなシコリとなるが、痛くも痒くもない。十年後にオデキが陥没するが、それを乳癌と呼ぶ。オデキの形は陥没して岩穴に似ている。治せない。もし初期の頃ならば、病根を消すことができ、精神が安らいでから治療すれば、すべてがうまくゆく」という。

乳根

乳中の下一寸六分の陥中。正中線から四寸。仰向けで取る。『銅人』は、灸五壮、鍼三分。『素註』は、鍼四分、灸三壮。

胸下の脹ったような不快感、胸痛、膈気で喉を通らない、食道閉塞、上肢が痛んで腫れる、乳腺炎で非常に冷えて痛く、触れない、咳逆、霍乱でコムラガエリする、手足が冷えるなどを主治する。

＊膈気とは、横隔膜で食道の気が通らず、食べ物が降りないもの。

不容

幽門から横に一寸五分、正中線から三寸。『銅人』は、灸五壮。『明堂』は、灸三壮、鍼五分。『素註』は、鍼八分。

腹満、腹のシコリ、吐血、肩脇の痛み、口が乾く、心窩部痛、胸の痛みが背まで及ぶ、喘咳、食欲不振、腹が鳴る、嘔吐、痰で脇肋が痛む、腹が脹って痛むなどを主治する。

承満

不容の下一寸で、正中線から三寸横。『銅人』は、鍼三分、灸五壮。『明堂』は、灸三壮。腸鳴、腹脹、深く息ができず喘逆する、食飲が喉を通らない、肩を上下させて息する、痰に血が混じるなどを主治する。

梁門

承満の下一寸、正中線から三寸横。『銅人』は、鍼三分、灸五壮。脇下のシコリ、食欲不振、下痢、未消化便などを主治する。

関門

梁門の下一寸、正中線から三寸横。『銅人』は、鍼八分、灸五壮。腹が脹って気塊のあることが多い、腸鳴して急に痛む、下痢、食欲不振、腹中の気体が動く、臍を挟む引きつり痛、身体の浮腫、瘧疾で寒気がして震える、尿失禁などを主治する。

太乙

関門の下一寸、正中線から三寸横。『銅人』は、灸五壮、鍼八分。

癲疾で、狂ったように走る、心煩、ときどき舌を出すなどを主治する。

＊癲疾は、癲癇を意味する場合もあるが、狂証を意味する場合もある。狂走するので狂証のこと。

滑肉門

太乙の下一寸、正中線から三寸横。『銅人』は、灸五壮、鍼八分。

躁鬱病、嘔吐、ときどき舌を出す、舌がこわばるなどを主治する。

天枢（別名を長谿、別名を穀門）

肓兪から一寸。臍中を挟んで両側二寸の陥中。大腸の募穴。『銅人』は、灸百壮。鍼を五分刺入して七呼吸置鍼する。『千金』は、「魂魄があるので、刺鍼できない」という。『素註』は、鍼を五分刺入して一呼吸置鍼する。

奔豚、下痢、脱腸による鼠径ヘルニア、血や膿の混じった下痢、水様便が止まらない、食べ物が喉を通らない、水腫、腹が脹って腸鳴する、下腹から上がった気が胸を衝く、長く立っていられない、冷気がシコリとなる、臍の周囲が切るように痛む、しょっちゅう心窩部を衝く、胸が支えて嘔吐する、霍乱、冬に冷えて下痢する、瘧疾で寒熱があって意味不明なことを喋る、傷寒で喉が渇いて水を沢山飲む、腹脹、喘ぐ、婦人や女子の下腹部のシコリ、血が固まって塊となる、血や膿が混じった帯下、生理不順などを主治する。

＊奔豚は、気が下腹から喉へ上がってくるもの。霍乱は吐瀉するもの。

外陵

天枢の下一寸、正中線から二寸横。『銅人』は、灸五壮、鍼三分。

腹痛、胃が空虚な感じで臍まで痛むものを主治する。

大巨

外陵の下一寸、正中線から二寸。『銅人』は、鍼五分、灸五壮。『素註』は、鍼八分。

下腹の膨満感、喉が渇く、排尿困難、鼠径ヘルニア、半身不随、四肢が曲げられない、驚いて心臓がドキドキする、不眠などを主治する。

水道

大巨の下三寸、正中線から二寸横。『銅人』は、灸五壮、鍼五分。『素註』は、鍼二分半。腰背がこわばって引きつる、膀胱の冷え、三焦結熱、婦人の下腹部脹満で、痛みが外生殖器まで及ぶ、子宮筋腫、膣口の冷え、大小便が出ないなどを主治する。

*三焦結熱は、温病［熱病］で、気分の熱が全身に広がったもの。

帰来

水道の下二寸、正中線から二寸横。『銅人』は、灸五壮、鍼五分。『素註』は、鍼八分。下腹の奔豚で、睾丸が腹へ入って陰茎まで痛む、七種の鼠径ヘルニア、婦人の子宮が冷えるなどを主治する。

気衝（別名を気街）

帰来の下一寸、正中線から二寸横。動脈拍動部の凹み。衝脈が起こる所。『銅人』は、大麦ぐらいのモグサで灸七壮、禁鍼穴。『素問』は、刺して動脈に当たって血が出なければ、内出血して鼠のように腫れるという。『明堂』は、鍼を三分刺入して七呼吸置鍼し、得気すれば瀉す。灸三壮。

腹満して横になれない、鼠径ヘルニア、大腸に熱があって便秘する、高熱で腹痛する、下腹の浮腫、インポで陰茎が痛む、両睾丸が引きつって痛む、下腹の奔豚、腹の気が逆上して心窩部に込み上げる、腹の膨満感、気が心を衝き痛くて息ができない、腰痛で前後に曲げられない、身体が痛怠くて無力、傷寒、胃の実熱証で空腹になる、婦人の不妊症、下腹痛、生理がない、妊娠で子が心を衝く妊娠悪阻、出産したが胎盤が出てこないなどを主治する。

東垣は「脾胃が虚弱なところへ湿を感受し、身体が動かなくなり、大汗が出て、食欲がなければ、足三里と気衝を三稜鍼で出血させる」という。また「吐血が多くて治らねば、三稜鍼で気衝を出血させると、すぐ治る」とも言う。

髀関

伏兎の後ろで、筋肉が交わる中。『銅人』は、鍼六分、灸三壮。

腰痛、足の知覚麻痺、膝が冷えて感覚がないとか、力が入らない、痛む、大腿内側の筋肉が引きつって屈伸できない、下腹から喉が痛むなどを主治する。

伏兎

膝上六寸で、肉の起きるところ。正座して取る。『銅人』は、鍼五分、禁灸。左右それぞれ三指で押さえると、上に肉がウサギのように起きるので伏兎と呼ぶ。

『此事難知』は「癰疽が発生すると死ぬ部位は九カ所あり、伏兎は、その一つである」という。劉宗厚は「脈絡が集まる所」という。

膝が冷えて温まらない、風労、痛くて冷える、躁病、手の攣縮、身体のジンマシン、腹脹、呼吸が弱い、頭が重い、脚気、婦人の八部諸疾などを主治する。

＊風労は肝労のこと。婦人八部諸疾とは、生殖器の疾患、出産の疾患、妊娠期の疾患、産後の疾病、過多月経、帯下、月経病、子宮筋腫。

陰市（別名を陰鼎）

膝上三寸で、伏兎の下陥中。正座して拝むようにして取る。『銅人』は、鍼三分、禁灸。

腰や脚が冷水のようだ、膝が冷えて力が入らず、痺れて感覚がない、屈伸できない、急に下腹が痛む、力が入らず呼吸が弱い、下腹痛、腹が脹る、脚気、脚下から伏兎の上までが冷える、糖尿病などを主治する。

梁丘

膝上二寸で、両筋間。『銅人』は、灸三壮、鍼三分。『明堂』は、鍼五分。

膝脚腰痛、冷えて痺れて感覚がない、膝が屈伸できなくて正座できない、足が冷える、ひどく驚く、乳房の腫痛などを主治する。

犢鼻

膝蓋骨の下で、脛骨の上。関節の膝蓋靱帯を挟む陥中。形が牛の鼻のようなので命名された。『素註』は、鍼六分。『銅人』は、鍼三分、灸三壮。『素問』は、「犢鼻を刺して液が出れば、ビッコになる」という。

膝中が痛くて感覚がない、正座すると立ち上がれない、脚気。膝蓋骨が腫れて爛れていれば治らない。爛れていなければ治る。もし犢鼻が硬ければ刺鍼するなかれ。先に湯で洗い、ホットパックしてから少し刺せば治る。

足三里

膝の下三寸で、脛骨外側、前脛骨筋の凹み。前脛骨筋と長趾伸筋の間。足を上げて取る。非常に強く圧迫すると、前脛骨動脈が止まる。足陽明胃脈の入る所で、合土穴。『素註』は、刺入一寸、灸三壮。『銅人』は、灸三壮、鍼五分。『明堂』は、鍼を八分刺入して十呼吸置鍼し、七回瀉す。灸は一日七壮で、百壮になれば終える。『千金』は、灸五百壮、少なくとも百～二百壮。

胃が冷える、上腹部の膨満感、腸鳴、胃腸機能の衰弱、真気不足、腹痛、食べ物が喉を通らない、便秘、心窩部の不快が治まらない、急に心窩部が痛む、腹が逆気して心窩部を攻める、腰痛で前後に曲げられない、鼠径ヘルニア、水腫や腹中の寄生虫、鬼撃、腹中のシコリ、手足の腫れ、膝や脛が怠痛い、視力が悪い、出産後のめまいなどを主治する。

秦承祖は「どんな病でも治す」という。華佗は「五労による羸痩、七傷による虚損、胸中の瘀血、乳腺炎を主治する」という。『千金翼』は、「腹中寒脹満、腸中雷鳴、気が上がって胸を衝く、喘いで久しく立てない、腹痛、胸や腹中の瘀血、小腹脹、浮腫、陰気不足、下腹が堅い、傷寒で熱が退かない、熱病で汗が出ない、よく嘔吐する、口が苦い、高熱、反弓角張、口を開かない、歯をガチガチ鳴らす、腫痛で首が回らない、口が歪む、乳房の腫脹、咽頭炎で喋れない、胃気不足、慢性の下痢、消化不良、脇下が支える、久しく立てない、膝が萎えて冷える、中焦に熱があってすぐ空腹になる、腹が熱くて身体が暑苦しく、うわごとを喋る、乳腺炎、よくゲップする、口臭がひどい、狂って歌い、笑い続ける、恐れたり怒って罵る、霍乱、遺尿、オナラ、陽厥、ゾクゾクと悪寒する、頭がクラクラ、小便が出にくい、よくシャックリする、脚気を主治する」という。『外台秘要』は、「人が三十歳を過ぎて、もし足三里に灸をせねば、気が上って目を衝く」という。李東垣は「飲食不節や労役で身体を損ねると、陰火が脾胃の土をいじめ、穀気、栄気、清気、胃気、元気が上昇せず、六腑の陽気を滋養できなくなり、まず五臓の陽気が外で絶える。外とは天である。外の食物は、天である頭部の口から入って、脾胃に流れ、陰火へ運ばれる。すべては最初に喜怒悲憂恐をストレスとする五賊に蝕まれ、そのため胃気が流れなくなって胃がもたれ、労働と飲食不節が加わって、元気が消耗する。そのときは足三里穴へ刺鍼して気を引き揚げれば、元気が伸びる」という。また「邪気が胃腸にあれば、足の太陰と陽明を取る。それで胃気が下がらねば足三里を取る」という。また「胃気が上逆して嘔吐する霍乱には足三里を取れば、胃気が下がって止まる。下がらねば、再び治療する」ともいう。また「胃袋が心に当たって痛み、両脇が支え、横隔膜が食道を通さず、飲食が下がらねば、足三里を取って補法する」という。また

「六淫の邪が侵入し、上焦が熱くて下焦が冷え、筋骨、皮肉、血脈が病んでいるとき、間違って胃の合穴(足三里穴)を取ると危険だ」ともいう。また「幼くて、気が成熟していないのに、いつも足三里と気海に灸をすえた人がある。節分ごとに約五十~七十壮すえた。すると老人になって熱厥頭痛となり、大寒でも寒さを好み、冷えると頭痛が治るので、暖かいところや火を嫌う。すべては灸の過ちである」という。

*鬼撃は、鬼神の攻撃という意味で、原因もなく急に発病するので、呪い神のしわざとしたもの。五労は、肺労、心労、脾労、肝労、腎労。七傷は、陰寒、陰萎、裏急、滑精、精少、陰下湿、精清。「腹中寒脹満」は、胃に寒邪が入って膨満すること。陽厥には各種あるが、ここでは急に怒り出したり発狂するものが、陽明胃経の症状と一致している。一般には手足が冷たくなり、顔や身体が熱くなる熱厥証。李東垣のは『脾胃論』の一節、陰火は、飲食や過労感情などで燃え上がった虚火のこと。

上廉(別名を上巨虚)

三里の下三寸、二つの筋骨の隙間。足を上げて取る。『銅人』は、灸三壮、鍼三分。甄権は、年齢の数だけすえる。『明堂』は、鍼を八分刺入して得気があれば瀉す。灸は一日七壮。

臓気不足、半身不随、脚気、腰や大腿、手足の感覚がない、脚脛が怠痛くて屈伸がしにくい、久しく立っていられない、急に浮腫となって膝が腫れる、骨髄が冷えて疼く、大腸が冷える、消化不良、下痢、結核、臍腹を挟んで両脇が痛む、腸が切られるように痛んで雷鳴がする、下腹の気が胸を衝いてこみ上げる、喘息、歩けず久しく立っていられない、傷寒で胃中が熱っぽいなどを主治する。

東垣は「脾胃虚弱で、湿痿、汗が出て、食欲がない。足三里と気衝を出血させ、治らねば上巨虚を出血させる」という。

＊臓気は内臓機能のこと。だから機能低下。湿痰痿や湿熱痿はあったが、湿痿はなかった。両方の意味を取るため省略したと思われる。いずれも両足の力がなくなって膝が腫れる。湿は陰邪だから足より侵入すると思われており、それが発熱すると湿熱痿。上廉は、巨虚上廉のことで上巨虚。昔は三里、上廉、下廉といえば、足三里、上巨虚、下巨虚のことだった。

条口

下巨虚の上一寸。足を上げて取る。『銅人』は、鍼五分。『明堂』は、鍼八分、灸三壮。

足の感覚麻痺、ハンセン氏病、足底が熱っぽい、久しく立てない、足が冷えて膝痛、脛が冷える、湿痺、足痛、脛の腫れ、コムラガエリ、足の弛緩性麻痺で曲がらないなどを主治する。

＊湿痺は、重怠い痛みなので着痺とも呼ぶ。湿邪は足から侵入するので、主に足の重怠い痛み。

下廉（別名を下巨虚）

上巨虚の下三寸、二つの筋骨の隙間。地面にうずくまり、足を上げて取る。『銅人』は、鍼八分、灸三壮。『素註』は、鍼三分。『明堂』は、鍼を六分刺入して得気したら瀉す。『甲乙』は、灸を一日七十七壮。

小腸気不足、顔色が悪い、半身不随で大腿の力が入らない、足で歩けない、熱風で冷えて痛んで動かない、風湿痺、咽頭炎、脚気、体が重怠い、唇が乾く、気付かないうち涎が出る、汗が出ない、毛髪が焦げたように艶がない、肉が落ちた、傷寒で胃が熱い、食欲不振、膿血を排便する、胸脇と下腹が睾丸を引っ張って痛んだあと耳の前が熱くなる。もし冷えがひどければ、肩の上だけがひどく熱く、そして小指と薬指の間が熱く痛む。急に驚いて発狂し、異常なことを喋る。女子の乳腺炎、足背が曲がらない、カカトの痛みなどを主治する。

＊小腸気不足は意味不明。小腸気という病名はあるが、下巨虚は小腸の下合穴なので、小腸の機能低下だろう。熱風は不明。原文は「熱風冷痺不遂」とあり、不遂は運動麻痺なので、熱風は「熱が極まって風が生じた」もので、脳卒中で震えて半身不随となったと解釈。

豊隆

外踝の上八寸、脛の外側陥中。足陽明の絡で、別れて足太陰へ走る。『銅人』は、鍼三分、灸三壮。『明堂』は、灸七壮。

厥逆、大小便が出にくい、疲労感、大腿や膝が怠くて屈伸しにくい、針で刺すような胸痛、刀物で切られるような腹痛、血管性頭痛、風邪を外感して手足が腫れる、足が青くて身体は寒湿で冷える、咽頭炎で喋れない、高い所へ登って歌う、衣服を脱ぎ捨てて走る、幻覚を見て笑ってばかりいるなどを主治する。気逆すれば咽頭炎となって急に声が出なくなる、実ならば躁鬱となるので瀉す。虚では足が曲がらず、脛が細るので補う。

＊厥逆には三つある。一般的には手足が冷たくなる。次に心窩部に激痛があって、両足が冷たくなり、気分が悪くて食べられない。最後に慢性頭痛。この場合は胃経なので二番目の意味。

解谿

衝陽の後ろ一寸五分、足関節上の陥中、足の第二趾直上で、足背上の凹み。足陽明胃脈が行く所で、経火穴。胃が虚したときに補う。『銅人』は、灸三壮、鍼を五分刺入して三呼吸置鍼する。

風面浮腫、顔が黒い、厥気上衝、腹脹、大便して下腹が重い、ヒキツケして痙攣する、膝や大腿、脛の腫れ、コムラガエリ、目がくらむ、頭痛、癲癇、煩悶して悲しんで泣く、霍乱、慢性頭痛、顔が赤い、結膜炎、眉陵が痛くて耐えられないなどを主治する。

＊「風面浮腫」は、風による顔面浮腫だが、風は速くて変化しやすい特徴がある。風〜というと、急性のこと。顔は額とか顔を指す。厥気上衝だが、厥気とは気が経脈で途切れることを意味する。途切れる原因は様々だが、四肢厥冷、精神異常、失神などの症状が発生する。

衝陽

足背の上五寸で、陥谷の上二寸、骨間動脈。足陽明胃脈の過ぎる所で、原穴。胃の虚実ともに使う。『素註』は、鍼を三分刺入して十呼吸置鍼する。『素問』は、「足背上の動脈を刺し、出血が止まらねば死ぬ」という。『銅人』は、鍼五分、灸三壮。

半身不随、口眼歪斜、足背の腫れ、虫歯、発熱悪寒、腹が堅く大きくなる、食欲不振、傷寒病のため寒気がして震え、アクビする、久しく発狂し、高いところへ登って歌い、服を脱いで走る、足が弛緩して歩けない、身体前面の痛みなどを主治する。

＊『素問』時代の治療法は、瀉血が多かった。材質のため、細い鍼を作れなかったからと思う。

陥谷

第二足趾の外側間。中足指節関節の後ろ陥中で、内庭の後ろ二寸。足陽明胃脈の注ぐ所で、兪木穴。『銅人』は、鍼三分。『素註』は、鍼を五分刺入して七呼吸置鍼する、灸三壮。

顔や目の浮腫、および水腫、よくゲップする、腸鳴や腹痛、熱病で熱が下がらず、汗が出ない、寒気がして震える瘧疾。

李東垣は「邪気が足にあれば、先に血脈を捜して瀉血し、そのあとで足陽明の滎兪である内庭と陥谷を深く刺す」という。

内庭

第二趾の外側間陥中。足陽明胃脈の溜まる所で、滎水穴。『銅人』は、灸三壮、鍼を三分刺入して十呼吸置鍼する。

手足が冷える、腹の脹満、何度もアクビする、人の声を嫌う、寒気がして震える、咽頭炎で痛む、口が歪む、上歯が虫歯、瘧疾で食欲不振、頭の皮膚が痛む、鼻血が止まらない、傷寒で手足が冷える、汗が出ない、血と膿の混じった下痢などを主治する。

厲兌

第二趾の端で、爪の角からニラ葉ほど離れた部位。足陽明胃脈の出る所で、井金穴。胃の実で瀉す。『銅人』は、鍼一分、灸一壮。

仮死状態、歯をかみしめて気絶し、中悪状態。上腹部の脹満、水腫、熱病で汗が出ない、悪寒の激しい瘧疾で、食欲がない、顔面の浮腫、足や脛の冷え、咽頭炎、上歯の虫歯、悪寒して鼻が通らない、ヒキツケばかりして横になりたがる。発狂して高いところへ登って歌い、服を脱いで走りたがる。黄疸、鼻水や鼻血、口が歪む、唇が割れる、頚が腫れる、膝蓋骨の腫痛。胸、乳、気衝、伏兎、脛外側、足背上が全て痛む。消穀善飢［すぐ空腹になる］、尿が黄色などを主治する。

＊気絶は、臓気が絶えることで、死ぬ間近の昏睡状態。中悪とは、失神やショック状態。消穀善飢は糖尿病。

脾臓図

脾の重さは二斤二両、平べったくて幅が三寸、長さ五寸。脂肪が半斤ある。

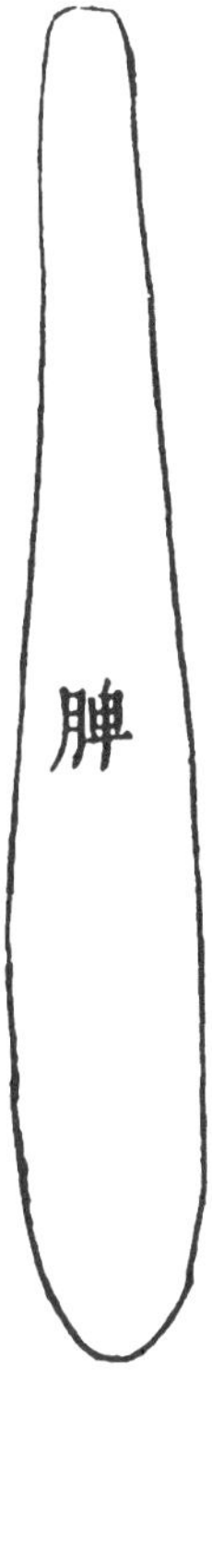

足太陰脾経

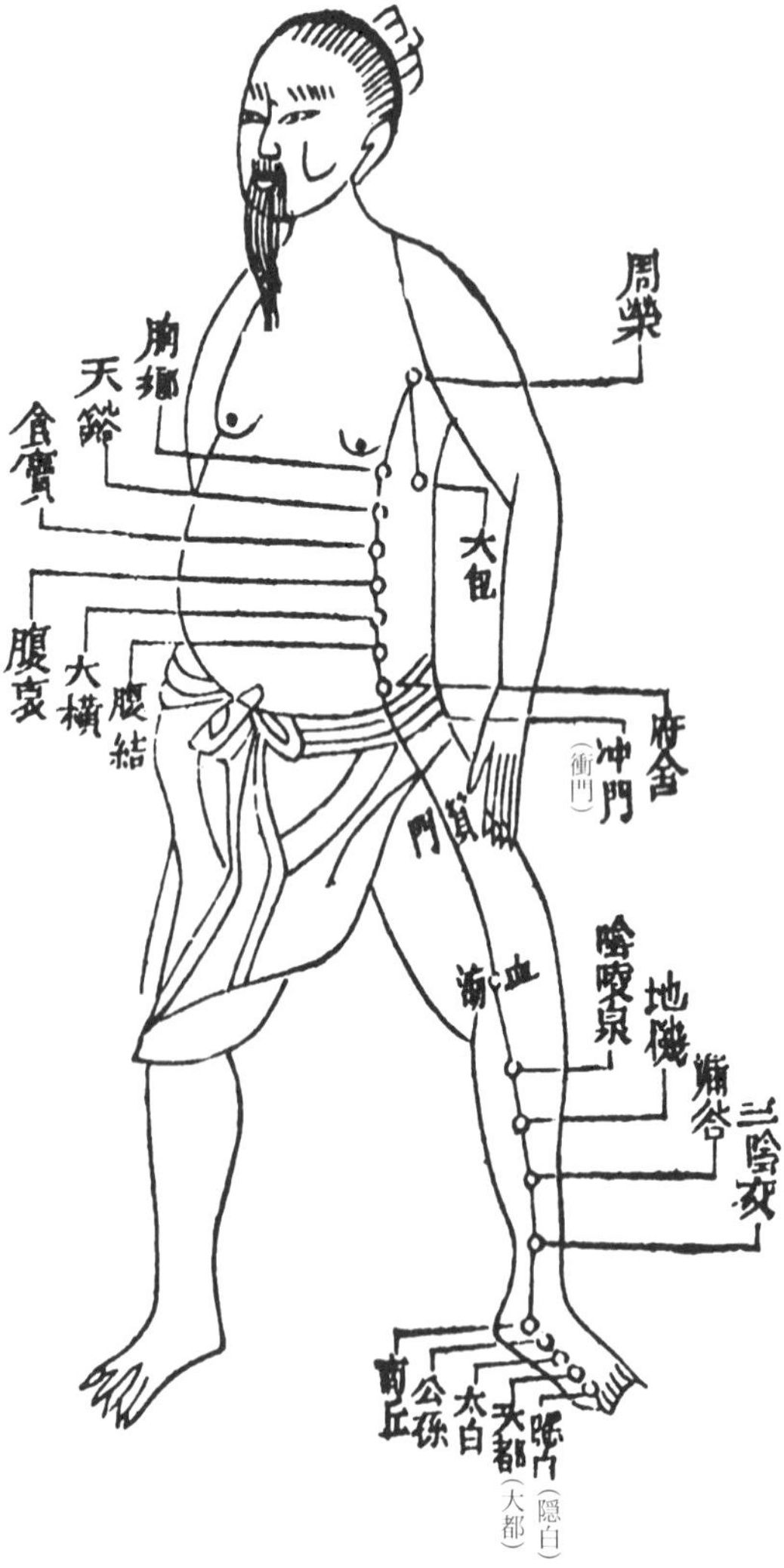

足太陰経穴主治

『内経』は、「脾は、議論の官で、幅広い見識が出る」という。

脾は、穀物倉の本で、栄養がある所である。脾の状態は、唇周囲の皮膚に現れる。脾の栄養は肌肉に充ち、脾は至陰に属して土気に通じ、その臓だけが四方を潅漑する。脾は、四肢を管理し、胃が津液を代謝する。

中央は黄色で、黄は脾へ入って通じ、脾は口に開竅し、水穀の精華は脾に貯えられるので、病が舌本にある。五行によれば脾の味は甘く、脾は土の種類、脾の家畜は牛、脾の穀は稷［キビ］、脾は全ての四季と対応し、天では土星、これより病が肉にあると分かる。脾の音は宮、脾の数は五、脾の匂いは香り、脾の液は涎。

中央は湿を生み、湿は土を生み、土は甘味を生み、甘味は脾を生み、脾は肉を生み、肉は肺を生む。脾は口を管理する。脾は天にて湿となり、地では土となり、身体では肉、臓では脾となり、声では歌となり、脾が動じると嘔吐となり、感情は思いである。思いは脾を傷付け、怒りは思いに勝つ。湿は肉を傷付け、風は湿に勝つ。甘味は肉を傷付け、酸味は甘味に勝つ。

＊「四方を潅漑する」の潅四旁とは、脾以外の四臓を潅漑すること。脾は中央なので、その四つの傍らは東西南北で、肝肺心腎だから四臓となる。

足太陰脾経の穴歌

二十一穴、脾は中州。
隠白は第一趾の頭、大都、太白、公孫、商丘、三陰交、
漏谷、地機、陰陵泉、血海、箕門、衝門、
府舎、腹結、大横、腹哀、食竇、天谿、
胸郷、周栄、大包(左右で四十二穴)。

この経は隠白から起こり、大包にて終わる。隠白、大都、太白、商丘、陰陵泉を取って井滎兪経合である。

経脈は、第一趾の端に起こり、第一趾の内側で白肉の際を通り、核骨［中足指節関節］の後ろを通り、内踝の前縁を上がり、腓腹筋の内側を上がり、脛骨の後ろを通って、足厥陰と交叉して厥陰の前に出て、膝や大腿では内側前縁を上がり、腹に入って、脾に属して胃に絡まり、横隔膜を上がって、食道を挟んで、舌本に繋がり、舌下に散る。その支脈は、胃から別れて横隔膜を上り、心中に注ぐ。少血多気の経脈で、巳の刻に気血が脾経へ注がれる。

巳土の臓で、脈は右関にある。実では、すぐに飲食を消化して皮膚がスベスベし、虚では身体が痩せて手足が上がらなくなる。臍が突き出して四肢が浮腫となれば生きるのが難しい。口が青く、唇が黒ければ死にやすい。病を追い出して生を安全とするには養生するとよい。満腹まで食べず、美食を避ける。飲食や過労の災難ならば、温が多くて辛味の少ない薬物を研究し、飲食では寒熱の傷を調べ、煎じ薬では補瀉を併用する。薬の気を寒熱温涼に区別し、適したものを使う。薬の味を甘補苦瀉に弁別し、詳しく覚えて使う。例えば、白朮は脾を健康にして食滞を消すが、必ず青皮と枳実を併用する。人参は土気を緩和するが、半夏と橘紅が必須。柴胡は不足した熱を除くが、甘草と升麻を補助とする。黄耆は、汗の火を追い出すが、芍薬と川芎を補佐とする。気虚の嘔吐は人参と茱萸。脾寒の嘔吐は、丁香と半夏。下痢して手足が冷たく、喉が渇かなければ、附子と乾姜。霍乱の吐瀉には薬でなく胡椒と緑豆。脾が冷えて消化不良なら、平胃に砂蔻を加えるとよい。胃寒のため痰飲が消えなければ、本方だけでなく人参と茯苓を加える。香附は僅かに寒なので、宿砂と一緒にすれば、食滞を消して気を生み出し、さらに胎児を安泰にする。沈香は少し温かく、藿香と一緒に使えば土を助けて中焦を調え、水腫を消すのに特効がある。瘀血を破って子宮筋腫を消すには、三稜と蓬朮。瘀血を追い出して痛みを消すには、蒲黄と五霊。茴香は霍乱によるコムラガエリを治すが、木瓜や烏薬と一緒に助ける。辛い桂枝は中焦の気滞を主治するが、枳殻と生姜に協力させる。心窩部の疼痛は、延胡索に胡椒を入れる。胸が脹ればぼったくて咳逆すれば、姜を炒めて香附と一緒に使うと良い。腹が実で脹れば、大黄、滑石、朴牽牛、木香、茯苓で瀉す。腹が虚して脹れば、人参、茯苓、朴消、木香、橘、辰砂、麯糵、附子。ほとんどの食滞、および脾気の傷には、補益と消導を併用し、橘皮枳朮丸を加減するとよい。食べる量が多くて胃が塞がれば、古い食を押し出すとともに、中焦の気を和降するとよく、巴豆備急丸で、どんな傷も洗い流す。四君子湯は平がよく、人の処すところと同じく、人の道徳を進めて功名は軽くさせ、急には分からないが、聖人や賢人の域に入れる。二陳湯は純和で、痰を消す。脾胃を健康にして、中焦の気を順調に流し、気付かぬうちに仁寿の国に進ませる。聞くところによると李東垣は、民衆が早死にすることを哀れんだ。病気の治療は、なにより脾胃を元気にすることにある。まことに刊行されていない妙典である。王安道は、前時代の賢人が未発表のものを発見した。内傷の弁別では、不足の中に有余がある。本当に伝統の秘術を得た。万物は土から出て、土へ帰る。補腎も補脾にかなわない。

『導引本経』：脾は五臓の中心にあり、旺盛なときは四季すべてである。五味を貯えて滋養し、五つの精神は脾によって顕著となり、四肢百骸は脾によって運動できる。人が飲食不節や過労すると、脾気が傷付く。脾胃が傷付けば、飲食が消化できず、味が分からなくなって、手足が怠くなり、心窩部が痞満して嘔吐や下痢し、腸澼となる。『内経』などの諸書は、それを明確に記載しているので、調べれば分かる。だが空腹でもないのに無理に食べれば脾を疲労させ、喉が渇いてもいないのに無理に飲めば胃が脹り、食事も飽食すれば血管が通じなくなって、心臓が詰まる。もし食事が少なすぎれば、身体が痩せて胃がぶら下がった感じがあり、考えがまとまらない。不潔な物を食べれば、意識が朦朧とし、落ち着いて腰掛けて考えられない。悪い物を食べれば、四大に反するので持病が動じるが、すべては不衛生の道である。ポイントを挙げれば、食事は必ず定時とし、飲［酒］は必ず節度を持ち、食べ過ぎたり空腹になり過ぎてはならない。人が正しく飲食すれば、脾胃が清純となるだけでなく、五臓六腑も調和する。人の飲食は、口から入り、食道から胃中へ入り、その味が五臓へ染み込んで、物質は小腸に入って消化される。それが小腸の下口へ送られて、そこで清濁に分けられ、濁の部分は糞便となり、大腸へと入る。清の部分は津液となり、膀胱へ入るが、膀胱は津液の腑である。津液が膀胱へ入ると、再び清濁に分けられ、濁の部分は尿となる。清の部分は胆へ入り、胆から脾へ引き込まれ、五臓に散布されて、涎、唾、涕、涙、汗となる。その味は、五臓へ滲み入って五汗となり、五汗が全て脾へ帰り、脾で血に変化して、再び臓腑へと帰って行く。それを『内経』は「脾土が旺盛ならば万物を生み出し、衰えれば百病が起きる」という。昔、東坡は、脾土を調えることを主張した。飲食は、酒一爵と一肉以内にする。招待された者は、事前に「一つ、高望みせずに福を養う。二つ、胃を寛くして気を養う。三つ、出費を省いて財を養う。衛生に注意する者は、体内を養う。衛生に注意しない者は、体外を養う。体内を養う者は、臓腑が健康で、血脈がスムーズに流れている。体外を養う者は、美食を究め、飲食の快楽を追い求め、身体は太って丈夫そうだが、酷烈の気が体内の臓腑を蝕んでいる」と告げられる。

＊中州とは中央の意味で、脾胃を指す。身体の中心にあるので中州。これは九州の中州のこと。古代中国では、国が東西南北と、その間にある八つに方位が分けられていた。それが東、東南、南、南西、西、北西、北、北東の八地域であり、それが八州で、その八州に取り囲まれた中心にある一州を中州と呼

んだ。合計すると八十一で九州。「白肉際」は、足底のこと。足底の皮膚は白いので、日の当る赤肉「黒い皮膚」との境目を際と呼ぶ。核骨は、核とは種のことだから、桃の種のように丸い骨のこと。腸澼は、腸がピーピー鳴るもの。四大は、『鍼灸学釈難』によれば地、水、火、風のこと。ここでは、自然の節理に反するというぐらいの意味だろう。飲は中国で一般に飲料を飲むことだが、古代には酒を飲む宴会という意味もあった。飽食が悪いことは言うまでもないが、空腹はなぜ悪いのか？　空腹過ぎれば食事で大食するからとある。五汗は不明。爵は爵位という意味もあるが、ここでの爵は古代の盃で青銅製、三本の足がある。酒を入れて飲んだが、湯飲みぐらいしか容量がない。東坡の言葉だが、昔の中国の医者には「医者の不養生」という言葉はなく、本人が長生きであることが名医の証拠とされた。言葉は『素問』の文句をリニューアルしたもの。

穴法の考証

隠白

足第一趾の端で内側、爪の角をニラ葉ほど離れた部位。脾脈が出る所で、井木穴。『素註』は、鍼を一分刺入して三呼吸置鍼する。『銅人』は、鍼三分、灸三壮。

腹脹、喘満して寝てられない、嘔吐して食べ物が喉を通らない、胸中の熱、突然に水のような下痢する、出血、仮死状態で人事不省、足が冷えて温まらない、婦人の月経が時期を過ぎても止まらない、小児客忤、慢性ヒキツケなどを主治する。

＊小児客忤とは、小児の心が安定せず、知らない人を見たり、変わった音を聞いたり、見慣れないものを見て泣き出し、吐瀉や腹痛、ヒキツケが起きるもの。

大都

足第一趾の本節［指節間関節］後ろで、内側陥中。骨の隙間で、足背と足底の境。脾脈の溜まる所で、滎火穴。脾虚で補う。『銅人』は、鍼三分、灸三壮。

熱病で汗が出ない、横になれない、身体が重くて骨が痛む、傷寒で手足が冷える、腹が脹って嘔吐が多い、身体が熱っぽくて悶える、嘔吐して目がくらむ、腰痛で腰が前後に曲げられない、足関節周囲の腫れ、心窩部痛、腹と胸が脹る、心蚘痛、小児客忤などを主治する。

＊本節は、公孫にあるように中足指節関節のことだが、位置が合わないので指節間関節とした。心蚘痛は不明。心虫病というのはあったので、心虫病と思う。昔の心痛とは、胃の痛みを指していた。心虫病は、腹痛がしたり治まったりし、シコリが上下に移動して回虫を吐いたり下したりする。蚘は回虫のこと。

太白

足第一趾の内側、内踝の前で、中足指節関節下の陥中。脾脈の注ぐ所で、兪土穴。『銅人』は、鍼三分、灸三壮。

身熱があって悶える、腹脹して消化不良、嘔吐、膿血を下痢する、腰痛、便秘、気逆、霍乱で腹の中が切るように痛む、腸鳴、膝や大股、脛が怠い、コムラガエリ、身体が重くて骨が痛む、胃痛、腹や胸が脹れぼったい、心痛して緩脈などを主治する。

＊気逆は、降りるべき気が上がるもの。肺や胃の気逆や、肝気の上昇が過剰なもの。ここの気逆は脾経なので嘔吐やシャックリと思われるが、嘔吐と重複するので気逆にした。

公孫

足第一趾の中足指節関節後ろ一寸、内踝の前。足太陰の絡脈で、別れて陽明胃経に走る。『銅人』は、鍼四分、灸三壮。

悪寒の激しい瘧疾、食欲不振、癲癇、溜め息ばかりつく、寒熱が多くて汗が出る。発病すると、よく嘔吐し、嘔吐するとスッキリする。顔面が浮腫となり、煩悶して、デタラメを喋り、水を飲む、胆虚などを主治する。厥気が上逆すれば霍乱となる。実では腸中が切られるように痛み、瀉す。虚では腹が膨れるので、補う。

＊胆虚とは、胆気不足のことで、イライラして眠れず、心臓がドキドキし、口が苦くて疑い深く、よく溜め息をつく。厥気とは持病のことで、さまざまな物がある。

商丘

足の内踝骨の下で、少し前の陥中。前には中封があり、後ろには照海があって、商丘穴は中央にある。脾脈の行く所で、経金穴。脾が実なら瀉す。『銅人』は、灸三壮、鍼三分。

腹の膨満感、腸鳴、不便、脾虚で楽しくない、体が冷えて溜め息ばかりつく、悲しい、骨の痛み、気逆、痔、骨疽に蝕まれる、魘夢、癲癇で痙攣する、寒熱して嘔吐する、大腿内側の痛み、気が塞いで憂欝。鼠径ヘルニアで陰嚢が膨れたり縮んだりする。下腹が痛くて前後に曲げられない。脾積痞気、黄疸、舌本がこわばって痛む、腹脹、悪寒の激しい瘧疾、軟便や消化不良の下痢、水腫、顔が黄色、心配ばかりして暗くなる、消化不良、身体が重くて関節が痛む、疲労感があって横たわりたがる、婦人の不妊症、小児の慢風などを主治する。

＊不便は、都合が悪いとか妊娠の意味だが、商丘の主治に大便難があるので、ここでは恐らく便秘のこと。骨疽とは、附骨疽のこととある。初期は寒熱往来して腫れるが、皮膚の色は正常。続いて痛く

なって動かせなくなり、そのうち化膿して潰れて膿が出、穴があいたり死骨が排出される。魘夢とは、金縛りにあったり、悪夢を見るもの。現在でいう心霊現象による悪夢。脾積痞気は、『難経』に「脾の積を痞気」とあり、腹がしこるもの。慢風とは慢脾のことで、驚風の一種。嘔吐や下痢が続き、手足が冷たくなってヒキツケが起きるもの。

三陰交

内踝の上三寸で、骨の下陥中。足の太陰、少陰、厥陰の交会穴。『銅人』は、鍼三分、灸三壮。脾胃虚弱、心窩部の脹満、食欲不振、脾痛、身体が重い、手足が上がらない、腹が脹る、腸鳴、下痢、消化不良、腹中のシコリ、腹の冷え、膝内側の痛み、小便が出にくい、陰茎痛、足が萎えて歩けない、疝気、小便失禁、胆虚、食後に胃液を吐く、夢精や精液が漏れる、霍乱、手足の冷え、あくび、顎関節症、顎がはずれる、男子の陰茎痛、性欲衝動、臍下の痛みが耐えられない、小児客忤、婦人が生理前にセックスしたがる、消痩、子宮筋腫、不正出血が止まらない、経血が止まらない、妊娠の胎動、逆児、産後に胎盤が出ない、出産による出血が多すぎる、出産によるめまいで人事不省などを主治する。もし経脈が閉塞して通じねば、瀉すと即座に通じる。経脈の血が不足して流れねば、補うと経脈が盛んになって通じる。

宋の王子が庭へ出ると、妊婦に会った。王子が捕まえて診を取り「女」と言った。王子の先生である徐文伯は「一男一女」という。王子は、せっかちだったので、妊婦の腹を裂いて確かめようとした。そこで文伯は、三陰交を瀉して合谷を補うと、胎児は鍼に応えて降りた。果たして文伯の診断通りだった。そのため後世では、三陰交と合谷を妊婦の禁鍼穴とした。文伯は、三陰交を瀉して合谷を補って人工流産させた。では三陰交を補って合谷を瀉せば、胎児が流産しないのではなかろうか？　それは、三陰交が腎肝脾という三脈の交会穴であり、陰血を管理するが、血は補わねばならず、瀉してはならない。合谷は大腸の原穴だが、大腸は肺の腑であり、気を管理するので瀉すべきで補ってはならない。文伯は、三陰交を瀉して合谷を補ったが、それは血を衰えさせ気を盛んにする。ところが三陰交を補って合谷を瀉せば、血を盛んにして気を衰えさせる。だから劉元賓は「血が衰えて気が盛んな状態は、妊娠していないとき。血が盛んで気が衰えている状態は、胎児が宿るとき」と述べている。

＊小児客忤とは、小児の心が安定せず、知らない人を見たり、変わった音を聞いたり、見慣れないものを見て泣き出し、吐瀉や腹痛、ヒキツケが起きるもの。脾痛は不明、脾病や脾痺はある。恐らく急性膵炎のこと。疝気とは疝のことだが、これには脱腸、生殖器の疾患、下腹部の激痛などがある。あとの故事は、古代では適当に女を捕まえて腹を裂いていたということ。三陰交は脾だから血、合谷は肺と表裏だから気。三陰交を瀉して合谷を補えば、血を瀉して気を補うこと。妊娠していなければ生理があるので、生理があれば出血して血が衰える。妊娠していれば生理がないので出血せず、血が盛ん。

つまり三陰交を瀉して人工的に生理時の身体状態を作り出すので、流産すると解説している。こうした説明を見るのは、恐らく日本人では、あなたが初めてだろう。

漏谷（別名を太陰絡）

内踝の上六寸で、脛骨下の陥中。『銅人』は、鍼三分、禁灸。

腸鳴、強欠、悲しんで逆気する。腹の脹満や引きつり、腹中のシコリ、冷え、飲食しても痩せる、膝が痛く、足は歩けないなどを主治する。

＊強欠は不明。欠はアクビだが。ここの逆気は、しゃくりあげることだろう。

地機（別名を脾舎）

膝下五寸。膝の内側で、脛骨の下陥中。足を伸ばして取る。足太陰の郄穴、別れて走る上一寸に空穴がある。『銅人』は、灸三壮、鍼三分。

腰痛で前後に曲げられない、下痢、腹や脇が脹れぼったい、水腫で腹が堅い、食欲不振、小便が出にくい、腎精不足、女子の下腹にシコリがあり、圧すると股の内側から膝までが湯をかけたように濡れるものなどを主治する。

＊原文に別走上一寸有空とあるが、『甲乙経校釈』では、脾経と肝経が内踝の上八寸で交わるが、さらに別れて走る上一寸の穴位が地機であると解釈している。つまり『霊枢・経脈』の厥陰肝経の脈で「踝の上八寸で太陰と交わって後ろへ行き」の上一寸に地機があるという意味。

陰陵泉

膝下の内側で、脛骨内側上果の下陥中、足を伸ばして取るか、膝を屈して取る。膝の横紋端下で、陽陵泉穴の反対側より一寸高い。足太陰脾脈の入る所で、合水穴。『銅人』は、鍼五分。腹中の冷え、食欲不振、脇下の支え、水腫、腹が堅い、喘逆して横になれない、腰痛で前後に曲げられない、霍乱、疝瘕、遺精、尿を失禁しても気が付かない、小便が出にくい、気淋、寒熱する、外陰部の痛み、胸中の熱、急に激しい下痢する、未消化便などを主治する。

＊疝瘕は、下腹に熱痛があるもの。気淋は淋証の一つで、排尿に力がないもの。

血海

膝蓋骨の上で内縁、白肉の際から二寸半。『銅人』は、鍼五分、灸三壮。気逆、腹脹、女子の不正出血、生理不順などを主治する。

李東垣は「女子の不正出血、生理不順、急に出血して止まらない、オリモノが多いなどは飲食不節、過労で身体を損なった、あるいは日頃から気が不足しているなどが原因だ。灸を太陰脾経に七壮すえる」という。

＊白肉とは、総じて人体で日陰になる部分をいう。日向の部分は赤肉。はっきりしているのは手のひらや足の裏が白肉。だから大腿では、気を付けすると内股が密着するところが白肉になる。

箕門

魚腹の上を越えた筋間、大腿内側で、動脈拍動部。一説には、股の上に起きる筋間。『銅人』は、灸三壮。

淋で小便不通、遺尿、鼠径部の腫痛などを主治する。

＊魚腹は、盛り上がって魚の腹のように見える筋肉。どの筋肉ということはない。ここでは内側広筋と縫工筋で囲まれた筋肉の盛り上がりのこと。淋は尿の疾患。五種類ある。

衝門（別名を上滋宮）

府舎の下一寸、恥骨の両端で、約紋［鼠径］中の動脈。腹の中央から横に四寸半。『銅人』

は、鍼七分、灸五壮。

腹寒気満、腹中に積聚があって痛む、排尿障害、身体が痛怠くて無力、陰疝、婦人の難乳、妊娠してツワリがひどく、息ができないなどを主治する。

＊恥骨の原文は横骨だが、横骨も恥骨に限らず、水平な骨の意味。だから鎖骨も横骨になる。約紋中動脈の原文は「約中動脈」だが、意味が通じないので『鍼灸聚英』に基づいて改めた。約紋とは横紋のことだが、ここの横紋線とは鼠径部の線。腹寒気満は、胃に寒があって脹満すること。陰疝は、下腹と外陰部が絞るように痛むもの。難乳は、調べたところ小児の病気だが、婦人とある。乳には出産の意味があるので、難乳は難産。

府舎

腹結の下三寸、腹の中央から横に四寸半。足の太陰、厥陰、陰維脈の交会穴。三脈が上下し、一つ一つ腹へ入り、脾と肝に絡まり、心と肺に繋がって、脇から肩へ上がる。これは太陰の郄穴で、足の三陰と陽明の絡脈である。『銅人』は、灸五壮、鍼七分。

疝瘕、痛む場所が引きつって疼く、脇に沿って上下に気が胸へ突き上げる、腹が脹ってしこる、厥気、霍乱などを主治する。

＊太陰郄とあるが、意味不明。「之別」を絡脈と訳したが、これは『霊枢・経脈』が、こうした書き方

をしている。ここで四脈が別れるという意味だろう。疝瘕は下腹部に熱痛があり、尿道から白い粘液が出るもの。厥気は、手足が冷たくなって失神するもの。

腹結（別名を腸窟）

大横の下一寸三分、腹の中央から横に四寸半。『銅人』は、鍼七分、灸五壮。

咳逆、臍周囲の痛み、腹が冷えて下痢する、上搶心、咳逆するなどを主治する。

＊搶心は、逼心や衝心とも呼ばれ、胸が支える感じだが、ひどければ喘ぎ、イライラするもの。

大横

腹哀の下三寸五分、腹の中央から横に四寸半。足太陰と陰維の交会穴。『銅人』は、鍼七分、灸五壮。

ハンセン氏病、逆気、寒がって悲しんでばかりいる、手足を動かせない、汗をかく、下痢などを主治する。

腹哀

日月の下一寸五分、腹の中央から横に四寸半。足太陰と陰維の交会穴。『銅人』は、鍼三分。中焦が冷えて消化不良、大便に膿血が混じる、腹中の痛みなどを主治する。

食竇

天谿の下一寸六分。胸の中央から横に六寸、上肢を上げて取る。『銅人』は、鍼四分、灸五壮。胸脇が支える、横隔膜辺りがゴロゴロ鳴る、常に腹から水の音がする、横隔膜の痛み。

天谿

胸郷の下一寸六分の陥中。胸の中央から横に六寸、仰向けで取る。『銅人』は、鍼四分、灸五壮。胸中の脹ったような痛み、賁膺、咳して呼吸が浅い、喉から音がする、婦人の乳房の腫脹、鼠径ヘルニア、できものなどを主治する。

＊賁膺は、賁豚で前胸部が痛むもの。

胸郷

周栄の下一寸六分。胸の中央から横に六寸、仰向けで取る。『銅人』は、鍼四分、灸五壮。

胸脇の支えが胸背まで及んで痛み、横になれない、寝返りできないなどを主治する。

周栄

中府の下一寸六分。胸の中央から横に六寸、仰向けで取る。『銅人』は、鍼四分。

胸脇が支えて身体を前後に曲げられない、食べ物が喉を通らない、のどが渇いて水を飲む、咳して唾に膿が混じる、咳逆、多淫などを主治する。

＊淫は帯下や尿が濁ること。

大包

淵液の下三寸で、胸脇中に広がって第九肋間に出る。脾の大絡で、陰陽の絡脈を統率する。それによって脾は五臓を潅漑する。『銅人』は、灸三壮、鍼三分。

胸脇の痛み、喘息などを主治する。実では身体が痛むので瀉す。虚では関節が弛緩するので補う。

心臓図

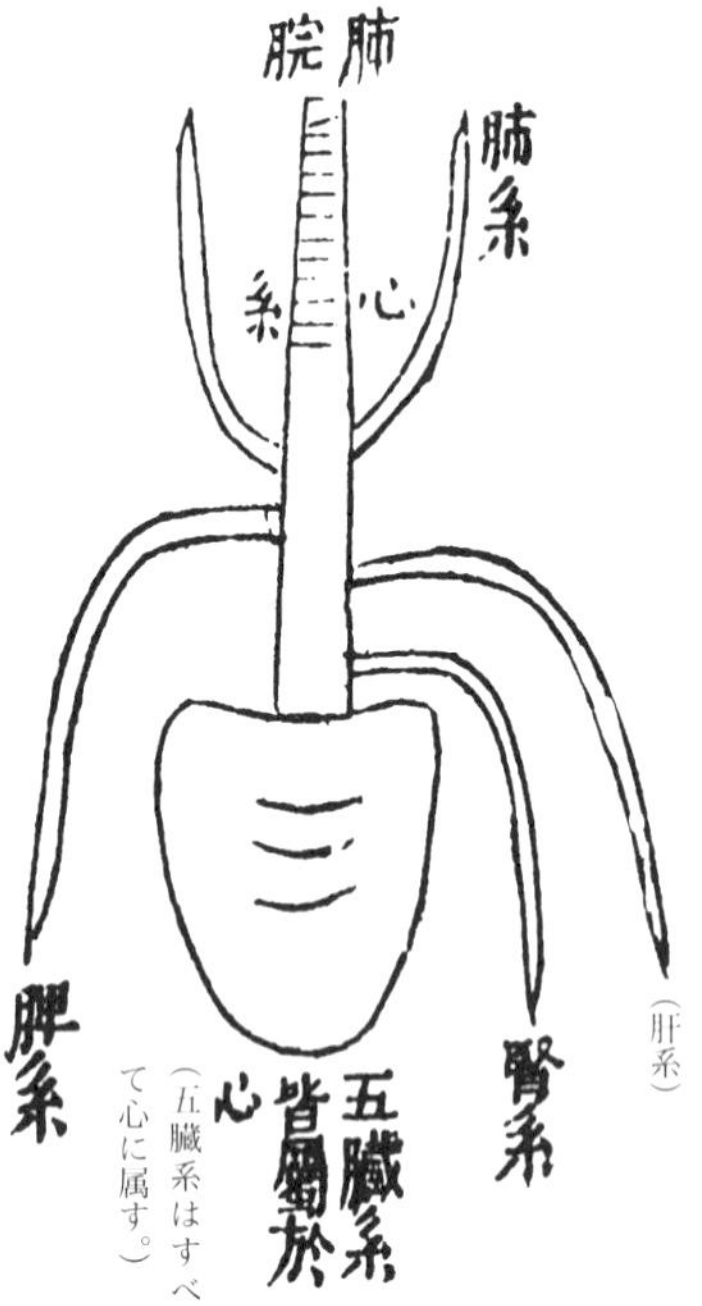

心の形は、まだ開かぬ蓮の花のよう。重さ十二両。中に七孔と三毛がある。液が三合入る。第五胸椎に付着する。

手少陰心経

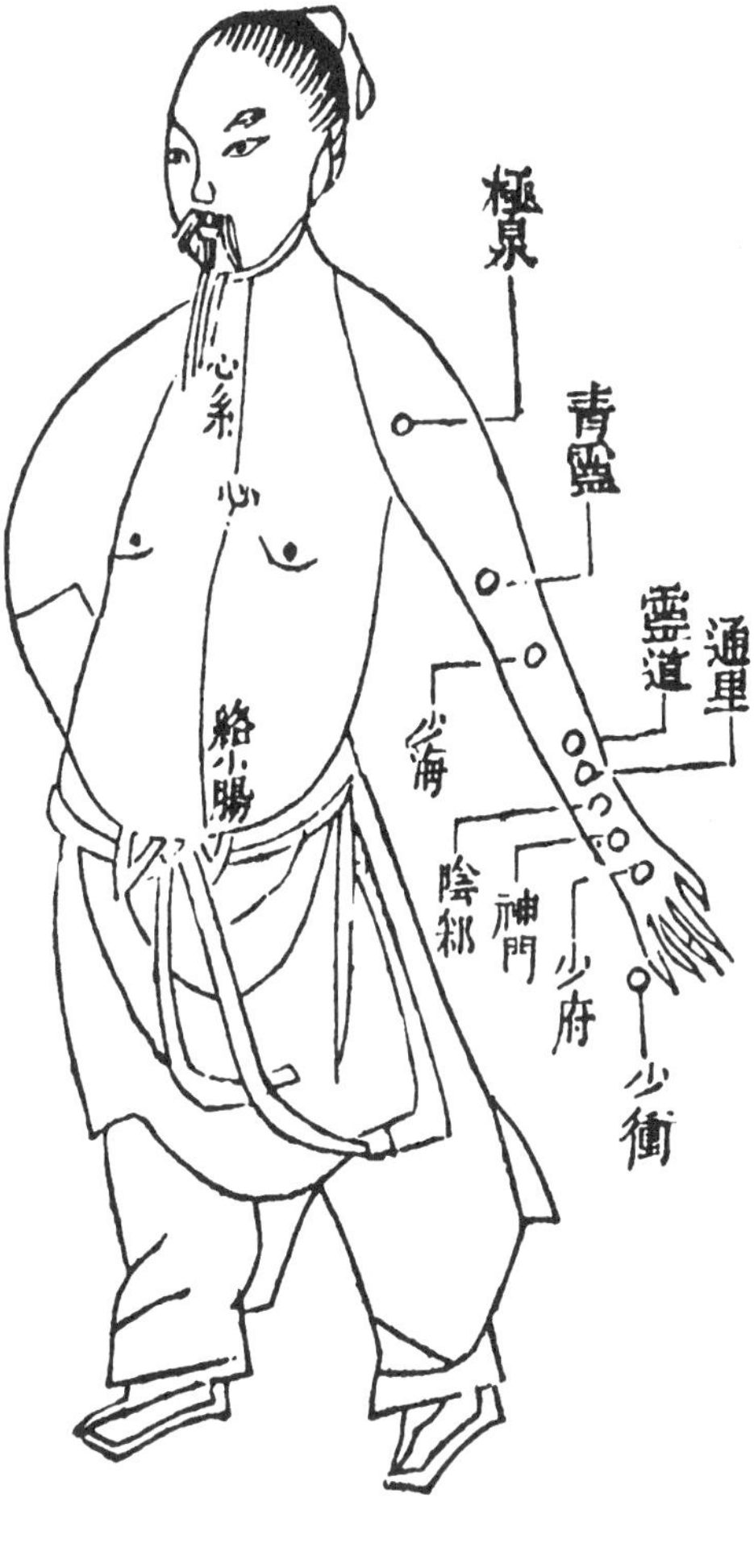

手少陰経穴の主治

『内経』に「心は、君主の官で、精神が出る」とある。

心は、生の本で、神が変化したものである。その状態は顔に現れ、血脈に充ちて、陽中の太陽であり、夏の季節に通じる。

南方は赤色で、心に通じ、心は舌に開竅し、精は心に貯えられるので、病が五臓にある。心の味は苦く、火に属し、家畜では羊、穀物では黍［モチキビ。粘りの強いキビ］、四季に対応し、天では火星、これによって病が脈にあると分かる。その音は徴、数は七、匂いは焦げ臭い、液は汗。

南方は熱を生み、熱は火を生み、火は苦を生み、苦は心を生み、心は血を生み、血は脾を生み、心は舌を管理する。それは天で熱となり、地では火となり、身体では脈となり、臓では心となり、声では笑う、心が発病すると憂欝になり、心の感情は喜び。喜びは心を傷付け、恐れは喜びに勝つ。熱は気を傷付け、寒は熱に勝つ。苦みは気を傷付け、塩辛さは苦みに勝つ。
＊なぜ心が苦いかだが、火は食べることができないので、灰を食べたら苦かったということだろう。

手少陰心経の穴歌

九穴で、午の刻に手少陰。
極泉、青霊、少海、
霊道、通里、陰郄、
神門、少府、少衝(左右で十八穴)。

この経脈は、極泉で始まり少衝にて終わる。少衝、少府、神門、霊道、少海で、井滎兪経合である。

脈は心中に起こり、心系に出て属し、横隔膜に下がって小腸に絡まる。その支脈は、心系から食道を挟んで上がり、目に繋がる。直進する脈は、もう一つが心系から出て、肺に上がり、腋下に出て、上腕内側後縁を下がり、手太陰と心主の後ろを行き、肘の内縁を下がって、前腕内後縁を通り、手掌後ろにある豆状骨の端に当たり、手掌内縁に入り、小指の内側を通って、その端に出る。多気少血の経で、午の刻に気血が注がれる。

丁火の臓で、脈は左寸。実では熱、虚なら寒、静では安静、動では煩躁。虚寒では恐がって驚きやすく、健忘して恍惚となり、尿が無色で多く、脈診は必ず濡細遅虚である。実熱では、躁鬱病やうわごと、エラが赤い、舌が乾く、大小便が渋って黄色、脈は数洪沈実。心が盛んならば熱が標に表れ、心虚では熱が体内に収まる。虚では母を補い、実なら子を瀉す。虚実が分かれば、補瀉の間違いはない。甘い味で瀉し、塩辛さで補う。気は熱で補い、冷えで瀉す。心陽不足には桂心、代赭、紫石英で、補では人参と附子が欠かせない。心火が有余れば竹葉、大黄、山梔子、瀉では黄芩と黄連を使う。心が冷えれば朱砂。扗心［心臓がドキドキ］すれば琥珀。舌が長くて口から出れば、冰片を粉にして振りかければ収まる。泉のように出血すれば、炒槐花を塗れば止まる。オデキを消すには琥珀膏、犀角と辰砂。精神を確かにするには寧神丸、朱砂と蓮草を一緒にする。蔓荊子は諸経の血を冷やす。甘草、連翹は、六経の火を瀉す。驚いて心臓がドキドキして落ち着かねば、龍脳、沙参、小草。健忘で覚えられなければ必ず茯神、遠志、当帰。傾眠には飲盧と苦茶を一緒に。不眠には雷公の酸棗を食べる。涼血補陰には生地黄。行津止渇には天花粉。文蛤の粉を塗って口のデキモノを治す。

鉄銹粉を口に含んで舌の腫れを消す。中風不語には焼竹瀝で冷やすと良い。熱があって喋ってばかりいれば、飛ぶのを朱砂で重りにするとよい。胸間の痞痛を開くには枳実と瓜蔞。心内の落胆を治すには梔子と豆豉。熱心痛には炒菖蒲、川楝、梔子を焦がすとよい。冷心痛には木香、肉桂、玄胡を炒める。戦々恐々として寝汗が出るのは辰砂と六黄。鼻血には、黄芩を煮て、芍薬を炒める。発熱でヒキツケが起きれば、ただ珍珠がよい。癲狂［ウツと狂躁状態］には、ただ鉄粉を加える。霊台を鎮めるには、琥珀、丹砂、玉屑。神府を清めるには茯神、遠志と菖蒲。大いなるかな火は、応えるものなし。もし真血が虧損されていれば、真鉛を捜して補い、実にする。霊心に至っては、操作にポイントがある。元気が損なわれていれば、真汞で補填する。薬の使い方は伝えられるが、上達するには必ず会得することが必要だ。

＊離火とは、八卦で離は火を表す。壮心を心臓がドキドキすると訳したが、これは琥珀の主治から引っぱってきたもの。涼血補陰は、血を冷まして陰を補う。行津止渇は、津液を生み出して渇きを止める。中風不語は、脳卒中の言語障害。六黄は不明だが、恐らく黄の字がつく薬種を六種類、例えば大黄とか黄連。珍珠は真珠のこと。こうした精神的な病気には、重いもので落ち着かせることから、真珠や鉄などの鉱物が多く使われる。霊台も経穴ではなく、精神の宿る部分の意味。だから鉱物で重くする。真鉛や真汞は、鉛や水銀なので、あまり使うと中毒するのでは？

『導引本経』：心は、身体の支配者であり、生死の路頭である。だから心が生まれれば種々が生まれたがり、神が気に入れない。心が静かなら、種々も静まりたがり、神気は一緒になる。『内経』に「夏は、人身で陽気が体表に表れ、陰気が体内に隠れる。これは精神が脱ける季節なので、疎通させて精気を漏らすことを避ける。夏の三カ月を蕃秀と呼び、天地の気が交流して、万物が繁茂する。人は遅く寝て、早起きし、太陽を嫌わないようにし、怒らないようにして、華やかに過ごすが、それが夏気に適応することであり、養生の方法である。これに反すれば、心が傷付き、秋に瘧疾となる」とある。だから人は、いつも何もしないで静かに座り、心や呼吸を調えるのが良い。熱いものを食べて、冷たいものを避け、いつも瞼を半開きにしていれば、反射した光が体内を照らし、心火を丹田へ降ろして、神と気を結合させる。それで『太玄』の養初は「心は淵に隠れ、美は霊根を欠く。精神は外ではない」という。心が何事かに引っ張られると、体内で火が動じる。心火は、夏に盛んになり、脈が洪大となる。もし緩脈なら暑に傷付けられているので、夜は食事量を少なくし、眠るときはウチワで扇がない。風邪が入りやすい。昔、酈子元に心病があった。また「ある僧が、護符も薬も使わないで心病を治した」という。元が尋ねると、僧が「あなたの病気は、煩悩が原因です。煩悩は妄想から発生します。その妄想には三つのメカニズムがあります。数十年前の栄誉や辱め、恩や仇、悲しみや喜び、離れたり一緒になったり、および数々の感情などの追憶であり、これが過去の妄想です。事が目前に至り、順応できるのに、首尾を心配して、何度も迷って決断しない、これが現在の妄想です。将来の富貴が全て思いどうりになることを期待したり、功績を上げ有名になって故郷に錦を飾ることを期待したり、子孫が登用されて学者の家柄が続くなど、実現しないことを願う、これが未来の妄想である。この三つの妄想は、急に表れたり、急に消えたりする。それを禅僧は、幻の心と呼ぶ。妄想を見極めて、その妄想を断ち切ることを禅僧は、覚めた心と呼ぶ。だから思いが起こらず、ただ覚めるのが遅ければ、その心は無と同じです。そうなれば煩悩は、どこから発生しますか？」という。また「あなたの病気も、原因は水火が交わらないためです。一般には美人を溺愛し、色ボケします。それを禅僧は、外感の欲と呼びます。深夜に枕の上で、美人を思っていると、睡眠の変となります。それを禅僧は、内生の欲と呼びます。二つの欲は、絡み合って感染し、腎元の精を消耗させます。もし、そうしたことから離れれば、腎水が自然に発生し、上がって心と交わります。もし文字を考え、それで寝食を忘れれば、それを禅僧は、知識欲障害と呼びます。職業熱心で、疲労を考えなければ、それを禅僧は、仕事欲障害と呼びます。両者は、人の欲ではないけれど、やはり性霊を損ないます。これをなくせば、火は上炎せず、下りて腎と交わります。だから『塵は縁がなく、根はペアでない。返る流れは全て一つ、六つを使うのは悪い』と言います。また『苦海は果てしないが、振り返れば岸がある』とも言います」と述べた。子元は、その通りにした。一人で部屋にいて、全ての縁を掃き出して空にし、静かに一月あまり坐っていると、心の病気は消えた。

穴法の考証

極泉

上肢内側で、腋下の筋間、動脈が胸に入る部分。『銅人』は、鍼三分、灸七壮。

腕や肘の冷え、四肢が曲がらない、心痛、乾嘔、喉が渇く、目が黄色、脇が脹って痛む、悲しくて楽しくないなどを主治する。

＊心痛というのは一般に胃痛。乾嘔は、嘔吐するが吐瀉物のないもの。

青霊

肘の上三寸、肘を伸ばし、上肢を上げて取る。『銅人』は、灸七壮。『明堂』は、灸三壮。

目が黄色、頭痛、寒気がして震える、脇痛、肩や腕が上がらない、服が着られないなどを主治する。

少海（別名を曲節）

肘の内縁で、関節の後ろ、上腕骨内側上顆の外側、肘の端から五分。肘を曲げて、手のひらを頭に向けると得られる。手少陰心脈の入る所で、合水穴。『銅人』は、鍼三分、灸三壮。甄権は「灸は悪い。鍼五分」という。『甲乙』は、鍼を二分刺入して三呼吸置鍼し、五回ほど瀉す。灸は悪い。『素註』は、灸五壮。『資生』は「諸説違うが、要は緊急でなければ灸をしない」という。

寒熱、虫歯痛、めまい、発狂、透明な痰を嘔吐する、首が回らない、肘が痙攣する、腋下の痛み、手足が上がらない、歯がしみる、脳風、頭痛、気逆してゲップやシャックリが出る、リンパ結核、心痛、手の震え、健忘などを主治する。

＊脳風とは、脳戸が冷えるもの。また脳卒中も脳風という。

霊道

手掌の後ろ一寸五分。手少陰心脈の行く所で、経金穴。『銅人』は、鍼三分、灸三壮。心痛、乾嘔、悲しみ恐れる、腕が痙攣する、肘の痙攣、急に声が出なくなって喋れないなどを主治する。

通里

手掌の後ろ一寸の陥中。手少陰心脈の絡穴で、別れて太陽小腸経へ走る。『銅人』は、鍼三分、灸三壮。『明堂』は、灸七壮。

めまい、頭痛。熱病で、まず不快になり、数日は煩悶する。何度もあくびして、頻繁に呻き悲しむ、顔が熱くても汗をかかない、慢性頭痛、急に声が出なくなって喋れない、目の痛み、心臓がドキドキする、肘や上肢の痛み、苦い胆汁を嘔吐する、咽頭炎、微弱呼吸、遺尿、婦人の過多月経や出血が多いものなどを主治する。実では胸が支えて膈腫となるので瀉す。虚では喋れないので補う。

＊膈腫は見あたらない。膈は横隔膜なので、膈というと食道閉塞なのだが、それは胃経の病気なので、ミゾオチが腫れぼったいと解釈。

陰郄

手掌後ろの脈中で、手首から五分。『銅人』は、鍼三分、灸七壮。鼻血や吐血、ゾクゾクして寒がる、びっくりして失神する、心痛、霍乱、胸中が脹るなどを主治する。

神門（別名を鋭中、または中都）

手掌の後ろで、豆状骨の端陥中。手少陰心脈の注ぐ所で、兪土穴。心実で瀉す。『銅人』は、鍼を三分刺入して七呼吸置鍼する。灸三壮。

瘧疾。胸が火照り、ひどければ冷たいものを飲みたがる。悪寒して暖かいところに居たがる、喉がガサガサする、食欲不振、心痛、何度もゲップする、ビクビクする、呼吸が微弱で不足する、手や腕が冷える、顔が赤くてよく笑う、手掌が熱っぽくて乾嘔する、目が黄色、脇痛、喘息、発熱、ひどく悲しんだり大笑いする、嘔血や吐血、寒気がして震えてゼイゼイする、遺尿、声が出ない、心性の痴呆、健忘、心積伏梁、子供や大人の癲癇などを主治する。

李東垣は「胃気が下に溜まると、五臓の気が乱れ、それによる病が相次いで表れる。気が心にあれば、手少陰の兪である神門を取り、精とともに気を導いて、あるべき位置に戻す」

という。『霊枢経』は、「少陰に経穴がないが、心は病にならないのか？　それは外経病だけで、臓は発病しない。だから手掌の後ろで、豆状骨の端だけを取る。心は、五臓六腑の大主であり、精神の宿る所である。心の臓は堅固で、邪を入れない。邪が入れば死ぬ。だから邪が心にあると思われるような場合は、実際は心の包絡にある。包絡は、心を主治する脈である」という。

＊乾嘔は、吐いても何も出ないもの。心積と伏梁は同じもの。『難経・五十六難』に、心の積、伏梁とあり、腹直筋が硬直したもの。外経病とは、上肢の経脈走行に沿った部分の痛みで、内臓疾患は含まれない。

少府

手小指の中手指節関節の後ろで、骨の隙間陥中。労宮と垂直。手少陰心脈の溜る所で、滎火穴。『銅人』は、鍼二分、灸七壮。『明堂』は、灸三壮。

胸に脹った不快感があって呼吸が微弱、悲しみ恐れて人を恐がる、手掌が熱っぽい、上肢が怠い、肘や腋が痙攣して引きつる、胸中が痛む、拳を握って開けない、瘧疾が久しく治らない、寒気がして震える、子宮脱、外陰部の痒みや痛み、遺尿、偏墜、尿が出にくい、溜め息などを主治する。

＊偏墜とは一側の睾丸が腫れるもの。

少衝（別名を経始）

手小指の内側で、爪の角からニラ葉ほど離れた部位。手少陰心脈の出る所で、井木穴。心虚で補う。『銅人』は、鍼一分、灸三壮。『明堂』は、灸一壮。

熱病で胸が不快。ゼイゼイし、喉がイガイガして渇く、目が黄色、上肢の内側後縁の痛み、心胸痛、痰気、悲しみ驚く、寒熱、肘が痛くて伸ばせないなどを主治する。

張潔古は、外陰部が生臭いのを治療するため、肝の行間を瀉した。この穴は後に、標を治すことに使われた。

＊痰気は不明だが、恐らく痰を吐くこと。痰気互結、痰気交阻、痰気壅滞、痰気鬱結などがあるが、いずれも痰が気管に詰まって、呼吸の気を妨害すること。最後の張潔古の故事が、なぜここにあるのか不明。

小腸腑図

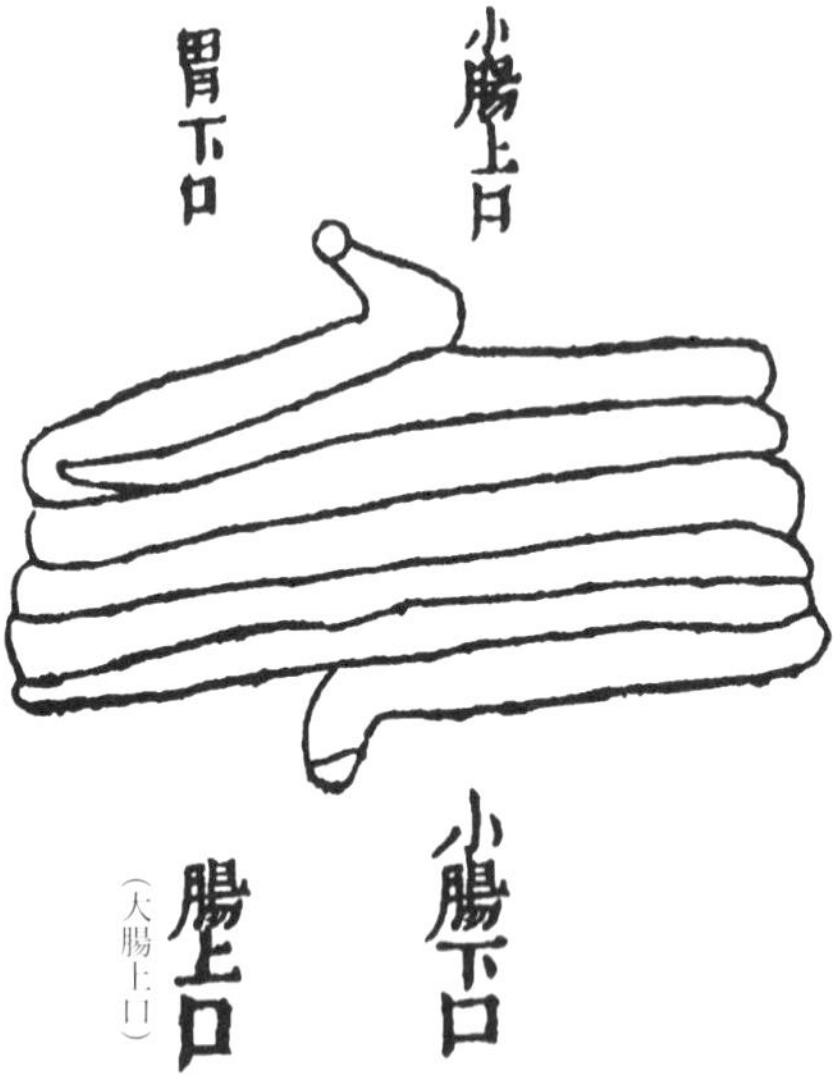

小腸は、重さ二斤十四両。長さ三丈二尺。幅二寸半。直径八分と三分の一分。左回りで十六曲がりに折りたたまれている。穀が二斗四升、水が六升三合と三分の二合入る。

手太陽小腸経

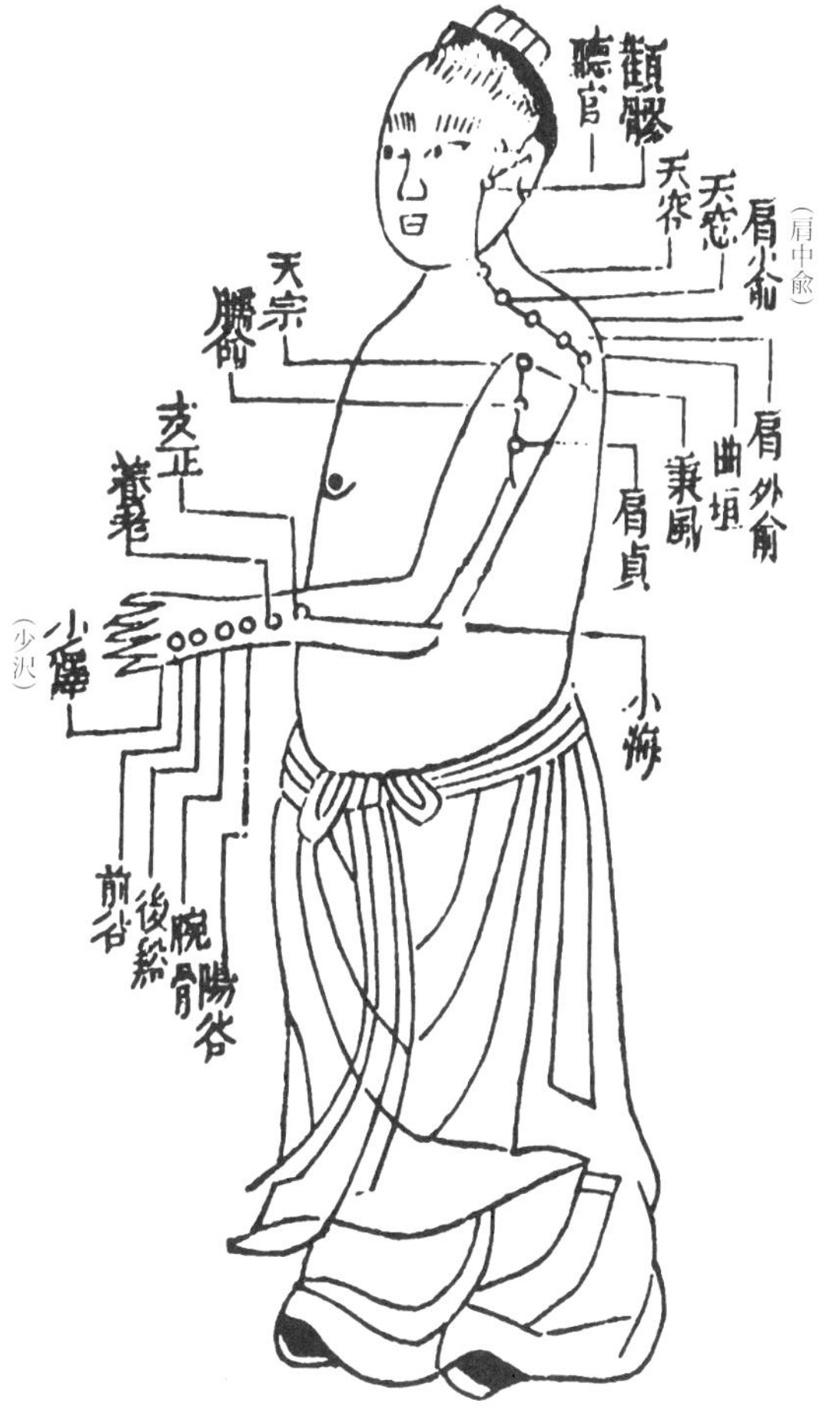

手太陽経穴の主治

『内経』に「小腸は、受盛の官であり、物を変化させて出す」とある。また「小腸は赤腸」という。

胃の下口は、小腸の上口であり、そこは臍の上二寸に位置し、水穀が小腸へ入る。大腸の上口は、小腸の下口である。そこに至って清濁が分けられ、水液は膀胱へ吸収され、カスが大腸へ流入する。

手太陽小腸経の穴歌

手太陽の穴は十九穴。

少沢、前谷、後谿、腕骨、陽谷、養老、支正、小海は尺骨の肘、

肩貞、臑兪、天宗、秉風、曲垣、肩外兪、肩中兪、天窓、天容、尖った骨の端の上は顴髎、聴宮は耳珠の前で上に走る(左右三十八穴)。

この経は、少沢から起こって聴宮で終わる。少沢、前谷、後谿、腕骨、陽谷、小海で、井滎兪原経合である。

脈は、小指の端に起こり、手の外側に沿って手首を上がり、尺骨茎状突起に出、前腕骨の下縁を直上し、肘の内側は両骨の間に出て、上腕外側後縁に沿って上がり、肩関節に出て、肩甲骨を巡り、肩の上で交叉して、缺盆に入り、心に絡まって、食道に沿って横隔膜を下り、胃に接触して小腸に属す。その支脈は、缺盆から上がって頚を貫き、頬を上がって目尻に至り、バックして耳中へ入る。そこで別れる支脈は、別れて頬を通り、目の下に上がって鼻へ当たり、目頭に至る。多血少気の経で、未の刻に気血が注がれる。

丙火の腑で、脈は左寸で診る。この経の病は、顔が白くて、耳の前が熱い。ひどく寒い、肩や上肢の内外の腫痛。沈脈は心で、実ならば脈が実。胸が熱っぽく不快で、口や舌にデキモノが生じる。浮脈は小腸で、虚ならば脈が虚。胸が熱っぽくて不快感があり、唇が青くて、その下は白。顎が腫れて回らない、それには痰を清めて火を降ろす。腰が折れるように痛くて歩きにくければ、湿を滲み出させて熱を尿と共に出す。もし頻尿ならば烏薬益知丸を使い、酒で山芋を煮る。もし精気が固まらねば［遺精］、白茯と猪苓、そして蜜蝋で、津液を生み出す。小腸ヘルニアは、茴香と姜を岩塩に浸す。不妊症に、川楝を炒めて木香と補骨脂を加える。滑石は寒で、尿の異常を治せる。沈香は温で、諸気を行かす。尿血には、苦苣菜根を煮る。血淋は、車前子の葉を煎じる。清泉旋汲飲に、髪の灰と薄荷を入れ、琥珀を煎じて調える。熱が小腸へ入って帯下に血が混じれば茴香、苦楝、当帰。邪が大腑へ入って膏淋に変われば、滑石、金砂、甘草。考証すれば、牡蛎と石斛は補、続随と金砂は瀉、巴戟と烏薬、茴香は温、黄芩と通草、花粉は涼、羌活と藁本は上へ引き、黄柏と二苓は下へ行かす。『本草』の意味を細かく見れば、おおよそ理のある治療段階である。自分の見解にこだわるなかれ、妙味は言い伝えにある。

＊原文の木破は、木香と破故紙だが、破故紙は補骨脂の別名。車前子の葉は変だが、こう訳した。車前子は、オオバコの種で、葉は車前草と呼ぶ。利尿剤。オオバコの種の葉という意味。あるいは種と葉の両方を煎じるのかもしれない。大腑は不明だが、症状の膏淋から膀胱のこと。膏淋は尿が白濁するもの。二苓は伏苓と猪苓と思う。

穴法の考証

少沢（別名を小吉）

手小指の端の外側で、爪の角から下一分の陥中。手太陽小腸脈の出る所で、井金穴。『素註』は、灸三壮。『銅人』は、灸一壮、鍼を一分刺入して二呼吸置鍼する。

瘧疾、寒熱で汗が出ない、咽頭炎、舌がこわばる、口が乾く、胸が火照る、上肢が痛くて痙攣する、咳嗽、口の涎れ、頚が引きつって回らない、目に皮膚が生じて瞳孔を覆う、頭痛などを主治する。

前谷

手小指の外側で、中手指節関節の前陥中。手太陽小腸脈の溜る所で、滎水穴。『銅人』は、鍼を一分刺入して三呼吸置鍼する、灸一壮。『明堂』は、灸三壮。

熱病で汗が出ない、瘧疾、癲癇、耳鳴、頚の腫れ、咽頭炎、頬の腫れが耳の後ろに及ぶ、鼻詰まり、咳嗽して血を吐く、上肢が痛くて上がらない、婦人が産後に乳が出ないなどを主治する。

後谿

手小指外側で、中手指節関節後ろの陥中。拳を握って取る。手太陽小腸脈の注ぐ所で、兪木穴。小腸が虚せば補う。『銅人』は、鍼を一分刺入して二呼吸置鍼する、灸一壯。

瘧疾の寒熱、結膜炎で目に膜がかかる、鼻血、難聴、胸が脹ればったい、頚がこわばって回らない、癲癇、腕から肘が痙攣して引きつる、疥癬などを主治する。

腕骨

手外側で、手首の前で起きる骨の下陥中。手太陽小腸脈の過ぎる所で、原穴。小腸の虚実なら、いずれも使う。『銅人』は、鍼を二分刺入して三呼吸置鍼する、灸三壯。

熱病で汗が出ない、脇下が痛くて息ができない、頚や顎の腫れ、寒熱、耳鳴、目から冷たい涙が出て膜が覆う、狂いやすい、半身不随、肘が屈伸できない、瘧疾、頭痛、煩悶、小児のヒキツケ、痙攣、手の五指が引きつる、頭痛などを主治する。

＊手外側、腕前起骨とは、手首の前で盛り上がる骨なので、中手骨の底部。

陽谷

手の外側で、手首の中、豆状骨の下陥中。手太陽小腸脈の行く所で、経火穴。『素註』は、灸三壮、鍼を二分刺入して三呼吸置鍼する。『甲乙』は、刺入して二呼吸置鍼する。

癲癇、狂って走る、熱病で汗が出ない、脇痛、頚や顎の腫れ、寒熱、難聴や耳鳴、虫歯の痛み、前腕外側が痛くて上がらない、ときどき舌を出す、寝違い、デタラメを言う、左右に首を振る、目がくらむ、小児のヒキツケ、乳児の舌がこわばって乳を吸わないなどを主治する。

養老

尺骨茎状突起の前上。一説には「腕骨の後ろ一寸の陥中」という。手太陽の郄穴。『銅人』は、鍼三分、灸三壮。

肩や上肢の痛怠さ、肩が折れるようだ、上肢が抜けるようだ、手が上下できない、視力がぼやけるなどを主治する。

支正

手首の後ろ五寸。手太陽の絡脈で、別かれて手少陰へ走る。『銅人』は、鍼三分、灸三壮。『明堂』は、灸五壮。

風虚、ちょっとのことでビクビクする、悲しんで憂欝になる、躁鬱病、五労、手足が軟弱になる、肘や前腕が痙攣して屈伸しにくい、手が握れない、十指が痛む、熱病で腰や頚が怠い、喉が渇いて水を飲みたがる、後頚部がこわばる、イボなどを主治する。実では関節が弛んで肘が曲がらないので瀉す。虚ではイボができ、小さいものは指にできる疥癬のようになるので補う。

＊風虚は見あたらないので、恐らく風労のこと。風邪が入り、少食となって痩せ、痙攣したりするもの。五労は五臓の労、また『素問・宣明五気』の久視、久臥、久坐、久立、久行を指すこともあるし、五志による労を指すこともある。

小海

肘の外側で、上腕骨内側上顆の外、肘の端から五分の陥中。手を頭へ向けて曲げて取る。手太陽小腸脈の入る所で、合土穴。小腸が実なら瀉す。『素註』は、鍼を二分刺入して七呼吸置鍼する、灸三壮。

頚や顎、肩や上腕、肘や前腕の外側後縁の痛み、寒熱、歯茎の腫れ、めまい、後頚部の痛み、デキモノで寒気がして震える、肘や腋が痛くて腫れる、下腹部痛、癲癇で羊が鳴くような声を上げる、寝違い、痙攣、狂って走る、顎が腫れて回らない、肩が抜けるようだ、上腕が折れるようだ、難聴、目が黄色、頬の腫れなどを主治する。

肩貞

肩甲骨のカーブの下で、肩峰と上腕骨の間、肩髃の後ろ陥中。『銅人』は、鍼五分。『素註』は、鍼八分、灸三壮。

傷寒の寒熱、耳鳴や難聴、缺盆や肩中に熱痛がある、風痺、手足の感覚がなくて上げられないなどを主治する。

臑兪

肩髎(手少陽の穴)を挟む後ろで、肩峰の下。肩甲骨の上縁陥中、上肢を上げて取る。手太陽、陽維、陽蹻脈など三脈の交会穴。『銅人』は、鍼八分、灸三壮。

上肢が怠くて無力、肩痛が肩甲骨まで及ぶ、寒熱、気腫、脛の痛みなどを主治する。

＊(手少陽穴)が、原文では(手陽明穴)。『鍼灸聚英』に基づいて改めた。気腫は『丹渓心法』に腹や脇

が脹って胸や脇まで痛くなったり、急に浮腫となり、上から下に移行し、腫れを圧すると皮が厚く感じられるもの。

天宗

秉風の後ろで、肩甲棘の下陥中。『銅人』は、灸三壮。鍼を五分刺入して六呼吸置鍼する。肩や上腕の痛怠さ、肘の外側後縁の痛み、頬や顎の腫れなどを主治する。

秉風

天髎の外側、肩の上、小さな顒の後ろで、上肢を上げると凹みができる。手の太陽、陽明、手足の少陽など四脈の交会穴。『銅人』は、灸五壮、鍼五分。肩が痛くて上がらないなどを主治する。

＊顒は、四つほど意味があり、ここでは大頭と解釈する。大頭は、肩峰と推測される。

曲垣

肩の中央で、肩甲骨のカーブした陥中。押すと痛い。『銅人』は、灸三壮、鍼五分。『明堂』

は、鍼五分。

肩の痛みや熱痛、気注、肩甲骨が引きつって痛み、不快などを主治する。

＊気注とは、最初はうわごとを喋り、三カ月後に身体の浮腫となり、腫れたり退いたりし、一年後に全身が腫れ、三年後に嘔吐して回虫を吐き出したりするもの。恐らく寄生虫病。

肩外兪

肩甲骨の上縁で、背骨から三寸の陥中。『銅人』は、鍼六分、灸三壮。『明堂』は、灸一壮。

肩甲部痛、全身の痛み、肘までが冷えるなどを主治する。

肩中兪

肩甲骨の内側で、背骨から二寸の陥中。『素註』は、鍼六分、灸三壮。『銅人』は、鍼を三分刺入して七呼吸置鍼する。灸十壮。

咳嗽、ゼイゼイして唾に血が混じる、寒熱、視力がぼやけるなどを主治する。

天窓（別名を窗籠）

頚大筋［胸鎖乳突筋］筋間の前で、下顎角の下。扶突の後ろで、動脈拍動部の陥中。『銅人』は、灸三壮、鍼三分。『素註』は、鍼六分。

痔、頚の痛み、肩の痛みが後頚部まで及んで回らない、難聴、頬の腫れ、喉の痛み、急に声が出なくなって喋れない、歯を食い締める中風などを主治する。

＊大骨とか大筋は、その部分で大きな骨とか、大きな筋肉の意味。横骨や鋭骨も同じ。してみると昔は解剖用語などなく、その辺りで特徴を捉えて示していたことが分かる。中風は脳卒中と訳してきたが、脳卒中になると意識不明となって全身が震えることから、風が木の葉を揺らすようなので中風という。症状なので、歯を食い締めているだけでは脳卒中と言いづらく、痙攣するという意味。

天容

耳の下で、下顎角の後ろ。鍼一寸、灸三壮。

喉が痛くて寒熱する、咽に魚の骨が引っ掛かった感じ、甲状腺腫［前頚部の腫れもの］、後頚部のデキモノ、頚が回らない、喋れない、胸痛、胸が脹れぼったくて息ができない、唾を嘔吐する、歯を食い締める、難聴、耳鳴などを主治する。

＊寒熱は、寒気がして発熱すること。ここの喉痺も寒熱があるので喉頭炎とできない。

顴髎

顔の頬骨下縁、頬骨弓の端陥中。手の少陽と太陽の交会穴。『素註』は、鍼三分。『銅人』は、鍼二分。

口が歪む、顔が赤くて目が黄色、眼が瞬動して止まらない、目の下の腫れ、歯痛などを主治する。

聴宮（別名を多所聞）

耳中の耳珠で、小豆大。手足の少陽、手太陽など、三脈の交会穴。『銅人』は、鍼三分、灸三壮。『明堂』は、鍼一分。『甲乙』は、鍼三分。

声が出ない、癲癇、上腹部の脹満、化膿性中耳炎、物で塞がったような難聴で聞こえない、耳中にザワザワ蝉が鳴く［耳鳴］などを主治する。

膀胱腑図

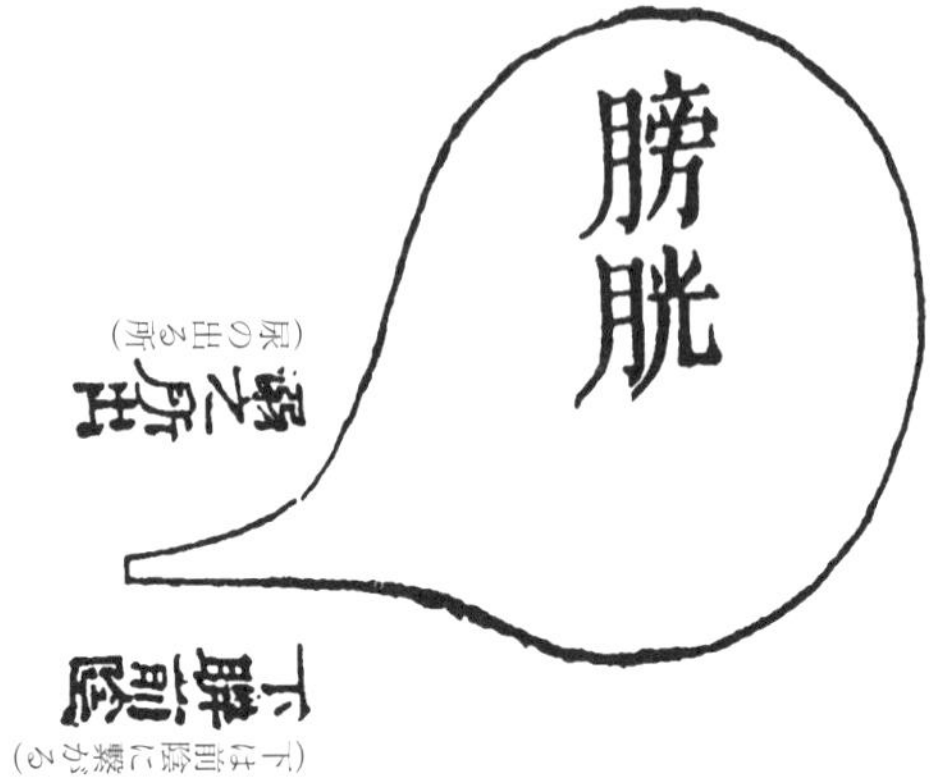

膀胱は重さ九両二銖、縦幅九寸。尿が九升九合入り、横幅二寸半。

膀胱には下口はあるが、上口はない。上は小腸に繋がり、津は尿として、小腸から下焦［膀胱］へと泌み出る。

足太陽膀胱経

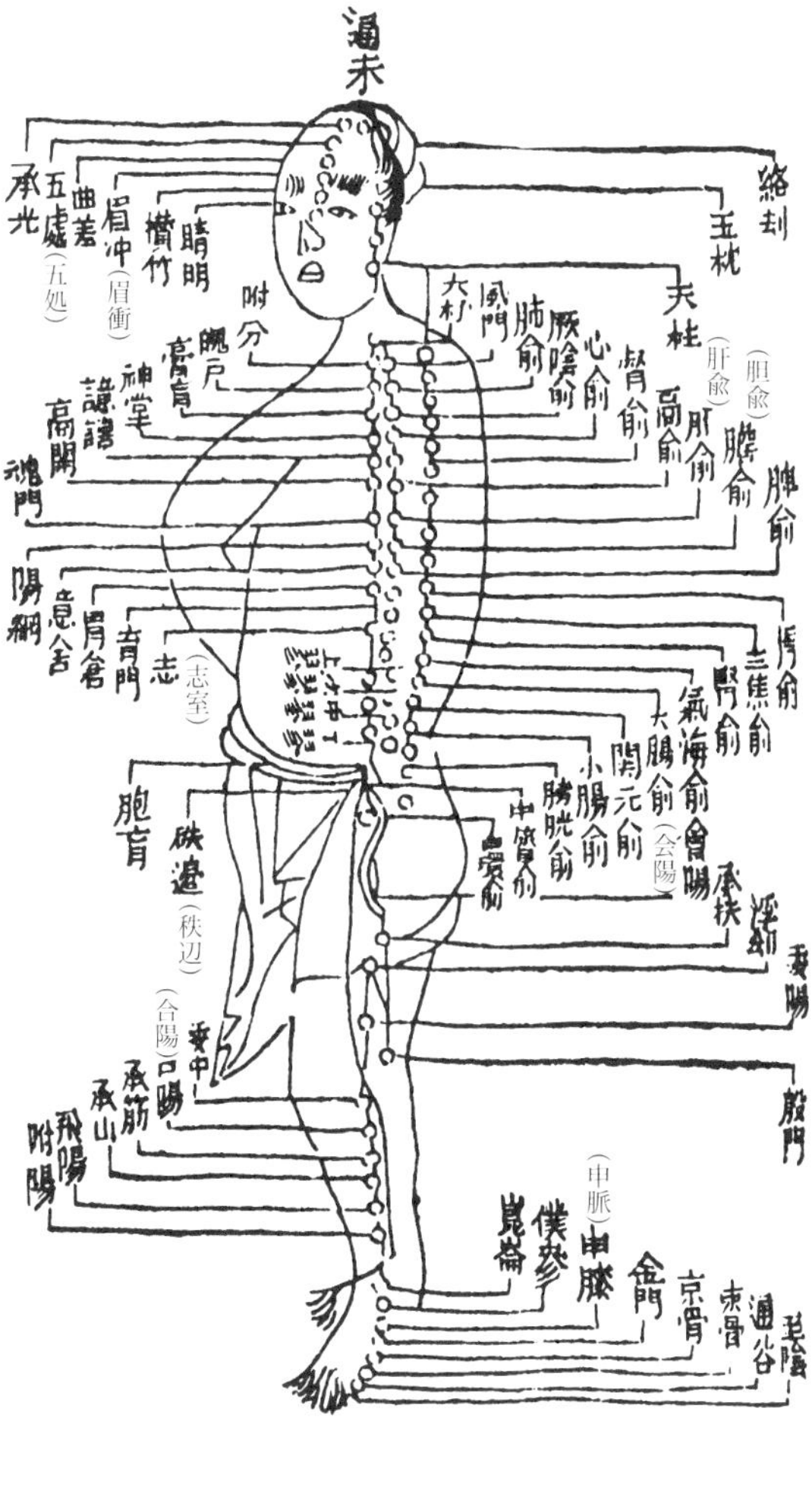

通天
承光
五處
（五処）
曲差
眉冲
（眉衝）
攅竹
睛明
絡却
玉枕
天柱
大杼
風門
肺俞
厥陰俞
心俞
膈俞
（肝俞）
肝俞
（胆俞）
膽俞
脾俞
附分
魄戸
膏肓
神堂
譩譆
膈関
魂門
陽綱
意舎
胃倉
肓門
志
（志室）
胃俞
三焦俞
腎俞
氣海俞
大腸俞
関元俞
小腸俞
膀胱俞
中膂俞
白環俞
會陽
（会陽）
胞肓
秩邉
（秩辺）
承扶
浮郄
委陽
殷門
委中
（合陽）
合陽
承筋
承山
飛陽
附陽
崑崙
僕参
（中脈）
申脉
金門
京骨
束骨
通谷
至陰

足太陽経穴主治

『内経』は「膀胱は、州都の官で、津液を蔵める。気化により出すことができる」という。また「膀胱は黒腸」とも言う。

書物によって膀胱の記載が異なる。あるものは「上口があって下口がない」と言い、あるものは「上下とも口がある」と言い、またあるものは「小さな孔があって、そこから注入され、排泄される」と言う。すべて間違いだ。ただ下に孔があって尿が出、上は分別されて沁み出し、膀胱へ滲み入る。そこから入り、出るが、気の働きで行われる。上の気が働かねば、津液は膀胱へ沁み出さず、大腸に注がれて下痢となる。下の気が働かねば、膀胱が引きつって脹り、尿が渋って、苦しくて膀胱から出ず、淋となる。

＊気化して出すというが、血や水は物質なので動かず、気が体内から押し出していると考えている。
淋は尿の異常。

足太陽膀胱経の穴歌

足太陽経は六十七穴。
睛明は、目の内側の赤肉にあり、
攅竹、眉衝、曲差、五処は一寸半ずつ上がり、
承光、通天、絡却、玉枕、天柱は後ろの際で僧帽筋の外、
大杼は背部の二行ライン、
風門、肺兪、厥陰兪は第四胸椎、
心兪、督兪、膈兪、肝兪、胆兪、脾兪、胃兪と順番に、
三焦兪、腎兪、気海兪、
大腸兪、関元兪、小腸兪、膀胱兪、中膂内兪、白環兪と細かく量る。
そして大杼から白環兪までは、それぞれの椎体の外側一寸半の長さ。
上髎、次髎、中髎、下髎は、一穴、二穴と腰仙骨に当たる。
会陽は尾骨の外側に取る。附分は背骨を挟んで第三行、
魄戸、膏肓、神堂、譩譆、膈関、魂門は第九胸椎、

陽綱、意舎、胃倉、肓門、志室、胞肓と続き、二十椎下が秩辺の場所。
承扶は臀の横紋中央、殷門、浮郄、委陽、
委中、合陽、承筋、承山、飛揚、跗陽、
崑崙、僕参、申脈、金門、京骨、束骨、通谷、至陰は足小指の傍ら(百三十四穴)。

＊腰髁は腸骨だが、八髎と一致しないので仙骨とした。昔は、仙骨を背骨の下部と見なしていたはずだが？　二十椎下は、背骨は胸椎から数えるので、胸椎が十二、腰椎が五で、背骨が合計十七椎、そして正中仙骨稜も背骨と数えるから全部で二十一椎。だから二十椎下は、第三正中仙骨稜になる。頚椎は背骨でないのか？　それは柱骨と呼び、脊とは別物になる。現代の感覚では、頚椎が背骨で、仙椎は背骨でない感覚だが、古代では仙椎が背骨で、頚椎は背骨でなかった。だから華佗夾脊穴は頚にない。現在では頚椎の柱骨と胸腰椎の脊を一緒にして脊柱と呼んでいるが、脊柱を分ければ脊骨と柱骨となる。

この経は、睛明に起こって至陰に終わる。至陰、通谷、束骨、京骨、崑崙、委中で、井滎兪原経合である。

脈は目頭から起こり、額へ上がって頭頂で交わる。その支脈は、頭頂から耳の上角へ至る。直進する脈は、頭頂から脳に入って絡まり、別れて後頚部へ出、肩甲骨の内側を背骨に沿って腰中に当たり、膂に入り、腎へ絡まって膀胱に属す。その支脈は、腰中から臀部を貫いて下がり、膝窩に入る。脳で別れた支脈は、後頸部から肩甲骨の内側を左右に別れ、肩甲骨を貫いて下がり、背骨の内側を走るラインを挟んで、大転子を通り、大腿外側後縁を通って、膝窩へ下がって背骨の内側を通ってきたラインと合流し、腓腹筋の内側を貫いて下がり、外踝の後ろへ出て、京骨に沿って、足第五趾外側端に至る。多血少気の経で、申の刻に、気血が経脈へ注がれる。

＊膂は脊柱起立筋のこと。よく背骨と勘違いする人があるが、背骨は脊。

壬水の腑。脈は左寸にある。膀胱が実なら脈も実で、病は胞転で小便が出ず、胸が不快で苦しみ、身体が前後に曲げられない。寒涼薬で、尿道を通じさせるとよく、石膏、梔子、蜜を一緒に煎じる。虚では脈が虚し、腸痛が腰まで及んで腰が屈伸できず、脚の筋が引きつって、耳は重聴となる。磁石、五味、黄耆で補い、茯苓、白朮、石英、杜仲を加える。膀胱の熱が大腸内を蒸し、便が通りにくければ木通、生地、黄芩。小便が出にくく、陰茎中が痛ければ葶藶、茯苓、通草。睾丸が一斗升のように膨れれば青支、茘核、小茴香。塞がったような胞転は、葵子、滑石、寒水石。冷湿布や温湿布は排尿障害を通じさせ、屈伸する導引は腰痛を和らげる。風熱が侵襲して睾丸が腫れたら、三白草を飲むと、直ちに消える。蟻の吹く陰腫は、セミの脱け殻を塗れば消える。羌活と藁本は上へ行き、黄柏と法製は下に走る。補では橘核と益智仁、瀉には滑石と車前子を使う。茴香と烏薬を加えれば温め、黄柏と生地を添えれば清涼となる。

＊胞転の胞は膀胱の意味で、排尿障害。前立腺肥大も含まれるが、主に妊娠による排尿障害。重聴は、聞き違い。耳が遠いこと。一斗は十升。陰腫とは、女陰が脹れたり、陰茎が脹って痛むもの。その原因を蟻が毒を吹きつけたためと考えたのだろう。

穴法の考証

睛明（別名を涙孔）

目頭。『明堂』は「目頭の外一分にある凹み。手足の太陽と足陽明、陰蹻脈、陽蹻脈など五脈の交会穴。鍼を一分半刺入して三呼吸留める。鳥目では、久しく置鍼したあと、すぐに抜鍼する。禁灸。

遠くが見えない［近視］、風を嫌って涙が出る、冷えると頭痛する、目がくらんで目頭が赤くなって痛む、視力がぼやける、目が痒い、眼球を白膜が覆う、目頭の赤肉が瞳孔に広がる、目頭や目尻の赤肉が瞳孔を侵す、鳥目、瞳孔に障害物ができる、小児の疳眼、大人が感情刺激で涙が出るなどを主治する。

李東垣は「太陽と陽明を刺して出血させれば目は愈えて明るくなる。この経は多血少気である。そこで目を覆う膜、および赤くなる痛みが、目頭から始まるならば、睛明と攅竹を刺して太陽の熱を排出する。だが睛明は一分半、攅竹は一分から三分ほど刺入するのが適度な深さである。現在の医者は、攅竹を刺して鍼を寝かせ、睛明まで透刺して、補も瀉もせずに置鍼する。これは古人の意図ではない」という。

＊疳眼は、小児の栄養不良から、目がショボショボ乾燥して羞明し、黒目が白くなって、ひどければ失明する。

攅竹（始光、員柱、光明の別名がある）

両眉頭の陥中。『素註』は、鍼を二分刺入して六呼吸留める。灸三壮。『銅人』は禁灸、鍼を一分刺入して三呼吸留め、三回瀉して徐々に抜鍼する。細い三稜鍼で刺せば、熱気を瀉せる。三度刺せば、視力がはっきりする。『明堂』は、細い三稜鍼を三分刺して出血させるとよい。灸一壮。

視力がぼやける、涙が出て目がくらむ、目が痒い、視力低下、眼が赤くなって痛み、瞼が瞬動して寝てられない。頬の痛み、顔面神経痛［三叉神経痛］、仮死状態、癲癇、神狂鬼魅、めまい、クシャミなどを主治する。

＊神狂鬼魅は、狂躁状態や無口になったり、でたらめを喋り、手足が冷たくなって、息切れして食べなくなるなどの精神疾患。

眉衝

眉頭の直上で、神庭と曲差の間。鍼三分、禁灸。

五癇、頭痛、鼻詰まりなどを主治する。

＊五癇は、癲癇発作が起きるときの悲鳴を五種類の家畜に喩えたもの。五種の癲癇。

曲差

神庭の傍ら一寸五分で、髪際を入る。『銅人』は、鍼二分、灸三壮。

視力低下、鼻水や鼻血、鼻詰まり、鼻瘡、胸の膨満感、汗が出ない、頭頂痛、後頚部の腫れ、身体の火照りなどを主治する。

＊鼻瘡は、鼻の中のオデキ、『諸病源候論』巻二十九参照。

五処

上星を挟んで傍ら一寸五分。『銅人』は、鍼を三分刺入して七呼吸留める。灸三壮。『明堂』は、灸五壮。

背骨がこわばって反り返る、癲癇で痙攣する、頭痛がして熱い、目がくらむ、視力低下、白目を剥いて失神するなどを主治する。

承光

五処の後ろ一寸五分。『銅人』は、鍼三分、禁灸。

めまいと頭痛、嘔吐して胸が火照る、鼻詰まりして匂いが分からない、口が歪む、透明な鼻水が多い、目に白翳が生じるなどを主治する。

＊翳とは、角膜の混濁や、視力を遮る物が生じること。

通天

承光の後ろ一寸五分。『銅人』は、鍼を三分刺入して七呼吸留める。灸三壮。頚が回らない［寝違い］、前頚部の腫れ、鼻血、鼻の中のオデキ、鼻詰まり、透明な鼻水が多い、頭旋、仮死状態、口が歪む、喘息、頭が重い、立ちくらみ、甲状腺腫などを主治する。

＊頭旋は『外台秘要』巻十五に頭暈とある。頭暈は、頭がクラクラするもの。

絡却（強陽や脳蓋の別名がある）

通天の後ろ一寸五分。『素註』は、三分刺入して五呼吸留める。『銅人』は、灸三壮。頭暈や耳鳴、狂って走って痙攣する、恍惚として楽しくない、腹脹、青盲内障、視力障害などを主治する。

＊青盲内障は、視神経萎縮というわけではない。青盲は外観に異常がないが見えないもの。内障は、眼球の障害。

玉枕

絡却の後ろ一寸五分。脳戸を挟んで傍ら一寸三分。肉が起きる後頭骨の上で、髪際を二寸入る。『銅人』は、灸三壮、鍼を三分刺入して三呼吸留める。

目が脱けるように痛む、遠くが見えない、目の奥が痛い。慢性頭痛が耐えられない、鼻詰まりで匂いが分からないなどを主治する。

天柱

後頚部を挟んだ後髪際で、僧帽筋の外縁陥中。『銅人』は、鍼を五分刺入し、得気があれば瀉す。『明堂』は、鍼を二分刺入して三呼吸留め、五回瀉す。灸は鍼に及ばないが、一日七壮すえて、百壮まですえるという。『下経』は、灸三壮。『素註』は、鍼を二分刺入して六呼吸置鍼する。

足に体重をかけられない、折れるように肩背が痛む、目を閉じたがる、頭暈して脳痛する、慢性頭痛、鼻で匂いが分からない、頭が重い、目が脱けるように痛む、頚が抜けるように痛む、後頚部がこわばって回らないなどを主治する。

＊脳痛は『中蔵経』に、外邪が脳に入って起きた激しい頭痛とある。

大杼

後頚部の後ろで、第一胸椎の下。背骨の両側それぞれ一寸五分離れた陥中。正坐して取る。督脈の別絡、手足の太陽と少陽の交会穴。『難経』は「骨会、大杼」、『難経疏証』は「骨病は、ここで治す」という。袁氏は「肩は重さを背負うので、骨会は大杼である」という。『銅人』は、鍼五分、灸七壮。『明堂』は、禁灸。『下経』と『素註』は、鍼を三分刺入して七呼吸留める。灸七壮。『資生』は「できることなら灸をしない」という。

膝が痛くて屈伸できない、傷寒で汗が出ない、腰背痛、胸中が塞がる、高熱が退かない、慢性頭痛で、寒気がして震える、後頚部がこわばって前後に曲げられない、瘧疾、頭暈、結核などの咳、熱で目がくらむ、腹痛、僵仆、久しく立っていられない、胸が不快で便意が切迫する、身体が安定しない、癲癇で筋肉痙攣する、身体を丸めてうずくまり、痙攣して大脈などを主治する。

李東垣は「五臓の気が頭で乱れれば、天柱と大杼を取り、平補平瀉で、気を通じさせればよい」という。

＊僵仆は硬直して倒れる意味。

風門（別名を熱府）

第二胸椎下で、背骨の両側それぞれ一寸五分。正坐して取る。『銅人』は、鍼を三分刺入して七呼吸留める。『明堂』は、灸五壮。頻繁に刺せば、諸陽経の熱気を瀉し、背中に久しくデキモノができない。灸五壮。

背中のオデキ、発熱、ゼイゼイと喘ぐ、咳して胸背が痛む、風労、嘔吐、クシャミばかりする、透明な鼻水が出る、傷寒で後頚部がこわばる、目を閉じる、胸中が熱っぽく、寝ていて、もがくものを主治する。

＊風労は『金匱翼方』に肝労とあり、表裏が虚した人に風邪が入り、身体が弱って痩せる。

肺兪

第三胸椎下で、背骨の両側それぞれ一寸五分。『千金』は、乳頭に縄を引いて測るとある。甄権は、大椎に手を置く。左なら右手、右なら左手を当て、中指末端が達するところという。正坐して取る。『甲乙』は、鍼を三分刺入して七呼吸留め、得気があれば瀉す。甄権は灸百壮。『明下』は、灸三壮。『素問』は、刺して肺に当てると、三日で死に、それが動じた症状は咳であるという。

甲状腺腫、黄疸、結核、口や舌が乾く、労熱でゼイゼイいう、腰背がこわばって痛む、寒熱の喘満、内熱で胸苦しい、伝染性の結核で、体内から発熱する、肺結核の咳嗽、肉が痛くて皮膚が痒い、嘔吐、胸が支えて食欲がない、狂って走り、自殺したがる、せむし、肺中風、横になる、胸が膨らんで息が切れる、目がかすんで胸に熱感があって汗が出る、百毒病、食後に胃液を吐く、小児亀背などを主治する。

張仲景は「太陽と少陽の合併症では、後頚部がこわばって痛み、めまいし、時には心窩部が堅くなって痛む、心下が痞えて硬くなれば、足太陽の肺兪と肝兪を刺す」という。

＊労熱は、虚労による発熱だが、虚労は慢性的に衰弱する病気で、必ずしも結核ではない。肺中風は『金匱要略・五臓風寒積聚病脈証并治』に、肺経へ風邪が入って、口燥、胸満、気喘、頭暈して、昏冒や腫脹するものとある。百毒病は、調べても不明だが、神農は百毒に中ったというから食物中毒と思う。小児亀背とは、せむしのこと。クル病や脊椎カリエスなどで背骨が曲がったもの。

厥陰兪（別名を厥兪）

第四胸椎下で、背骨の両側それぞれ一寸五分。正坐して取る。『銅人』は、鍼三分、灸七壮。

咳こむ、歯痛、心痛、胸がつかえて嘔吐し、シコリが残って煩悶するなどを主治する。

質問「臓腑は、すべてが背中に兪穴を持つ。心包絡だけに兪穴がないのは何故？」。答え「厥陰兪こそが心包絡の兪穴である」という。

心兪

第五胸椎下で、背骨の両側それぞれ一寸五分。正坐して取る。『銅人』は、鍼を三分刺入して七呼吸留め、得気があれば瀉す。禁灸。『明堂』は、灸三壮。『資生』は「刺して心臓に当てれば一日で死ぬ。それが動じた症状は、ゲップである。むやみに刺鍼するな」という。『千金』は「中風で心が引きつれば、心兪へ灸を百壮すえる。そして引きつりが緩めばよい」という。

脳卒中の半身不随、心気が乱れて恍惚となる、心中風で横になり、寝返りできない、汗が出て、唇が赤い、狂って走る、癲癇、喋っては悲しんで泣く、心胸が不快で乱れる、咳して吐血する、黄疸、鼻血、目が瞬動する、視野がぼやける、嘔吐して食べられない、健忘、小児の心気不足、成長しても喋らないなどを主治する。

＊心中風は『金匱要略』に「延々と発熱して起きられず、心中が飢えたようで、食べると吐く」とある。心気不足は、心気が心臓機能だから、心臓の機能低下のこと。

督兪

第六胸椎下で、背骨の両側それぞれ一寸五分。正坐して取る。灸三壮。

寒熱の心痛、腹痛、腹がゴロゴロ鳴って気逆するなどを主治する。

＊気逆は、本来降りるべき気が上昇したり、上昇すべき気であっても上昇が激しすぎたりするもの。肺気、胃気、肝気による気逆がある。

膈兪

第七胸椎下で、背骨の両側それぞれ一寸五分。正坐して取る。『難経』は「血会は鬲兪」という。『難経疏証』は「血の病は、ここで治す。この上は心兪で、心は血を生み出す。この下は肝兪で、肝は血を貯える。二つの血に挟まれて鬲兪は血会となる。また足太陽は多血だが、血は水に似ている」という。『銅人』は、鍼を三分刺入して七呼吸留める。灸三壮。『素問』は「刺鍼して横隔膜に当て、それを傷つけ、病が治りにくければ一年のうちに必ず死ぬ」という。

心痛、全身の痛み、食べると吐く、体内から発熱する、手足が怠い、横になりたがる、腹部のシコリ、咳こむ、嘔吐、鬲胃寒痰、食事が喉を通らない、熱病で汗が出ず、身体が重くて常温［常に温かい］。食べられず、食べると心痛する、身体が痛くて腫脹する、脇や腹が支える、発汗や寝汗などを主治する。

＊鬲胃寒痰だが、調べても不明。寒痰とは、無色透明な痰。恐らく膈痰のことで、上腹部が支えて嘔吐したりする。常温の意味も不明。文字通りの訳。昔の心痛とは、ほとんどが胃痛のこと。

肝兪

第九胸椎下で、背骨の両側それぞれ一寸五分。正坐して取る。『内経』に「東風が春に傷つければ、病は肝にある」とある。『銅人』は、鍼を三分刺入して六呼吸留める。灸三壮。『明堂』は、灸七壮。『素問』は「刺して肝に当てると五日で死ぬ。それが動じた症状は、あくびと言う。

怒りっぽい、黄疸、鼻の中がツンとする、熱病の後で視野が暗くなって涙が出る、目がくらむ、息切れして喀血する、目が上を向く、咳こむ、口が乾く、陰嚢が冷える、筋肉の冷え、高熱で痙攣する、筋が引きつる、筋肉の痙攣が腹へ入って死にそうなどを主治する。

『千金』は「咳して両脇が引きつって痛んで息ができない、寝返りができない、第十二肋骨下と背骨が引っ張りあって角弓反張する、目が上を向く、目がくらむ、眉頭に沿った痛み、驚狂、鼻水や鼻血、立ちくらみ、目を白翳が覆う、咳をすると胸中が痛む、寒疝、下腹部痛、唾に血が混じって息切れする。熱病が治った後、五辛を食べると視野が暗くなる。肝中風、うずくまり、頭を低くできない。両目の周りから額の上までの色が少し青い。積聚で支えた痛みなどを主治する。

*驚狂は『痘疹心法』に、小児が口眼歪斜となって手足をバタバタさせるものとある。白翳は、角膜が白く混濁するもの。寒疝には、腹中が冷えて痛むものと、陰嚢が冷えるものがあるが、肝脈は陰嚢を通るので、陰嚢の冷え。五辛は、ニンニク、ワケギ、ニラ、ラッキョウ、ネギなど。肝中風は『金匱要略・五臓風寒積聚病脈証并治』に、風邪が肝経に入り、頭目が瞬動して、脇痛、いつも前屈みになって歩いたり、座っても頭を低くできないとある。

胆兪

第十胸椎下で、背骨の両側それぞれ一寸五分。正坐して取る。『銅人』は、鍼を五分刺入して七呼吸留める。灸三壮。『明堂』は鍼三分。『下経』は灸五壮。『素問』は「刺して胆に当れば一日半で死ぬ。それが動じた症状は、嘔吐」という。

頭痛、寒気がして震え、汗が出ない、腋下の腫脹、口が苦い、舌が乾く、咽がイガイガして痛む、嘔吐するが何も出ない、慢性疲労性疾患により体内から発熱する、食べ物が喉を通らない、目が黄色などを主治する。

『資生経』の記載では、崔知悌平の取る四花穴は、上の二穴が膈兪、下の二穴が胆兪だという。この四穴は血を管理するので、それを取れば肺結核を治す。後世で四花穴を斜に取るが、間違いである。

脾兪

第十一胸椎下で、背骨の両側それぞれ一寸五分。正坐して取る。『銅人』は、鍼を三分刺入して七呼吸留める。灸三壮。『明堂』は灸五壮。『素問』は「刺して脾に当てると十日で死ぬ。それが動じた症状は、噫下である」という。

腹脹して胸背まで痛む、多食するが痩せる、腹部のシコリ、積聚、脇下の腫れぼったさ、下痢、瘧疾で痰涎を吐いて寒熱する、水腫や空気で腹が膨れて背骨まで痛む、黄疸、よくアクビする、食欲不振などを主治する。

胃兪

第十二胸椎下で、背骨の両側それぞれ一寸五分。正坐して取る。『銅人』は、鍼を三分刺入して七呼吸留める。歳の数だけ灸をすえる。『明堂』は灸三壮。『下経』は灸七壮。

霍乱［コレラ］、胃が冷える、腹が脹って鳴る、食べて十二時間後に嘔吐する、食欲がない、たくさん食べるのに痩せ細る、視力低下、腹痛、胸や脇が支えて脹る、背中が痛くて筋肉が痙攣する、小児が痩せ細る、肉が付かないなどを主治する。

李東垣は「中焦に湿があれば、胃兪を治療する」という。

三焦兪

第一腰椎下で、背骨の両側それぞれ一寸五分。正坐して取る。『銅人』は、鍼を五分刺入して七呼吸留める。灸三壮。『明堂』は、鍼三分、灸五壮。

臓腑のシコリ、腹部が膨満して痩せ細る、飲食できない、傷寒による頭痛、飲食すると嘔吐する、肩背が引きつる、腰脊がこわばって前後に曲げられない、消化不良、注泄下痢、腹が脹って腸鳴する、目がくらんで頭痛するなどを主治する。

＊傷寒は、風邪というわけではないが、寒気を伴う伝染病の総称。伝染病は、肝炎であれ脳膜炎であれ、最初は風邪のような症状から発生する。注泄は原文で泄注だが、泄注は『諸病源候論』巻二十四に「人の臓腑が虚弱で、気が外へ漏れるものを泄注と呼ぶ」とある。それは喉の異物感だが、その主治は三焦兪にないし、神経分布でも変。だから泄注は注泄の誤りと解釈して訂正した。注泄は水瀉のことで激しい下痢。

腎兪

第二腰椎下で、背骨の両側それぞれ一寸五分。前は臍と水平。正坐して取る。『銅人』は、鍼を五分刺入して七呼吸留める。灸は歳の数だけ。『明堂』は灸三壮。『素問』は「刺して腎に当れば六日で死ぬ。それが動じた症状は、クシャミである」という。

結核で痩せる、腎虚による難聴、腎臓が久いこと冷えたまま。上腹部が膨れ、脹って引きつる。両脇が腫れぼったく下腹が引きつって痛み、脹れぼったく熱い。小便がポタポタ出る、視野がぼやける、微弱呼吸、血尿、小便が濁る、夢精する、腎中風、うずくまると腰痛する、糖尿病、五労七傷、過労による衰弱、脚や膝が引きつる、腰が氷のように冷える、頭が重くて発熱する、震える、食べても痩せ細る、顔が黒っぽい、腸鳴、腰や手足の淫濼、下痢して消化不良、身体が水袋のように腫れる、女人で、冷気が積もって結核となる。生理中にセックスして痩せ細る、寒熱往来などを主治する。

＊腎中風は『諸病源候論』巻一に、腰痛とある。五労と七傷は、前に解説済み。淫濼は怠くて力が入らない症状。

気海兪

第三腰椎下で、背骨の両側それぞれ一寸五分。鍼三分、灸五壮。

腰痛や痔などを主治する。

大腸兪

第四腰椎下で、背骨の両側それぞれ一寸五分。うつ伏せで取穴する。『銅人』は、鍼を三分刺入して六呼吸留める。灸三壮。

背骨がこわばって前後に曲げられない、腰痛、腹中がガスで脹る、臍の周りが切るように痛む、食べても痩せる、腸鳴、大小便が出にくい、下痢して消化しない、下腹の絞るような痛みなどを主治する。

李東垣は「中焦が乾燥したら大腸兪を治療する」という。

関元兪

第五腰椎下で、背骨の両側それぞれ一寸五分。うつ伏せで取る。

風労の腰痛、下痢、虚脹、小便が出にくい、婦人の腹部の瘕聚などを主治する。

＊風労は前で解説済み。肝労のこと。虚脹は『医宗必読』に、脾腎陽虚では、腹部脹満し、元気がなくて食欲不振、寒がって手足が冷え、顔がくすんだ黄色、舌は淡で細脈とある。肝腎陰虚ならば、腹部脹満、消痩、顔色が黒い、心煩して口渇、歯鼻出血、小便短赤、舌質紅絳、細数脈。瘕聚は、いずれも気が集まったシコリで移動する。

小腸兪

第一仙椎下で、背骨の両側それぞれ一寸五分。うつ伏せで取る。『銅人』は、鍼を三分刺入して六呼吸留める。灸三壮。

膀胱で、三焦からの津液が少ない。大腸と小腸の寒熱、小便が赤くて出にくい、ポタポタと排尿する、遺尿、下腹部が脹る、疠痛、膿血を下痢する。五色赤痢で肛門が重い、腫痛。脚が腫れる、五痔、頭痛、衰弱、糖尿病、口が乾いてたまらない、婦人の帯下などを主治する。

＊疠痛は、腹中の引きつる痛み。『金匱要略・婦人産後病脈証并治』に記載。五色痢は『張氏医通』巻七を参照、下痢が長引いて臓気が傷付いたもの。色が赤、白のあと赤、赤が多くて白が少ない、黄色、緑、白、黒などの下痢。五色赤痢は五色痢の誤り。五痔は、牡痔、牝痔、脈痔、腸痔、血痔。

膀胱兪

第二仙椎下で、背骨の両側それぞれ一寸五分。うつ伏せで取る。『銅人』は、鍼を三分刺入して六呼吸留める。灸三壮。『明堂』は、灸七壮。

風労、背骨が引きつってこわばる、小便がダイダイ色、遺尿、生殖器のオデキ、微弱呼吸。脛が冷えて引きつり、屈伸できない。腹の脹満、便秘、下痢、腹痛、脚や膝に力がない、女子の腹部のシコリなどを主治する。

中膂内兪（別名を脊内兪）

第三仙椎下で、背骨の両側それぞれ一寸五分。背骨を挟む脊柱起立筋の始まる所。うつ伏せで取る。『銅人』は、鍼を三分刺入して十呼吸留める。灸三壮。『明堂』は「腰痛で、背骨を挟んだ筋の奥が痛むとき、上下に按じて反応があれば、後頚部から圧痛点まで、すべてに施灸する」という。

腎虚の消渇、腰や背骨がこわばって前後に曲げられない、腸が冷えて赤白痢、下腹部の激痛、汗が出ない、腹の膨満感、脇痛などを主治する。

＊腎虚消渇は、糖尿病でも尿量の多いもの。赤白痢は、赤い血や白い膿が混じった下痢。

白環兪

第四仙椎下で、背骨の両側それぞれ一寸五分。うつ伏せで取る。一説には「身体をまっすぐにして地に伏せ、姿勢を正しくして、両手で額を支え、深呼吸して皮膚を緩ませてから取穴する」という。『素註』は、鍼を五分刺入して得気があれば瀉し、瀉が終われば、そのあと補を多くする。灸は悪い。『明堂』は、灸三壯。

手足の感覚がない、腰背痛、下腹部の激痛、大小便が出にくい、腰や尻の痛み、脚膝が動かない、発熱の強い瘧疾、腰背が冷えて痛む、長く仰向けになれない、陰虚、虚風、腰背が動きにくい、筋の痙攣により前腕が縮む、虚熱による便秘などを主治する。

＊虚風は、血虚や陰虚による内風、そして慢脾風の意味がある。ここでは慢脾風と思われ、吐瀉によって脾胃虚弱となり、肝が栄養されずに嘔吐や下痢し、目を閉じて頭が揺れ、顔が青く、手足が冷たくて震えたりするヒキツケ。

上髎

第一後仙骨孔、腸骨の下一寸で、正中仙骨稜を挟む陥中。足の太陽と少陽の絡脈。『銅人』は、鍼三分、灸七壯。

大小便が出にくい、吐き気、膝が冷えて痛む、鼻血、寒熱の瘧疾、子宮脱、婦人の白瀝や不妊症などを主治する。

大理の趙卿は、脳卒中になって、正坐したら起きられない。甄権が、上髎、環跳、陽陵泉、下巨虚へ刺鍼すると起きられるようになった。

八髎穴は、すべて腰痛を治療する。
＊子宮脱は、膣がひっくり返って体外に飛び出すもので、生殖器が男のようになる。白瀝は、膿が混じった白い帯下がポタポタと止まらないもの。大理は、大理石を産出する地名。

次髎

第二後仙骨孔、正中仙骨稜を挟む陥中。『銅人』は、鍼三分、灸七壮。

小便が赤くてポタポタ出る、腰痛で動かせない、生殖器が引きつって痛み、耐えられない。腰から足まで感覚がない、背中が冷える、尿が赤い、心窩部が堅くなって脹る、鼠径ヘルニアで睾丸が膨れる、足が冷たい、気痛、腸鳴、水様便、脳卒中の半身不随、婦人の赤白帯下などを主治する。
＊気痛は『霊枢・五色』にある。上焦にあれば胸が支える、中焦なら腹脇に刺痛がある、下焦なら下

腹部痛や腰痛。赤白帯下は、赤帯と白帯。赤帯は血の混じった帯下、白帯は膿の混じった帯下。

中髎

第三後仙骨孔、正中仙骨稜を挟む陥中。足の厥陰と少陽の交会穴。『銅人』は、鍼を二分刺入して十呼吸留める。灸三壮。

大小便が出にくい、腹が脹って下痢する、五労や七傷、六極、便秘、尿がポタポタ終わらない、下痢。婦人の不妊症や帯下、生理不順などを主治する。

＊六極は、ひどい虚証。気極、血極、筋極、骨極、肌極、精極がある。

下髎

第四後仙骨孔、正中仙骨稜を挟む陥中。『銅人』は、鍼を二分刺入して十呼吸留める。灸三壮。

大小便が出にくい、腸鳴、水様便、寒湿内傷［寒湿が体内を傷つける］、大便の下血。腰が回らず、睾丸まで痛みが及ぶ。女子は、膣から青汁が流れて止まらず、外生殖器の痛みが下腹まで及ぶなどを主治する。

＊寒湿内傷は不明。寒湿が傷付けると、下痢やら浮腫やら様々な症状があるので、書き切れないのだろう。

会陽（一名、利機）

尾骨の両側。『銅人』は、鍼八分、灸五壮。

腹の冷え、熱気や冷気による下痢、下血が噴射する、陽気の虚乏、外生殖器に汗をかいて湿る、慢性の痔などを主治する。

附分

第二胸椎下で、後頚部の内側に付着し、背骨の両側それぞれ三寸。正座して取る。手足の太陽の交会穴。『銅人』は鍼三分。『素註』は刺入八分、灸五壮。

肘の感覚がない、肩背が引きつる、風冷が毛穴に宿る、頚が痛くて回せないなどを主治する。

魄戸

附分の直下で第三胸椎下、背骨の両側それぞれ三寸。正座して取る。『銅人』は鍼を五分刺入して、得気があれば瀉す。また久しく置鍼してもよい。一日に灸七壮し、全部で百壮になるまで継続する。『素註』は五壮。

背や上腕部の痛み、慢性的に衰弱する病気、肺結核、三戸走疰、後頚部がこわばって引きつり回せない、喘息、咳込む、嘔吐して胸が支えるなどを主治する。

＊三尸走疰の三尸は、体内で悪さをする神のこと。上尸は青姑で、人の眼を悪くする。中尸は白姑で、人の五臓を悪くする。下尸は血姑で、人の命を取ると道教［神道］で考えられている。走疰は走注で、行痺のことだが、ここでは屍が走るので、伝染力の強い結核のこと。

膏肓

第四胸椎の下一分で、第五胸椎の上二分から、背骨の両側それぞれ三寸。第四と第三肋骨の間。正坐して前屈みになり、両手を伸ばして、前腕を膝の前でまっすぐに着け、手の親指を膝頭に揃え、何かで肘を支えて揺動しないようにして取る。『銅人』は灸を百壮から多くて五百壮。するとコロコロと水が流れるように感じられ、そこから何かが降りてゆく。もし痰飲がなければ、何かが降りる感覚もない。もし患者が、怠くて正座できなければ、側臥位にして上側の上肢を引っ張り、取穴して施灸する。また臍下の気海、丹田［石門］、関元、中極の四穴中、一穴を取って施灸する。また足三里へ施灸して、火気の実を引き下げる。

治療できないものはない。羸痩、虚証、伝染力の強い結核で、体内が蒸されるように発熱する、夢精、肺気が上がって咳込む、発狂、健忘、痰による様々な病などを主治する。

『左伝』によると、成公が王になって十年目、晋侯が病気になり、秦国へ治療を求めた。秦国は医緩(秦国の医者で、名を緩)を派遣した。医緩が晋へ到着する前に、晋景公は夢を見た。それは病気が二人の少年となり、一人が「彼は名医だから、我らはひどい目に遭うだろう。どうやって逃げる?」と聞く。もう一人が「肓の上で、膏の下に居たらどうだろうか?」と答えた。医者が到着して「病気は、どうしようもない。肓の上で、膏の下にある。灸で攻めてもダメで、鍼で達しても届かず、薬を飲んでも至らない。どうしようもない」と言うと、晋景公は「名医である」と答え、厚く礼をして帰らせた。

孫思邈は「当時の人は医療技術が拙く、この穴を知らなかった。だから持病を追い出せなかった。もし入念に方法を考え、膏肓へ施灸すれば、病気は必ず治っただろう」という。

この二穴を世間では、起死回生の妙穴と考えている。ところが病には深さがあるので、治療にも難易度がある。病が浅ければ鍼灸で治るが、深ければ簡単ではない。扁鵲は「病には、六つの不治がある」という。『内経』には「状態と脈が一致していなければ、鍼するなかれ」という。肓とは横隔膜であり、心臓の下が膏である。また「固まるのが脂であり、溶けるのは膏である」とも言う。また「膏は、心臓に繋がる脂が膏である」ともいう。人が二十歳を過ぎれば、膏肓穴に施灸してよい。そして足三里穴にも施灸して、火気を下行させれば、腎元を固めることができる。もし幼いのに施灸すると、火気が盛んになって上焦の胸が熱くなる恐れがある。いつも医者は、老若を構わずに施灸し、また鍼で足三里を瀉すことも少ない。これでは虚火が上炎するが、口伝を受けずデタラメにやるからである。それで、どうやって病気を治せるのか！　患者の膏肓へ施灸したら、必ず足三里か気海へ刺鍼して火気を下げ、さらに心を清らかにして欲を断つ。そして前後の各経を調べて養生すれば、どこに病があろうが必ず治る。

＊この取穴方法を見ると、正座して手を膝の前に着けて御辞儀をしているようだ。これは喘息の特効穴だが、昔は結核治療に使われているようだ。肩甲骨を左右に広げないと取穴できない。

神堂

第五胸椎下で、背骨の両側それぞれ三寸の陥中。正座して取る。『銅人』は、鍼三分、灸五壮。『明堂』は灸三壮。『素註』は鍼五分。

腰背や背骨がこわばって引きつり前後に曲げられない、ゾクゾクと寒熱［寒気と発熱］する、胸が脹って咳が出てむせる、食道閉塞などを主治する。

譩譆

肩甲骨の内側、第六胸椎下を挟んで、背骨の両側それぞれ三寸。正座して取る。手で強く押すと、病人が「イキ〜」と唸る。譩譆は、手に応える。『素註』は鍼七分。『銅人』は、鍼六分刺入して三呼吸置鍼し、五回瀉す。灸は一日十四壮すえて百壮になったら止める。『明堂』は灸五壮。

ライ病で汗が出ない、陰虚で寝てられない、発熱のひどい瘧疾、寒気の強い瘧疾、背中が不快で胸が脹る、腹部が脹って気痃となる、胸中の痛みが腰背まで及ぶ、腋がこわばって脇痛がある、めまい、目が痛む、鼻血、喘息、肩甲骨内側が痛くて前後に曲げられない、小児が食べる時に頭痛する、心と手足のひらが熱いなどを主治する。

＊気痃の原文は「気眩」だが、眩はめまいの意味。腹脹の後に続いているため、眩では不自然だから痃に改めた。恐らく痃気のこと。痃は腹部の紐状のシコリだから、弦に似ているので痃という。

膈関

第七胸椎下で、背骨の両側それぞれ三寸の陥中。正坐し、肩を広げて取る。『銅人』は、鍼五分、灸三壮。

背中が痛くて悪寒する、背骨がこわばって前後に曲げにくい、飲食が喉を通らない、唾を嘔噦する、胸中の食道が塞がって不快、大便が出たり下痢したり、尿が黄色などを主治する。

＊噦には乾嘔の意味と、シャックリの意味があり、ゲップの意味がある。いずれも胃気上逆。

魂門

第九胸椎下で、背骨の両側それぞれ三寸の陥中。正座して取る。『銅人』は、鍼五分、灸三壮。

仮死状態、走疰、胸背の痛みが心まで及ぶ、食事が喉を通らない、腹中がゴロゴロ鳴る、大便が出たり下痢したり、尿がダイダイ色などを主治する。

＊走疰は走注とも呼び、痛みが動き回るもの。行痺。

陽綱

第十胸椎下で、背骨の両側それぞれ三寸。正座して肩を広げて取る。『銅人』は鍼五分、灸三壮。

腸鳴して腹痛する、飲食が喉を通らない、尿が赤くなって出にくい、腹部が脹って発熱する、大便が出たり下痢したり、赤黄の下痢便、食欲がない、身体が怠いなどを主治する。

＊尿が赤くなって出にくいのは、恐らく淋病。

意舎

第十一胸椎下で、背骨の両側それぞれ三寸。正座して取る。『銅人』は、鍼五分。灸は五十壮から百壮。『明堂』は、灸五十壮。『下経』は、灸七壮。『素註』は灸二壮。『甲乙』は灸三壮、鍼五分。

虚脹で腹が脹る、大便が漏れる、尿がダイダイ色、背中の痛み、悪風や悪寒、食事が喉を通らない、嘔吐、糖尿病、発熱して目が黄色くなるなどを主治する。

＊虚脹は、脾腎陽虚や肝腎陰虚で、腹が脹るもの。悪は嫌う意味で、悪風は風が当ると悪寒する。

胃倉

第十二胸椎下で、背骨の両側それぞれ三寸。正座して取る。『銅人』は、鍼五分、灸五十壮。『甲乙』は、灸三壮。

虚脹で腹が脹る、水腫、食事が喉を通らない、悪寒、背中が痛くて前後に曲げられないなどを主治する。

肓門

第一腰椎下で、背骨の両側それぞれ三寸。正座して取る。『銅人』は灸三十壮、鍼五分。

心窩部の痛み、大便が硬い、婦人の出産後の諸病などを主治する。

志室

第二腰椎下で、背骨の両側それぞれ三寸の陥中。正座して取る。『銅人』は、鍼九分、灸三壮。『明堂』は、灸七壮。

女性の外陰部が腫れる、陰部の痛み、背中の痛み。腰背が強直して前後に曲がらない。飲食すると胃がもたれる、腹の強直、夢精や早漏、尿がポタポタ出る、嘔吐、両脇が引きつって痛む、霍乱などを主治する。

胞肓

第二正中仙骨稜下の両側それぞれ三寸の陥中。うつ伏せで取る。『銅人』は、鍼五分、灸五十七壮。『明堂』は、灸三十七壮。『甲乙』は、灸三壮。

腰背が引きつって痛む、食不消、腹が堅くなって引きつる、腸鳴、尿がポタポタ出る、大小便が出ない、排尿障害で下腹が腫れるなどを主治する。

＊食不消は『諸病源候論』巻九に宿食病とあり、胃腸に食べ物が停滞した症状。

秩辺

第三正中仙骨稜下の両側それぞれ三寸の陥中。うつ伏せで取る。『銅人』は、鍼五分。『明堂』は、灸三壮、鍼三分。

五種類の痔で腫れる、尿が赤い、腰痛などを主治する。

承扶（肉郄、陰関、皮部などの別名がある）

臀部の下で、大腿内側の上、横紋中。また「臀部下の凹みで、横紋中」とも言う。『銅人』は、鍼七分、灸三壮。

腰と背骨が引きつって分解するようだ、慢性の痔で尻が腫れる、排便困難、生殖器が冷える、排尿しづらいなどを主治する。

殷門

肉郄の下六寸。『銅人』は、鍼七分。

腰背が前後に曲げられない、重量物を上げて衄血した、注泄、大腿外側の腫れなどを主治する。

＊私の原文では「浮郄下三寸」で、『針灸大成校釈』も同じだが、実際と合わないため人民衛生出版社の『針灸大成』に基づいて改める。『鍼灸聚英』には記載がない。泄注は『諸病源候論』巻二十四に「人の臓腑が虚弱で、真気が外へ漏れたものだから泄注」とある。虚して風邪が侵入し、気と結合して心経に入って心痛し、気と結合したものが喉にあり、呑み込むことも吐き出すこともできない異物感があると記載されているが、殷門の症状と合わないので、原文の泄注は注泄の間違いと断定。注泄は急性下痢。

浮郄

委陽の上一寸。膝を広げると得られる。『銅人』は、鍼五分、灸三壮。

霍乱してコムラガエリする、小腸の熱、便秘、脛外側の筋肉が引きつる、股関節の感覚がない、小便が熱い、大便が硬いなどを主治する。

委陽

承扶の下一尺六寸。穴は、足太陽経の前で、足少陽経の後ろ。膝窩の外側で、大腿二頭筋と腓腹筋外側頭の間。三焦の下合穴で、足太陽の絡脈。『素註』は、鍼を七分刺入して五呼吸留める、灸三壮。

腋下の腫痛、胸がパンパンに脹る、筋肉が引きつって発熱する、飛尸、遁疰、下肢の力と感覚がなくなる、尿がポタポタ出るなどを主治する。

＊飛尸は、皮膚病の意味もあるが、ここでは急に喘いで、胸が脹ったようになり、両脇が支えて、シコリができたり、腰背が痛むもの。遁疰は、遁注のことで、身体が虚して毒邪が入り、毒が経絡臓腑に侵入して、手足が重く、腹に刺痛があり、しょっちゅう発作が起きて病が安定しないもの。遁注は逃げ回って注ぐ意味。

委中（別名を血郄）

膝窩で横紋の中央、動脈陥中。頭を上げて地面に伏せ、うつ伏せにして取る。足太陽膀胱脈の入る所で、合土穴。『素註』は、鍼を五分刺入して七呼吸留める。『銅人』は、鍼を八分刺入して三呼吸留め、七回瀉す。『甲乙』は、鍼五分、禁灸。『素問』は「委中の動脈を刺せば、人が倒れて血の気がなくなる」とある。

膝の痛みが第一趾に及ぶ、腰が背骨を挟んで重い、遺尿、腰が重くて上がらない、下腹が堅くなって脹る、身体の風痺、股関節の痛みなどを主治し、出血させればよい。痼疹まで全て治る。傷寒で手足が熱く、熱病で汗が出なければ、経から血を取ると即効がある。

委中は、血郄である。ライ病で、髪や眉が脱け落ちたものは、刺して出血させる。

＊風痺は行痺のことで、全身を痛みが動くもの。リウマチに相当する。痼疹は『針灸大成校釈』に「慢性で治りにくい病を痼と呼ぶ。疹は『素問・奇病論』で、王冰が「疹とは慢性疾患である」と解説してある。しかし後世では、疹を皮膚疾患としている。その解釈に従えば、皮膚病でなくて「頑固な病も全て治る」となる。だが委中は血郄であり、風団［皮膚の湿疹］には必ず血を養うために使い、主治にも丹毒や疔瘡、癰瘍があるので、痼疹を治りにくい皮膚病と解釈した。

合陽

膝の横紋の下三寸。『銅人』は鍼六分、灸五壮。

腰背がこわばって腹まで痛む、大腿内側が熱い、脛が怠くて腫れる、歩行困難、寒疝、陰嚢が片側だけ痛む、女子では崩中、帯下などを主治する。

＊寒疝は、寒邪による下腹部の痛み。崩中は、生理時でもないのに大量出血する。

承筋（腨腸や直腸の別名がある）

腓腹筋中央の陥中。脛の後ろで、足跟の上七寸。『銅人』は灸三壮、禁鍼。

腰背が引きつる、便秘、腋の腫れ、痔、脛が痺れて感覚がない、フクラハギが怠い、下腿が引きつってカカトが痛い、腰痛、鼻水や鼻血、霍乱してコムラガエリするなどを主治する。

承山（魚腹や肉柱、腸山の別名がある）

鋭腨腸下［腓腹筋の尖った下］で、肉の別れる間陥中。一説には腓腹筋の下で、分肉間という。『鍼経』は「取穴では、両手を高く上げて壁に着け、両足指を地面から離し、足の第一趾を立てる。そして上から見て、足の腓腹筋が尖った下で分肉間」という。『銅人』は、灸五壮、鍼七分。『明堂』は、鍼を八分刺入し、得気があれば瀉して速抜する。灸は鍼に及ばないが七十七壮すえる。『下経』は灸五壮。

便秘、コムラガエリ、イボ痔、震えて立てない、脚気、膝が腫れる、脛が怠い、足跟痛、筋が引きつって痛む、霍乱、引きつって食事が喉を通らない、傷寒水結などを主治する。

＊鋭腨腸だが、一般に鋭は、身体的特徴を表している。魚腹も円柱状の筋肉を喩えたもので、身体中に存在する。腸は腨腸の意味で、腓腹筋のこと。腨は脛の肉を意味するが、腸は大小腸の意味。現代

中国では腓腸肌と呼び、俗には腿肚子という。肚は腹の意味だから、足の腹という意味。日本の腓腹筋は、解剖用語の腓腸肌と俗語の腿肚子を合成した腓肚肌を、日本式に訳せば腓腹筋となる。恐らく腓腹筋と腸や腹が関係していると考えたのだろう。七十七壮の原文は「六七壮」だが、火は陽だから陰数の六を使うことは有り得ないので『鍼灸聚英』に基づいて七と改めた。傷寒水結は不明だが、傷寒が伝染病なので、水結は水結胸のことと思う。水飲が胸に凝集したもので、胸悶して痛み、圧するとキュルキュル水の音がして、心窩部がドクドクし、頭から汗が出る。『注解傷寒論』巻四に記載。

飛揚（別名を厥陽）

外踝の上七寸。足太陽の絡脈で、別れて足少陰に走る。『銅人』は、鍼三分、灸三壮。『明堂』は、灸五壮。

痔の腫痛、体が重くて立ち上がれない、歩行困難、脚やフクラハギが怠くて腫れる、震えて長く立っていたり坐っていたりできない、足趾の屈伸困難、目がくらむ、眼痛、関節リウマチ、逆気［ゼイゼイ喘ぐ］、癲癇、寒気の強い瘧疾などを主治する。実ならば鼻水や鼻詰まり、頭背痛があるので瀉す。虚では鼻水や鼻衄があり補う。

＊病気で逆気は、肺気の気逆を意味する。

跗陽

外踝の上三寸。足太陽の前で、足少陽の後、筋骨の間。陽蹻脈の郄穴。『銅人』は、鍼を五分刺入して七呼吸留める。灸三壮。『素註』は、鍼を六分刺入して七呼吸留める。灸三壮。『明堂』は灸五壮。

霍乱してコムラガエリする、腰痛で長く立てず、座ると起きられない、大転子から脛の痛み、足が無力で冷える、痛みが動き回って感覚がない、頭が重くて目の下が痛む、ときどき寒気がして発熱する、手足が上がらないなどを主治する。

崑崙

足外踝の後ろ五分。踵骨の上陥中で、細い脈動が手に触れる。足太陽膀胱経の行く所で、経火穴。『素註』は、鍼を五分刺入して十呼吸留める。『銅人』は、鍼三分、灸三壮。妊婦に刺せば流産する。

腰尻脚の痛み、足や脛が腫れて地に着けられない、鼻水や鼻衄、膝窩のシコリ、踝の裂けるような痛み、頭痛、肩背部が引きつる、喘咳して胸が脹る、腰背骨の内部が引きつって痛む、前屈姿勢になる、女性の外陰部が腫れて痛む、目がくらむ、眼が脱けるように痛む、瘧疾で汗をかく、心痛して裏の背中も痛む、婦人の不妊症、胎盤が出ない、小児の癲癇やヒキツケなどを主治する。

僕参（別名を安邪）

踵骨下の陥中。あぐらをかいて取る。陽蹻脈の本。『銅人』は、鍼三分、灸七壮。『明堂』は灸三壮。

足が無力、足が曲がらず歩けない、カカトが痛くて足が地に着けられない、霍乱でコムラガエリする、嘔吐、仮死状態、癲癇、幽霊でも見るように変なことを喋る、脚気で膝が腫れるなどを主治する。

中脈（陽蹻）

外踝の下五分の陥中。足底との境に、爪が入るほどの凹みがある。前後に筋があり、上には外踝、下には軟骨があり、穴位は中間にある。陽蹻脈の出る所。『銅人』は、鍼を三分刺入して七呼吸留める、灸三壮。

風眩、坐骨神経痛。脛が怠くて長く立てず、船の中にいるようにフラつく。慢性結核、冷気、ゼイゼイ喘ぐ、腰や臀部が冷たく痛む、足や膝が屈伸困難、婦人の血気痛などを主治する。張潔古は「癲癇で、昼に発作が起これば陽蹻へ灸」と述べている。

＊前後の筋とは腱のこと。風眩は『諸病源候論・風頭眩候』に解説されている。めまいのこと。冷気は、陽虚による腹部脹満。血気は気滞血瘀のため、胸脇に刺痛があり、手足の無力、排尿が悪い、血便のあるもの。

金門（別名を梁関）

外踝の下で、少し後ろ。丘墟の後ろで、申脈の前。足太陽の郄穴で、陽維との交会穴。『銅人』は、鍼一分。灸三壮、小麦大のモグサで。

霍乱してコムラガエリする、仮死状態、癲癇、急な下腹部痛、膝や脛が怠い、身体が震えて長く立てない、小児が口を開いて頭を揺らす、身体を反らせるなどを主治する。

京骨

足外側で、第五中足骨底の下、足背と足底の境目陥中。押すと得られる。第五中足指節関節の後ろにある大きな骨を京骨と呼び、穴位は骨の下にある。足太陽脈の過ぎる所で、原穴。

膀胱の虚実で、いずれも刺鍼する。『銅人』は、鍼を三分刺入して七呼吸留める、灸七壯。『明堂』は五壯。『素註』は三壯。

破るような頭痛、腰痛で曲げ伸ばしできない、身体後面の痛み、身体側面の痛み、目頭が赤く爛れる、白い膜が目頭から覆う、目反白［白目を剥く］、めまい、瘧疾発作で寒熱する、喜驚［驚きやすい］、食欲不振、筋肉痙攣、足や脛、大転子の痛み、後頸部がこわばる、腰背が前後に曲げられない、せむし［前屈状態］、鼻水が止まらない、心痛などを主治する。

＊身後痛、身側痛の原文は「身後側痛」だが『鍼灸聚英』に基づいて書き直した。『鍼灸大成』は、どうも目眩痛にせよ身後側痛にせよ、省略し過ぎる嫌いがある。目反白は不明だが、反は反らすこと。京骨の主治に癲狂病があるので、失神することだろう。善驚は『素問・至真要大論』に記載。不欲食の原文は「不飲食」だが『鍼灸聚英』に基づいて改正。

束骨

第五趾の外側で、中足指節関節の後ろ、足背と足底の境目陥中。足太陽脈の注ぐ所で、兪木穴。膀胱の実で瀉す。『銅人』は灸三壯、鍼を三分刺入して五呼吸留める。

腰背が折れるように痛い、大腿が曲げられない、膝窩のシコリ、フクラハギが裂けるようだ、難聴、悪風や悪寒、頭頂部や後頸部の痛み、めまい、発熱、目が黄色くなる、涙が出る、筋肉がピクピク動く、後頚部がこわばって回せない、目頭が赤く爛れる、腸澼［下血］、下痢、痔、瘧疾、躁鬱病、背中の蜂巣炎、背中のオデキなどを主治する。

＊腸澼には下痢、血便、痔の意味がある。

通谷

第五趾の外側で、中足指節関節前の陥中。足太陽脈の溜る所で、滎水穴。『銅人』は、鍼を二分刺入して三呼吸留める、灸三壮。

頭が重い、めまい、驚きやすい、鼻水や鼻衄が出る、後頚部痛、視野がぼやける、留飲、胸の支え、消化不良、顎関節症などを主治する。

李東垣は「胃気が下に溜り、五臓の気が乱れ、それが頭にあれば天池と大杼を取る。胃気が不足していれば通谷と束骨を深く取る」という。

＊留飲は、胸膈に痰飲が溜り、脇痛や息切れするもの。

至陰

第五趾の外側で、爪の角をニラ葉ほど離れたところ。足太陽脈の出る所で、井金穴。膀胱の虚で補う。『銅人』は灸二壮、鍼三分。『素註』は、鍼を一分刺入して五呼吸留める。

目を白膜が覆う、鼻が詰まって頭が重い、風寒が第五趾から始まる。脈痺が上下に移動し、胸脇痛もあり、あちこちが痛む。コムラガエリ、寒気の強い瘧疾、汗が出ない、心中の不快感、足底が熱っぽい、尿が出にくい、精液が漏れる、眼痛、目頭の痛みなどを主治する。

『霊枢・根結篇』は「足太陽経の始まりは至陰で、終わりが命門。命門は目である」という。
＊脈痺は、皮膚が赤くなって灼熱感がある痺証。

腎臓図

腎は二枚ある。形は豆のようで、重さ一斤一両。背骨の十四椎［第二腰椎］に付着し、臍下の両側に当たる。前後で臍と水平である。

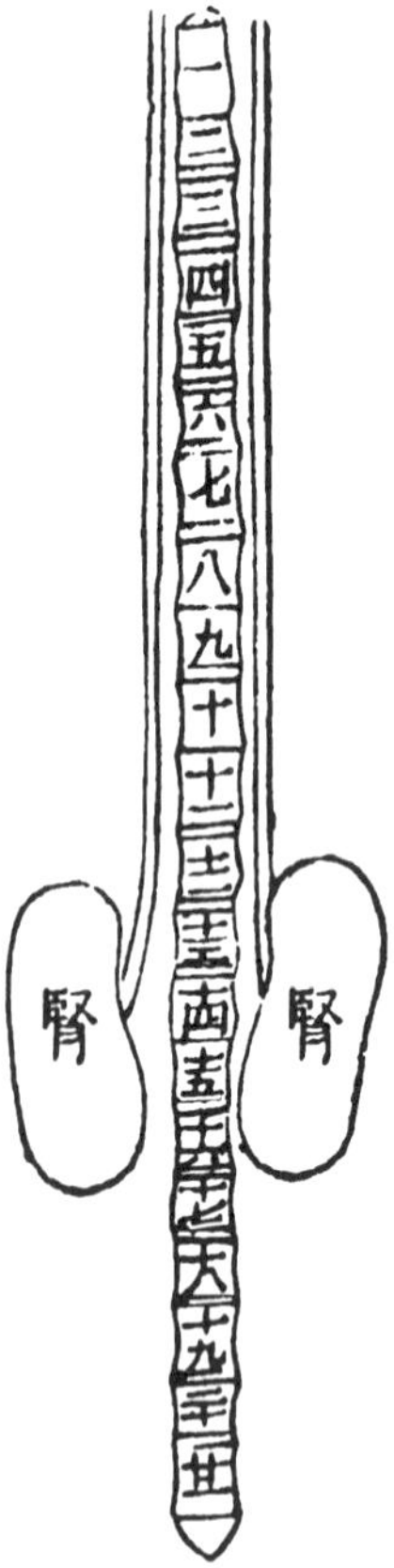

足少陰腎経

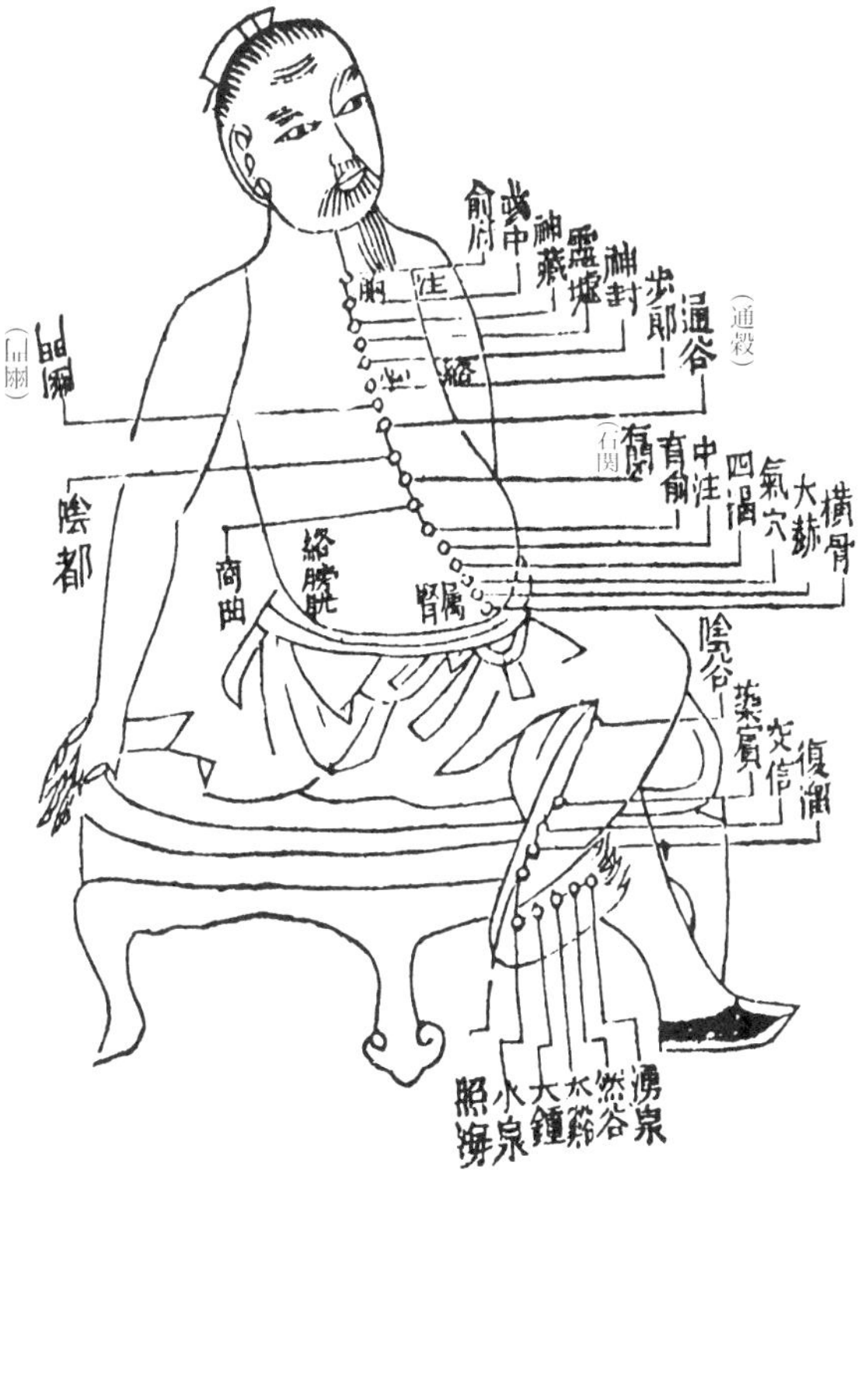

兪府
彧中
神藏
靈墟
神封
步郎
通谷
（通穀）
幽門
（幽闕）
陰都
石関
肓兪
中注
四満
氣穴
大赫
横骨
商曲
絡膀胱
属腎
陰谷
築賓
交信
復溜
照海
水泉
大鍾
太谿
然谷
湧泉

足少陰経穴主治

『内経』に「腎は、作強の官であり、技巧が出る」とある。

腎は、蟄を管理し、封じ込んで蔵める本であり、精のある部位である。その状態は髪に現れ、骨を充たし、陰中の太陰で、冬の気に通じる。

北方は黒色で、腎に通じ、耳に開竅し、精は腎に蓄えられる。だから病は谿にある。その味は塩辛く、水の類で、家畜は豚、五穀では豆、四季と対応し、天では水星となる。これによって病が骨にあると分かる。その音階は羽、その数は六、その匂いは腐臭、その液は唾。

北方は寒で、寒は水を生み、水は塩辛さを生み、塩辛さは腎を生み、腎は骨髄を生み、骨髄は肝を生み、腎は耳を管理する。それは空では寒、地では水、身体では骨、臓器では腎、声では呻き声、失調すれば震えとなる。感情は恐れで、恐れは腎を傷付け、思いは恐れに勝つ。寒は血を傷め、燥は寒に勝つ。塩辛さは血を傷付け、甘みは塩辛さに勝つ。

＊蟄は、啓蟄などと言って虫に関係する。啓は開くことだから、冬眠した虫が出てくること。蟄は虫が冬眠して隠れること。北方は黒色とは、ハルピン辺りの土は黒い。谿は沢のことだが、前の章などより身体の一部を指している。一般に骨の谷間。五穀が大豆なのは、腎の形状が豆と似ているから。

足少陰腎経の穴歌

足少陰経は二十七穴。
湧泉、然谷、太谿、大鐘、水泉、照海、復溜、交信、築賓、
陰谷は膝内側で脛骨の後ろ、以上が足から膝まで。
横骨、大赫、気穴、四満、中注、肓兪は臍、
商曲、石関、陰都、通穀、幽門までが一寸半に開く。
このように腹の上では十一に分けて量る。
歩廊、神封、前胸部の霊墟、神蔵、彧中、兪府にて終わる(左右で五十四穴)。

この経は、湧泉に始まり兪府にて終わる。湧泉、然谷、太谿、復溜、陰谷を取って、井滎

兪経合である。

経脈は、第五趾の下に起こり、斜めに足心へ行き、然谷の下に出て、内踝の後ろに出て、別れて足跟中に入り、腓腹筋の内側を上って、膝窩の内縁に出て、大腿内側後縁を上がり、背骨を貫いて、腎に属して膀胱へ絡まる。その直進する脈は、腎から上がって肝と横隔膜を貫き、肺中へ入って、気管を上がって舌本を挟む。その分支は、肺から出て、心に絡まり、胸中へ注ぐ。多気少血の経で、酉の刻に、ここへ気血が注ぐ。

癸水の臟で、脈は左尺にある。一臟で二つの実体がある。左は腎で、男子が精を蓄える。右は命門で、女子が胎児を繋ぐ。元気の根であり、精神の住家である。発病すれば膀胱と一緒に診察し、二つを水火に分ける。実ならば脈が実となり、下腹部が膨満して、腰背が引きつってこわばり、便が黄色く舌が乾燥すれば、瀉腎湯を推奨する。虚では脈が虚し、陽虚で冷え、インポとなって声が混濁し、脛が弱って代脈ならば、蓯蓉散に尋討を加えるとよい。腎気不和で腰脇痛ならば異香散がよい。陽経の欝滞により肩背が痛ければ通気湯。腰痛散に八角と茴香、精液が漏れれば、一升のニラの種を粉末にする。気滞が腰間にあり、気が順調に流れず、血が凝り固まって上肢が痛むなら、経をスムーズに通じさせる。五味は、心腎を交流させ、茯神、遠志、川芎、当帰、山薬、肉蓯蓉、枸杞が必須。龍骨は精神を安らげて養うが、益智、茴香、補骨脂、鹿茸、牛膝、黄耆と一緒に使う。地黄は、腎を補って陰に益するが、当帰を加えれば髄を補う。附子は、寒を追い出して湿を去らせるが、倍量の人参を加えると腎陽が強くなる。龍骨は、骨が虚した痛怠さを治し、猪腎［ブタの腎臓］は、腎が弱くて腰痛するものを助ける。およそ塩辛さは腎へ走るので、秋石を配合しなければならぬ。寒は命を敗り、春茗を新旧に分け、滲淡瀉水の剤は慎しむがよく、過熱して火を旺盛にする丹は食べることなかれ。李東垣は「肉桂と独活を導薬として使う」という。銭氏は、地黄と枸杞だけで薬物を腎経へ注ぎ入れる。また竹が破れたら竹で繕い、鶏に抱かせなければ卵は孵化しないと聞く。人には長寿の薬があると誰が知る？　自ら迷い、むだに捨てる。甘露が降るとき天地が和合し、黄色い芽が出る所で、坎離が交わる。井の中の蛙は、龍の住む洞窟がないという。篭の中の鳥は、鳳凰の巣など知らないと争う。丹ができれば、自然に金が部屋に満ちる。本草学や茅を焼くことを尋ねるには及ばない。

＊陰谷の脛骨後ろ［骱骨後］の原文は跗骨後だが、跗は足背のことだから骱の誤字と考えた。秋石は食塩の加工品。春茗の茗は、茗荷の意味ではなく、茶の若芽のこと。陳は古い意味。滲淡瀉水は、淡い味で湿を吸い出させ、水邪を駆逐すること。最後の句は意味が取り辛いが、坎は水、離は火なので、腎水と心火が交流することを示している。それが長寿の薬であると言っている。だが知らない人には分からない。丹は内丹で、気功訓練のこと。飲み薬ではない。だから飲む薬は不要だということ。楊

継洲は、かなり気功にも熱心と分かる。

『導引本経』：人は、天地の気によって生まれ、太極の精を宿す。これは我らに固有であり、天地の両間を充たすものである。人は感情によって心を誘われ、思いによって物に引きつけられ、有限の天真爛漫さによって無窮の欲望に任せ、日々に激しく消耗する。すると体内に主がいなくなり、さまざまな邪がつけ入って百病を起こす。それは四門を開け放って盗賊を呼び入れるようなもので、どうしても敗れてしまう。だが昔の聖人は色々と考えて、どうにかデタラメせず深く静かにし、天の法則を得たものだけが厚く、ゆっくりと息を吸って前に屈んだり仰いだりし、不思議な術を持つ人となる。また感情を安らかな道と一つにし、精神を爽やかにして消費せず、我らを固有の真とさせ、常に身体の主となれば、栄衛は循環して、邪が入ることはない。そうなれば風寒暑湿にとって堅城のようなもので、盗賊が何度も来て覗いたところで、どうして暴れる隙があるだろうか？　医者の家では、症状を分析して処方を書き、脈に基づいて薬剤を作り、たちまち効果が得られるので、決して捨てることはできない。だが盗まれてから処置するより、盗まれないうちに処置をする。発病してから治療するより、無病のうちに予防する。金石の薬を求めて、いつも精力不足の病を患っているよりは、わが身の精を大切にして、いつも精力を余らせるようにする。それで黄帝と岐伯の問答は、身体を従わせるには、太和を保った泰天君だけに得られることについてである。これが、その意味である。昔の賢人は「天地の宝は、宝石である。人体の宝は、精神である」という。『内経』は「男女は、人の大欲である。もしも理によって欲を抑え、義によって情を制御できるならば、美女が眼前にいたとしても、目を楽しませるだけに過ぎない。どうして欲望のままに精液をなくすことができよう。そんなことをすれば油が尽きて灯火が消えるようなもので、髄が尽きて人が死ぬ。油を注ぎ足すからこそ明かりが消えないのであり、髄を補充するからこそ人も若さを保てる」という。また「冬には天地が閉じて、血気が体内へ収納され、陽気も体内に隠れる」という。上焦は熱が多いが、絶対に発汗させて陽気を瀉してはならない。それを閉臓と呼ぶ。水が氷って大地が割れ、陽気に掻き乱されることはない。早く寝て、遅く起き、必ず太陽が上ってから起床する。感情は深く内に秘め、秘密にして外部に漏らさないようにする。寒ければ暖かくするが、汗をかいて頻繁に気を消耗しない程度にする。これが冬の気に適応する養生の方法である。それに反すれば腎が傷付き、春に無力で冷える病になる」ともいう。だから人は固本益腎酒を飲んで、陽気を迎えるとよい。暖め過ぎると目を傷めるし、寒気がするほど酔ってもいけない。もし冬に寒で傷付けば、春は必ず温病になる。だから黄帝は、閉じた冬月には、適度な温度にすればよいという。「きっちりと精玄を保ち、言葉を忘れて道が分かるようにし、よく子宮の理論を考える。深夜から午後までは精神が占有する。これが元精を精製したセックスの精液である。三つの物を混合し、道と一緒にして真にすれば、自然に元精が固まり、セックスの精液は漏れなくなる。衛生の方法は、これだけである。古代の賢人は、精を全して性欲を思わず、気を全して食欲を思わず、神を全して睡眠を思わなかった」と聞くが、その言葉に尽きる。

＊太和とは、太陰と太陽が和合すること。泰天君は、ちょっと調べたが鍼灸関係の書物になく、君とあるので恐らく天の神様。身体を従わせるとは不老不死になることと思われるので、不老不死は、陰陽を調和させた仙人だけがなれるという意味だろう。黄帝と岐伯は、医学を身に付けて不老不死となり、龍に乗り、天に登って神になったと伝えられている。中医の考え方は、まず先天の精があるが、それは植物に喩えられ、腎を黒大豆に模している。小さな赤ちゃんは、最初は両親から受け継いだ先天のエネルギーだけで生きているが、自分の口で食べるようになり、腎に生命エネルギーを貯め込むと、それを精液として排出し、子孫の腎に蓄えられて、それが繰り返されると考えていた。あたかも大豆が種から根や葉を出し、自分で栄養を作れるようになって、子孫の種を残すようなものである。だから精液を漏らすことは、自分の生命エネルギーを減らす行為と考えて嫌っていた。それを行灯の灯りと油に喩えている。汗をかいて気を消耗するとは、中医では液体を体外に運び出すのは気の作用であり、汗と同時に気も外へ出ていると考える。尿や出血も同じ。後の言葉は、老子の一節を引用したものだ

と思えるが、あまりよく分からない。温病は温熱を外感したことによる種々の急性熱病の総称。一般に春に発生する発熱性や、扁桃腺が腫れる風邪のこと。

穴法の考証

湧泉（別名を地衝）

足心の陥中。足底を屈して足趾を巻いた凹みの中。白肉の際で、ひざまずいて取る。足少陰腎脈の出る所で、井木穴。実で瀉す。『銅人』は、鍼五分、出血させてはならない。灸三壮。『明堂』灸は鍼に及ばず。『素註』は、鍼を三分刺入して三呼吸留める。

仮死状態、顔が炭のように黒い、咳して血を吐く、喉が渇いて喘ぐ、坐って起きようとすると、目がぼんやりして見えなくなる、恐がりやすく、人が捕まえに来るように心臓がドキドキする、舌が乾いて喉が腫れる、ゼイゼイして喉がイガイガする、心中が不快で落ち着かない、心痛、黄疸、下痢、大腿内側後縁の痛み、足が無力で冷える、横になりたがる、よく悲しんでアクビする、下腹が引きつって痛む、下痢して下腹が重い、足や脛が冷えて厥逆する、腰痛、便秘、心中が熱い、ジンマシン、風癇、心病、空腹でも食欲がない、咳嗽して発熱、アデノイドで舌が引きつる、嗄声、急に心痛となる、喉の痛み、胸脇部が腫れぼったい、頭痛やめまい。足の五本指が痛くて、足が地に着けない、足底が熱い、男子の腹が脹れる、女子は妊娠したような体型、婦人の不妊症、排尿できないなどを主治する。

『千金翼方』は「よく喘ぐ、背骨と脇が引きつる、すぐに忘れてしまう、陰痺、腹部の膨満感、腰痛、食欲がない、喘ぐ、足下の冷えが膝まで至る、喉中が痛くて食べられない、声が出なくて喋れない、排尿障害、下腹部痛、風入腸中、鬱病、臍を挟む痛み、鼻血が止まらない、五疝、熱病で先ず腰が怠くなる、喉が渇いて水を何度も飲む、後頚部から背中が痛み、冷えて怠い、足が熱っぽくて喋りたがらない、頭痛して鬱状態、微弱呼吸、寒厥、霍乱でコムラガエリする、腎積の奔豚。

漢代の済北王である阿母は、熱厥の病にかかり、足底が熱い。淳于意が足心の湧泉を刺すと、すぐに愈えた。

＊風痫には三つある。それは①虚熱があり、風邪が侵襲するか心肝経の熱で起きる癲痫。②癲痫発作のあと気血が虚して余熱があったり、風冷の気が心の脈絡に入って、癲痫のあと浮腫や言語障害となるもの。③風痰が清空を乱して半身不随になったものとある。いずれにせよ癲痫様の発作。陰痺には陰寒の邪による痺証と、陰分の痺証の二つがある。腎による喉の痛みは、陰虚により虚火が炎上して喉を焼いたもの。風入腸中は、恐らく腸風のこと。腸風は下血のことで、鮮血が出る。五疝は、面疝、

血疝、陰疝、妬疝、気疝。寒厥は、陽虚陰盛による厥証で、手足が冷たく、悪寒がして布団にくるまり、下痢して喉が渇かず、腹痛して顔が赤く、爪甲が青くなって、ひどければ失神する。腎積の奔豚については『難経・五十六難』参照。気が下腹から上へ衝き上げてくるもの。

然谷（別名を龍淵）

足内踝の前で、舟状骨の起こる下陥中。一説には内踝の前で、下一寸。足太陰の郄が別れる。足少陰腎脈の溜る所で、滎火穴。『銅人』は、灸三壮、鍼を三分刺入して五呼吸留める。出血させると、すぐに空腹となるので悪い。足下に分布する絡脈を刺し、脈に当て、もし血が出なければ腫れる。

喉の中が腫れ、唾を飲み込んだり吐き出したりできない。人が捕まえにくるように恐がる、涎が出て、喘いでヒューヒューいい、呼吸が微弱。足背が腫れて足が地に着けられない、寒疝［寒象の伴う下腹部痛］、下腹部の膨満感、気が上がって胸脇が支える、咳して唾に血が混じる、喉の痛み、尿の出が悪くて白濁する、脛が怠くて長く立てない、足が冷たくなったり熱くなったりする、舌が弛緩する、胸中が熱で落ち着かない、糖尿病、汗や寝汗が出る、足が無力で冷える、下痢、錐で刺すような心痛、転んで腹中に瘀血が溜る、男子で精液が漏れやすい、婦人の不妊症、子宮脱、生理不順、外陰部の痒み、出産時に小児が破傷風となって歯を食い縛るなどを主治する。

太谿（別名を呂細）

足内踝の後ろ五分。踵骨の上で、動脈の陥中。男子や婦人病で、この脈があれば生きるが、無ければ死ぬ。足少陰腎脈の注ぐ所で、兪土穴。『素註』は、鍼を三分刺入して七呼吸留める、灸三壮。

慢性の瘧疾で咳き込む、錐で刺すような心痛、心脈が沈で、手足の冷えが肘膝まで達する、喘息、嘔吐、痰実で、口の中が膠のようにネバネバする。よくゲップする、寒疝［寒象の伴う下腹部痛］、熱病で汗が出ない、黙黙として横になりたがる、尿が黄色、糖尿病、便秘、咽の腫れ、唾に血が混じる、腹中にシコリがあって寒熱する、咳嗽して食欲がない、腹脇痛、羸痩、傷寒で手足が冷えるなどを主治する。

李東垣は「足が萎えるものは、湿熱を尿として出し、胃気を引いて陽道を盛んにする。それによって湿土が腎水を尅さないようにするが、その穴が太谿である」という。『流注賦』に「歯痛を治せる」とある。

＊痰実は不明だが、太谿の主治に「粘稠な痰」というのがある。陽道は『脾胃論』人民衛生出版社刊

に上焦と解釈してあるが、湿土というのは脾のことなので、陽道ならば脾陽とか腎陽ではないかと思う。

大鐘

足跟の後ろで、踵骨の中。大骨の上で、両筋間。足少陰の絡脈が別れて太陽へ走る。『銅人』は、灸三壮、鍼を二分刺入して七呼吸留める。『素註』は、三呼吸留める。

嘔吐、胸が脹って喘息、腹が脹って便秘、腰椎が痛む、微弱呼吸、尿がポタポタ出て寒気がする、腹や背骨がこわばる、横になりたがる、口中が熱い、寒がる、戸に鍵をかけて閉じこもりたがる、微弱呼吸で息が不足する、舌が乾く、咽中で食物が通らず下りない、少しのことでビクビクする、楽しくない、喉がゴロゴロ鳴る、咳して唾が出てゼイゼイする、煩悶するなどを主治する。実なら排尿障害なので瀉し、虚では腰痛があり補う。

＊腎経の症状は、肺で吸い込んだ大気を、腎が体内へ引き込んで呼吸すると考えられているので、ゼイゼイと深呼吸できないような症状が主治となる。恐らく肺気腫のような病気が、補腎の漢方薬で好転したため腎と呼吸の関連性を考えついたと思われるが、それが鍼にも影響している。

水泉

太谿の下一寸。内踝の下。少陰の郄穴。『銅人』は、灸五壯、鍼四分。

目がぼんやりして遠くが見えない、女子の無月経症、生理時には心窩部に不快な痛みがあることが多い、子宮脱、尿がポタポタ出る、腹中の痛みなどを主治する。

照海

足の内踝の下四分。前後に筋があり、上には内踝があり、下には軟骨があって、穴は中間にある。陰蹻脈の起こる所。『素註』は、鍼を四分刺入して六呼吸留める、灸三壯。『銅人』は、鍼三分、灸七壯。『明堂』は灸三壯。

喉が乾いてイガイガする、心が悲しくて楽しくない、四肢が怠い、慢性の瘧疾、急に下腹部に激痛が起こる、嘔吐して横になりたがる、ライ病になり黙黙として痛むところが分からない、角膜フリクテン、下腹部痛、婦女の経逆、四肢が怠くて力がない、急に陰茎が勃起したり痒くなったりする、膣からオリモノが出る、下腹片側の痛み、尿の病気、子宮脱、生理不順などを主治する。

張潔古は「癲癇で、夜発作が起きれば陰蹻へ施灸する、照海穴である」という。

＊経逆は、恐らく倒経のこと。倒経は倒逆経とも呼び、生理時に血が鼻や口から出るもの。

復溜（昌陽や伏白の別名がある）

足内踝の上二寸で、筋骨の陥中。前の骨の傍らが復溜で、後ろの筋の傍らが交信である。両穴は、一筋を隔てている。足少陰腎脈の行く所で、経金穴。腎虚で補う。『素註』は、鍼を三分刺入して七呼吸留める、灸五壮。『明堂』は灸七壮。

下痢、腰椎が内側に引っ張られて痛み、身体を前後に曲げられず、座ったら立てない。視野がぼやける、怒りっぽくて口数が多い、舌が乾く、胃熱、胃腸内の回虫によって涎が出る、足が無力になって歩けない、脛が冷たくて自然には温まらない、腹中がゴロゴロ鳴る、腹部が太鼓のように膨隆する、手足の腫れ、五種の水病（青、赤、黄、白、黒。青なら井を取り、赤は滎を取り、黄は兪を取り、白は経を取り、黒は合を取る）、出血する内痔、下痢して肛門が重い、五淋［五種の尿異常］、血尿、排尿痛、体内から寒気がして発熱する、寝汗、汗がダラダラ出て止まらず、虫歯、脈が微細で触れなかったり、しょっちゅう脈がなくなるなどを主治する。

＊胃熱だが、胃の燥熱状態では、口渇、口臭、飢えやすい、小便短赤、便秘などがある。胃熱化火では、

口内炎や歯茎の腫れなどがある。

交信

足内踝の上二寸。足少陰経の前で、足太陰経後縁の筋骨間。陰蹻脈の郄穴。『銅人』は、鍼を四分刺入して十呼吸留める、灸三壮。『素註』は、五呼吸留める。

気淋、 癀疝、陰急、外生殖器に汗をかく、血や膿の混じった下痢、排尿時に熱くて出にくい、大転子の痛み、大小便が出にくい、尿の異常、女子は不正出血が止まらない、子宮脱、生理が来ない、下腹の片側が痛む、手足が怠くて力がない、寝汗が出るなどを主治する。

＊気淋は、尿の出にくいもの。癀疝とは、下腹が引きつって睾丸まで痛くなり、下腹にシコリができて、内部に膿血のあったりするもの。陰急は不明だが、陰縦が陰茎が勃起するものだから、陰茎の引きつるものと思う。

築賓

内踝の上五寸。腓腹筋の別れる中。陰維脈の郄穴。『銅人』は、鍼を三分刺入して五呼吸留める、灸五壮。『素註』は、鍼三分、灸五壮。

陰囊水腫。小児が胎疝で痛がり、乳を飲まない。精神病で狂いやすく、デタラメを言って怒って罵る、いつも舌を出している、白い沫を嘔吐する、足やフクラハギの痛みなどを主治する。

＊胎疝とは、生まれたときに下腹下部にシコリがあって痛むもの。または睾丸肥大。

陰谷

膝下で脛骨の後ろ、半膜様筋の下で、半腱様筋の上、押すと応える。膝を屈すると穴が得られる。足少陰腎脈の入る所で、合水穴。『銅人』は、鍼を四分刺入して七呼吸留める、灸三壮。

錐で刺すような膝痛で、屈伸できない。舌が緩んで涎が落ちる、吐き気、尿が出にくい、排尿すると陰茎が引きつって痛む、インポ、大腿内側痛、婦人で不正出血が止まらず、腹部に膨満感があって息ができない、尿が黄、男子の腹が脹れる、女子は妊娠したような体型になるなどを主治する。

横骨

大赫の下一寸。陰茎の上で恥骨の中、下弦の月のように湾曲した中央で、腹の正中線から横に一寸。足少陰と衝脈の交会穴。『銅人』は灸三壮、禁鍼。

五淋［五種の尿異常］、排尿障害、陰茎が垂れて緩み、引きつって痛む、下腹の膨満感、目頭から目が赤くなって痛む、五臓の衰弱、精液が漏れる(肓兪から横骨までの六穴が、『銅人』では、腹の正中線から横に一寸五分と記載されている。参考として収録した)などを主治する。

＊現在は、正中線から五分。

大赫(陰維や陰関の別名がある)

気穴の下一寸。腹の正中線から横に一寸。足少陰と衝脈の交会穴。『銅人』は、灸五壮、鍼三分。『素註』は、鍼一寸、灸三壮。

慢性的に衰弱する病気、精液が漏れる、インポテンツ、陰茎の痛み、目頭から目が赤くなって痛み出す、婦人で帯下に血が混じって赤くなるなどを主治する。

気穴(胞門や子戸の別名がある)

四満の下一寸。腹の正中線から横に一寸。足少陰と衝脈の交会穴。『銅人』は、灸五壮、鍼三分。『素註』は、鍼一寸、灸五壮。

賁豚で気が上下して、腰椎が引きつって痛む。下痢が止まらず、目頭から目が赤くなって痛み出す、婦人の生理不順などを主治する。

四満（別名を髄府）

中注の下一寸。腹の正中線から横に一寸。足少陰と衝脈の交会穴。『銅人』は、鍼三分、灸三壮。腹部のしこり、腹が膨れて推すと移動する、下痢、大腸に水がある、臍下が切るように痛む、寒気がして震える、目頭が赤くなって痛む。婦人の生理不順、瘀血で腹が絞られるように痛む、奔豚が上下に動き回る、不妊症などを主治する。

中注

肓兪の下一寸。腹の正中線から横に一寸。足少陰と衝脈の交会穴。『銅人』は鍼一寸、灸五壮。下腹が熱い、大便が乾燥して硬くて出にくい、気が上下して腰椎を引っ張って痛む。目頭が赤くなって痛む。女子の生理不順などを主治する。

肓兪

商曲の下一寸。腹の正中線から横に一寸。足少陰と衝脈の交会穴。『銅人』は、鍼一寸、灸五壮。

腹が切られるように痛む、寒疝［寒象の伴う下腹部痛］、大便の乾燥、腹が脹って音がし、便が出ない、心窩部が冷える、目頭から目が赤くなって痛み出すなどを主治する。

大勢の医家は「疝は腎が主治する」と考えている。だから足少陰経の経穴に施灸すれば疝も治す。朱丹渓は、疝の本を肝経とし、腎とは全く関係がないとする。その見解は、昔からの間違いを正すのに十分である。

商曲

石関の下一寸。腹の正中線から横に一寸五分。足少陰と衝脈の交会穴。『銅人』は鍼一寸、灸五壮。

腹痛。腹中のしこり、いつも腹が切られるように痛む。腸中が痛くて食欲がない、目頭から目が赤くなって痛み出すなどを主治する（幽門から商曲までが、『銅人』は腹の正中線から横に五分。『素註』は一寸）。

＊これも、やはり現在は正中線から五分。これでは太乙の位置に近い。

石関

陰都の下一寸。腹の正中線から横に一寸五分。足少陰と衝脈の交会穴。『銅人』は鍼一寸、灸三壮。

吐き気やゲップ、嘔吐、腹痛、排尿困難、尿が黄色、便秘、心窩部が硬くなって脹る、背骨がこわばって動きにくい、唾が多い、目頭から目が赤くなって痛み出す、婦人の不妊症。臓に瘀血がある、血が腹を突いて痛くてたまらないなどを主治する。

陰都(別名を食宮)

通穀の下一寸。腹の正中線から横に一寸五分。足少陰と衝脈の交会穴。『銅人』は鍼三分、灸三壮。

身体の寒熱、瘧疾、心窩部が不快で落ち着かない、ゼイゼイ喘ぐ、腸鳴、肺が脹れぼったくて気搶［気が突く］、脇下の熱痛、目頭から目が赤くなるなどを主治する。

＊搶は突く意味。胸に何かがある感じ。

通穀

幽門の下一寸。腹の正中線から横に一寸五分。足少陰と衝脈の交会穴。『銅人』は、鍼五分、灸五壮。『明堂』は灸三壮。

顎が開かず口が歪む。飲食すると嘔吐する、急に声が出なくなって喋れない、腹部のシコリ、留飲、腹部に塊りがあって胸が支える、消化不良、恍惚とする、よく嘔吐する、目頭から目が赤くなって痛み出すなどを主治する。

＊留飲は、胸膈に水気が溜ったもので、脇下痛や息切れなどの症状が起きる。

幽門

巨闕を挟んで両側、それぞれ一寸五分離れた陥中。足少陰と衝脈の交会穴。『銅人』は、鍼五分、灸五壮。

下腹部の膨満感、痰涎を嘔吐する、よく唾を吐く、心窩部の不快感が胸中まで及んで痛む、腹が脹って食欲がない、排便したくなる腹痛、何度も咳をする、健忘、膿血を下痢する、目頭から目が赤くなって痛み出す、女子の心痛、ゼイゼイ喘ぐ、よく吐いて食べ物が入らないなどを主治する。

歩廊

神封の下一寸六分の陥中。胸の正中から横に二寸。仰向けで取る。『素註』は鍼四分。『銅人』は、鍼三分、灸五壮。

胸や脇が支えて胸が痛む。鼻詰まりして通らない、呼吸が微弱、咳き込んで嘔吐する、食欲がない、喘息、腕が上がらないなどを主治する。

神封

霊墟の下一寸六分の陥中。胸の正中から横に二寸。仰向けで取る。『素註』は鍼四分。『銅人』は鍼三分、灸五壮。

胸が脹って呼吸できない、咳き込む、乳腺炎、嘔吐、ゾクゾクと悪寒する、食欲がないなどを主治する。

霊墟

神蔵の下一寸六分の陥中。胸の正中から横に二寸。仰向けで取る。『素註』は鍼四分。『銅人』は、鍼三分、灸五壮。

胸や脇が支えて胸まで痛み、呼吸できない。咳き込む、嘔吐、食欲がないなどを主治する。

神蔵

彧中の下一寸六分の陥中。胸の正中から横に二寸。仰向けで取る。『銅人』は、灸五壮、鍼三分。

『素註』は鍼四分。

嘔吐、咳き込む、喘いで呼吸できない、胸が脹れぼったくて食欲不振などを主治する。

彧中

兪府の下一寸六分の陥中。胸の正中から横に二寸。仰向けで取る。『銅人』は、鍼四分、灸五壮。

『明堂』は灸三壮。

咳き込む、喘息、食べられない、胸や脇が支えて脹る、涎が出て唾が多いなどを主治する。

兪府

気舎の下で、璇璣の傍ら、それぞれ二寸の陥中。仰向けで取る。『素註』は、鍼四分、灸三壮。

『銅人』は、鍼三分、灸五壮。

咳き込んで上気する、嘔吐、喘いで唾を吐く、腹部が脹って食飲できないなどを主治する。

胸中が痛む慢性の喘息には、灸七壮で効く。

＊上気は咳き込むこと。

完訳

鍼灸大成

第七巻

完訳 鍼灸大成 第七巻 目次

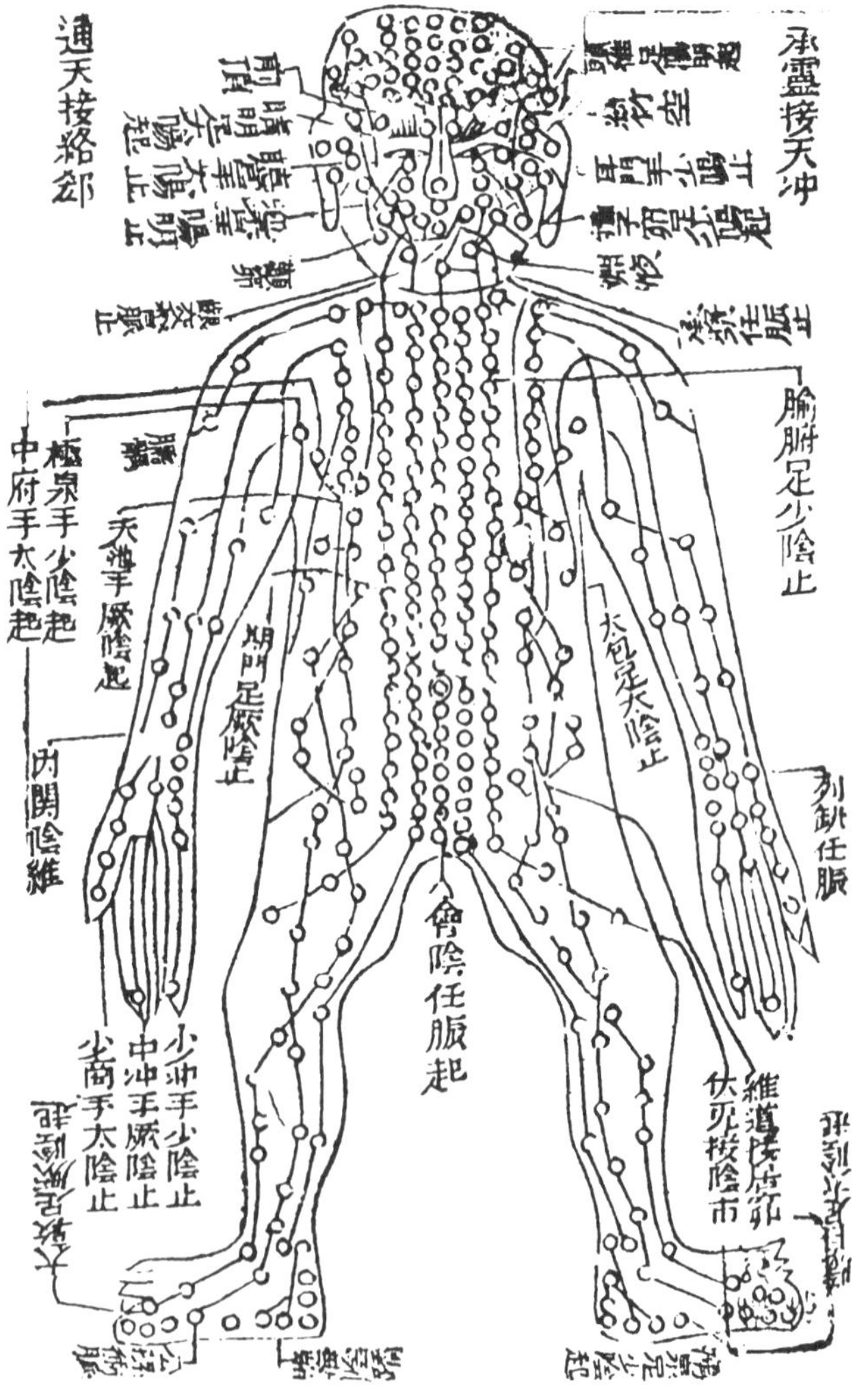
承靈接天沖
通天接絡卻
中府手太陰起
極泉手少陰起
天池手厥陰起
腧府足少陰止
列缺任脈
內關陰維
會陰任脈起
少衝手少陰止
中衝手厥陰止
少商手太陰止
期門足厥陰止
大包足太陰止

仰人経脈図

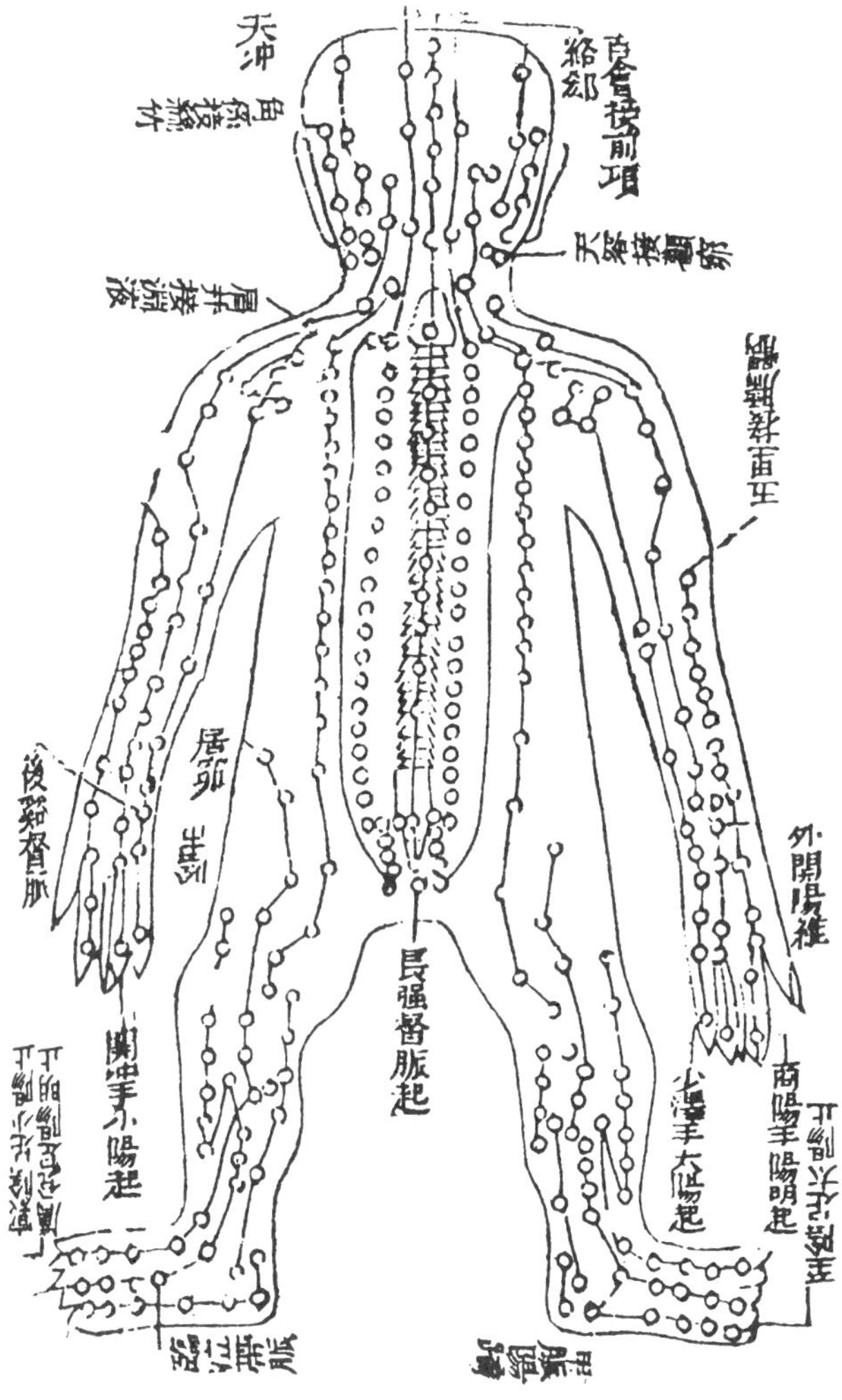

伏人経脈図

心包絡腑図

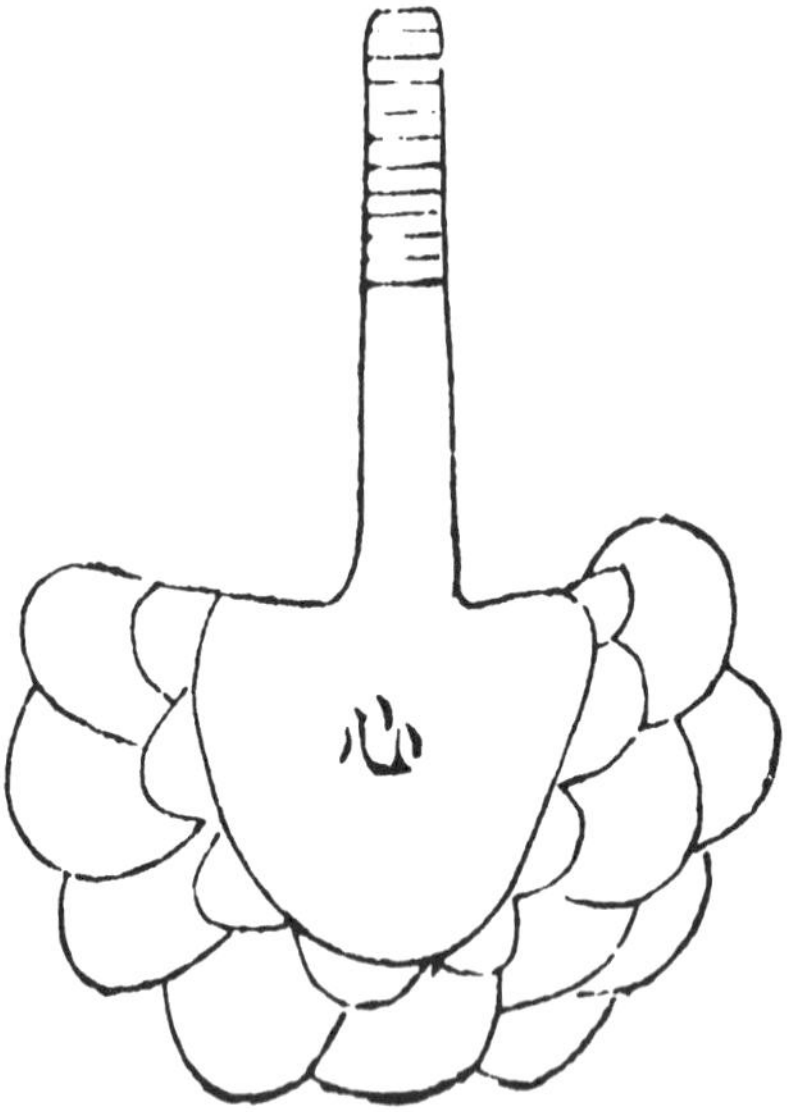

心包絡とは、膻中［穴名ではなく心包］のことである。心臓の脈訣と組み合わせるとよい。脈診では尺中が心主［心包］に割り当てられているが、相火とするのは間違いであることが、はっきり『内経』に示されている。

心包絡図

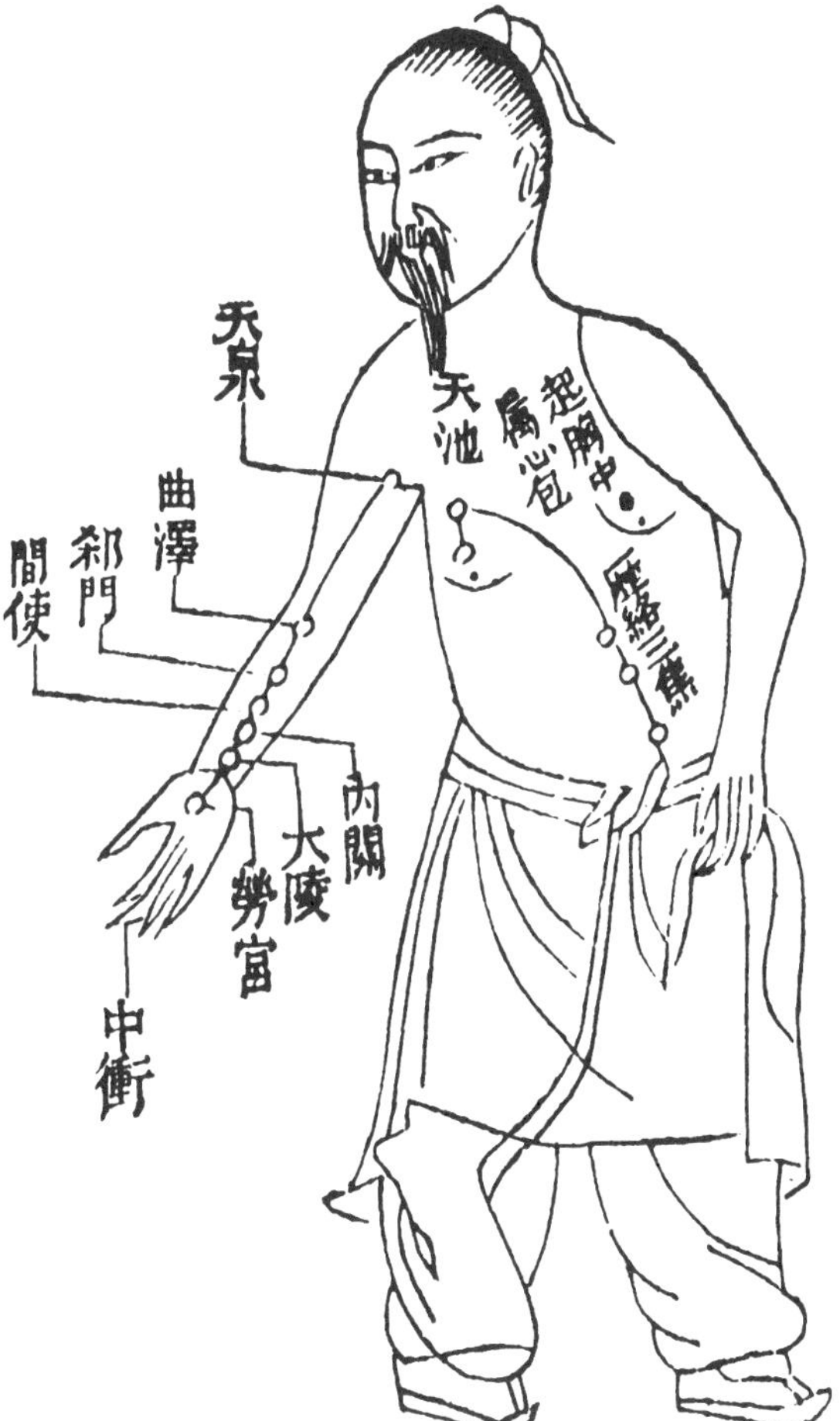

手厥陰経穴の主治

滑伯仁は「手厥陰心主は、心包絡とも言う。どうして？　君火は名であり、相火は地位である。手厥陰は、君火の代行として行事する。つまり働きで言えば、手の心主である。経脈で言えば、心包絡である。つまり一経に二つの名があるのは、実は相火である」という。

＊子の相火は、肝の相火と違い、王の代理をする宰相の火という意味と思う。

手厥陰心包絡の経穴歌

九穴は、心包で、手厥陰。

天池、天泉、曲沢、郄門、間使、内関、大陵、労宮、中衝（左右十八穴）。

この経脈は、天池に始まって中衝で終わる。中衝、労宮、大陵、間使、曲沢を取って、井滎兪経合である。

経脈は胸中から起こり、心包に出て属し、横隔膜に下がって、次々と三焦に連絡する。その支脈は、胸から脇へ出て、脇の腋下三寸へ下がり、腋下へ上がり、上腕内側を通り、手太陰と手少陰の中間を行き、肘中へ入って、前腕に下がって両筋の間を行き、手掌中に入って、中指を通って、その端に出る。その支脈は、手掌中から薬指へ行き、その端に出る。多血少気の経脈。戌の刻に、ここへ気血が注ぐ。

足少陰と交わって気血を受け、この系は三焦の系と繋がる。つまり相火の臓とは、実際は心臓を包む膜である。これは実は、身体が安定して心のよりどころがある場所なので、もっとも詳しく観察し、その真を直感的に理解する。心包の調剤も一方に片寄ってはならず、その鍼灸も必ず道理に沿わせる。達した人は慎重で、ほとんど神である。

穴法の考証

天池（別名を天会）

腋下三寸で、乳の後ろ一寸。腕を脇に着け、腋と垂直で、第十一と第十二肋骨間の直上。手足の厥陰と少陽の交会穴。『銅人』は灸三壮、鍼二分。『甲乙』は鍼七分。

胸中から音がする、胸膈の不快感、熱病で汗が出ない、頭痛、手足が上げられない、腋下の腫れ、ゼイゼイ喘ぐ、瘧疾で寒熱する、腕の痛み、視野がはっきりしないなどを主治する。

＊第十一肋骨と第十二肋骨は、先端が尖っているから橛肋骨と呼ぶ。橛は、立っているとか尖っているの意味。

天泉（別名を天湿）

腋窩横紋前端の下二寸、上肢を上げて取る。『銅人』は、鍼六分、灸三壮。

目がぼやけて見えない、悪風や悪寒、心病、胸や脇の支え、咳き込む、前胸部から背中の肩甲骨間や上腕内側の痛みなどを主治する。

曲沢

肘の内側陥中。上腕二頭筋の内側で、横紋中の動脈である。心包絡脈の入る所で、合水穴。『銅人』は灸三壮、鍼を三分刺入して七呼吸留める。

心痛、驚きやすい、発熱、やたらに喉が渇いて口が乾燥する、ゼイゼイ喘いで血の混じった涎を嘔吐する、心下がドクドクと動く、発熱、ジンマシン、腕や肘、手首が時々動揺する、頭にビッショリ汗をかくが肩で止まる、傷寒、胃気が上逆して嘔吐するなどを主治する。

郄門

手掌後ろで、手首から五寸。手厥陰心包絡脈の郄穴。『銅人』は、鍼三分、灸五壮。

嘔血や出血、胃痛して吐き気する、ビクビクして人を恐がる、元気がないなどを主治する。

間使

手掌の後ろ三寸。長掌筋と橈側手根屈筋間の陥中。心包絡脈の行く所で、経金穴。『素註』は、鍼を六分刺入して七呼吸留める。『銅人』は、鍼三分、灸五壮。『明堂』は灸七壮。『甲乙』は灸三壮。

傷寒で心窩部が硬くなって痛む、ミゾオチが空腹時のように空虚、急に気が狂う、胸中がドクドク動く、悪風や悪寒、唾を嘔吐する、心臓がドキドキする、寒邪が入って呼吸が浅くなる、手のひらが熱っぽい、腋が腫れて肘が痙攣する、急に心痛する［狭心症？］、驚きやすい、脳卒中でスムーズに呼吸できない、沫を吹いて意識不明となる、声が出なくて言葉が喋れない、食道にトゲが刺さった感じ、鬼邪［精神異常］、霍乱で嘔吐するが何も出ない、婦人の生理不順、瘀血が凝集して塊となる、子供が驚いてヒキツケ起こすなどを主治する。

＊ここの鬼邪は足三里の別名ではなくて、鬼は幽霊のこと。

内関

手掌の後ろで、手首から二寸。長掌筋と橈側手根屈筋の間で、外関の裏側。手厥陰の絡穴で、分かれて少陽へ走る。『銅人』は、鍼五分、灸三壮。

手中の風熱、正気を失う、心痛、結膜炎、胸が支える、肘の痙攣などを主治する。実ならば狭心症発作となり瀉す。虚では後頭部がこわばるので補う。

大陵

手掌の後ろで骨の下、長掌筋腱と橈側手根屈筋腱間の陥中。手厥陰心包絡脈の注ぐ所で、兪土穴。心包絡の実で瀉す。『銅人』は、鍼五分。『素註』は、鍼を六分刺入して七呼吸留める、灸三壮。

熱病で汗が出ない、手掌の熱、肘から前腕の痙攣痛、腋の腫れ、よく笑って止まらない、胸がザワザワして落ち着かない、ミゾオチが空腹時のように空虚、心痛して手掌が熱い、喜んだり悲しんで泣いたり、驚いて恐れたりする、結膜炎、目が黄色、血のような尿、しょっちゅう嘔吐する、おかしなことを言って楽しくない、喉の痛み、口が乾燥する、発熱頭痛、息切れ、胸脇の痛み、手足の水疱などを主治する。

労宮（五里や掌中の別名がある）

手掌中央の動脈。『銅人』は薬指を屈して取る。『資生』は中指を屈して取る。滑氏は「現在の見解では、中指と薬指を屈し、両指先の間を取ると良い」という。厥陰心包脈の溜る所で、滎火穴。『素註』は、鍼を三分刺入して六呼吸留める。『銅人』は灸三壮。『明堂』は、鍼を二分刺入し、得気があれば一度だけ瀉す。鍼が二度を過ぎると人が虚す。禁灸で、灸すればポリープとなり日々大きくなる。

脳卒中、怒りっぽい、悲しんだり笑ったりが止まらない、手の痛み、熱病で数日しても汗が出ない、ビクビクして心臓がドキドキする、脇が痛くて身体をひねれない、大小便に血が混じる、出血が止まらない、胃気が上逆して吐き気する、やたらに喉が渇く、飲食が喉を通らない、口の中が生臭い、口のデキモノ、胸や脇の支え、黄疸で目が黄色い、小児の歯茎が爛れるなどを主治する。

中衝

手の中指端で、爪の角をニラ葉ほど離れた陥中。心包絡脈の出る所で、井木穴。心包絡の虚で補う。『銅人』は、鍼を一分刺入して三呼吸留める。『明堂』は灸一壮。

熱病で煩悶する、汗が出ない、手掌中が熱い、身体が火のように発熱する、心痛して不快だ、舌がこわばるなどを主治する。

三焦腑の図

三焦は腑であり、名前があり、実体があって、経絡がある。経絡があって、名前があって、実体があって、膀胱を腑とする。

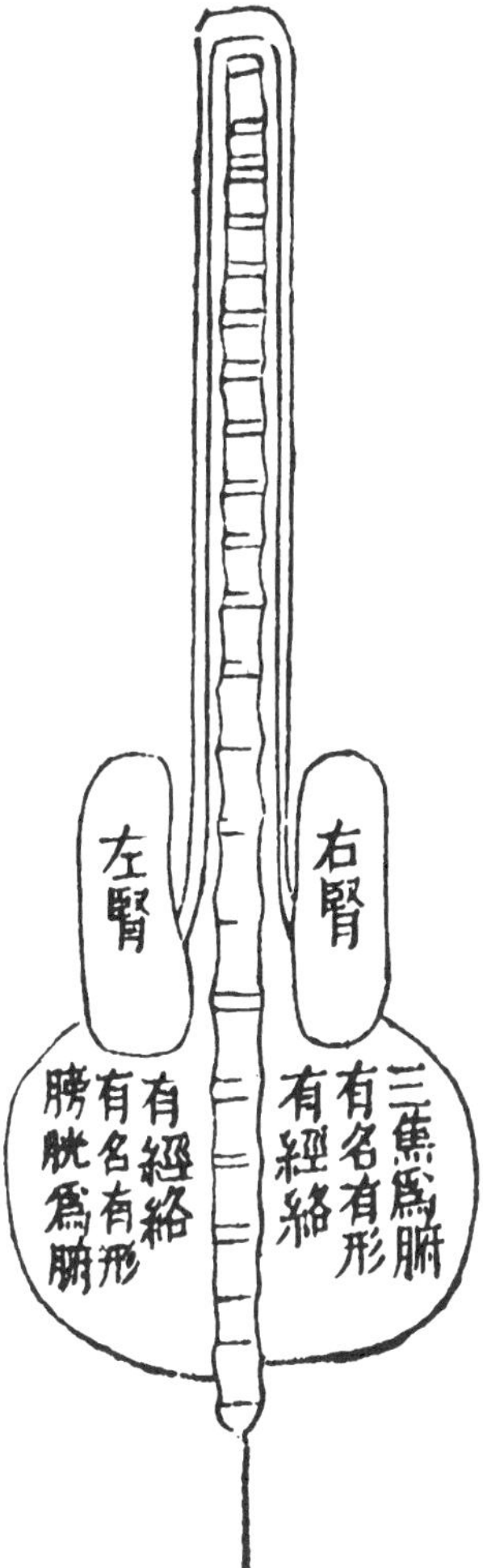

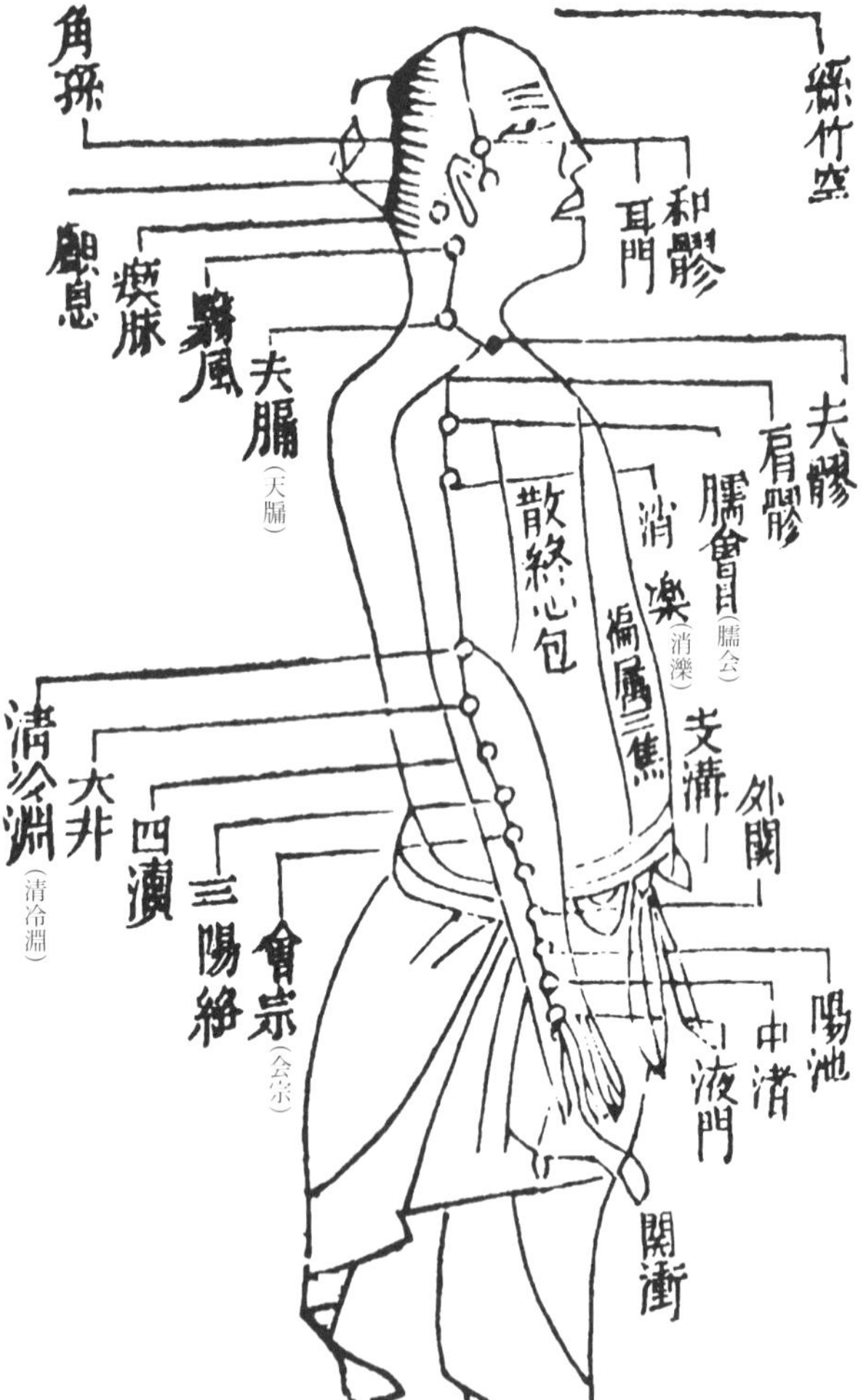
絲竹空
和髎
耳門
角孫
顱息
瘈脈
翳風
天牖
（天牖）
天髎
肩髎
臑會
（臑会）
消濼
（消濼）
散絡心包
偏屬三焦
清冷淵
（清冷淵）
天井
四瀆
三陽絡
會宗
（会宗）
支溝
外關
陽池
中渚
液門
關衝

手少陽経穴の主治

『内経』は「三焦は、決瀆の官であり、水道が出る」という。また「上焦は霧の如し。中焦は漬物樽の如し。下焦は下水の如し」とも言う。人の心が静かで、欲望を抱かなければ、精気が三焦に散って、百脈が栄養される。だが妄念が起これば、火が盛んとなって、三焦に集まり、精気が流れ出し、命門から排出される。それで、この腑を三焦と呼ぶ。

手少陽三焦経の穴歌

二十三穴、手少陽経。

関衝、液門、中渚、陽池、外関、支溝、会宗、三陽絡、四瀆、天井、清冷淵、消濼、臑会、肩髎、天髎、天牖、翳風、瘈脈、顱息、角孫、絲竹空、和髎、耳門(左右四十六穴)。

この経は、関衝に起こって耳門に終わる。関衝、液門、中渚、陽池、支溝を取って井滎兪経合である。

脈は、手の薬指の端から起こり、薬指の間に上がって出て、手背の手首を通り、前腕伸側で尺骨と橈骨の間に出て、肘を貫いて上がり、上腕伸側を通って肩に上がり、足少陽と交わって足少陽経の後ろに出、缺盆へ入って膻中に分布し、心包に絡まって散り、横隔膜を下がって広く三焦に属す。その支脈は、膻中から缺盆へ上がり、後頚部を上がって耳の後ろを挟んで直上し、耳の上角へ出て、下頬へ曲がって出て、目の下に至る。その支脈は、耳の後ろから出て、耳の中に入り、目尻に至る。多気少血の経脈。亥の刻に、気血がここへ注ぐ。手厥陰と交わって気血を受ける。中瀆の腑であり、陰陽の道となって閉塞を開通させる。薬を使うときは盆のなかの玉を動かすが如く応用を利かせ、決して舟を刻んで剣を求めるように馬鹿の一つ覚えではならない。前篇の著述については判断が待たれる。

＊中瀆之府の原文は「中清之府」。誤字を訂正。陰陽の道とは、陰が水、陽が気、つまり水と気の通路。刻舟求剣は、ある武士が船に乗っていて川に剣を落とし、舟に印を付けて、岸に着いてから舟の下を

捜したという故事。前篇の著述とは三焦を膀胱とすること。

穴法の考証

関衝

手の薬指の外側で、爪の角をニラ葉ほど離れた部位。手少陽三焦脈の出る所で、井金穴。『銅人』は、鍼を一分刺入して三呼吸留める。灸一壮。『素註』は、灸三壮。

喉が痛むアデノイド、舌が巻いて口が乾く、頭痛、霍乱、胸中の気噎、食欲不振、前腕や肘が痛くて上がらない、目に薄膜が生じる、視野がはっきりしないなどを主治する。

*気噎は『諸病源候論』巻二十に、寒気が胸膈を塞ぎ、喘いで心臓がドキドキし、胸背部まで痛むものとある。現在の食道疾患。

液門

手の薬指で、二股に分かれた骨の陥中。拳を握って取る。手少陽三焦脈の溜る所で、滎水穴。『素註』と『銅人』は、鍼を二分刺入して二呼吸留める。灸三壮。

驚いて心臓がドキドキし、デタラメを喋る。咽頭が外に腫れる、寒厥、手や前腕が痛くて自分で上下に動かせない、瘧疾による寒熱、結膜炎となって目がショボショボする、頭痛、突発性難聴、歯茎の痛みなどを主治する。

＊寒厥は『素問・厥論』に、陽虚のため手足が冷え、悪寒して丸くなって寝て、下痢し、腹痛して顔が白く、ひどくなると失神するとある。

中渚

手の薬指で、中手指節関節後ろの陥中。液門の下一寸。手少陽三焦脈の注ぐ所で、兪木穴。三焦の虚で補う。『素註』は、鍼を二分刺入して三呼吸留める。『銅人』は、灸三壮、鍼三分。『明堂』は灸二壮。

熱病で汗が出ない、めまいや頭痛、難聴、目を薄い膜が被う、慢性の瘧疾、咽頭の腫れ、肘や前腕の痛み、手の五指が屈伸できないなどを主治する。

陽池（別名を別陽）

手背の手首陥中、中手指節関節を下にたどって至る手首の中心。手少陽三焦脈の過ぎる所で、原穴。三焦の虚実いずれでも取る。『素註』は、鍼を二分刺入して六呼吸留める、灸三壮。『銅人』は禁灸。『指微賦』は「鍼を大陵穴まで透刺する。皮膚を突き破ってはならない。透刺するとき手を揺らすと、鍼が曲がる恐れがある」という。

糖尿病、口が乾燥して熱で落ち着かない、寒熱のある瘧疾。または手首を傷付けため物が握れない、肩や前腕が痛くて上げられないなどを主治する。

外関

手首の後ろ二寸で、橈骨と尺骨の間。内関の裏側。手少陽の絡脈で、分かれて手厥陰へ走る。『銅人』は、鍼を三分刺入して七呼吸留める、灸二壮。『明堂』は灸三壮。

難聴、耳がザワザワして聞こえない、五指が痛くて物が握れない。実では肘が痙攣するので瀉す。虚では曲げられないので補う。また手や前腕が屈伸できないものを主治する。

支溝(別名を飛虎)

手首の後ろで前腕伸側三寸、橈骨と尺骨の間陥中。手少陽脈の行く所で、経火穴。『銅人』は、鍼二分、灸二十七壮。『明堂』は灸五壮。『素註』は、鍼を二分刺入して七呼吸留める。灸三壮。

熱病で汗が出ない、肩や前腕が重怠い、脇や腋の痛み、手足が上げられない、霍乱で嘔吐する、歯を食い縛って開かない、急に声が出なくて喋れない、心窩部が不快でたまらない、急に心窩部が激しく痛む、鬼撃、傷寒で心窩部が硬くなって痛む、湿疹や指のマタにできる皮膚病、婦人の任脈不通、出産の出血によるめまい、人事不省などを主治する。

＊鬼撃は、原因もなく急に発病すること。鬼は、おかしなという意味がある。急に発病して、胸脇や腹内が切られるように痛み、触ることができない。吐血したり、鼻血が出たり、下血する。「鬼神が攻撃したもの」と考えられて鬼撃と呼んだ。任脈不通の原文は妊脈不通。恐らく生理がないこと。

会宗

手首の後ろ三寸で、支溝の一寸小指寄り。『銅人』は灸七壮。『明堂』は灸五壮。禁鍼。

五癇、肌膚の痛み、難聴などを主治する。

＊五癇は、癲癇発作時に発する叫び声により癲癇を五種に分けたもの。

三陽絡（別名を過門）

前腕の上で、静脈が交わるところ。支溝の上一寸。『銅人』は灸七壮。『明堂』は灸五壮。禁鍼。

急に声が出なくなった、難聴、横になりたがる、手足を動かしたがらないなどを主治する。

四瀆

肘の前五寸、外側陥中。『銅人』は灸三壮、鍼を六分刺入して七呼吸留める。

突然に気が塞がって難聴となる［突発性難聴］、下歯の虫歯痛などを主治する。

天井

肘の外側で、上腕骨内側上顆の後ろ、肘の上一寸。尺骨の上で、上腕三頭筋と腕橈骨筋が交叉する骨の空隙。肘を屈し、組んだ手を胸に当てて取る。甄権は「肘を曲げた後ろ一寸。組んだ手を肘頭に当てて取る」という。手少陽三焦脈の入る所で、合土穴。三焦の実で瀉す。『素註』は、鍼を一寸刺入して七呼吸留める。『銅人』は灸三壮。『明堂』は灸五壮。鍼一分。

心胸痛、咳嗽してゼイゼイ喘ぐ、息切れして喋れない、膿痰、食欲不振。悪寒発熱で寒気がひどく、寝ていられない。驚いて心臓がドキドキする、ヒキツケ、癲癇、五種の癲癇、リウマチ、難聴、咽頭の腫れ、喉が痛くて汗が出る、目尻の痛み、頬が腫れて痛む。耳の後ろから上肢、肘が痛くて物が掴めない。横になりたがる、打撲で腰や尻が痛む。寒気がして震え、後頚部が痛む。ライ病で痛みが分からない、悲しんで楽しくない、脚気による心臓症状などを主治する。

清冷淵

肘の上二寸。肘を伸ばし、手を上げて取る。『銅人』は、鍼二分、灸三壮。

肩の痛み、上肢が上がらない、服が着られないなどを主治する。

消濼

肩の下で、上腕伸側の間。後腋窩線上端から斜めに肘へ向かい、その半分の下。『銅人』は、鍼一分、灸三壮。『明堂』は、鍼六分。『素註』は、鍼五分。

リウマチ、後頚部がこわばって引きつる、腫れぼったい痛み、悪寒発熱、頭痛、癲癇などを主治する。

臑会(別名を臑髎)

肩の前縁で、肩の端から三寸にある凹みの中。手少陽と陽維脈の交会穴。『素註』は、鍼五分、灸五壮。『銅人』は、鍼を七分刺入して十呼吸留め、得気があれば瀉す、灸七壮。

前腕が痛怠くて力がない、痛くて上げられない、悪寒発熱、肩が腫れて肩甲骨の中まで痛む、甲状腺腫や頚の瘤などを主治する。

肩髎

肩の端で、上腕の上陥中。腕を斜めに上げて取る。『銅人』は、鍼七分、灸三壮。『明堂』は灸五壮。

上肢痛、肩が重くて上がらないなどを主治する。

天髎

肩の缺盆中で、肩甲棘の上縁陥中。缺盆の凹む所の上に空隙があり、そこに起こる棘上筋の上が穴である。手足の少陽と陽維脈の交会穴。『銅人』は、鍼八分、灸三壮。缺盆の凹みの上にある突起した肉上へ刺鍼する。もし鍼を入れる処を誤れば、人の五臓気を傷付けて、すぐに死んでしまう。

胸中の煩悶、肩や腕の痛怠さ、缺盆中の痛み、汗が出ない、胸中が脹ったようで落ち着かない、後頚部が引きつる、悪寒発熱などを主治する。

＊昔は全て直刺だったので、痩せた人に深く刺入すれば肺を傷付けた。昔は、バーベキューの串のような鍼なので、太いからイチコロだった。現在は肩髃や肩髎へ向けて斜刺するから肺を傷付ける恐れはないが、細い鍼を使うと途中でコースが歪んで上腕骨頭へ向かわず、肺に刺さる可能性もある。肩が上がらないときの特効穴。

天牖

胸鎖乳突筋の外側で、缺盆の上、天容の後ろ、天柱の前、完骨の下、髪際の上にある。『銅人』は、鍼を一寸刺入して七呼吸留める。補法したり、灸すると悪い。灸すれば、顔が腫れて眼が塞がる。そのときは先ず譩譆を取り、そのあと天容と天池を取れば治る。譩譆に鍼しなければ治療が難しい。『明堂』は、鍼を五分刺入して、得気したら瀉す。瀉が終わったら、さらに三呼吸留め、三回瀉す。補法は悪い。『素註』や『下経』は灸三壮。『資生』は「灸は一壮から三壮がよい」という。

突発性難聴、視力がはっきりしない、耳がよく聞こえない、夜に夢を見て安眠できない、顔が青黄色で顔色が悪い、慢性頭痛で顔が腫れる、後頚部がこわばって回せない、目の中が痛むなどを主治する。

＊譩譆は、一センチ刺入すると肺に刺さるので、本来は刺鍼できない。恐らく瀉血のことと思われる。もともと首は禁灸。

翳風

耳の後ろで尖った角の陥中。押すと耳の中が痛い。『鍼経』には、まず銅貨二十枚を患者に咬ませて穴を尋ねるとある。手足の少陽経の交会穴。『素註』は鍼三分。『銅人』は、鍼七分、灸七壮。『明堂』は灸三壮。鍼灸では銭を咬ませて、口を開けさせる。

耳鳴、難聴、口眼歪斜、顎の脱臼、頬の腫れ、口を閉じて開かない、喋れない、どもり、顎関節が引きつる、小児がアクビばかりするなどを主治する。

瘈脈（別名を資脈）

耳根部の後ろで、放射状に広がる青い絡脈。『銅人』は、刺してモヤシ豆ほど出血させる。出血が多すぎると悪い。鍼一分、灸三壮。

慢性頭痛、耳鳴、小児がヒキツケて痙攣する、嘔吐、いつも下痢する、ビクビクしやすい。目ヤニで視力がはっきりせず、瞳孔がはっきりしないなどを主治する。

顱息

耳後ろの間で、青い絡脈中。『銅人』は、灸七壮、禁鍼。『明堂』は、灸三壮、鍼一分、多く出血させてはならない。出血が多いと人が死ぬ。

耳鳴して痛む、喘息、小児が透明な痰を嘔吐する、瘈瘲して癲癇発作を起こす、胸脇が引きつる、発熱頭痛、横たわれない、耳が腫れて膿汁が出るなどを主治する。

角孫

耳介の中間で、口を開けると空隙ができる。手太陽、手足の少陽との交会穴。『銅人』は灸七壮。『明堂』は鍼八分。

目に薄膜が生じて覆う、歯茎の腫れ、口唇がこわばる、歯で物を噛めない、虫歯、頭や後頚部がこわばるなどを主治する。

絲竹空（別名を目髎）

眉の後ろ陥中。手足の少陽脈の気が発する所。『素註』は、鍼を三分刺入して六呼吸留める。『銅人』は禁灸。灸すれば不幸にして目が小さくなって見えなくなる。鍼を三分刺入して三呼吸留め、瀉すとよく、補うと悪い。
めまい、頭痛、結膜炎、物を見ると視野がぼやける、悪風や悪寒、風癇、白目を剥いて失神する、逆睫毛、発狂して涎を吐く、いつでも発作が起きる、片頭痛と全頭痛などを主治する。

＊風癇には、①風邪や心肝経の熱で発生した癲癇。②気血虚で余熱があったり、風冷の気が心脈絡に滞って起きた癲癇が治った後、全身に浮腫が発生したり喋れなくなる病気。③風痰が清空を掻き乱して半身不随になったもの。この三つがある。

和髎

耳の前で、モミアゲの尖った下の横、動脈中に穴がある。手足の少陽、手太陽など三脈の交会穴。『銅人』は、鍼七分、灸三壮。

頭が重くて痛む、下顎角が引きつる、頚顎の腫れ、耳中がザワザワする、鼻水、顔の風寒で鼻尖の上が腫れる、オデキが痛い、前を見つめる、痙攣、口が歪むなどを主治する。

耳門

耳の前に起きる肉で、その耳が欠けたところの陥中。『銅人』は、鍼を三分刺入して三呼吸留める、灸三壮。『下経』は禁灸。病で灸が良いものは三壮以内にする。

蝉が鳴くような耳鳴、中耳炎で膿汁が出る、耳に潰瘍ができる、耳が遠くて聞き取れない、虫歯、口唇がこわばるなどを主治する。

*耳の前に起きる肉は耳珠。

胆腑図

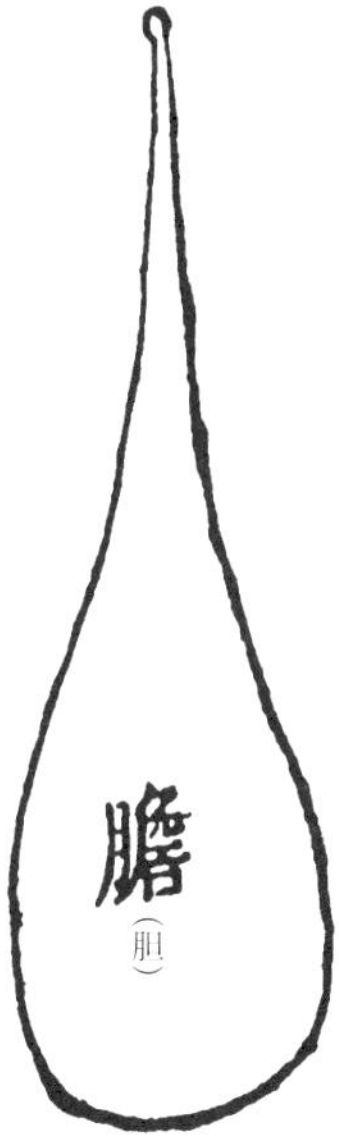

胆は、肝の短葉の間にあり、重さ三両三銖。精汁を三合ほど貯えていて、形は瓶のようである。

足少陽胆経

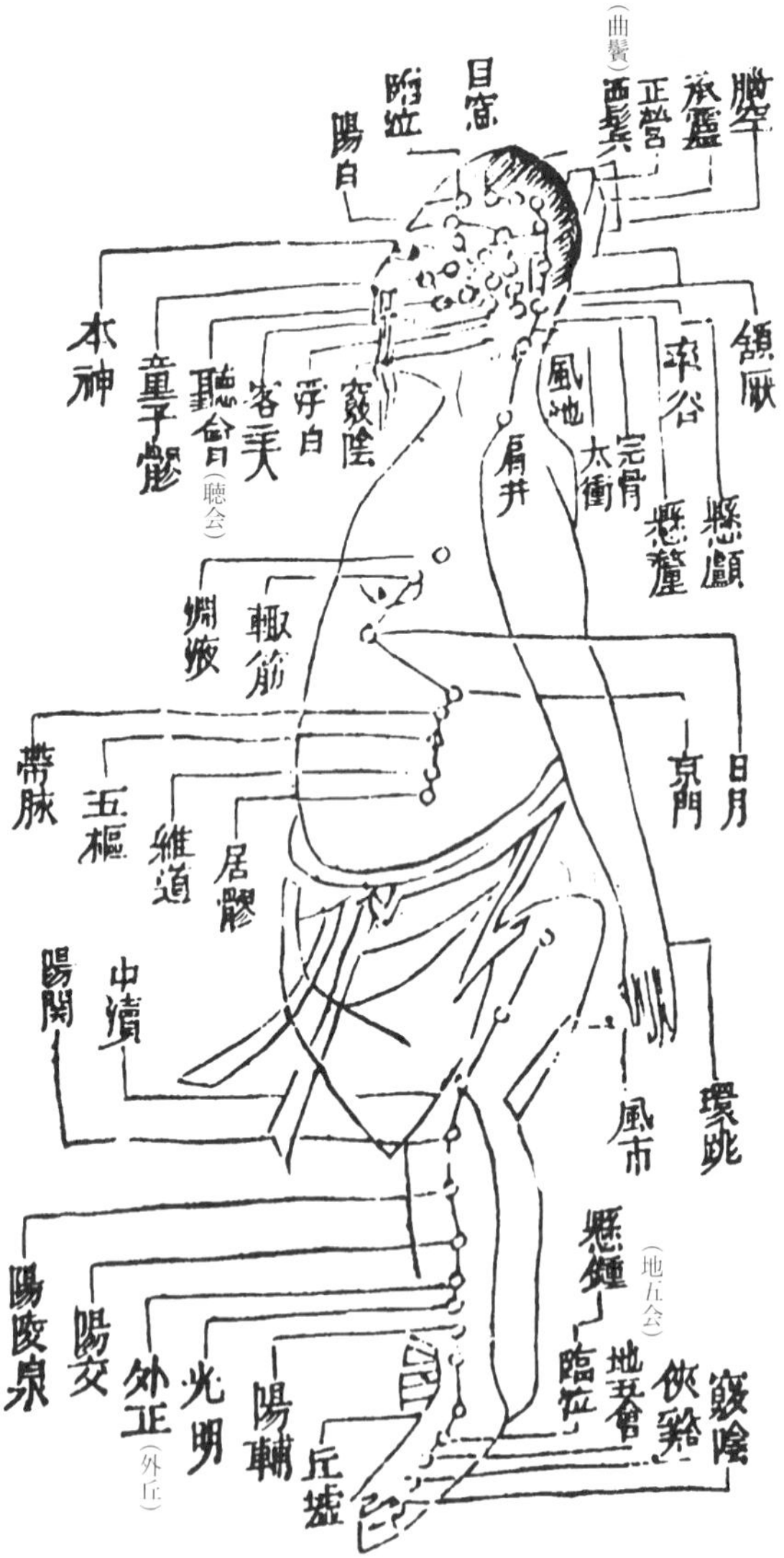

脳空
承霊
正営
(曲鬢)
曲鬢
目窓
臨泣
陽白
頷厭
率谷
懸顱
懸釐
完骨
太衝
風池
肩井
本神
瞳子髎
聴會
(聴会)
客主人
浮白
竅陰
淵液
輒筋
日月
京門
帯脈
五枢
維道
居髎
環跳
風市
陽関
中瀆
陽陵泉
陽交
外正
(外丘)
光明
陽輔
丘墟
懸鍾
(地五会)
臨泣
地五會
俠谿
竅陰

足少陽経穴の主治

『内経』は「胆は、裁判官である。決断が出る」という。十一臓は、すべて胆が決断する。胆は青腸。また「胆は、清浄の腑」という。腑は、すべて水穀の穢濁を輸送するが、胆だけは水穀の通路ではないので清浄という。虚では視力がはっきりせず、もし嘔吐すれば胆が傷ついており、物が逆さに見える。

足少陽胆経の穴歌

少陽の足経は、瞳子髎から四十四穴、遥かに行く。
聴会、上関、頷厭、懸顱、懸釐、曲鬢、率谷、天衝、浮白、
竅陰、完骨、本神、陽白、臨泣、目窓、正営、承霊、脳空、

風池、肩井、淵液、輒筋、日月、京門、帯脈、五枢、維道、居髎、環跳、風市、中瀆、陽関、陽陵泉、陽交、外丘、光明、陽輔、懸鐘、丘墟、足臨泣、地五会、侠谿、第四趾端の竅陰で終わる(左右八十八穴)。

この経は、瞳子髎に起こって竅陰で終わる。竅陰、侠谿、臨泣、丘墟、陽輔、陽陵泉を取って、井滎兪原経合である。

脈は、目尻に起こり、頭角に上がり、耳の後ろへ下がって、頚では手少陽の前を行き、肩の上に至り、そこで戻って手少陽と交わり、手少陽の後ろに出て缺盆へ入る。その支脈は、耳の後ろから耳の中に入り、耳の前へ走って、目尻の後ろに至る。その支脈は、目尻から分かれて、大迎へと下がり、手少陽と合流して、目の下を通り、頬車を通って、頚を下がり、缺盆で最初の脈と合流して胸中を下がり、横隔膜を貫いて、肝に絡まり胆に属し、脇の裏を通って、気衝に出て、陰毛の際を巡り、横へ飛んで環跳の中へ入る。直進する脈は、缺盆から腋へ下がり、胸を通って、第十一と十二肋骨先端部を過ぎ、環跳の中へ下がって前の脈と合流し、大腿外側を下がって、膝の外縁に出て、腓骨の前を下がって、絶骨の端を下がり、外踝の前に下りて出て、足背の上を通って、第四趾の間に入る。その支脈は、足背上で分かれて、第一趾へ入り、第一第二中足骨が分かれる間を通って、その端に出て、戻って爪を貫いて三毛に出る。多気少血の経で、子の刻に、気血がここへ注ぐ。

甲木の腑で、関脈で調べる。胆病ならば眉にシワを寄せ、口が苦くて腐った汁を嘔吐し、よく溜め息をつき、人が捕まえに来るように恐がる。実なら脈が実となり、精神が恍惚とするが、半夏湯で瀉すと良い。虚では脈が虚し、悶々として眠れないが、温胆湯で補うと良い。火が下降しなくて驚きやすければ、茯神と沈香を蜜で丸薬にし、人参湯で飲む。脳卒中や躁鬱病、ビクビクすれば、鉛、水銀、朱砂、乳香を一緒に、井花水で呑み下す。咽頭痛や食道閉塞には、芒硝、僵蚕、青黛、勃、蒲黄、脳子に麝香を加えると効果がある。胆虚のため寝ていて驚けば、人参、黄柏、枸杞、茯神、枳実、熟地を酒で呑めば力になる。熱を清めて咽頭を寛げるには、薄荷、宿、朱砂、川芎、冰片、脳。びっくりして恐れるなら、人参、酸棗、乳香、辰砂。びっくりして頭がフラフラすれば、学士の良い処方を覚える。風によって癲癇が起こったら、真人の秘散を修める。胆の虚寒で眠れなければ、炒めた酸棗を竹葉と煎じて調合する。胆の実熱で、寝てばかりいれば、生棗仁の粉と姜茶。補では薏苡、炒め棗仁を使う。瀉では青皮、連翹、柴胡、前胡を使う。温には姜、半夏、橘紅を使う。涼には竹茹、甘草、菊花を加える。柴胡、川芎は、使者として上行し、逆らわない。青皮と車前は、経を下に走ること疑いなし。薬には生と熟があり、脈を診て使うのがよい。薬剤には多い少ないがあり、症に基づいてバランスを取る。厥の病気が治らねば、鍼灸に頼って効果を得る。

＊井花水は不明。

穴法の考証

瞳子髎（太陽や前関の別名がある）

目の外側で、目尻から五分。手太陽と手足の少陽など、三脈の交会穴。『素註』は、灸三壮、鍼三分。

目が痒い、目を白い薄膜が覆う、視神経萎縮で見えない、遠くがぼやける。目が赤くなって痛み、涙が出て、目ヤニが多い。目頭が痒い、頭痛、アデノイドなどを主治する。

聴会

耳の少し前にある凹み。上関の下一寸で、動脈の凹みの中。口を開くと得られる。『銅人』

は、鍼を三分刺入して三呼吸留め、得気したら瀉し、補法はしない。灸は一日五壮、三十七壮で止め、十日後に、前の数で施灸する。『明堂』は、鍼三分、灸三壮。

耳鳴や難聴。顎関節が臼脱し、一〜二寸離れている。顎関節が引きつり咀嚼できない、歯痛で冷たい物が歯にしみる。狂って走り、痙攣する。恍惚として楽しくない、脳卒中による口眼歪斜、手足の不随などを主治する。

客主人（別名を上関）

耳前の骨の上、口を開けると空隙ができる。口を開いて取る。手足の少陽と、手足の陽明との交会穴。『銅人』は灸七壮、禁鍼。『明堂』は、鍼を一分刺入して、得気があれば瀉す。一日灸七壮で、すえ続けて二百壮になったら止める。『下経』は灸十壮。『素註』は、鍼を三分刺入して七呼吸留める、灸三壮。『素問』は、深刺してはならない。深ければ交叉する脈が破れ、内耳に血が漏れて難聴になり、あくびしようとしても口が開かなくなる。

口唇がこわばる、口眼歪斜、青盲［視神経萎縮］、目を細くして視力がぼやける、悪風や悪寒、虫歯、口が閉じて咀嚼すると顎が鳴って痛む［顎関節症］、耳鳴や難聴、痙攣して沫を吹く［癲癇］、悪寒発熱、痙攣して骨を引っ張って痛むなどを主治する。

＊青盲は視神経萎縮も含まれる。一般に白内障などは、目が白くなって見えなくなるが、青盲は外見上は異常がないのに視力がないもの。緑内障や眼底動脈閉塞も含まれる。

頷厭

ソリコミの髪際下で、コメカミの上縁。手足の少陽、手足の陽明との交会穴。『銅人』は灸三壮、鍼を七分刺入して七呼吸留める。深刺すれば難聴になる。

片頭痛、慢性頭痛、めまい、驚いてヒキツケが起きる、手を握り締めて手首が痛む、耳鳴、眼が見えない、目尻が引きつる、よくクシャミする、頚の痛み、関節が痛くて汗が出るなどを主治する。

懸顱

ソリコミの髪際下で、コメカミの中縁。手足の少陽、手足の陽明との交会穴。『銅人』は灸三壮、鍼を三分刺入して三呼吸留める。『明堂』は鍼二分。『素註』は、鍼を七分刺入して七呼吸留める。刺入が深すぎれば耳が聞こえなくなる。

頭痛、歯痛、顔の皮膚が赤くなって腫れる、熱病で胸が熱っぽく、汗が出ない、片頭痛が目尻まで及んで赤くなる、発熱。鼻の穴から膿が出て止まらず、それが伝わって鼻水となる。目がはっきりしなくて目を閉じるなどを主治する。

懸釐

ソリコミの髪際上で、コメカミの下縁。手足の少陽、手足の陽明との交会穴。『銅人』は、鍼三分、灸三壮。『素註』は、鍼を三分刺入して七呼吸留める。

顔の皮膚が赤くなって腫れる、片頭痛、胸に不快感があって食欲がない、中焦に熱がある、熱病で汗が出ない、目尻が赤くなって痛むなどを主治する。

曲鬢（別名を曲髪）

耳の上で髪際、耳の上の始まり部分陥中。口を開閉すると空隙がある。足少陽と足太陽の交会穴。『銅人』は、鍼三分、灸七壮。『明下』は灸三壮。

頷や頬の腫れ、顎関節が引きつって開けられない、引きつった痛み、口が閉じて喋れない、頚が回らない、頭両側のプテリオンが痛む巓風で目が見えなくなるなどを主治する。

＊曲鬢に指を当てて口を開閉すると、膨れたり凹んだりする。巓風は、恐らく巓頂風証のこと。頭頂

骨の激痛。

率谷

耳の上で、髪際を一寸半入った陥中で、凹みの中。歯を噛み鳴らせて取る。足少陽と足太陽の交会穴。『銅人』は、鍼三分、灸三壮。

痰気鬲痛、頭両側のプテリオンがこわばって痛む、頭が重い、酔ったあとの酒風、皮膚の腫れ、胃寒、飲食すると腹が膨れる、嘔吐が止まらずなどを主治する。

*痰気鬲痛とは、痰涎が胸膈に凝集し、気の昇降が異常になって、喘いで痰が塞いだり、息切れしたり、胸に痛みがある病気。現在の気管支炎の痛み。酒風は、呑んだあと風邪をひき、悪寒して汗をかき、呼吸が弱く、口乾して喉が渇き、発熱して節々が痛く、動きたがらない。胃寒は、脾胃陽虚で冷たいものを食べ過ぎて発生する。胃痛があって温めるとよく、胃液を吐き、味がない、温かいものを好む、下痢などがある。

天衝

耳の後ろで髪際から二寸、耳の上で前三分。足少陽と足太陽の交会穴。『銅人』は灸七壮。『素註』は、鍼三分、灸三壮。

癲癇や風痙、歯茎の腫れ、ビクビクしやすい、頭痛などを主治する。

＊風痙は蓐風のことで、破傷風による痙攣。

浮白

耳の後ろで、髪際を一寸入ったところ。足少陽と足太陽の交会穴。『銅人』は、鍼三分、灸七壮。『明堂』は灸三壮。

歩けない、難聴や耳鳴、歯痛、胸が脹って息できない、胸痛、頚のオデキ〔甲状腺腫〕、腫れもので喋れない、肩や腕が上がらない、悪寒発熱、喉の痛み、咳き込んで痰が出る、耳鳴でザワザワして聞こえないなどを主治する。

竅陰（別名を枕骨）

乳様突起の上で、後頭骨の下、動揺させると空隙ができる。足太陽、手足の少陽との交会穴。『銅人』は、鍼三分、灸七壮。『甲乙』は、鍼四分、灸五壮。『素註』は、鍼三分、灸三壮。

四肢のコムラガエリ、目の痛み、後頚部や顎の痛みが耳に及んでザワザワする、耳鳴りして聞こえない、舌本からの出血、骨結核、デキモノ、潰瘍、ひどいオデキ、足背にできたデキモノ、手足が熱っぽい、汗が出ない、舌がこわばって脇が痛む、咳き込んで喉が痛む、口の中が苦いなどを主治する。

完骨

耳の後ろで、髪際を四分入ったところ。足少陽と足太陽の交会穴。『銅人』は、鍼三分、灸七壮。『素註』は、鍼を七呼吸留める、灸三壮。『明堂』は、鍼二分、灸は年齢の数だけ。

足が萎えて歩けない、顎関節の引きつり、頬の腫れ、顔面部の腫れ、後頚部の痛み、慢性頭痛で耳の後ろが痛む、心中が煩悶する、尿がダイダイ色、喉の痛み、虫歯、口眼歪斜、癲癇などを主治する。

本神

曲差の傍ら一寸五分。耳の上で、髪際を四分入ったところ。足少陽と陽維脈の交会穴。『銅人』は、鍼三分、灸七壮。

小児がヒキツケて涎を吐く、後頚部がこわばって痛む、めまい、胸が引きつって身体がひねれない、癲癇で涎沫を嘔吐する、脳卒中の半身不随などを主治する。

陽白

眉の上一寸で、瞳子の直上。手足の陽明、手足の少陽、陽維脈など五脈の交会穴。『素註』は鍼三分。『銅人』は、鍼二分、灸三壮。

瞳子が痒くて痛い、目が上を視る、遠くを見るとぼやける、鳥目、目が痛くて目ヤニが出る、背中が寒くて震える、重ね着しても暖かくないなどを主治する。

臨泣

目の上で、垂直に髪際を五分入った陥中。患者に正面を見させて取穴する。足少陽、足太陽、陽維脈の交会穴。『銅人』は、鍼を三分刺入して七呼吸留める。

めまい、目に白い膜が覆う、涙が出る、後頭骨から脳戸が痛む、悪寒して鼻詰まりする、小児のヒキツケで白目になる、ライ病、目尻の痛み、脳卒中で意識不明となるなどを主治する。

目窓

臨泣の後ろ一寸半。足少陽と陽維脈の交会穴。『銅人』は、鍼三分、灸五壮。三度刺すと、目が明るくなる。

結膜炎、急に頭を旋回させる、視力がぼやけて遠くが見えない、顔の浮腫、頭痛、悪寒発熱して汗が出ない、悪寒などを主治する。

正営

目窓の後ろ一寸半。足少陽と陽維脈の交会穴。『銅人』は、鍼三分、灸五壮。めまいがして目を閉じる、頭や後頚部の片側が痛む、歯痛、口唇が引きつってこわばる、虫歯痛などを主治する。

承霊

正営の後ろ一寸五分。足少陽と陽維脈の交会穴。灸三壮。禁鍼穴。脳風頭痛、悪風や悪寒、鼻水や鼻血、鼻詰まり、喘息などを主治する。

＊脳風は、風邪による頭痛。脳戸が冷えて痛む。

脳空（別名を顳顬）

承霊の後ろ一寸五分。玉枕骨を挟む下陥中。足少陽と陽維脈の交会穴。『素註』は鍼四分。『銅人』は、鍼を五分刺入して得気があれば瀉す。灸三壮。

慢性結核で痩せ細る、身体が熱い、頚がこわばって回らない、頭が重く痛んで耐えられない、目を閉じる、心臓がドキドキする、癲癇発作、目が見えない、鼻の痛みなどを主治する。魏の武帝は、慢性頭痛となった。発作が起きると、心が乱れてめまいがする。華佗が脳空へ鍼すると、すぐに治った。

風池

耳の後ろで、コメカミの後ろ、脳空の下で髪際の陥中。圧すると耳中に響く。手足の少陽と陽維脈の交会穴。『素註』は鍼四分。『明堂』は鍼三分。『銅人』は、鍼を七分刺入して七呼吸留める。灸七壮。『甲乙』は、鍼を一寸二分刺入する。ライ病には先補後瀉する。病状が軽ければ、経脈に刺入して五呼吸留め、七回瀉す。灸は鍼より劣るが、一日七壮で、百壮まですえる。

ゾクゾクと悪寒発熱する、傷寒や温病で汗が出ない、めまいの苦しさ、片頭痛や全頭痛、痎疾、頚が抜けるようだ、頚が痛くて回せない、涙が出る、アクビばかりしてる、鼻水や鼻血、目頭が赤くなって痛む、突発性難聴、目がはっきり見えない、腰背痛、腰が前屈みになって頚まで痛む、筋肉が無力で収縮しない、ライ病と脳卒中、気が塞がって涎が上がり喋れない、意識不明で危険、甲状腺腫などを主治する。

＊ほかにも頭痛、目の痛み、上歯痛の特効穴。鼻風邪にも効く。

肩井（別名を膊井）

肩の上陥中で、缺盆の上、肩甲棘の前一寸半。手の三指を並べて押し、中指の下陥中を取る。手足の少陽、足陽明、陽維脈の交会穴で、五臓へ入ってつながる。灸五壮、鍼は五分刺入して先補後瀉する。

脳卒中、気が塞がって涎が上がり喋れない、咳き込むなどを主治する。婦人の難産、胎児が出たあとで手足が冷たくなるとき、肩井へ刺鍼すると速効性がある。頭や頚の痛み、五労七傷、上肢痛、両手で頭を押さえられない。もし鍼が深ければ悶絶するが、その時すぐに足三里を補う。

＊五労七傷は、五志による傷や七種の傷。『金匱要略』『諸病源候論』『古今医鑑』など書物によって意味するものが異なる。昔の刺鍼方法は、ほとんどが直刺だったため、肩井など下に肺がある穴位では、気胸を起こすことが多かった。足三里へ刺鍼しても気胸が治まるものではない。ここは肩髃や肩髎へ

向けて透刺する。だいたい三寸ほど刺入できるが、太い鍼で曲がらないように刺入する。

淵液（別名を泉液）

腋下三寸の凹み。手を上げて取る。『銅人』は禁灸。『明堂』は、鍼三分。灸は悪い。灸すると腋下のリンパ結核となる。それが潰れると死に、悪寒発熱すれば生きる。

悪寒発熱、腋下のリンパ結核、胸が支えて力がない、手が上がらないなどを主治する。

＊淵液の主治は、私の本にも、『針灸大成校釈』にも、『鍼灸聚英』にも記載がない。人民衛生出版社『鍼灸大成』から補足した。思うに、淵液は筋肉が薄く広がり、刺鍼しても効果がなく、下は肺があって気胸を起こしやすいので、主治がないのではなかろうか？

輒筋（神光や胆募の別名がある）

腋下三寸で、さらに前一寸。第三肋骨の端で、胸骨剣状突起の傍ら七寸五分。両乳と水平で、側臥位にて上の足を曲げて取る。胆の募穴。足太陽と足少陽の交会穴。『銅人』は、灸三壮、鍼六分。『素註』は鍼七分。

胸中が急に脹って横になれない、溜め息をついて悲しむ、下腹が熱い、走りたがる、唾が多い、言語が異常、四肢が動かない、未消化物を嘔吐する、胃液が込み上げるなどを主治する。

日月

期門の下五分。足太陽と足少陽、陽維脈の交会穴。鍼七分、灸五壮。

溜め息をついて悲しむ、下腹が熱い、走りたがる、唾が多い、言語が異常、四肢が動かないなどを主治する。

＊一般的には、日月が胆募。日月は、胆の文字を横読みしたもの。昔は縦書きと同じく、横書きも右から左に読んだ。

京門（気兪や気府の別名がある）

第十二肋骨前端の下、腰中で季肋の本が背骨を挟む部位。腎の募穴。『銅人』は灸三壮、鍼を三分刺入して七呼吸留める。

腸鳴、小腸痛、肩背の冷え、痙攣、肩甲骨内側の痛み。腰痛で前後に曲げられず、長く立てない。悪寒発熱。腹が脹り、背中まで及んで呼吸できない。水液代謝ができない、尿が黄色、下腹が引きつって腫れる、腸鳴して下痢する、股関節が引きつって痛むなどを主治する。

＊原文は監骨下。監骨は、居髎にも出るが、京門の記載は「監骨下」。『甲乙経』以来、京門は監骨下と書かれ続け、居髎は「監骨上」と書かれている。監には監獄の意味があるので、肋骨を監骨と呼ぶとも考えられるが、腸骨を監骨と考えるのが一般的。あるいは囲むような骨という意味で、監骨は大骨や鋭骨、横骨のように特定の骨を指しているのではないのかもしれない。ここでは監骨を胸郭と解釈。

帯脈

第十一肋骨前端下一寸八分の陥中。臍の上二分で、その両側それぞれ七寸半。足少陽と帯脈など二脈の交会穴。『銅人』は、鍼六分、灸五壮。『明堂』は灸七壮。

腰や腹が緩み、トロトロとして水袋のよう。婦人の下腹痛、裏急後重、瘈瘲、生理不順、血や膿の混じった帯下などを主治する。

五枢

帯脈の下三寸。水道の傍ら五寸五分。足少陽と帯脈の交会穴。『銅人』は、鍼一寸、灸五壮。『明堂』は灸三壮。

腹部のしこり、大腸、膀胱、腎の実証、寒疝［男子の下腹の引きつり］、睾丸が下腹に入って痛む、婦人の血や膿の混じった帯下、腹痛して便意があり瘈瘲するなどを主治する。

維道

章門の下五寸三分。足少陽と帯脈の交会穴。『銅人』は、鍼を八分刺入して六呼吸留める、灸三壮。

嘔吐が止まらず、水腫、三焦の不調、食欲不振などを主治する。

居髎

章門の下八寸三分。腸骨の上陥中。『素註』は章門下四寸三分。足少陽と陽蹻脈の交会穴。『銅人』は、鍼を八分刺入して六呼吸留める、灸三壮。

腰から下腹の痛み、肩から胸や上肢の痙攣、手が反対側の肩まで上がらないなどを主治する。

環跳

大転子の中、側臥位にて下の足を伸ばし、上の足を曲げ、右手で穴を探り、左に揺り動かして取る。足少陽と足太陽の交会穴。『銅人』は灸五十壮。『素註』は、鍼を一寸刺入して二呼吸留める、灸三壮。『流注指微論』は「刺鍼したら揺らしてはならない。鍼が折れたり曲がる」という。

寒痺、風痺、湿痺で知覚がない、全身のジンマシン、半身不随、腰や股が痛くてビッコをひく、膝を回したり屈伸できないなどを主治する。

仁寿宮が脚気の半身不随となった。甄権が勅命を受けて、環跳、陽陵泉、陽輔、下巨虚へ刺鍼すると歩けるようになった。

環跳穴が痛めば、恐らく附骨疽である。

*附骨疽は、初期に寒熱往来し、病巣が腫れるが皮膚の色は変わらず、続いて痛み出して屈伸できず、しばらくすると熱をもって膿ができ、潰れて膿が出ても治らず、婁孔ができたり死骨が出たりする。

風市

膝の上外側で外側広筋と大腿二頭筋の中間。手を大腿外側に着けて中指の尽きるところ。

鍼五分、灸五壮。

脳卒中で大腿や膝が無力、脚気、全身が痒い、麻痺、ハンセン氏病などを主治する。

中瀆

大腿外側で、膝上五寸。分れた肉の間陥中。足少陽の絡穴で、分かれて足厥陰へ走る。『銅人』は灸五壮、鍼を五分刺入して七呼吸留める。
寒気が分肉間に宿り、その上下を攻撃して痛む。筋痺で知覚がないなどを主治する。
＊筋痺は、筋肉が引きつって関節が痛み、歩けないもの。

陽関（別名を陽陵）

陽陵泉の上三寸。犢鼻の外側陥中。『銅人』は、鍼五分、禁灸。
風痺で知覚がない、膝痛で屈伸できないなどを主治する。

陽陵泉

膝下一寸。腓骨の外側陥中。正坐して取る。足少陽の入る所で、合土穴。『難経』は「筋会の陽陵泉」という。『疏』は「筋病は、ここで治す」という。『銅人』は、鍼を六分刺入して十呼吸留め、得気すれば瀉す。また久しく留鍼してもよい。灸は一日七壮、七十七壮まですえる。『素註』は灸三壮。『明下』は灸一壮。
膝を伸ばして曲げられない、股関節から膝の骨が冷たく痺れる、脚気、膝や股の内外側の知覚がない、脳卒中で半身不随、脚が冷えて血色がない、咽頭が支えたような苦しさ、顔面の腫れ、足の筋の痙攣などを主治する。

陽交（別陽や足窌の別名がある）

足外踝の上七寸、斜めに足三陽の分肉間に属する。陽維脈の郄穴。『銅人』は、鍼を六分刺入して七呼吸留める、灸三壮。

胸が満ちて腫れる、膝痛で足が曲がらない、寒厥、小児のヒキツケ、喉の痛み、顔の浮腫、冷えによる痛み、膝や脛が曲がらないなどを主治する。

＊寒厥は『素問・厥論』に、陽虚のため手足が冷え、悪寒して丸くなって寝て、下痢し、腹痛して顔が白く、ひどくなると失神するとある。

外丘

外踝の上七寸。少陽の生じる所。『銅人』は、鍼三分、灸三壮。

胸の脹満、皮膚が痛くて力ない、頚の痛み、悪風や悪寒などを主治する。狂犬に噛まれて毒が出ず、悪寒発熱すれば、すぐ外丘へ灸三壮すればよい。そして噛まれた所と足少陽の絡穴にも灸。癲癇、小児の鳩胸などを主治する。

光明

外踝の上五寸。足少陽の絡穴で、分かれて足厥陰へ走る。『銅人』は、鍼を六分刺入して七呼吸留める、灸五壮。『明下』は灸七壮。

淫濼、脛が怠く疼く、長く立てない、熱病で汗が出ない、急に狂い出すなどを主治する。陽輔と治療法が同じ。虚では足が萎えて歩けず、坐って起きれなければ補う。実では脛が熱くて膝が痛み、身体の感覚がなく、よく頬を噛じるので瀉す。

＊淫濼は怠痛くて力が入らないこと。

陽輔（別名を分肉）

足外踝の上四寸。腓骨の前で、絶骨の端から三分、丘墟から七寸離れる。足少陽の行く所で、経火穴。胆実で瀉す。『素註』は、鍼三分。また「鍼を七分刺入して十呼吸留める」という。『銅人』は灸三壮、鍼を五分刺入して七呼吸留める。

腰が水中にいるように定まらない、膝下の浮腫、筋の痙攣。節々が怠痛く、どこが痛むか分からない。諸関節が全て痛み、痛む場所が定まらない。腋下が腫れて萎える、喉の痛み、腋窩のリンパ結核、膝や脛が怠い、痛みが動き回って感覚がない、手足が冷たくなって失神する、口が苦くて溜め息をつく、心脇の痛み、顔に埃が付いたように黒い、コメカミや顎の痛み、目尻の痛み、缺盆が腫れぼったく痛む、汗が出て寒気して震える、瘧疾、胸中、脇、肋骨、大腿、膝の外側から絶骨、外踝の前までが痛む、清廉で顔が青いなどを主治する。

懸鐘(別名を絶骨)

足外踝の上三寸、動脈中。探って骨の先端。足三陽経の大絡。圧すると陽明絡の拍動が絶えるので、そこを取る。『難経』は「髄会は絶骨」という。『疏』には「髄病は、ここを治療する」とある。袁氏は「足を健康に歩かすには、髄会の絶骨を使う」という。『銅人』は、鍼を六分刺入して七呼吸留める、灸五壮。『指微』は「斜めに鍼を二寸ほど入れる、灸は七壮か五壮」という。

上腹部の膨満感、胃中の熱、食欲不振、脚気、膝や脛の痛み、筋骨が痙攣して痛み、足が曲がらない、ゼイゼイ喘ぐ、寒邪による慢性の消耗性疾患、心中が憂鬱になったり怒ったり。咳き込む、下痢、喉の痛み、頚がこわばる、痔核があって欝血する、陰部の引きつり、鼻血、後頚部のオデキ、大小便が出にくい、鼻の中が乾燥する、胸がムカムカして狂いやすい、脳卒中で手足が不随などを主治する。

丘墟

足外踝の下で、前の陥中。関節の隙間で、臨泣から三寸離れる。また侠谿穴から上に量り、外踝骨の前五寸。足少陽の過ぎる所で、原穴。胆の虚実、いずれでも取る。『銅人』は灸三壮。『素註』は、鍼を五分刺入して七呼吸留める。

胸脇が脹ったように痛くて息ができない、慢性の瘧疾で振寒する、腋下の腫れ。足が萎えて冷え、腰掛けたら立ち上がれない。股関節中の痛み、目に薄膜が生じる、腿や脛の怠さ、コムラガエリ、急に腹痛する、下腹が堅くなる。寒気がして発熱し、頚が腫れる。坐骨神経痛、溜め息をつくなどを主治する。

臨泣

足第四趾で、中足指節関節の後ろ陥中で、侠谿から一寸五分離れる。足少陽の注ぐ所で、兪木穴。『甲乙』は、鍼を二分刺入して五呼吸留める、灸三壮。

胸中が支える。缺盆中から腋下のリンパ結核、よく頬を噛む、天牖の腫れ、怠くて力が入らない、脛が怠い、めまい、後頭骨から脳戸の痛み、ゾクゾクと振寒する、心痛、リウマチであちこち痛い、手足が冷える、ゼイゼイ息が切れて歩けない、瘧疾が毎日起こる、婦人の生理不順、浮遊肋骨先端が支えて脹れぼったい、乳腺炎などを主治する。

地五会

足第四趾で、中足指節関節の後ろ陥中で、侠谿から一寸離れる。『銅人』は、鍼一分、禁灸。腋の痛み、肺結核で唾に血が混じる、足の外側に艶がない、乳腺炎などを主治する。

侠谿

第四趾で、二股に分かれた骨の間、中足指節関節の前陥中。足少陽の溜る所で、滎水穴。胆実では瀉す。『素註』は、鍼を三分刺入して三呼吸留める、灸三壮。胸や脇が支えて脹れぼったい、傷寒による悪寒発熱、熱病で汗が出ない、目尻が赤い、めまい、頬や顎の腫れ、難聴、胸中が痛くて身体がひねれない、身体のあちこちが痛むなどを主治する。

竅陰

第四趾の外側で、爪の角をニラ葉ほど離れた部位。足少陽の出る所で、井金穴。『素註』は、鍼を一分刺入して一呼吸留める。『甲乙』は三呼吸留める、灸三壮。

脇痛、咳き込んで息ができない、手足が熱っぽい、汗が出ない、コムラガエリ、瘛疭、頭痛、胸の不快感、喉の痛み、舌がこわばって口が乾燥する、肘が上げられない、突発性難聴、悪夢、目の痛み、目尻の痛みなどを主治する。

肝臓図

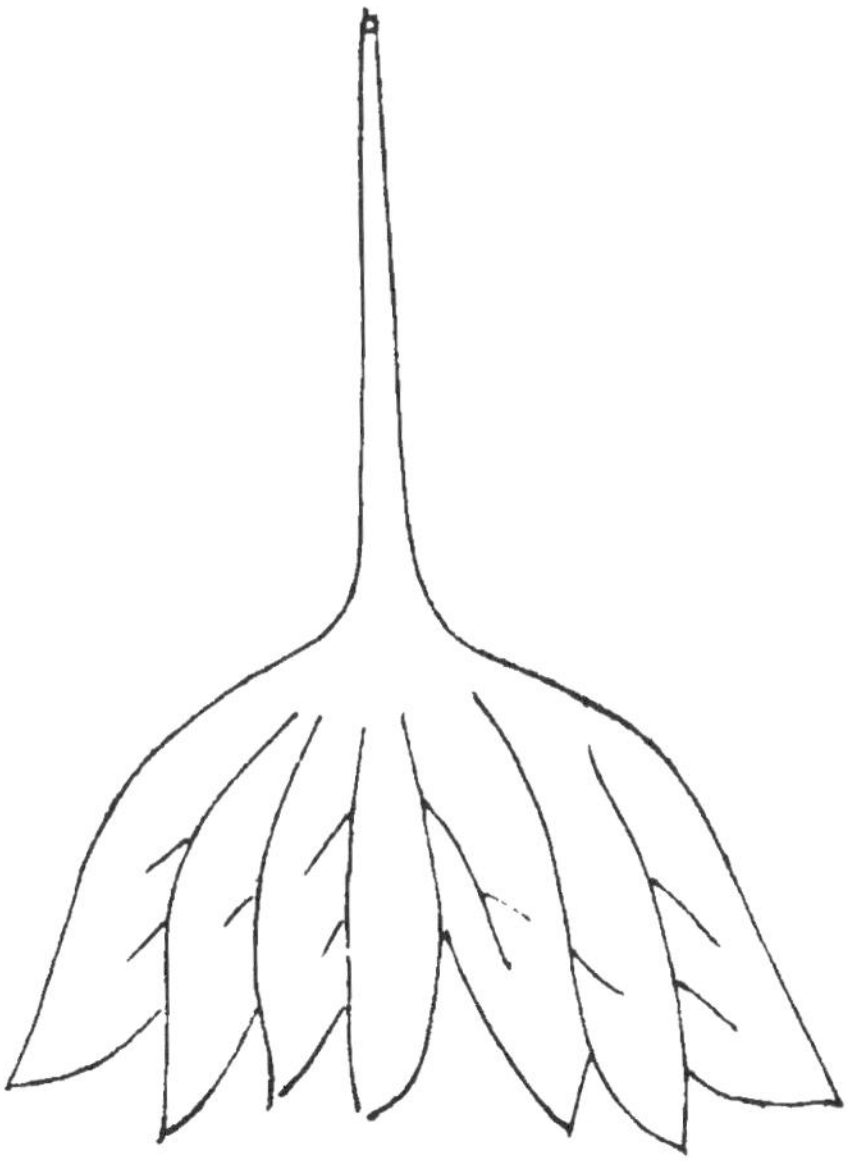

肝の重さは四斤四両。左は三葉、右は四葉、全部で七葉に分かれている。背骨の第九胸椎に付着する。

＊一説には、七情に対応するために七葉だという。

足厥陰肝経

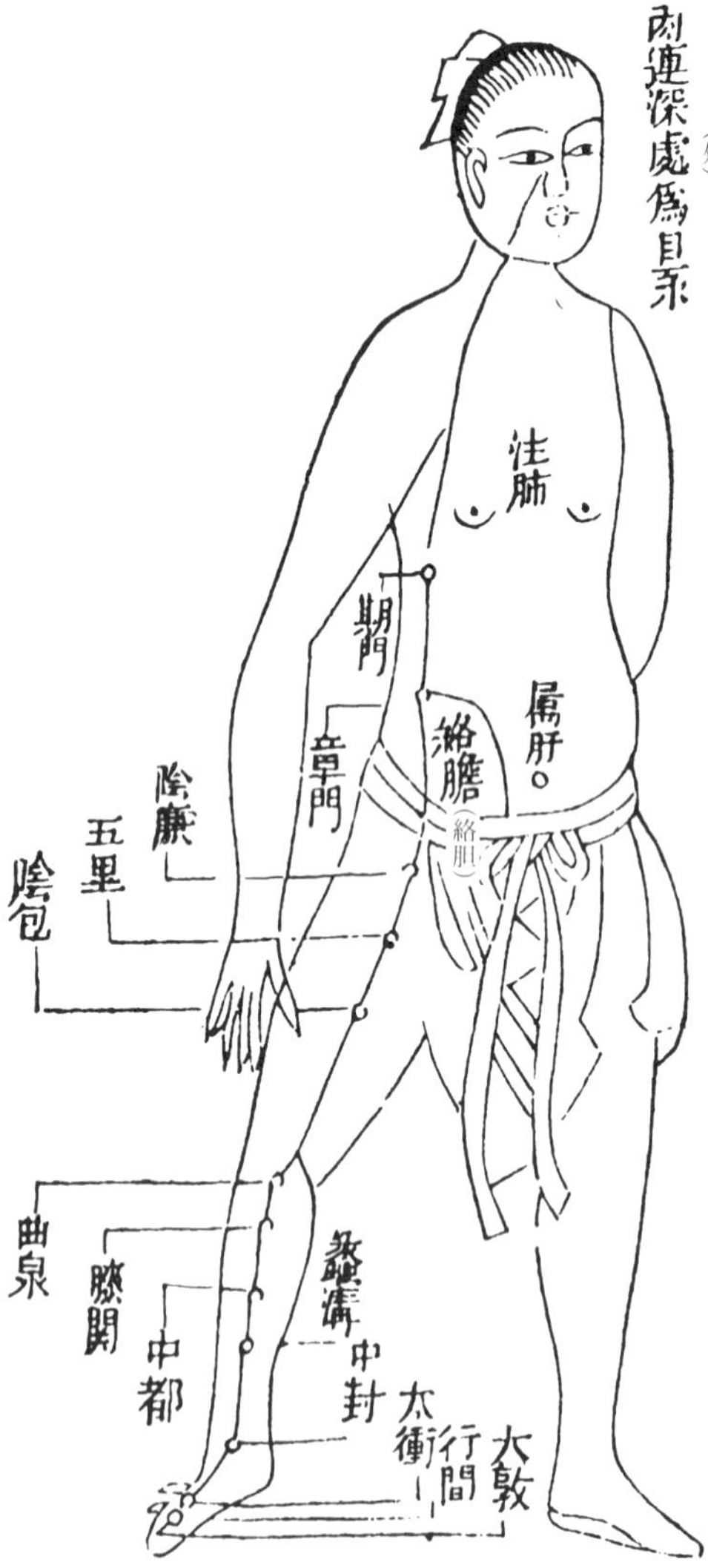

足厥陰経穴の主治

『内経』に「肝は、将軍の官である。謀略が出る」とある。

肝は、疲労の本であり、魂が宿る。肝の状態は爪に現れ、肝気は筋に充ちて、血気を生み出す。陰中の少陽で、春の気に通じる。

東方は青色。青は肝に通じ、肝は目に開竅し、精を肝に蓄える。だから病は、驚き恐れることである。肝の味は酸っぱく、五行では草木に属す。五行は、家畜が鶏、五穀では麦。四季と対応し、空は木星。それらによって、病が筋にあると分かる。肝の音は角、数は八、むっとする臭い、液は涙。

東方は風で、風は木を生み、木は酸を生み、酸は肝を生み、肝は筋を生み、筋は心を生む。肝は目を管理し、空では玄、人では道、地では誕生となって、五味を作り出す。道は知恵を生み、玄は精神を生み、天では風となり、地では木となり、身体では筋肉となり、臓では肝となり、色は蒼、声は叫び、失調すれば拳を握り、感情は怒り。怒りは肝を傷付け、悲しみは怒りに勝つ。風は筋を傷付け、燥は風に勝つ。酸味は筋を傷付け、辛さは酸に勝つ。

足厥陰肝経の穴歌

足厥陰は十三穴、
大敦、行間、太衝、中封、蠡溝、中都、
膝関、曲泉、陰包、五里、陰廉、羊矢穴、
章門は常に期門と対する(左右二十六穴)。

この経は、大敦に始まり、期門で終わる。大敦、行間、太衝、中封、曲泉で、井滎兪経合である。

経脈は第一趾にある聚毛の際に起こり、足背の上縁を上がって、内踝の前一寸を行き、内踝の上八寸で、足太陰と交わって、その後ろに出て、膝関内縁に上がり、大腿を通って陰部に入り、生殖器を回った後、下腹を通り、胃を挟んで肝に属し、胆に絡まって、横隔膜を貫いて上がり、脇肋に広がった後、気管の後ろを通って、軟口蓋へ入り、視神経に繋がって、額に出て上がり、督脈と頭頂にて合流する。その支脈は、視神経から頬裏へ下がり、唇の内側を回る。肝の支脈は、さらに肝から分かれて横隔膜を貫き、肺へ注ぐ。多血少気の経で、丑の刻に気血が注がれる。

乙木の臓で、脈は左関にある。肝実では実脈となり、両脇が痛んで、目の端に腫痛がある。虚では虚脈となり、肝の七葉が薄くなって、ポロポロと涙が出る。心火を培って肝虚を補い、陽光を抑えて、本の実を瀉す。だから薬味は、辛さで補い、酸味で瀉す。薬の気は涼で瀉し、温で補う。姜、橘実、細辛は、補によい。川芎、芍薬、大黄は、瀉すことができる。目勝離婁は、君に神麹、佐に磁石を使う。手の開く盲人には、羊の肝臓を砕き、黄連の粉を混ぜて丸薬とする。両脇の気痛には、君に枳実、芍薬、人参、川芎を使う。痰が両手を攻めれば、白朮、甘草、橘実、半夏、附子、茯苓を施す。右脇の脹痛は、桂心、枳殻、甘草、生姜、大黄。左脇の刺痛は、粉草、川芎、枳実。悲しみや怒りが肝を傷付け、両脇が痛めば、川芎、細辛、枳実、桔梗、防風、乾葛、甘草、生姜を煎じる。風寒が木を揺さぶり、陰嚢や陰茎が痛めば、茴香、烏薬、青皮、橘実、良姜を酒で調えて飲む。疝気の本は肝経にあるが、何薬を使えば治療できる？　附子、山梔の力が最高、全蝎、玄胡の効果も大きい。上燥下寒には梅膏搗丸、当帰と鹿茸。頭痛気厥には、粉末烏薬と川芎。寒湿脚痺には山椒と嚢、風熱膝痛には黄柏と白朮を煎じる。上行させて経に入れたければ柴胡と川芎、下行させるには穣と青皮。温めるには木香と肉桂。涼やすには菊花と車前草。補には阿膠と酸棗仁。瀉には柴胡と車前草、犀角や牛角。杓子定規にやってはならない。場合に応じて加減せよ。

＊目勝離婁は、目の良い離婁に勝つ視力。目が良く見えること。神麯の主治に消化不良があるので、恐らく肝気横逆のこと。嚢と穣は不明。

『導引本経』：肝は、眼を穴とする。人が眠れば血は肝へ帰り、眼は血を受けて見ることができる。不眠は、怒りや疑いの炎が燃え上がったもの、それを放置せねば眠れるし、処置できなければ眠れない。もし胆虚寒による不眠ならば、精神が奮わず、心配ばかりしている。肝の実熱では睡眠が増えて脳も心も腐るが、それには肝胆を調えるのが睡魔を抑える方法である。その要点を言えば、怒らないようにし、昼寝せず、身体は寝ていても精神は起きているようにする。眠りの精は、身体の霊であり、眠りを少なくすれば老人でも頭が冴え、知識がはっきりし、気持ちもさっぱりして安眠できる。もし惰眠をむさぼるならば、心中の血が騒ぎ、精神は寄り所を無くし、雲が天性を覆い、精神もぼんやりする。三豊は「夢中の夢を捉え、玄上の玄を捜す。妻の新たな面を知ってから、蓬莱は目前にあると笑って示す」というが、これである。『内経』は「春の三カ月は、発陳と呼ぶ。天地ともに生まれ、万物が栄える。遅く寝て早起きし、広い庭を歩いて、髪を解いて服をゆったりさせ、気持ちを伸び伸びとさせる。これは春の気に応じたもので、養生の方法である。これに反すれば肝を傷付ける」という。これも知らねばならない。

穴法の考証

大敦

第一趾の端で、爪からニラ葉ほど離れて三毛に及ぶ中。足厥陰肝脈の出る所で、井木穴。『銅人』は、鍼を三分刺入して十呼吸留める、灸三壮。

五淋［五種の尿液異常］、睾丸が急に腫れて痛む、七種の疝気、小便を何度も失禁する、亀頭中の痛み、汗が出る、睾丸が上って下腹へ入る、片側の睾丸が腫れる、腹の臍中の痛み、憂欝で楽しくない。病が左にあれば右を取り、病が右にあれば左を取る。腹の腫脹する病、下腹痛、熱中症で横になりたがる、失神して死人のようになる、婦人の不正出血が止まらず、子宮脱、外生殖器の痛みなどを主治する。

行間

第一趾の指の間、動脈拍動部の陥中。足厥陰肝脈の溜る所で、滎火穴。肝実で瀉す。『素註』は、鍼三分。『銅人』は、灸三壮、鍼を六分刺入して十呼吸留める。

嘔吐、下痢、遺尿や排尿障害、糖尿病で水を飲みたがる、怒りっぽい、手足が腫れぼったい、コムラガエリ、胸脇の痛み、下腹の腫れ、咳き込んで血を吐く、陰茎の痛み、腰痛で前後に曲げられない、腹の脹れ、鼠径ヘルニア。肝心痛で、顔色が死人のように蒼く、いつも深呼吸できない。口が歪む、癲癇、息切れ、手足が冷たくなる、咽がイガイガしてやたらに喉が渇く、目を閉じてしまって見たがらない、目から涙が出る、溜め息、大小便が出にくい、七種の疝気や寒疝［睾丸が冷えて硬くなる］。脳卒中、左脇下に盃を伏せたようなシコリがあり、咳や寒熱する。瘧疾発作、婦人で下腹が腫れる、顔に埃が付着しているように顔色が悪い、過多月経が止まらない、激しい不正出血、小児のヒキツケなどを主治する。

＊肝心痛は『霊枢・厥病』に、肝病が心に乗じたもので、顔が死人のように蒼く、いつも溜め息ができないとある。原文は「終日不得息」だが『霊枢』の引用なので訂正した。これを人民衛生の本は「深呼吸しても痛みがきえない」と訳している。寒疝には、臍周囲の痛みと、陰嚢が冷えてシコリのできるものがあるが、肝脈は生殖器を通っているので後者。

太衝

第一趾の中足指節関節の後ろ二寸、または一寸半内の間で、動脈が手に応える陥中。足厥陰肝脈の注ぐ所で、兪土穴。『素問』に「女子は十四歳で太衝脈が盛んになり、月経が定期的にあって、子が生める」とある。病人の太衝脈の有無を診れば、生死を判断できる。『銅人』は、鍼を三分刺入して十呼吸留める、灸三壮。

心痛して弦脈、黄疸、発熱性の伝染病、肩の腫れ、口唇が割れる、慢性消耗性疾患、浮腫、腰から下腹の痛み、両側の睾丸が縮み上がる、水様便、遺尿、外生殖器の痛み、顔や目が青い、胸や脇の支え、足の冷え。肝心痛で、顔色が死人のように蒼く、いつも深呼吸できない。便秘、血便。前立腺などで尿の出が悪い、小腸ヘルニア、下腹の痛み、排尿障害、吐血、嘔吐、寒気、咽がイガイガしてやたらに喉が渇く、肘の腫れ、内踝前が痛む、手足が怠くて力が入らない、脛が怠い、腋下のリンパ結核で婁孔ができる、口唇の腫れ、女子の不正出血が止まらない、小児が急に鼠径ヘルニアとなるなどを主治する。

中封（別名を懸泉）

足の内踝骨の前一寸。前脛骨筋腱の裏の凹み。『素註』は一寸半刺入。足を背屈させて陥中を取り、足を伸ばすと得られる。足厥陰肝脈の行く所で、経金穴。『銅人』は、鍼を四分刺入して七呼吸留める、灸三壮。

瘧疾で、顔色が蒼く、振寒する。下腹の腫痛、食後に腹部が不快となる、臍周囲の痛み、五種の尿液異常で排尿できない、足が冷える、身体が黄色くなって少し熱がある、食欲不振、身体の感覚がない、睾丸が冷たくてシコリがあって痛む、腰痛があって微熱があったりする、足が冷たくて力がない、精液が漏れる、筋の痙攣、睾丸が下腹に入って痛むなどを主治する。

蠡溝（別名を交儀）

内踝の上五寸。足厥陰の絡脈で、別れて足少陽へ走る。『銅人』は、鍼を二分刺入して三呼吸留める、灸三壮。『下経』は灸七壮。

下腹部の激痛、下腹の膨満、急に排尿できなくなって痛み出す、何度もゲップする、恐がってドキドキする、微弱呼吸で息が不足する、憂鬱で楽しくない、咽頭にポリープがあるようで不快、背中がこわばって前後に曲げられない、排尿障害、臍下に石のように硬いシコリがある、足や脛が冷えて怠い、屈伸困難、女子の血や膿が混じった帯下、生理不順などを主治する。肝気の上昇が激しすぎれば睾丸が急に痛み出す。実では勃起するので瀉す。虚では外陰部が異常に痒くなるので補う。

中都(別名を中郄)

内踝の上七寸、脛骨中。足少陰の照海と垂直。『銅人』は、鍼三分、灸五壮。

下痢、下腹が引きつって痛んで塊がある、下腹痛で立ったり歩いたりできない、脛が冷える、婦人の不正出血で量が多い、産後に悪露が止まらないなどを主治する。

膝関

犢鼻の下二寸で、傍ら陥中。『銅人』は、鍼四分、灸五壮。

リウマチ、膝内側の痛みが膝蓋骨まで及んで屈伸できない、咽喉の痛み。

曲泉

膝と大腿の間の上で内側、大腿骨内側上顆の下で、半膜様筋の上、縫工筋の下陥中。膝を曲げて、膝窩横紋の端を取る。足厥陰肝脈が入る所で、合土穴。肝虚で補う。『銅人』は、鍼を六分刺入して十呼吸留める、灸三壮。

下腹が引きつって痛んで塊がある、大腿内側の痛み、尿が出にくい、腹や脇が支える、排尿障害、微弱呼吸、下痢、手足が上げられない。実では、めまい、身体の痛み、汗が出ない、視力がかすむ、膝関節の痛み、筋が痙攣して屈伸できない、発狂、出血や下血、喘いでヒューヒュー言う、下腹の痛みが咽喉まで及ぶ、セックスによる過労や遺精、身体が非常に痛む、水様便で膿血を下痢する、外陰部の腫れ、陰茎痛、脛の腫れ、膝や脛が冷えて痛む。女子の子宮筋腫で、圧すると股の内側が湯に浸されているようになる。下腹部の腫れ、子宮脱、陰部の痒みなどを主治する。

陰包

膝上四寸、大腿内側で、内側広筋と縫工筋の間。下肢を曲げて取る。膝の内側を見て、高く囲まれた凹みの中。『銅人』は、鍼六分、灸三壮。『下経』は鍼七分。

腰や尻の痛みが下腹痛まで及ぶ、排尿困難、遺尿、婦人の生理不順などを主治する。

五里

気衝の下三寸、大腿内側で、動脈が手に応えるところ。『銅人』は、鍼六分、灸五壮。

腹中の膨満感、膀胱湿熱による排尿障害、風労で横になりたがるなどを主治する。

＊風労は肝労とも呼び、表裏が虚して気血が不足し、毛穴が開いて風邪が侵入し、痩せて筋肉が引きつり、足腰の力がなくなって顔色の悪くなるもの。

陰廉

羊矢の下で、気衝の下二寸、動脈中。『銅人』は、鍼を八分刺入して七呼吸留める、灸三壮。

婦人の不妊症などを主治する。出産したことのないものに灸三壮で子ができる。

＊羊矢は鼠径リンパ節。羊矢は、羊の糞という意味。鼠径リンパ節が丸いから、羊の糞に似ている。

章門（長平や脇髎の別名がある）

大横の外側で、第十一肋骨先端と垂直。臍上二寸、その横六寸。側臥位にて、上の足を曲げて、下の足を伸ばし、上腕を上げて取る。また「肘を身体に着けると肘尖の当たるところ」ともいう。脾の募穴。足少陽と足厥陰の交会穴。『難経』は「臓会、衝門」という。『難経疏』は「臓病では、ここを治療する」という。『銅人』は、鍼六分、灸百壮。『明堂』は一日七壮、五百壮になったら止める。『素註』は、鍼を八分刺入して六呼吸留める、灸三壮。

腸鳴して腹が膨れる、消化不良で腹がもたれる、脇痛で横になれない、熱があって口が乾燥する、食欲不振、胸や脇が痛くて支える、喘息、心窩部が痛くて嘔吐する。嘔吐して飲食物が出る、腰痛して身体をひねれない、腰や背骨が冷たく痛む、尿が多くて白濁する、傷飽により身体が黄色くなって痩せる、賁豚や積聚、腹が太鼓のように腫れる、背中がこわばる、手足が怠い、ビクビクする、呼吸が弱くて失神し、手足が冷たくなる、肩や腕が上がらないなどを主治する。

東垣は「邪気が胃腸にあれば、足の太陰と陽明を取る。それで下りねば足三里、章門、中脘を取る」という。

魏士珪の妻である徐は、疝気の病いとなった。臍下から心窩部まで、すべて脹満する。嘔吐や煩悶して、食欲がない。滑白仁は「これは寒が下焦にある。章門と気海へ施灸する」と言った。

＊傷飽は、哺露とか丁奚とも呼び、小児が食べ過ぎて胃腸を壊し、身体が怠くなり、発熱、顔色が悪くなって痩せる、腹部が脹るなどの症状が起きたもの。こうした脾胃症状は肝気横逆によるもの。

期門

乳頭の直下二肋間。不容の傍ら一寸五分。また「乳頭の傍ら一寸半。その直下一寸半」とも言う。肝の募穴。足厥陰と足太陰、陰維脈の交会穴。『銅人』は、鍼四分、灸五壮。

胸中の煩熱、賁豚が上下する、目が青くて嘔吐する、霍乱で下痢する、腹が硬くなる、ゼイゼイ喘いで横になれない、脇下のシコリ、傷寒で心窩部を切られるように痛む、胃液を吐く、飲食が喉を通らない、食後に胃液を吐く、胸や脇が痛くて脹れぼったい。男子や婦人が、血結胸で胸が脹る、顔が赤くて内火で乾燥する、口が乾燥して糖尿病となる、胸中が痛くて我慢できない。傷寒が伝変して治らず、発熱してウワゴトを喋る。男子は陽明が傷付き、下血してウワゴトを喋る。婦人は、生理中に邪が入ったものや、出産による発病などを主治する。ある婦人が、高熱でウワゴトを喋る。許学士が「小柴胡では、すでに遅い。すぐに期門を刺す」という。刺鍼すると、言葉通り治った。

太陽と少陽の合併症では、後頚部のこわばり痛、めまい、いつも心窩部が硬くなって痛む、心窩部のシコリなどの症状がある。そうしたときは大椎、二行線の肺兪と肝兪を刺す。慎重に発汗させないようにする。発汗すればウワゴトを言う。五〜六日してもウワゴトが止まらなければ期門を刺す。

＊目は肝の竅、青は肝の色。『傷寒全生集』によると血結胸とは、傷寒陽証で、吐血し、胸に出血があるもの。

任脈図

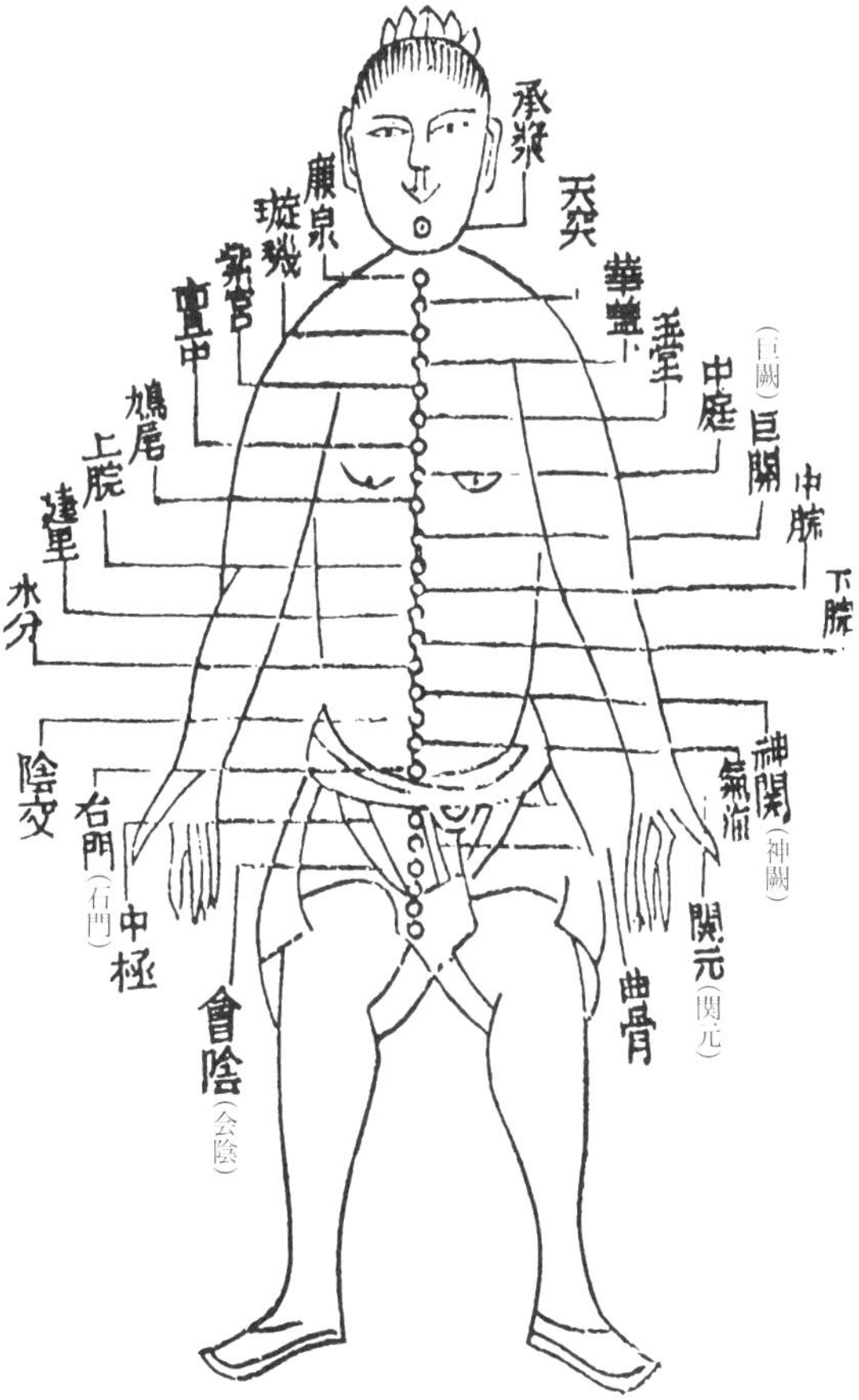

承漿
廉泉
天突
璇璣
華蓋
紫宮
玉堂
膻中
中庭
(巨闕)
巨闕
鳩尾
上脘
中脘
建里
下脘
水分
神闕
(神闕)
陰交
氣海
石門
(石門)
中極
關元
(関元)
曲骨
會陰
(会陰)

任脈経穴の主治

任脈経穴歌

任脈の三×八＝二十四穴は、会陰から起こり、
曲骨、中極、関元、
石門、気海、陰交、神闕、水分、下脘、
建里、中脘、上脘と連なり、巨闕、鳩尾は剣状突起の下、
中庭、膻中、玉堂、紫宮、華蓋、璇璣、
天突、喉仏は廉泉、唇下の凹みは承漿(二十四穴)。

この経は、井滎兪経合がない。

任脈は中極の下に起こり、陰毛の際へ上がり、腹の裏を過ぎて、関元へ上がり、気管へ至る。陰脈の海に属して、人の脈絡であり、諸陰の部分を還流して、喩えれば水である。そして任脈は、すべての陰経の集まりなので「陰脈の海」と呼ぶ。薬物は男女に分ける。月経の多くは、衝脈と任脈が管理する。任とは妊娠の意味である。人が生きて育つ本であり、養生の源である。督脈は、会陰から背を行き、任脈は会陰から腹を行く。身体の任脈と督脈は、天地に子午線があるようなものである。人体で任督は腹背であり、天地の子午は南北である。分けることもできるが、一緒にすることもできる。分ければ陰陽が別々であり、一緒にすれば宇宙の一体である。一つが二つに分かれているが、分かれた二つも、また一つである。ただし僧道では、この脈を知らず、みな各々を重んじて、禁食、禁足、禁語、断臂、燃指、焼身、枯坐して亡くなる。実に悲しいことではないか！　体内に黄色な丹があって神気を集めるもの。三華五気の精を運んで、骨を洗って毛を抜くもの。周天を運んで火をうかがうもの。臍を運んで、夜は脳を運び、身体を鍛練するもの。九霊を呼び、三精を注いで霊府に帰するもの。北斗七星の柄を倒して、機を運化するもの。黙って神様を拝むもの。気や霞を食べるもの。息を止めて精神を集中させるもの。日月のエッセンスを集めて練るもの。呼吸法で導引するもの。運気だけで火をうかがうもの。生まれ変わって身体を奪うもの。旁門で九品の漸法、三乗のもの。種々異なれど、どうして任脈督脈と離れられようか？　任脈督脈は身体を保つが、それは明君が国民を愛し、国を平和にするようなものである。国民が死んで国が滅び、任脈が衰えて身体が萎える。これは上人や哲士が、前の注により各経を導引し、養生に精通する方法であり、それが仙人の基礎を築くことになる。そのあと妄想を一掃し、静かにするのが基本であり、見るを収めて聞くを返し、黙々と光を含んで、延々と呼吸を整え、固く内を守り、入口に注意する。しばらくすると水中に火が発し、雪の中に花が開き、両腎は湯で煎じた如し、膀胱は火で熱する如し、任脈督脈は車輪の如し、手足は山石の如し。一食の間、天意は自然に動き、軽々と運び、黙々と挙げる。わずかに意識が定まれば、金と水が自然に融合し、水火は自然に昇降する。あたかもツルベで水を汲む如し、稲の花に露が付き、突然一粒が黍粒大になり、丹田の中に落ちる。これは鉛を採って水銀を投げる本当の秘密である。私は、卑しさを推し量らず、曲がりくねった小道を掃き、一本の道路を示して人に行かせる。このときに意識を散らしてはならぬ。意識を散らせば丹はできぬ。

紫陽真人は「本当の水銀は、離に生まれるが、坎にて使われる。少女は南園を過ぎて、手にはオリーブの実を持つ」という。まさに、これである。毎日間断なく行かせ、少しの間違いもない。このように一刻練れば、一刻の周天となる。一時煉れば、一時の周天となる。一日練れば、一日の周天となる。百日練れば、百日の周天となる。これを立基と呼ぶ。十カ月練れば、それを胎仙と呼ぶ。ここまで到達すれば、身心は混沌として虚空と一体になり、身体が自分なのか、自分が身体なのか分からなくなる。また神が気なのか、気が神なのかも分からなくなる。規則がなく、自らが規則で、胎息がなく、自らが胎息となる。水を求めずとも自然に生じ、火を求めずとも自然に出る。心を空しくすれば自然と真理に達し、黒無地に針を引いて、そうなっているわけは分からないが、また任脈が督脈なのか、督脈が任脈なのか分からない。六害が取り払われず、十少を持たねば、五要は不調となり、些細なことは正常でも、根本では疲れとなる。六害とは何か？　それは名誉、贅沢、財産、味、デタラメ、嫉妬である。六つのうち一つでもあれば衛生の道は遠くなり、六害を持ちながら不老不死となった人はいない。たとえ心に妙理を願い、口で真経を念じ、英華を咀嚼し、景象を呼吸したとしても、補いきれない。十少とは何か？　それは思い、念、笑い、喋り、飲む、怒り、楽しみ、憂い、好み、陰謀が少ないこと。頭を使い過ぎれば精神が散り、思いが多ければ心が疲労し、笑い過ぎれば肺腑が引っ繰り返り、喋り過ぎれば気血を消耗し、飲み過ぎれば精神を損なって寿命を傷付け、怒り過ぎれば皮膚が浮き上がり、楽しみすぎれば心神がだらけ、悩み過ぎれば顔が憔悴し、好み過ぎれば気骨がなくなり、陰謀が多ければ頭が迷う。これらは人の生命を攻撃するもので、ひどければ斧で切り倒すようなものであり、人の性を狼のように食い荒らす。衛生するものは戒めるべきである。

＊「禁食、禁足、禁語、断臂、燃指、焼身、枯坐而亡」は恐らく道教用語で「食べず、足りず、語らず、腕を動かさず、指を燃やし、身を焼き、坐して枯れて死ぬ」という意味になるが、たぶん即身仏になってミイラ化することと思われる。ここの僧は、仏教の僧ではなく、仙術修行により不老不死を目指す道教の僧。その修行法だが、鍼灸と関係ないので不明。原文の「在旁門九品漸法三乗者」は意味不明。旁門は勝手口、九品は官位。ツルベとは滑車があって、一方に桶、一方に重りが付いていていて、力がなくても水が井戸から汲めるようになっている。丹田と訳した黄庭は、脾、頭、目、天中、人中、地中、脳中、心中、脾中、丹田などを指すが、仙丹を練っている様子なので丹田。「鉛を採って水銀を投げる」の原文、採鉛投汞の意味は、不老不死の仙丹は金から作るというが、この金は本物の金ではなく、合成した金のこと。つまり錬金術。その金を作るのに、重さが近い鉛や水銀を使うと信じられていた。そうした鍼灸師では葛洪などが有名。上の段の意味は、不老不死の方法は様々だが、結局は任脈と督脈に意識を注いで丹を練ることだと言っている。真人は仙人のこと。少女は水銀の意味。周天とは、内丹を任脈督脈に回すこと。胎息は、口や鼻を使わずに呼吸すること。五要は不明だが、五臓と思う。

穴法の考証

会陰（別名を屏翳）

肛門と泌尿器の間から任脈、督脈、衝脈の三脈が起こる。督脈は会陰から背中を行き、任脈は会陰から腹を行き、衝脈は会陰から足少陰を行く。『銅人』は灸三壮。『指微』は禁鍼。

外陰部に汗をかく、亀頭の痛み、外陰部の諸疾患、生殖器と肛門が痛む、大小便が出ない、男子は亀頭が冷えて心を衝く、尿道口が熱い、皮膚が痛む、肛門が痒い、慢性の痔瘻で穴が開く、女子では無月経、膣口の腫痛などを主治する。失神者には、鍼を一寸刺入して補う。溺死した者は、まず逆さにして水を吐かせ、鍼で補う。糞尿が出れば生きる。ほかの部位には鍼できない。

曲骨

恥骨の上、中極の下一寸、陰毛の際陥中で、動脈が手に応えるところ。足厥陰と任脈の交会穴。『銅人』は、灸七壮から七十七壮。鍼二寸。『素註』は、鍼を六分刺入して七呼吸留める。また鍼一寸ともいう。

早漏、五臓の虚弱、虚して疲れて冷える、下腹の脹満、尿がポタポタと出にくく通じない、下腹から睾丸の痛み、下腹部痛、婦人の血や膿の混じった帯下などを主治する。

中極（玉泉や気原などの別名がある）

関元の下一寸、臍下四寸。膀胱の募穴。足の三陰と任脈の交会穴。『銅人』は、鍼を八分刺入して十呼吸留め、得気があれば瀉す。灸は三壮で、三百壮になったら止める。『明堂』は、灸は鍼に劣るが一日三十七壮。『下経』は灸五壮。

冷えの積もった腹部のシコリがあり、しょっちゅう心窩部を衝く。腹中の熱、臍下のシコリ、奔豚で胸が支える、外陰部に汗をかいて水腫となる、陽虚症状、頻尿、早漏で子ができない、腹部のシコリ、婦人で産後の悪露が出ない、胎盤が出ない、生理不順、血が凝集して塊となる、膣口の腫痛で正常な形体ではない、下腹が冷える、陰部が痒くて熱い、外陰部の痛み、恍惚として失神する、空腹だが食べられない、生理になるとセックスして痩せる、悪寒発熱、排尿困難などを主治する。婦人の不妊症は四度鍼すれば子ができる。

＊奔豚は、原文では賁豚だが統一した。下腹から胸や喉に、気の塊が上昇する。

関元

臍下三寸。小腸の募穴。足の三陰と任脈の交会穴。下紀とあるのは、関元のことである。『銅人』は、鍼を一寸二分刺入して七呼吸留める、灸七壮。また鍼二寸ともいう。『素註』は、鍼を八分刺入して三呼吸留め、五回瀉す。灸百壮で、三百壮になれば止める。『明堂』は、娠婦には禁鍼。もし鍼すれば胎児が死ぬが、死んだ胎児の多くは出ない。鍼を外崑崙にすれば、すぐに出るという。

積冷、虚乏。臍下の絞るような痛みが次第に外生殖器に入るようになり、常に発作が起きるようになる。臓虚による内寒で、塊りができて痛む。寒気が腹へ入って痛む、遺精、血尿を伴う七種の疝気、風眩頭痛、膀胱が閉塞して尿が出ない、尿の色がダイダイ色になる、虚証による発熱、尿に石が混じる、五種の尿液異常、下痢、奔豚で胸が支える。臍下で、盃を伏せたように血が固まる。婦人の帯下、無月経、不妊症、胞門閉塞、胎漏による下血、産後に悪露が止まらず。

＊積冷は、『霊枢・百病始生』に「積は、冷えによって生じ、厥によって積となる」とある。そして「血脈が滞って、寒気が胃腸へ入る」ので積冷という。つまり腹が冷えてシコリができたもの。虚乏とは、さまざまな虚証で衰弱したもの。風眩は、めまいの一種。『諸病源候論・風頭眩候』に「風眩は、身体

が虚し、風邪が脳へ入り、めまいがして嘔吐し、常に発作が起きる」とある。胞門閉塞は見あたらないが、『備急千金要方・巻四』に胞門不閉があり、不正出血が続くことだから、やはり無月経になる。胎漏は、漏胎のことで、妊娠中の出血。

石門（利機、精露、丹田、命門などの別名がある）

臍下二寸。三焦の募穴。『銅人』は灸を二十七壮で、合計して百壮になったら止める。『甲乙』は、鍼を八分刺入して三呼吸留め、得気があれば瀉す。『千金』は鍼五分。『下経』は灸七壮。『素註』は、鍼を六分刺入して七呼吸留める。婦人は禁鍼、禁灸。これを犯せば不妊症となる。

傷寒で排尿しにくい、下痢が止まらない、下腹が絞るように痛い、陰嚢が下腹に入る、奔豚で胸が支える、腹痛して腹筋が固くなる、急に臍の周囲が痛くなる、排尿しにくい、血尿を伴う排尿痛、小便が黄色、血を嘔吐して食べない、消化不良、水腫、水気が皮膚を行って浮腫となる、下腹が膨れる、胸中に気が満ちる、婦人が出産のため悪露が止まらない、子宮筋腫、出血が多かったり止まらぬものなどを主治する。

気海（脖胦や下肓の別名がある）

臍下一寸半の凹み。男子は気を生み出す海である。『銅人』は、鍼を八分刺入して、得気があれば瀉し、瀉したあと補法する。灸は百壮。『明下』は灸七壮。

傷寒、水をガブ飲みする、腹の腫れ、喘息、心窩部痛(胃痛)、冷病で顔が赤い、内臓の機能低下、真気不足、気の疾患すべてが久しく治らない、身体が痩せる、手足の力が弱い、奔豚、七種の疝気、小腸、膀胱、腎の実証、腹中に盃を伏せたようなシコリがある。腹が急に膨れて圧しても凹まない、臍下が冷えて痛む、急に失神して仮死状態となる、陰症で睾丸が縮む、手足が冷たくなる、便秘、尿が赤い、急な心痛。婦人は、生理になるとセックスして痩せる、膣からの大量の出血、血や膿の混じった帯下、生理不順、産後に悪露が止まらない、臍周囲の痛み、ギックリ腰、小児のオネショなどを主治する。

浦江県の鄭義宗は、下痢を患い、失神して白目を剥き、小便を垂れ流し、汗がダラダラ出て、大脈である。これは陰虚のため陽が急に絶えたもので、病のあとの酒とセックスで発病したものである。朱丹渓が気海へ施灸すると徐々に覚醒し、人参膏を数斤飲んで治った。

＊冷病は、陽虚による冷え。

陰交(別名を横戸)

臍下一寸、膀胱の上縁に当たる。三焦の募穴。任脈、足少陰、衝脈の交会穴。『銅人』は、鍼を八分刺入して得気があれば瀉し、瀉したあと補法する。灸は百壮。『明堂』は、灸は鍼に劣るが、一日三十七壮で、百壮になったら止めるという。

刀で掻き回されるような気痛、腹が脹って堅くなって痛み、痛みが外生殖器まで及ぶ。排尿できない、両睾丸が腹に入る、下腹部の痛み、外陰部に汗をかき湿って痒い、腰や膝が引きつって痙攣する、臍下が熱い、鬼撃、鼻血、婦人の経血が多量に出る、経血が止まらない、帯下、産後に悪露が止まらない、臍の周囲が冷えて痛む、不妊症、外陰部の痒み、奔豚が腹を上がる、小児の大泉門が塞がらないなどを主治する。

＊気痛は『霊枢・五色』に「気が滞って痛むもの」とある。鬼撃は、原因不明に突然発病するもの。胸や腹が絞られるように痛み、吐血したり下血したりする。鬼はワケの分からないもの。

神闕（別名を気舍）

臍の中央。『素註』は禁鍼で、刺鍼して臍に当たれば悪く、潰瘍ができる。瘍潰から糞が出れば死ぬ。灸三壮。『銅人』は灸百壮。

脳卒中で人事不省、腹中が陽虚で冷える、臓腑が傷付いた、下痢が止まらない、水腫で太鼓腹になる、流水のような腸鳴がする、臍周囲の腹痛、乳児の授乳期に下痢が止まらない、脱肛、風癇、角弓反張などを主治する。

徐平仲は脳卒中になって意識不明である。桃源簿が臍中へ灸を百壮すえると、始めて意識が戻った。起き上がれないので、さらに百壮すえる。
＊風癇は、風邪や心肝経の熱による癲癇。角弓反張は身体を反り返らせること。

水分（別名を分水）

下脘の下一寸、臍の上一寸で、穴位は小腸の下口に当たる。ここで水穀は清濁に分けられ、水液は膀胱へ入り、残渣は大腸へ行くので水分という。『素註』は鍼一寸。『銅人』は、鍼を八分刺入して三呼吸留め、五回瀉す。水の病に灸すれば非常によい。また禁鍼という。鍼すれば水分が出尽して死ぬ。『明堂』は水病に灸を七十七壮すえ、四百壮になれば止める、鍼は五分刺入して三呼吸留める。『資生』は「鍼をしないほうがよい」という。

水腫、腹が堅くなって太鼓のように腫れる、コムラガエリ、食欲不振、虚証のため腹が膨れる、臍周囲が痛くて胸に突き上げる、腰背がこわばって痛む、雷のような腸鳴、気が胸を衝く、鬼撃、鼻血、小児の大泉門が閉じないものなどを主治する。

下脘

建里の下一寸、臍の上二寸。穴位は、胃の下口で、小腸の上口に当り、水穀は、ここから入る。足太陰と任脈の交会穴。『銅人』は、鍼を八分刺入して三呼吸留め、五回瀉す。灸は一日二十七壮で、二百壮になったら止める。

臍下で逆乱した気が動く、腹筋が堅い、胃が脹る、痩せる、腹痛、六腑の陽気が虚して冷えるため消化できない、食欲不振、尿が赤い、シコリが臍の上まで繋がる、逆乱した気が動く、日に日に痩せる、脈が微細で無力、嘔吐などを主治する。

建里

中脘の下一寸、臍の上三寸。『銅人』は、鍼を五分刺入して十呼吸留める、灸五壮。『明堂』は鍼一寸二分。

腹脹、身体の腫れ、心痛(胃痛)、ゼイゼイ喘ぐ、腸の痛み、嘔吐、食欲不振などを主治する。

中脘(別名を太倉)

上脘の下一寸、臍上四寸。剣状突起と臍の中間。手の太陽と少陽、足陽明、任脈の交会穴。

上紀とは、中脘である。胃の募穴。『難経』は「腑会は中脘」という。『疏』は「腑病は、これで治す」という。『銅人』は、鍼を八分刺入して七呼吸留め、五回瀉し、すぐに抜鍼する。灸は一日二十七壮で、全部で二百壮になったら止める。『明堂』は一日灸二十七壮で、全部で四百壮になったら止める。『素註』は鍼一寸二分、灸七壮。

五膈、喘息が止まらず、腹が急に膨れる、ショック状態、脾痛、飲食が入らない、嘔吐、血や膿の混じった下痢［赤痢と白痢］、肋間にロープ状のシコリがあって冷えると痛む、心窩部の痛み、伏梁［腹筋が堅くなる］、心窩部に盃を伏せたよう、心窩部が膨れる、顔がくすんで黄色、流行性の傷寒で熱が下がらない。発熱の強い瘧疾で、腹痛から始まり、まず下痢する。霍乱により排便したのが分からない、消化できない、心窩部痛、身体が冷える、身体を前後に曲げられない、食道閉塞などを主治する。

李東垣は「邪気が陽胃にあれば、足の太陰と陽明を取る。それでも下がらなければ、足三里、章門、中脘を取る」という。また「胃虚のため、太陰の脾が頼りにならなければ、足陽明の募穴に当てて導く」とも言う。

＊五膈は、憂膈、恚膈、気膈、寒膈、熱膈。いずれにしても食道閉塞。脾痛は胃痛のこと。

上脘（別名を胃脘）

巨闕の下一寸、臍の上五寸。上脘と中脘は、胃に属して脾に絡まる。足陽明と手太陽、任脈の交会穴。『素註』と『銅人』は、鍼を八分刺入して、先補後瀉する。風癇の熱病は、先瀉後補すると、直ちに治る。一日灸二十七壮で、百壮まですえる。治らねば倍すえる。『明下』は灸三壮。

腹中の雷鳴が次々起きる、消化不良、腹の刺痛、霍乱で嘔吐して下痢する、腹痛、発熱して汗が出ない、嘔吐して食べ物が胃に入らない、腹が脹って胸中に気が満ちる、心臓がドキドキする、驚いて心臓がドキドキする、しょっちゅう嘔血する、痰が多くて涎を吐く、奔豚、伏梁、寄生虫、急に心窩部が痛む、風癇、熱病、黄疸、腹部のシコリが盆のように堅くて大きい、慢性消耗性疾患［結核］による吐血、五毒により痙攣して食べられないなどを主治する。

＊五毒は、カタツムリ、ヘビ、ムカデ、ヤモリ、ガマによる中毒。

巨闕

鳩尾の下一寸。心の募穴。『銅人』は、鍼を六分刺入して七呼吸留め、得気があれば瀉す。灸は一日七壮で、七十七壮すえたら止める。

肺気が上がって咳が出る、胸が満ちて息切れする、背中の痛みや胸痛、胃が支えて不快、さまざまな心痛［胃痛］、冷えによる心痛、回虫による痛み、寄生虫などで腹が膨れる、猫鬼。胸中に痰飲があり、まず心痛して嘔吐する。霍乱となって意識不明となる、驚いて心臓がドキドキする、腹脹して急に痛み出す、恍惚としている、嘔吐して食べられない、傷寒で心窩部が不快、よく嘔吐する、発狂、微弱呼吸、腹痛、黄疸、急性オデキ、急性の伝染病、咳嗽、鼠径ヘルニア、下腹部の脹満、ゲップ、高熱、食道の通りが悪い、五臓の気メカニズムのバランスが崩れて相尅となる、急に心痛となる、仮死状態などを主治する。

妊娠し、つわりがひどくて悶絶すれば、巨闕へ刺入して直ちに蘇生し、苦しくない。次に合谷を補い、三陰交を瀉せば、胎児は鍼に応じて落ちる。もし子の手が、母の心臓を掴んでいれば、生まれた子の手に鍼痕がある。頭で母の心臓を前に押していれば人中に鍼痕がある。後ろへ押していれば後頭骨に鍼痕がある。これは霊験がある。

『十四経発揮』は「人の心下には横膈膜があり、前は鳩尾と水平、後ろは第十一胸椎と水平であり、周囲は背骨に付着している。つまり横膈膜は、胃腸の濁気を遮断して、上部の心肺に上げないようにしている。だから心は横膈膜の上にある。難産の婦人は、子が上衝したところで横膈膜にて止まる。ましてや胎児は腹中にて、羊膜に包まれている。どうして横隔膜を破り、子供が母の心臓を掴めるのか？　心臓は、身体の君主であり、神明が出る。だから些細な邪でも入れない。それがどうして、胎児の手に掴まれているのに死なないのか？　それが上昇して心臓に近づくから、子上衝心と呼んでいるのである。それは胃袋の痛みを心痛と呼んでいるのと同じである。学ぶ者は、悪意と決別せねばならぬ」という。

＊猫鬼は、『諸病源候論・猫鬼候』巻二十五によると、タヌキなどが人に憑依したと考えられており、急に激しい胃痛が起きるもの。子上衝心は、子搶心とも呼ばれ、妊娠中に胸が支えてたまらないもの。これを胎児が、母の心臓に当たっていると考えている。妊婦の腹は禁鍼なので、刺鍼すれば胎児に当たって流産する。

鳩尾（尾翳や髑骬の別名がある）

胸骨底で肋骨が左右に分かれる下一寸。鳩尾は、剣状突起の骨が垂れ下がって、鳩のシッポのようだから鳩尾と呼ぶ。任脈の絡穴。『銅人』は、禁灸。灸すれば人の心力が弱る。名人でなければ鍼できない。そうでなければ鍼で気を多く取られ、人が若死にする。鍼を三分刺入して三呼吸留め、五回瀉す。太った人は倍刺入する。『明堂』は灸三壮。『素註』は刺灸できないという。

息賁、熱病、片頭痛が目尻まで及ぶ、ゲップして喘ぐ、喘鳴、胸が支えて咳や嘔吐する、喉が痛くて扁桃腺が腫れ、液体も喉を通らない、癲癇、狂走、狂って言葉使いが分からない、心窩部で気が塞ぐ、人の声を聞きたがらない、咳して唾に血が混じる、驚いて心臓がドキドキする、精神の消耗、少年のセックス過剰による疲労、息切れや微弱呼吸などを主治する。

また『霊枢経』は「膏の原は、鳩尾に出る」という。

＊心臓肥大などでは、直刺して心臓に当たることがある。現代の事故でも、胸に向けて斜刺したため心臓に当たって死ぬ事故がある。息賁は、肺積とも呼ばれ、呼吸がしにくくて右脇の下に盃のようなシコリができ、喘息や背痛、微弱呼吸、健忘、目を閉じるなどの症状を伴う。狂走とは狂症のこと。

中庭

膻中の下一寸六分。『銅人』は灸五壮、鍼三分。『明堂』は灸三壮。

胸や脇が支えて脹る、食道閉塞、飲食が喉を通らない、嘔吐して食べた物が出る、乳児が乳を吐くなどを主治する。

膻中（別名を元児）

玉堂の下一寸六分。横に量って両乳の間陥中、仰向けになって取穴する。足の太陰と少陰、手の太陽と少陽、任脈の交会穴。『難経』は「気会、膻中」という。『疏』は「気病は、ここで治す」という。灸五壮。『明堂』は、灸一日七壮で、二十七壮すえて止める。禁鍼。

咳き込む、息切れ、咳、食道閉塞、噴門閉塞、喉が鳴ってゼイゼイ喘いで水っぽい痰が出る、食べ物が喉を通らない、胸中が塞がったよう、心胸痛、風痺、咳嗽、肺癰で唾に膿が混じる、うすくて無色の痰を吐く、婦人では乳汁が少ないなどを主治する。

*肺癰とは、肺のオデキで、咳して膿血を吐き、発熱悪寒、胸痛や息切れなどがある。肺膿瘍のこと。

玉堂（別名を玉英）

紫宮の下一寸六分陥中。『銅人』は、灸五壮、鍼三分。

前胸部の痛み、心中がザワザワして落ちつかず咳する、咳き込む、胸が支えて息ができない、喘息、無色透明で水っぽい痰を嘔吐するなどを主治する。

紫宮

華蓋の下一寸六分陥中、見上げて取穴する。『銅人』は灸五壮、鍼三分。『明堂』は灸七壮。

胸や脇が支えて脹る、前胸部の骨が痛む、飲食が喉を通らない、胃気が上がって嘔吐する、心中が煩悶して不快、咳して吐血する、ニカワのように粘い唾などを主治する。

＊ここの上気は嘔吐なので、肺気ではなく胃気上逆。

華蓋

璇璣の下一寸六分陥中、見上げて取穴する。『銅人』は、鍼三分、灸五壮。『明下』は灸三壮。喘息で喘いでゼイゼイする、咳して喘鳴する、喉の痛みや扁桃腺の腫れ、流動体が飲み込めない、胸や脇が支えて脹って痛むなどを主治する。

璇璣

天突の下一寸六分の陥中、頭を反らして取る。『銅人』は、灸五壮、鍼三分。胸や脇が支えて脹って痛む、咳してゼイゼイ喘ぐ、喉が鳴って喘いで喋れない、喉の痛みや扁桃腺の化膿、流動体が飲み込めない、胃にシコリがあるなどを主治する。

天突（別名を天瞿）

前頚部で、喉仏の下四寸にある凹み。陰維脈と任脈の交会穴。『銅人』は、鍼五分刺入して三呼吸留め、得気があれば瀉す。灸でもよいが鍼に劣る。もし刺鍼したら直下に入れる。手を低くすると五臓の気に当り、傷付いた人が短命となる。『明堂』は灸五壮、鍼一分。『素註』は、鍼を一寸刺入して七呼吸留める、灸三壮。

顔が熱い、咳き込む、突然の喘息発作、喉が腫れて喉が冷たい、声が出ない、喉の奥に白い潰瘍ができる、喉がガサガサして膿血を吐く、声が出なくて喋れない、悪寒発熱、頚の腫れ、喘息、喉の中がヒューヒューと水鶏のように鳴る、胸中で気がこわばる、呼吸困難、舌下がこわばる、前胸部と背中が痛む、五種の食道閉塞、黄疸、食道に胃液が逆流する、眠りたがる、嘔吐、甲状腺腫などを主治する。

許氏は「この穴は、一鍼で四つの効果がある。刺鍼したあと長く置鍼すると、まず脾が食物を消化し、鍼が動くように感じることが第一効。次に、鍼が病根を破ると、腹中から音がするのが第二効。次に、膀胱へ流入したように感じられるのが第三効。そのあと気が流れて行き、腰後ろの腎堂間へ入ると感じられるのが第四効である」という。

＊天突は、天井を見上げて、手を顎の下ぐらいに置き、下へ刺入する。だから手を低い位置にすると、鍼が横に入り、気管へ刺さってしまう。気管が出血すると危険を伴う。呼吸困難と訳した原文の挟舌縫青脈は、喘息の呼吸困難により、舌下の静脈が紫色になること。五噎は、気噎、憂噎、食噎、労噎、

思噎。

廉泉（別名を舌本）

頚の下で、喉仏上の中央。顔を上げて取る。陰維脈と任脈の交会穴。『素註』は、鍼を低くして、上へ向けて刺入し、鍼を一寸刺入して七呼吸留める。『銅人』は灸三壮、鍼は三分刺入して得気があれば瀉す。『明堂』は鍼二分。

咳嗽してむせる、喘息、唾を吐く、舌下が腫れて喋れない、舌根が縮んで食べられない、舌が緩んで涎が出る、口内炎などを主治する。

承漿（別名を懸漿）

唇の尖ったところの下陥中。口を開いて取る。大腸脈、胃脈、督脈、任脈の交会穴。『素註』は、鍼を二分刺入して五呼吸留める、灸三壮。『銅人』は、灸一日七壮で、七十七壮で止める。『明堂』は、鍼を三分刺入して得気があれば瀉し、三呼吸留めて、徐徐に邪気を引いて出す。一日灸七壮、七十七壮すえたら四～五日休み、そのあと灸七十七壮すえる。もし施灸し続ければ、恐らく足陽明脈が断たれ、その病は治らない。休んでから灸を始めれば、血脈が通じて、その病は直ちに治る。

脳卒中の半身不随、口眼歪斜、顔面の浮腫、糖尿病、口歯の潰瘍や口内炎、急に声が出なくて喋れないなどを主治する。
＊施灸でも鍼でも、治療をいったん中止してから治療を再開する。

督脈図

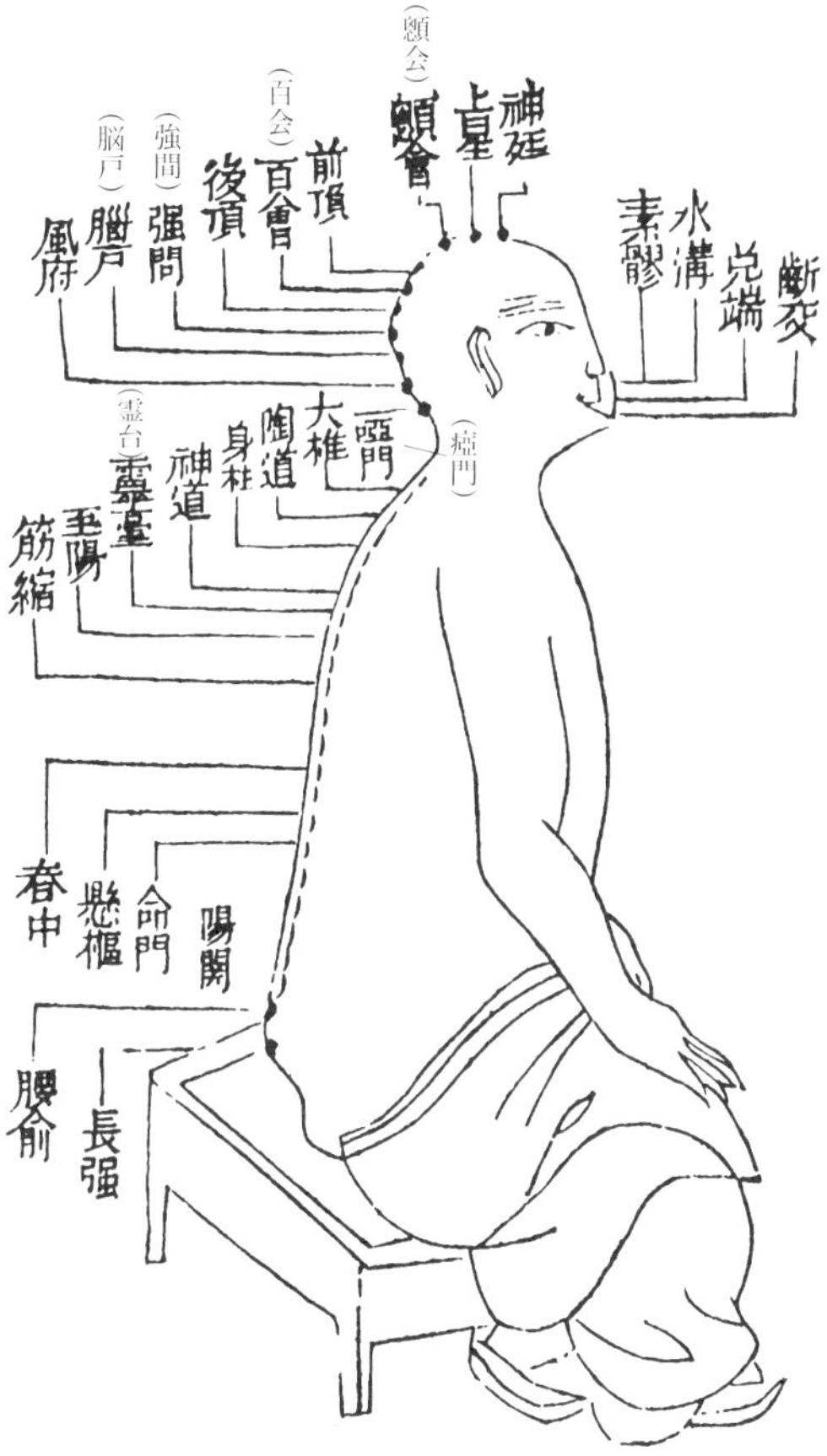
神庭
上星
顖會
（顖会）
前頂
百會
（百会）
後頂
强間
（強間）
腦戸
（脳戸）
風府
素髎
水溝
兌端
齗交
瘂門
（瘂門）
大椎
陶道
身柱
神道
靈臺
（霊台）
至陽
筋縮
脊中
懸樞
命門
陽關
腰兪
長强

督脈経の主治

督脈経穴歌

督脈は中央を行く二十七穴。
長強、腰兪、腰陽関、
命門、懸枢、脊中、筋縮、至陽、霊台、
神道、身柱、陶道、大椎は肩と水平七×三＝二十一椎、
瘂門、風府、脳戸、強間、後頂、百会、
前頂、顖会、上星、神庭、素髎、水溝、
兌端は口を開いた唇中央、齦交の唇内にて任脈と督脈は終わり（二十七穴）。

この経は、井榮俞経合がない。

脈は下極の兪である会陰に起こり、背骨の裏を行き、上がって風府へ至って脳に入り、頭頂へ上がって、額を巡り、鼻柱へ至って「陽脈の海」に属す。人の脈絡を使って、諸陽の部位を還流し、あたかも水のようである。そして督脈は、すべての大元なので海と呼ぶ。薬物は、定法にこだわることが難しい。鍼灸では、病因を調べるのがよい。

任督の両脈を知りたくば、まず四門を閉じて、両目で内観する。黙って、黍米の珠を思い浮かべ、しばし丹田を主とする。そして一口の気をゆっくりと呑み込み、徐々に丹田へと引き込む。すると命門から衝動が起り、督脈を引いて尾閭［尾骨］を通過し、脳へと上昇する。続いて性元が動いて任脈を引き、重楼［喉］を降りて気海へと返す。任督の両脈が上下して円のごとく回転する。前が降りて後ろが昇り、それが延々と続く。心は止水の如く、身体は空壷に似る。そのとき肛門を軽く引き上げ、鼻からの呼吸を徐々に閉じる。呼吸が早くなれば徐々に呑み込む。もし意識が、ぼんやりしてきたら想うことに集中する。意識が疲れたら放置し、長く続けていると、閉じた竅が自然に開き、脈絡が流通して万病が起きなくなる。広成子の「丹を作るカマドと水車は、コツコツ働く」とは、これを言う。督脈と任脈は、もともと真を通じる路である。『丹経』には多くの言葉がある。私は今、深遠な道理のメカニズムを指し示すが、それは人々の長寿を願ってである。

＊四門は不明だが「外界を遮断し」とあるので目と耳と思う。重楼は、一般にユリ科の七葉一枝花だが、楼には二階建ての意味もあり、重楼とは五重の塔のようなもの。それで喉と訳した。恐らく気管だろう。

穴法の考証

長強（気之陰郄や橛骨の別名がある）

背骨の端で、長さ三分。地に伏せて取穴する。足の少陰と少陽の交会穴。督脈の絡穴で、分かれて任脈へ走る。『銅人』は、鍼を三分刺入し、グルグル回して、ひどく痛むようにする。灸は鍼に及ばないが一日灸三十壮で、二百壮になったら止める。これは痔の根本である。『甲乙』は、鍼を二分刺入して七呼吸留める。『明堂』は灸五壮。

痔などの下血、慢性の痔瘻、腰背痛、躁状態、大小便が出にくい、頭が重い、下痢、五種の尿液異常、外陰部の潰瘍、小児の大泉門の陥没、驚いてヒキツケる、痙攣、吐血、ちょっとのことでビクビクする、精液が漏れる、両目が上を向くなどを主治する。治療したら冷たい食品とセックスを慎む。

腰兪（背解、髄孔、腰柱、腰戸などの別名がある）

仙骨管裂孔の凹み。身体をピンとさせて地面に伏せ、身体を緩めて、両手で額を支え、四肢を緩めてから取穴する。『銅人』は、鍼を八分刺入して、三呼吸留め、五回瀉す。灸は七壮で、七十七壮まで。治療したらセックスと重量物を持ち上げることを慎む。『明堂』は灸三壮。

腰や股、腰背の痛み、身体を前後に曲げられない、発熱性の瘧疾で汗が出ない、足が痺れて感じない、傷寒で四肢の熱が退かない、婦人の無月経、尿が赤いなどを主治する。

＊二十一椎下は、中医では頚椎を除くので、背骨が十七椎、仙椎が四椎で二十一椎となる。頚椎は柱骨と呼び、脊は胸椎から仙椎まで。脊と柱骨を合わせて脊柱となる。

陽関

第四腰椎下、腰掛けて取る。『銅人』は鍼五分、灸三壮。

膝の外側が屈伸できない、風痺で感覚がない、筋肉が痙攣して歩けないなどを主治する。

命門（別名を属累）

第二腰椎下、うつ伏せで取穴する。『銅人』は鍼五分、灸三壮。

破れるような頭痛、火のように発熱して、汗が出ない、悪寒発熱する瘧疾、腰背の引きつり痛、五臓による体内からの内熱、小児の癲癇、口を開けて頭を揺らす、身体を反り返らせるなどを主治する。

＊五臓による体内からの内熱には、脾熱や心熱などがある。

懸枢

第一腰椎下、うつ伏せで取穴する。『銅人』は鍼三分、灸三壮。

腰背がこわばって屈伸できない、腸内ガスのシコリが上下する、消化不良、下痢、腹中の塊などを主治する。

脊中（神宗や背兪の別名がある）

第十一胸椎下、下を向いて取穴する。『銅人』は、鍼を五分刺入して、得気したら瀉す。禁灸、灸すれば腰が前屈みになる。

肝熱による癲癇、黄疸、腹の膨満、食欲不振、五種の痔による便血、発熱性の伝染病、腹のシコリ、下痢、小児の脱肛などを主治する。

筋縮

第九胸椎下、下を向いて取穴する。『銅人』は鍼五分、灸三壮。『明下』は灸七壮。精神病で狂って走る、背骨の引きつり、白目を剥く、上を見る、目を大きく開ける、癲癇でよく喋る、心窩部痛などを主治する。

至陽

第七胸椎下、下を向いて取穴する。『銅人』は鍼五分、灸三壮。『明下』は灸七壮。腰背痛、胃中に寒気があって食べられない、胸や脇が支える、身体が痩せる、背中を気が上下する、腹中が鳴る、寒熱でだるい、無力になって脛が怠い、四肢が重くて痛む、呼吸が微弱で喋りにくい、慢性結核などで急に危篤となる、心胸が痛むなどを主治する。

霊台

第六胸椎下、下を向いて取穴する。『銅人』には主治がない。『素問』を見る。現在では俗に、灸すれば喘息で横になれない者を治すという。火が皮膚に着けば治る。禁鍼。

神道

第五胸椎下、下を向いて取穴する。『銅人』は灸七十七壮で、百壮になれば止める。禁鍼。『明下』は灸三壮、鍼五分。『千金』は灸五壮。

傷寒発熱、頭痛、進退往来、瘧疾、恍惚とする、悲しんで物忘れする、驚いて心臓がドキドキする、アクビして顎がはずれて口を開いたまま閉じないなどを主治する。小児のヒキツケや痙攣には灸七壮がよい。

＊進退往来は、一般に気功用語で、背骨に気を回す意味だが不明。

身柱

第三胸椎下、下を向いて取穴する。『銅人』は鍼五分、灸は七十七壮で、百壮になれば止める。『明堂』は灸五壮、『下経』は灸三壮。

腰背痛、癲狂、痙攣、怒って殺人しようとする、発熱、幽霊を見たようなデタラメを言う、小児のヒキツケなどを主治する。

『難経』は「洪、長、伏の三脈を治す。癲癇、発狂、人と火を嫌うなどは、三椎と九椎へ灸」という。

陶道

第一胸椎下、下を向いて取穴する。足太陽と督脈の交会穴。『銅人』は灸五壮、鍼五分。瘧疾の悪寒発熱、ゾクゾクして背骨がこわばる、胸中の不快感、汗が出ない、頭が重い、目を閉じる、痙攣、恍惚として楽しくないなどを主治する。

大椎

第一胸椎上の凹み陥中。手足の三陽と督脈の交会穴。『銅人』は、鍼を五分刺入して三呼吸留め、五回瀉す。灸は年齢の数だけ。

咳して脇が脹る、嘔吐、五労七傷、力が出ない、発熱性の瘧疾、気注で肩背がこわばる、頚がこわばって回せない、肝労で気を消耗する、内熱、前歯の乾燥などを主治する。

張仲景は「太陽と少陽が同時に発病すると、後頚部がこわばって痛み、めまいしたり、いつも心下が堅くなって痛むようだ。心下が硬ければ大椎を刺す」という。

＊気注は、『諸病源候論』に、最初はデタラメを言い、百日後に身体が腫れて急に治り、一年後に全身が腫れ、三年後に虫を嘔吐する病気とある。肝労は、顔や目が黒くて、口が苦く、精神が内を守らず、怖がって一人で寝ず、目が悪い。風労のこと。

瘂門（舌厭、舌横、瘖門の別名がある）

うなじの後ろで、髪際を五分入ったところ。後頚部中央の凹み、頭を上げて取る。督脈と陽維の交会穴。舌本へ入って繋がる。『素註』は鍼四分。『銅人』は、鍼を二分刺入し、八分ほど鍼に巻き付け、三呼吸留めて五回瀉し、瀉が終わったら置鍼して取る。禁灸、灸すれば喋れなくなる。

舌がこわばって喋れない、重舌、諸陽経の熱気が盛ん、鼻血が止まらない、寒熱風瘂、背中が反り返る、痙攣、癲癇、頭が重くて汗が出ないなどを主治する。

＊昔の灸はモグサが大きくて潰瘍になった。ここは五分ぐらいしか刺入できず、事故が起きる有名穴。重舌は、舌下が腫れて、舌の下に舌があるように見えること。寒熱風瘂は不明だが、脳卒中の失語と思う。上へ向けて延髄を刺激し、統合失調症や喋れない者を治すという。

風府（別名を舌本）

後頚部で、髪際を一寸入ったところ。僧帽筋の内側の凹み。早口で喋ると肉が起き、喋らなければ下がる。足太陽と督脈、陽維の交会穴。『銅人』は鍼三分。禁灸で、灸すれば声が出なくなる。『明堂』は、鍼を四分刺入して三呼吸留める。『素註』は鍼四分。

脳卒中、舌が緩んで喋れない、寒気がして震えて汗が出る、身体が重くて悪寒する、頭痛、後頚部が引きつって頭が回せない、脳卒中の半身不随、鼻血、咽喉の腫痛、傷寒。狂って走り、自殺しようとする。あらぬほうを見る、頭の諸病、黄疸などを主治する。

『瘧論』に「瘧邪が風府へ宿り、脊柱起立筋に沿って下がる。衛気は、一日の夜に風府で大会し、明日の昼に一節下がる。だから晩に瘧疾発作が起きる。いつも風府に衛気が至ると毛穴が開き、毛穴が開くと邪気が入り、邪気が入ると発作が起きる。だから昼間の発作は晩より激しい。それは風府に出て、一日一節ずつ下がる。二十五日で尾骨に至り、二十六日で背骨内に入る。だから昼間の発作は晩より激しい」という。

昔、魏の武帝が風邪をひいて後頚部がこわばった。華佗が、この穴で治療して効果があった。

脳戸（別名を合顱）

後頭骨の上で、強間の後ろ一寸半。足太陽と督脈の交会穴。『銅人』は禁灸、灸すると喋れなくなる。『明堂』は鍼三分。『素註』は鍼四分。『素問』は、脳戸を刺し、脳へ入ると直ちに死ぬという。

顔が赤くて目が黄色、三叉神経痛、頭が重くて腫痛、甲状腺腫などを主治する。この穴は、鍼灸ともによくない。

強間（別名を大羽）

後頂の後ろ一寸半。『銅人』は鍼二分、灸七壮。『明堂』は灸五壮。

頭痛、めまい、回転性のめまいがして涎を吐く、後頚部がこわばって左右に回せない、狂って走り回り、眠らないなどを主治する。

後頂（別名を交衝）

百会の後ろ一寸半、後頭骨の上。『銅人』は灸五壮、鍼二分。『明堂』は鍼四分。『素註』は鍼三分。

頭や後頸部がこわばって引きつる、悪寒、めまい、視力がぼやける、額の痛み、リウマチで汗が出る、癲狂で眠らない、癲癇発作で痙攣する、片頭痛などを主治する。

百会（三陽、五会、巓上、天満の別名がある）

前頂の後ろ一寸五分、頭頂中央のツムジの中、豆が入るほどの凹み、両耳尖の直上。性理は、北谿の陳氏によると「少し子《ね》を下がる。あたかも天の北極星が北にあるが如し」という。手足の三陽と督脈の交会穴。『素註』は鍼二分。『銅人』は灸七壮で、七十七壮で止める。頭頂へ施灸するときは七壮を超えないようにする。頭頂の皮膚は薄いので、灸が多いと悪い。鍼は二分刺入して、得気があれば瀉す。また『素註』は鍼四分。

慢性頭痛、脳卒中で喋りにくい、口噤して開けない、脳卒中の半身不随、心中の不快感、驚いて心臓がドキドキする、健忘、前後のことを忘れる、精神が恍惚とする、精神力がない、瘧疾、脱肛、癲癇、緑内障、夏風邪、角弓反張、羊鳴、よく泣く、言葉を選ばない［精神異常］、癲癇発作、沫を吐く、汗が出て嘔吐する、飲酒したように顔が赤い、頭が重くて鼻が詰まる、頭痛、めまい、食べても味がないなど、万病を治す。

虢国の王子が仮死状態となった。扁鵲が百会を取ると、しばらくして王子が生き返った。

唐王朝の高宗が頭痛である。秦鳴鶴が「百会を刺して出血させるとよい」という。皇后が「尊い頭上から出血させる道理があるか」と責める。すでに刺した。少し出血すると、すぐに治った。

＊子は北なので、百会は頭頂より少し後ろに取れという意味。羊鳴は恐らく癲癇。

前頂

顖会の後ろ一寸半、骨間の陥中。『銅人』は鍼一分。灸三壮、七十七壮で止める。『素註』は鍼四分。

慢性頭痛とめまい、顔が赤く腫れる、水腫、小児のヒキツケ、痙攣発作がいつでも起きる、鼻水、頭頂の腫れぼったい痛みなどを主治する。

顖会

上星の後ろ一寸の陥中。『銅人』は灸を二十七壮、七十七壮で止める。初めの灸は痛くないが、病が去れば痛む。痛くなれば灸を止める。もし鼻詰まりならば、灸して四日目から徐々に改善し、七日で突然に治る。鍼を二分刺入して三呼吸留め、得気したら瀉す。八歳以下なら刺鍼しない。大泉門が閉じてないので、刺鍼すれば骨を傷付け、早死にさせる。『素註』は鍼四分。

脳が冷える、または飲酒が多くて、破るように脳が痛む、鼻血、顔が赤く突然腫れる、頭皮の腫れ、頭皮がカサカサになって剥がれる、めまい、目の上が青くてめまいする、鼻が詰まって匂いがしない、驚いて心臓がドキドキする、目が上を向いて失神するなどを主治する。

上星（別名を神堂）

神庭の後ろで、髪際を一寸入った陥中、豆が入る。『素註』は、鍼を三分刺入して六呼吸留める、灸五壮。『銅人』は灸七壮。細い三稜鍼で、諸陽経の熱気を排出すれば、頭や目を悪くしない。

顔が赤くなって腫れる、慢性頭痛、頭皮の腫れ、面虚、鼻茸、鼻詰まりと頭痛、瘧疾で振寒する、熱病で汗が出ない、めまい、眼痛、遠くがぼやける、口や鼻の出血が止まらないなどを主治する。たくさん施灸すると悪い。諸陽経の気が頭目を衝いて、目が見えなくなる。

＊面虚は不明だが、恐らく顔の虚浮と思う。

神庭

鼻の直上で、髪際を五分入る。足太陽と督脈の交会穴。『素註』は灸三壮。『銅人』は、灸二十七壮、七十七壮で止める。禁鍼、鍼すれば発狂し、目に正気がなくなる。

高所へ登って歌う、服を脱いで走る、身体を反り返らせる、舌を出す、鬱病、癲癇、目が上を向いて失神する、慢性頭痛やめまい、鼻水が止まらない、涙が出る、驚きで心臓がドキドキして安眠できない、嘔吐して胸中が不快、寒熱頭痛、喘ぐなどを主治する。

岐伯は「風を治したければ、灸を多くすえることなかれ。風の性質は軽いので、灸が多ければ傷付けるからだ。だから七壮がよく、三十七壮にて止める」という。

張子和は「目の腫れ、目を膜が覆うものには、神庭、上星、顖会、前頂へ鍼をする。膜が覆うものは直ちに退き、腫れは直ちに消える」という。

素髎（別名を面正）

鼻柱の上端で、鼻尖。この穴は、さまざまな厥［失神］を治療する。『外台』は、灸は悪く、鍼一分。『素註』は鍼三分。

鼻茸が消えない、鼻水が多い、デキモノで鼻が詰まる、喘息で呼吸できない、顔面神経麻痺で鼻が歪む、鼻水や鼻血などを主治する。

水溝（別名を人中）

鼻柱の下で、人中溝の中央。鼻孔近くの陥中。督脈と手足の陽明との交会穴。『素註』は、鍼を三分刺入して、六呼吸留める、灸三壮。『銅人』は、鍼を四分刺入して、五呼吸留め、得気があれば瀉す。灸は鍼に劣るが、一日灸三壮。『明堂』は日に灸三壮で、二百壮まですえる。『下経』は灸五壮。

糖尿病で際限なく水を飲む、水気で全身の浮腫となる、いつも笑っている、癲癇、言葉の善し悪しが分からない［精神病］、急に泣いたかと思うと急に笑う、脳卒中で口が開かない、歯を食い縛って開かない、顔が腫れる、口唇が虫が這うように動く、卒中悪、鬼撃、喘ぐ、目が見えなくなる、黄疸、発熱性の伝染病、全身が黄色くなる、口が歪むなどを主治する。灸は鍼に劣るが、スズメの糞ぐらいの小さなモグサをすえる。顔の浮腫には、この一穴へ鍼をすると水が出尽くして治る。

＊卒中悪は、急に手足が冷たくなり、鳥膚が立って顔が青黒くなり、うわごとを喋って歯を噛み締め、頭を揺らしながら人事不省となる。鬼撃は、急に原因不明の重病となるもの。鬼は幽霊や鬼神の意味だが、それに攻撃されて発病する。

兌端

唇の上端。『銅人』は鍼二分、灸三壯。

癲癇で沫を吐く、小便が黄色、舌が乾く糖尿病、鼻血が止まらず、口唇がこわばる、歯茎の痛み、鼻詰まり、痰涎、口噤、顎をガチガチ鳴らすなどを主治する。大麦ぐらいのモグサ。

齦交

唇の内側で、歯の上歯槽、上唇小帯の中。任脈、督脈、足陽明の交会穴。『銅人』は鍼三分、灸三壯。

鼻茸、悪性のデキモノ、鼻が詰まって呼吸しにくい、額の痛み、後頚部がこわばる、目ヤニや涙が多い、牙疳腫痛、目頭が赤くなって痛痒い、目を白い膜が覆う、顔が赤くて心中がザワザワして落ちつかない、黄疸、寒暑の季節の発熱性伝染病などを主治する。小児の顔のオデキや皮膚病が、いつまでも消えなければ、火鍼をするのもよい。

*ここで督脈と任脈が繋がる。牙疳は、歯茎が腫れて膿が出る。

督任要穴図　楊氏

督脈

人の病で、脊柱起立筋のこわばり痛、癲癇、背中で心臓の裏が熱い、狂って走る、原因不明の邪、目痛、大椎骨の怠い痛み。督脈は会陰に起こり、背骨に並んで風府へ上行する。尾

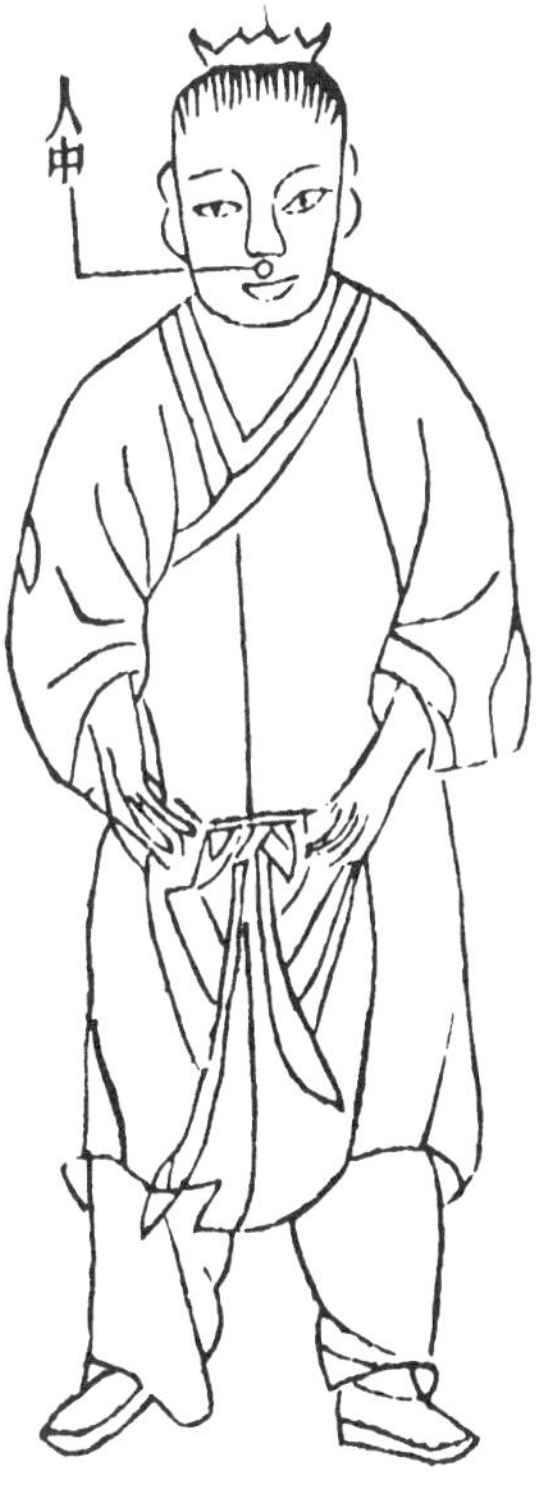

骨から始まって発病したら、督脈の人中穴を刺す。鼻柱の下で、鼻孔近くの陥中。鍼四分。灸もよいが鍼に劣る。失神や躁鬱病にもっとも効果がある。

任脈

人の病で、七種の疝と八種の腹中シコリ、寒温の不調、口舌の潰瘍、頭や後頚部のこわばり痛。任脈は中極の下に起こり、陰毛を上がって、腹に沿って関元へ至り、咽喉の天突へ直上し、承漿を通って発病する。任脈の承漿穴へ刺鍼する。ヒゲの間陥中。同身寸で三分刺入する。灸は七壮で、七十七壮にて止める。

＊八種の腹中シコリとは、『婦人良方』に、黄、青、燥、血、脂、狐、蛇、鼈とある。

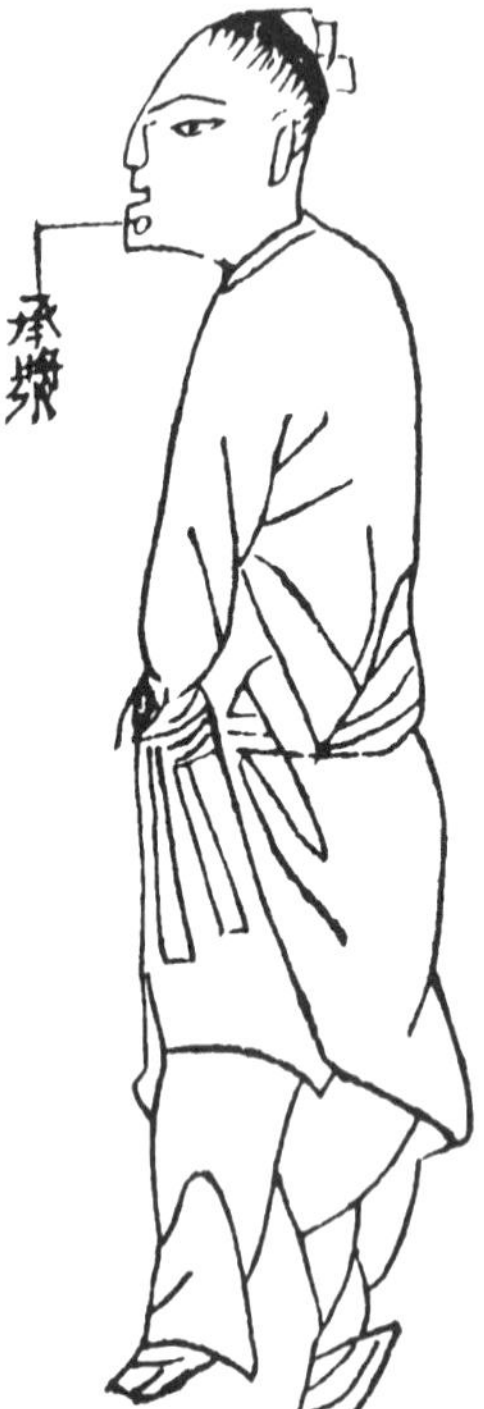

奇経八脈歌　『医経小学』

督脈は会陰に起こり、背骨の裏に並んで風府へ上がり、
脳と額、鼻を過ぎて、齦交へ入る。陽脈の海であり、すべての元締めである。

任脈は、中極の底に起こり、腹を上がって喉に沿って承漿の裏へ行く。
陰脈の海で、妊娠に関係する。

衝脈は、子宮に出て、脊中を行き、腹から咽喉部、口唇に絡まる。
女人では経となる血室［子宮内膜］である。
脈は少陰の腎経と並行し、任脈や督脈と同じく会陰が元となる。
三脈が一緒に起こって、別々に進む。

陽蹻脈は、足跟の裏に起こり、外踝に沿って風池へ入る。
陰蹻脈は、内踝から喉へ行く。この二つは、足太陽と足少陰の絡脈である。
陰経が交差するところに陰維脈が起こる。足少陰の築賓が郄穴。
陽経が会合するところに陽維脈が起こる。足太陽の郄穴の金門穴。
帯脈は、季脇間を一周し、維道にて足少陽と会合する。
奇経八脈は、諸経脈を連絡するのが役割である。

奇経八脈『節要』

督脈は、下腹部に起こって会陰へ下がる。女子は廷孔に繋がるが、その孔は尿道口の外端である。その絡脈は外生殖器を通り、会陰部を通って、会陰の後ろへ行き、分かれて臀部を回ったあと、足少陰と足太陽の絡脈と合流し、足少陰とともに大腿内側後縁を上がって、背骨を貫いて腎に属する。また足太陽と一緒に目頭から起こり、額へ上がって、頭頂で交わり、脳へ入って絡まり、回って後頚部へ出て、肩甲骨の内側を通り、背骨を挟んで腰中を通り、脊柱起立筋へ入って腎に絡まる。その脈は、男子では陰茎を通って会陰へ行く以外は、女子と同じである。その脈で下腹を直上するものは、臍中央を貫いて、心臓を貫き、喉へ入ってオトガイへ上がり、唇を回って、両目の下中央に繋がる。

督脈は、会陰に起こり、背骨の裏を並行し、風府へ至って、脳へ入り、頭頂へ上がって額を通り、鼻柱へ至って、陽脈の海に属す。その病は、背骨のこわばりと失神、全部で二十七穴。穴は前を見よ。

任脈と衝脈は、いずれも子宮内に起こり、背骨の裏を通って、経絡の海となる。その浮いて体表にある脈は、腹を上行して、咽喉で合流し、分かれて口唇に絡まる。脈が血気盛んならば肉が熱くなる。血だけ盛んならば、皮膚にしみ出して毫毛が生える。婦人で、気が余って、血だけ不足すれば、月経が多発する。任脈と衝脈が傷んでいるからである。任脈と衝脈の交差する口唇は、女子では子宮からの出血により、血が余らないのでヒゲが生えない。

任脈は中極の下に起こり、陰毛の際を上がり、腹の裏に沿って上がり、関元を上がって咽喉に至り、陰脈の海に属する。その病は、体内のシコリで、男子は七疝、女子は子宮筋腫である。全部で二十四穴。穴は前を見よ。

衝脈と任脈は、いずれも子宮内に起こり、背骨の裏を上がって、経絡の海となる。その浮いて体表にある脈は、腹を上行して、咽喉で合流し、分かれて口唇に絡まる。だから衝脈は気衝に起こり、足少陰の経と並行して、臍を挟んで上行し、胸中に至って散る。その病は嘔吐、そして下痢の腹痛である。『難経』は「足陽明の経と並行する」と述べている。穴を考証すると、足陽明は臍を二寸挟んで上行し、足少陰は臍を一寸挟んで上行する。『鍼経』の記載では、衝脈と任脈、督脈は、いずれも会陰から起こり、それは腹にある。そして幽門、通穀、陰都、石関、商曲、肓兪、中注、四満、気穴、大赫、横骨と二十二穴あるが、それらは足少陰の穴位である。つまり衝脈が、足少陰経と一緒にゆくことは明らかである。

幽門（巨闕の旁ら）→通穀（上脘の旁ら）→陰都（通穀の下）→石関（陰都の下）→商曲（石関の下）→肓兪（商曲の下）→中注（肓兪の下）→四満（中注の下）→気穴（四満の下）→大赫（気穴の下）→横骨（大赫の下）

帯脈は、浮遊肋骨に起こり、身体を一周する。その病は、腹の膨満感、腰が水中に座っているようにふらつく。その脈気が発するところが帯脈である。それは身体を帯のように一周する。また足少陽と、帯脈、五枢、維道にて合流するが、そこが帯脈の気を発する。全部で六穴。

帯脈（季脇の下一寸八分）→五枢（帯脈の下三寸）→維道（章門の下五寸三分）

陽蹻脈は、カカトに起こり、外踝に沿って上行し、風池へ入る。その病は、屈筋が緩んで伸筋が引きつる。両足の陽蹻脈は、足太陽の別絡で、足太陽と一緒に上行し、気は足太陽経と一緒に回り、目を潤す。気が栄養しなければ目が閉じない。男子は陽、女子は陰だから、陰陽の一致する蹻脈が経脈となり、一致しない脈が絡脈となる。陽蹻脈の長さは八尺。気を発する穴は、申脈に生まれ、本が僕参、郄穴が跗陽、足少陽と居髎で、また手陽明と肩髃、巨骨で、また手太陽や陽維と臑兪で、また手足の陽明と地倉や巨髎で、また任脈や足陽明と承泣にて会合する。全部で二十穴。

申脈(外踝の下)↓僕参(踵骨の下)↓跗陽(外踝の上)↓居髎(章門の下)↓肩髃(肩の端)↓巨骨(肩の端)↓臑兪(肩髃の後ろで肩甲骨の上縁)↓地倉(口の旁ら)↓巨髎(鼻の両側)↓承泣(目の下七分)

陰蹻脈もカカトに起こり、内踝に沿って上行し、咽喉へ至って、衝脈と交わって貫く。その病は、伸筋が緩んで屈筋が引きつる。それで陰蹻脈は、足少陰の絡脈であるという。然谷の後ろに起こり、内踝の上へ上がり、内側を直上し、大腿内側に沿って外生殖器へ入り、胸の裏側を通って缺盆へ入り、人迎の前に出て鼻へ入り、目頭に属して足太陽と交わる。女子では経脈となり、男子では絡脈となる。両足の陰蹻脈は長さ八尺、陰蹻脈の郄穴は交信、陰蹻脈の病には、これを取る。全部で四穴。

照海（足の内踝下）↓交信（内踝の上）

陽維脈は、陽経を繋ぐもの。その脈は、陽経が交差するところに起こり、陰維脈とともに全身を網の目のように包んでいる。もし陽維脈が陽経を繋がなければ、全身が溶けたようになって姿勢を維持できない。陽維の脈気が発するところは、絡穴が金門、郄穴が陽交、手太陽や陽蹻脈と臑兪で、また手少陽と臑会で、また手足の少陽と天髎で、また手足の少陽や足陽明と肩井で交わる。頭では、足少陽と陽白、本神と臨泣、目窓、正営、承霊、脳空で交わり、下は風池と日月で交わる。そして督脈と風府や瘂門で交わる。その病は悪寒発熱である。

全部で三十二穴。

金門（足外踝の下）↓陽交（外踝の上）↓臑兪（肩の後ろで、肩甲骨の上）↓臑会（肩の前縁）↓天髎（缺盆の上）↓肩井（肩端の上）↓陽白（眉の上）↓本神（曲差の旁ら）↓臨泣（目の上）↓目窓（臨泣の後ろ）↓正営（目窓の後ろ）↓承霊（正営の後ろ）↓脳空（承霊の後ろ）↓風池（脳空の下）↓日月（期門の下）↓風府↓瘂門。

陰維脈は、陰経を連絡する。その脈は、各陰経の交わりに起こる。もし陰維脈が陰経を繋がなければ、がっくりとして志を失う。陰維の脈気が発するところは、陰維の郄穴が築賓、足太陰と腹哀、大横にて交わり、また足太陰や足厥陰と府舎、期門で、任脈と天突、廉泉で交わる。その病は心痛。全部で十二穴。

築賓(内踝の上)↓腹哀(日月の下)↓大横(腹哀の下)↓府舎(腹結の下)↓期門(乳の下)↓天突(喉仏の下)↓廉泉(喉仏の上)。

十五絡脈歌　『医経小学』

人身の絡脈は十五ある。ここで一つ一つ挙げる。
手太陰の絡穴は列缺、手少陰の絡穴は通里、手厥陰の絡穴は内関、
手太陽の絡穴は支正、手陽明の絡穴は偏歴、手少陽の絡穴は外関、
足太陽の絡穴は飛陽、足陽明の絡穴は豊隆、足少陽の絡穴は光明、
足太陰の絡穴は公孫、足少陰の絡穴は大鐘、足厥陰の絡穴は蠡溝、
督脈の絡穴は長強、任脈の絡穴は尾翳［鳩尾］、脾の大絡は大包。
十五絡穴の名は、覚えねばならぬ。

＊『大成』の原文では、尾翳が屏翳と間違って記載されている。

十五絡脈の穴位考証　『医統』

十五絡脈は、十二経脈から分かれた絡脈で、表裏と通じるものである。そのほかにも三絡あり、それが任脈と督脈の絡脈、そして脾の大絡である。それらが陰陽経の絡脈をまとめ、臓腑を潅漑する。『難経』は、三絡を陽蹻と陰蹻の絡脈だという。『難経』の絡脈を考えてみると穴位が示されてない。そのうえ蹻脈は十四経でもない。『鍼灸節要』は、任脈の絡穴を尾翳、督脈の絡穴を長強という。まことに『十四経発揮』が正しい。それに脾の大絡である大包を加えて十五絡となる。

十五絡脈『節要』

手太陰の絡穴は列缺。手首上の分かれ目に起こり、手太陰に合流する。まっすぐ掌中へ入って、魚際に散る。その病は、実では橈骨茎状突起や手掌の熱だから瀉す。虚ではアクビ、尿失禁や頻尿だから補う。手首から一寸半。分かれて手陽明へ走る。

手少陰の絡穴は通里。手首の上一寸。分かれて手太陽へ走る。経脈に沿って心中へ入り、舌本に繋がり、目系に属す。実では横隔膜が支えるので瀉す。虚では喋れないので補う。

手厥陰の絡穴は内関。手首の上二寸、両筋間。分かれて手少陽へ走る。経脈に沿って上がり、心包絡の心系へ繋がる。実では心痛だから瀉す。虚では頭がこわばるので補う。

手太陽の絡穴は支正。手首の上五寸。分かれて手少陰へ走る。その絡脈は、肘を上がり、上腕骨頭に絡まる。実では関節が緩んで肘が動かないので瀉す。虚ではイボができ、小さければゴマ粒ていどなので補う。

手陽明の絡穴は偏歴。手首から三寸。分かれて手太陰へ走る。その絡脈は、上肢を上がって上腕骨頭へ行き、下顎角へ上がって歯に分散する。その支脈は、耳へ入って宗脈と合流する。実では虫歯や難聴なので瀉す。虚なら歯が冷たい、横隔膜の塞がりなので補う。

手少陽の絡穴は外関。手首から二寸、上肢の伸側を通って胸中に注ぐ。分かれて手厥陰へ走る。実では肘の痙攣だから瀉す。虚では肘がダラリとするので補う。

足太陽の絡穴は飛陽。外踝から七寸、分かれて足少陰へ走る。実では鼻詰まり、頭や背の痛みなので瀉す。虚では鼻水や鼻血だから補う。

足少陽の絡穴は光明。外踝から五寸、分かれて厥陰へ走り、下がって足に絡まる。実では足が冷えるので瀉す。虚では足の運動麻痺、坐ったら起き上がれないので補う。

足陽明の絡穴は豊隆。外踝から八寸、分かれて太陰へ走る。この絡脈は、脛骨外縁に沿って上がり、頭や後頚部に絡まり、諸経脈の経気と合流して、咽喉部へ下がって絡まる。その病は、経脈の気が逆流すると喉が痛くなり、急に声が出なくなる。実ならば躁鬱症状なので瀉す。虚では足がダラリとし、脛が細るので補う。

足太陰の絡穴は公孫。中足指節関節の後ろ一寸、分かれて足陽明へ走る。その絡脈は、胃腸へ入って絡まる。厥気が上逆すれば霍乱［吐いたり下したりして苦しむ］。実ならば腸が切られるように痛むので瀉す。虚では腹が膨らむので補う。

足少陰の絡穴は大鐘。内踝の後ろでカカトを巡り、分かれて足太陽へ走る。絡脈は、経脈と並行して上がり、心包の下へ走り、体表では腰や背骨を貫く。その病は、経気が逆流すれば気分が悪くなる。実では排尿困難で瀉す。虚なら腰痛で、補う。

足厥陰の絡穴は蠡溝。内踝の上五寸、分かれて足少陽へ走る。絡脈は、脛に沿って睾丸に上がり、陰茎に結ぶ。その病は、経気が逆流すれば睾丸が腫れ、急に疝気となる。実ならば陰茎が勃起するので瀉す。虚では外陰部が急に痒くなるので補う。

任脈の絡穴は尾翳。鳩尾へ下がって腹に散る。実では腹の皮が痛むので瀉す。虚では痒くて掻くので補う。

督脈の絡穴は長強。脊柱起立筋を挟んで後頚部へ上がり、頭上に散る。肩甲骨の左右で、分かれて足太陽へ走り、脊柱起立筋に入って貫ぬく。実では背中がこわばるので瀉す。虚では頭が重くてユラユラするので補う。

脾の大絡は大包。淵液の下三寸に出て、胸脇部に広がる。実ならば全身が痛むので瀉す。虚では全身の関節が緩むので補う。

この十五絡脈は、実ならば必ず体表から見え、虚では必ず下陥する。外観から見ても分からなければ、虚しているので上下を触ってみる。人によって経脈は異なるが、絡脈の分かれるところも場所に個人差がある。

*尾翳は、鳩の尻尾で覆う意味だから、剣状突起。

十二経筋『節要』

足太陽の筋は、第五趾に起こり、外踝に付着し、斜めに上がって膝に付着する。その下にある筋は、足外側に沿って、踵骨に付着し、カカトに沿って上がり、膝窩に付着する。その分かれた筋は、フクラハギの外側に付着し、膝窩の内側を上がり、膝窩中央の筋と一緒に上がって臀部へ付着し、背骨を挟んで後頚部へ上がる。それから分かれた筋は、舌本へ入って付着する。まっすぐの筋は、後頭骨に付着し、頭へ上がり、眉間を下がって、鼻に付着する。その分かれた筋は、上瞼となり、下がって頬骨に付着する。その分かれた筋は、腋の後ろ外縁から上腕骨頭に付着する。その分かれた筋は、腋下に入って、缺盆に出て、完骨に上がって付着する。その分かれた筋は、缺盆を出て、斜めに頬骨へ出る。その病は、第五趾のつっぱり、足跟の腫痛、膝窩の痙攣、身体が反る、後頚部の筋が引きつる、肩が上がらない、腋のつっぱり、缺盆をヒモでひっぱるように痛くて左右に頭を回せない。治療は燔鍼を使った速刺速抜で、症状が消えるまで繰り返し、痛む部位を治療点とする。この痛みを仲春痺という。

足少陽の筋は、第四趾に起こり、外踝に上がって付着し、脛の外側に沿って上がり、膝外側に付着する。その分かれた筋は、腓骨から起こり、大腿骨へ上がる。前面の筋は、伏兎の上に付着し、後面の筋は尻に付着する。まっすぐな筋は、脇腹の浮遊肋骨に上がり、腋前縁へ上がり、前胸部の乳に繋がって、缺盆に付着する。そのまっすぐな筋は、腋を上がり、缺盆を貫いて、太陽経筋の前に出て、耳の後ろに沿って額角を上がり、頭頂で左右の筋が交わって、顎へ下がって走り、頬骨に上がって付着する。分かれた筋は、目尻に付着して外維となる。その病は、第四趾のつっぱりや痙攣、膝外側の筋痙攣、膝が屈伸できない、膝窩筋の引きつり、前は大腿が引っぱられ、後ろは尻が引っ張られる、脇腹へ行けば浮遊肋骨が痛み、缺盆や前胸部の乳、頚を繋ぐ筋肉が引きつる。左から右へ行く筋ならば右目が開かない。上は右額角を通り、蹻脈と一緒に行く。左は右に絡まるので左額角を傷付ければ右足が動かなくなる。これを維筋相交と呼ぶ。治療は燔鍼を使った速刺速抜で、症状が消えるまで繰り返し、痛む部位を治療点とする。この痛みを孟春痺という。

足陽明の筋は第二、三、四趾に起こり、足背に付着し、斜め外側で腓骨を上がって膝外側に付着し、まっすぐ大腿骨頭へ付着して、脇を上がって背骨に属する。そのまっすぐな筋は、脛骨を上がって膝に付着する。その分かれた筋は、腓骨に付着し、足少陽経筋と合流する。そのまっすぐな筋は、伏兎を上がって、大腿骨に付着し、外生殖器に集まり、腹に上がって分布し、缺盆へ付着し、頚へ上がり、口を挟んで上がり、頬骨で合流し、鼻に下がって付着し、上がって足太陽経筋と合流する。太陽経筋は上瞼、陽明経筋は下瞼となる。その分かれた筋は、頬から耳の前に付着する。その病は、第三趾のつっぱり、脛のつっぱり、足背部が硬くなる、伏兎のつっぱり、大腿前面の腫れ、㿗疝、腹筋の引きつり、缺盆と頬の引きつり、急に口が歪む。引きつれば目が閉じず、熱ならば筋が緩んで目が開かない。頬筋が冷えれば、引きつって頬を牽引し、口が移動する。熱ならば筋肉が弛緩して、緩んだまま縮まなくなり、口が歪む。治療には馬の脂を膏薬にする。引きつった者に使うときは、焼酎とニッキを混ぜて塗る。緩んだ者は、桑の勾を口に引っ掛けて、引き上げる。つまり生桑の枝を、灰の穴の中に置き、高いところから下げて座って待つ。こうして膏薬で、引きつった頬を暖め、美酒を飲み、焙った肉を食べる。酒を飲まない者も、無理に飲む。こうして三度叩けば治る。治療は燔鍼を使った速刺速抜で、症状が消えるまで繰り返し、痛む部位を治療点とする。この痛みを季春痺という。

足太陰の筋は、第一趾の端の内側に起こり、内踝へ上がって付着する。その真っすぐな筋は、膝の脛骨に絡まり、大腿内側を上がって、股に付着し、外生殖器に集まり、腹を上って臍に付着し、腹の裏側を通って、肋骨に付着し、胸中に散る。その内部にある筋は、背骨に付着する。その病は、第一趾のつっぱり、内踝の痛み、コムラガエリの痛み、膝内側の脛骨の痛み、大腿内側から股の痛み、外生殖器をヒモで結ぶような痛み、臍と両脇の痛み、前胸部の引きつり、背骨内側の痛み。治療は燔鍼を使った速刺速抜で、症状が消えるまで繰り返し、痛む部位を治療点とする。この痛みを孟秋痺という。

足少陰の筋は、第五趾の下に起こり、足太陰の筋とともに、斜めに内踝の下へ走り、踵骨に付着して、足太陽の筋と合流して上がり、脛骨の下に付着して、足太陰の筋と一緒に上がり、大腿内側を通って外生殖器に付着し、背骨の内側を通って、脊柱起立筋を挟んで後頚部へ至り、後頭骨に付着して、足太陽経筋と合流する。その病は、足下のつっぱり、通過部位と付着部位の痛みとつっぱり。ここに病があれば、主に癲癇と痙攣となる。背ならば前屈みになれず、腹ならば身体を反らせない。だから陽の背が発病すれば、腰を反り返らせて前屈みになれず、陰の腹が発病すれば、身体を反らすことができない。治療は燔鍼を使った速刺速抜で、症状が消えるまで繰り返し、痛む部位を治療点とする。病が内にあれば、温めて薬を飲む。この筋が切れた紐のようになり、この紐が数多く現れて、症状の激しいものは死ぬ。不治である。この痛みを仲秋痺という。

＊紐は筋線維かもしれない。一見すると大腰筋痙攣のようだが、尿管結石や腸捻転でも似たような症状となる。昔は寄生虫が多く、腸内の寄生虫かもしれない。原文は「此筋折紐、紐発数甚者、死不治」。

足厥陰の筋は、第一趾の上から起こり、内踝の前に付着し、脛を上がり、脛骨の下に付着し、大腿内側を上がって、外生殖器に付着し、諸経筋に絡まる。その病は、第一趾のつっぱり、内踝前の痛み、脛骨の痛み、大腿内側の痛みとつっぱり、インポテンツ。体内が傷付くと勃起せず、冷えにやられると陰茎が縮んで体内に入り、熱にやられると陰茎が緩んで収縮しない。治療は、水液代謝させて、陰気を清める。その病がつっぱりならば、治療は燔鍼を使った速刺速抜で、症状が消えるまで繰り返し、痛む部位を治療点とする。この痛みを季秋痺という。

手太陽の筋は、小指の上に起こり、手首に付着し、前腕内縁を上がり、肘尺側で上腕骨内側上顆の後ろに付着する。そこを弾くと、小指の上に応える。そして腋下に入って付着する。その分かれた筋は、腋後縁の後ろを行き、肩甲骨を巡り、頚では足太陽経筋の前を行き、耳の後ろの完骨に付着する。その分かれた筋は、耳中へ入る。まっすぐな筋は、耳の上に出て、顎に下がって付着し、目尻に上がって属す。その病は、小指のつっぱり、肘尺側で上腕骨内側上顆後縁の痛み、上肢の内側に沿って腋下へ入るので腋下痛、腋後縁の痛み、肩甲骨を巡って頚を引っぱって痛む、耳鳴して痛みが顎に及ぶ、しばらく目を閉じないと見えない、頚筋の引きつり、頚のリンパ結核、寒熱が頚にあれば、治療は燔鍼を使った速刺速抜で、症状が消えるまで繰り返し、痛む部位を治療点とする。それが腫れていれば、さらに刺す。この分かれた筋は、頬車へ上がり、耳の前を通って、目尻に属し、顎に上がって、額角に付着する。その病は、経筋の通過部位の突っ張りとコムラガエリ。治療は燔鍼を使った速刺速抜で、症状が消えるまで繰り返し、痛む部位を治療点とする。この痛みを仲夏痺という。

＊この文は、治療がダブっている。『霊枢・経筋』では「さらに刺す」以後の文がない。

手少陽の筋は、薬指の端に起こり、手首に付着して、前腕中央を行き、肘に付着し、上腕外縁に絡まり、肩へ上がり、頚へ走り、手太陽経筋と合流する。その分かれた筋は、下顎角から舌本に繋がる。その分かれた筋は、頬車を上がり、耳の前を通って、目尻に属し、顎を通って、額角に付着する。その病は、経筋の通過部位の突っ張りとコムラガエリ、舌が巻く。治療は燔鍼を使った速刺速抜で、症状が消えるまで繰り返し、痛む部位を治療点とする。この痛みを季夏痺という。

手陽明の筋は、人差指の端に起こり、手首に付着し、前腕を上り、肘橈側に付着し、上腕を上がって上腕骨頭に付着する。その分かれた筋は、肩甲骨を巡って、背骨を挟む。まっすぐな筋は、上腕骨頭から頚に上がる。その分かれた筋は、頬を上がって、頬骨に付着する。そのまっすぐな筋は、手太陽の前に出て、左額角に上がり、頭に絡まって、右顎に下がる。その病は、経筋の通過部位の突っ張った痛みとコムラガエリ、肩が上がらない、頚が左右に回せない。治療は燔鍼を使った速刺速抜で、症状が消えるまで繰り返し、痛む部位を治療点とする。この痛みを孟夏痺という。

手太陰の筋は、親指の上に起こり、指を上行し、拇指球の後ろに付着し、寸口の外側を行き、前腕に沿って上がり、肘中央に付着し、上腕内縁を上がって腋下へ入り、缺盆に出て、肩の前の上腕骨頭に付着し、缺盆へ上がって付着し、胸裏に下がって付着し、横隔膜を貫いて散り、横隔膜で合流して季脇へ下がる。その病は、経筋の通過部位の突っ張りとコムラガエリ、痛みがひどければ息賁となり、脇が引きつって吐血する。治療は燔鍼を使った速刺速抜で、症状が消えるまで繰り返し、痛む部位を治療点とする。この痛みを仲冬痺という。

＊息賁は、肺の積で、呼吸がひっ迫して咳き込み、右脇下にシコリがある。

手厥陰の筋は、中指に起こり、手太陰経筋と一緒に進み、肘内縁に付着し、上腕屈側を上がって、腋下に付着し、下がって脇を挟んだ前後に散る。その分かれた筋は、腋に入り、胸中に散り、横隔膜に付着する。その病は、経筋の通過部位の突っ張りとコムラガエリ、前胸部の痛み、息賁。治療は燔鍼を使った速刺速抜で、症状が消えるまで繰り返し、痛む部位を治療点とする。この痛みを孟冬痺という。

手少陰の筋は、小指の内側に起こり、豆状骨に付着して、上がって肘内縁に付着し、上がって腋に入り、手太陰経筋と交わって乳裏を挟み、胸中に付着し、横隔膜を下がって臍に繋がる。その病は、胸中の引きつり、心窩部の伏梁、上肢では肘が網で包まれたように動きにくい。その病は、経筋の通過部位の突っ張りとコムラガエリ、筋肉の痛み。治療は燔鍼を使った速刺速抜で、症状が消えるまで繰り返し、痛む部位を治療点とする。伏梁で膿血を唾する者は死ぬ。不治である。経筋の病は、冷えでは身体が反り返り、筋が引きつる。熱では筋が弛緩して縮まらず、インポテンツとなって使いものにならない。背の陽経筋が引きつれば身体が反り返り、腹の陰経筋が引きつれば前屈みになって身体を伸ばせない。火鍼は、冷えて引きつったものを刺す。熱で、筋が緩んで縮まなければ燔鍼を使えない。この痛みを季冬痺という。

＊冷えや寒は引きつるが、ここの熱とは、温度が高いことではなく発熱性の脳性麻痺、例えば日本脳炎や小児麻痺を意味している。

足の陽明、手の太陽は、筋が引きつると顔面麻痺となる。目尻が引きつって急には見れない。治療は、すべて右の方法でおこなう。

五臓の募穴　『聚英』

中府(肺の募穴)、巨闕(心の募穴)、期門(肝の募穴)、章門(脾の募穴)、京門(腎の募穴)。

『難経』は「陽腑の病は陰に現れるので、募穴が陰にある(腹は陰だから募穴はすべて腹にある)」という。

李東垣は「腹の募穴を治療するものは、すべて原気不足であり、陰から陽を引く。間違うことなかれ」という。また「六淫の邪が宿って、上半身が熱く、下半身は冷たくなり、筋骨、皮肉、血脈が発病する。それに対し、誤って足三里を取ったり、腹の募穴を取れば、危険になる」ともいう。

＊原文の「六淫客邪」だが、客は、本来は外部にいたものが来ること。主人は、本来から内部にいたもの。邪は外部から入ったので客になる。

五臓の兪穴（兪とは輸送の輸であり、経気が、ここから別の場所へ運ばれること）

肺兪（第三胸椎下、各一寸半横）。心兪（第五胸椎下、各一寸半横）。肝兪（第九胸椎下、各一寸半横）。脾兪（第一腰椎下、各一寸半横）。腎兪（第二腰椎下、各一寸半横）。

『難経』は「陰臓の病は陽に現れるので、兪穴は陽にある（背は陽だから兪穴はすべて背にある）」という。

李東垣は「自然界にある風寒の邪は、抵抗力が弱ったときに侵入する。人の背中には腑兪や臓兪がある。そこから人は自然界の風邪を侵入させる。またもう一説ある。陽部の背中に邪が入り、経脈へと邪が流れて行く。この病は、外寒に始まって外熱で終わる。風寒の邪を治すには、各臓の背兪穴を治療する」という。

八会

腑会は中脘、臓会は章門、筋会は陽陵泉、髄会は絶骨、血会は膈兪、骨会は大杼、脈会は太淵、気会は膻中。

『難経』は「熱病が体内にあれば、八会の気穴を取る」という。

＊気穴は経穴の意味。だから八会穴を取ること。

部分による取穴

『霊枢』雑病論は「人体で、上部の病なら手陽明経、中部の病なら足太陰経、下部の病なら足厥陰経、前胸部の病なら足陽明経、後背部の病なら足太陽経を取る。経を取るとは、経脈の経穴を取ることである。一病ならば一〜二穴でよい」という。

治療の要穴　『医学入門』

鍼灸による穴の主治は、ほぼ同じである。ただし頭や顔面は諸陽の会であり、横隔膜から上は君火と相火の部分だから多く施灸してはならない。背や腹で、陰虚により虚火があれば、やはり灸は悪い。手足だけの穴に施灸するのが最善。だいたい上半身、または下に骨があれば、鍼は浅く、灸は少なくするとよい。だいたい下半身や肉の厚い部位なら鍼を深く刺入でき、灸が多くとも害にならない。経絡の『素問』の注で、鍼灸の深さが記載されていないものは、これによって推測する。

頭部

百会：さまざまな脳血管障害などの症状、慢性頭痛、精神病、鼻の病、脱肛、慢性の下痢、小児の急性慢性のひきつけ、癲癇、夜泣き、万病。

上星：蓄膿症、鼻詰まり、鼻のポリープ、慢性頭痛、眼疾患。
神庭：虚熱による癲癇発作、発作時に羊のような叫び声を上げる癲癇。
通天：鼻茸。左の鼻が臭ければ右に、右が臭ければ左に施灸し、左右とも臭ければ左右に施灸する。鼻から一塊りの骨のようなものが出れば、臭気は自然に治まる。
脳空：慢性頭痛、めまい。
翳風：難聴、リンパ結核。
率谷：酒を飲み過ぎて嘔吐する、痰によるめまい。
風池：肺中風、慢性の片頭痛や全頭痛。
頬車：顎関節の脱臼。
＊肺中風とは、風邪が肺経に入って、口の乾燥、胸が脹る、喘ぎ、めまい、ぼーっとする、腫れるなどの症状があるもの。

腹部

膻中：喘息、肺膿瘍、咳嗽、甲状腺腫。
巨闕：九種の心痛、痰飲により胃液を吐く、腹痛、息賁［胸が脹って呼吸しにくい］。

上脘：心痛して伏梁、奔豚。

中脘：傷暑［熱中症］、および脾胃を傷付けた、心脾痛、瘧疾［マラリア］、痰によるめまい、胃のつかえ、食べて十二時間後に嘔吐する、胃中に生じた胃気上逆を引き下げられる。

水分：臍の周りが膨満する、腹が脹って食べられない、水と穀が分けられない下痢を止める。

神闕：万病および老人、衰弱した人の下痢に神効がある。また腹水、腸鳴、仮死状態、産後に腹が脹る、排尿障害、小児の脱肛。

気海：多く施灸すれば妊娠する。気の疾患すべて、陰症による慢性の冷え、そして風寒暑湿、水腫、上腹部の膨満、脇痛、さまざまな虚証による腹部のシコリ、小児の大泉門が閉じない。

朱丹渓は下痢を治す。失神して上を見て、尿を垂れ流して汗が出る、脈が大、これは酒とセックスによる病である。灸した後、人参膏を飲んで治った。

関元：さまざまな虚証による腎積［賁豚・奔豚］、および虚や老人の下痢、遺精して白濁するなどを主治する。また妊娠もできる。

中極：婦人の腎陽虚、慢性消耗性疾患、生理不順、血や膿の混じった帯下。灸を三遍すれば妊娠する。

天枢：脾胃［消化器系］を傷めた、赤痢や白痢、脾泄、腹が膨れる、腹のしこり。

章門：腹部のシコリに、左辺へ灸を多くすえる。腎積［賁豚・奔豚］は両辺に灸。

乳根：前胸部の腫れ、乳腺炎、小児の鳩胸。

日月：胃液を嘔吐する。

大赫：遺精。

帯脈：鼠径ヘルニアで睾丸が腫れる、水腎、婦人の帯下。

＊息賁は、肺積のことで、肺気が塞がって呼吸しにくく、右脇にシコリができる。さまざまな症状を伴う。伏梁は腹直筋硬直、奔豚は下腹から気が上昇するもの。傷暑とは、夏の暑さあたりで、発熱、発汗、意識がぼんやりする、傾眠、ひどければもがいて痙攣する。心脾痛だが、心痛も脾痛も胃痛のこと。腎積は奔豚のこと。脾泄は、腹が脹って下痢し、食べたら嘔吐する。水腎は腎水のことで、腹が膨れ、腰痛があり、尿が出ず、足が冷える腎陽虚による水腫。

背部

大杼：全身の発熱、瘧疾、咳嗽。

神道：背中がオドオドして元気がない。

至陽：五疸、胃のつかえ。

命門：老人の腎虚腰痛、そして痔や脱肛、血便。
風門：風邪をひきやすい、咳して痰に血が混じる、鼻血、すべての鼻疾患。
肺兪：内傷や外感、咳嗽して吐血する、肺膿瘍、肺結核、小児の亀背［クル病］。
膈兪：胸脇や心窩部の痛み、痰をともなう瘧疾、腹中のシコリ、すべての血の疾患。
肝兪：吐血、視野が暗い、陰嚢が冷たくてシコリがある。
長強：痔瘻。
胆兪：脇が脹る、嘔吐して吐瀉物がない、恐がる、安眠できない、飲み過ぎによる黄疸で目が黄色、顔に赤い斑ができる。
脾兪：脾胃の内傷、嘔吐と下痢、瘧疾、下痢、喘息、黄疸、食積によってシコリができたもの、吐血、小児の慢脾風。
三焦兪：腹の脹満やシコリ、下痢。
胃兪：黄疸、食べ終わると頭がクラクラがする、瘧疾、空腹でも食欲がない。
腎兪：さまざまな虚証、妊娠できる、難聴、吐血、腰痛、女労疸、婦人で血や膿の混じった帯下。
小腸兪：便血や下痢、尿が赤黄色。

大腸兪：腰背痛、大小便が出なかったり、下痢。

膀胱兪：腰背のこわばり、排便困難で腹痛する。五臓の瘧疾には、背中の五臓兪に施灸する。

譩譆：さまざまな瘧疾、慢性の瘧疾、視野が暗い。

意舎：脇の脹れ、嘔吐。

＊五疸は、黄疸、穀疸、酒疸、女労疸、黒疸。慢脾風は、吐瀉が続いて脾胃が弱り、肝が栄養せずに、嘔吐や下痢、目を閉じて頭を揺らす、顔が青くて額に汗をかく、四肢厥冷、手足を震わせる、昏睡して喋らない、口を開けないなどの症状のあるもの。女労疸はセックスのやりすぎによる黄疸。

手部

曲池：脳血管障害、手の痙攣や筋のひきつり、痺風、瘧疾で寒気がしてから発熱する。

肩井：肘や腕が上がらない、打撲。

肩髃：半身不随、肩の腫れ、手が痙攣する。

手三里：半身不随、下歯の痛み。

合谷：脳血管障害、破傷風、痺風、筋が引きつって痛む、さまざまな顔面の病、水腫、難産、小児のひきつけ。

三間：下歯の痛み。
二間：歯の疾患、眼疾患。
支正：七情による憂鬱、肘や腕、十指すべてが痙攣する。糖尿病。
陽谷：頭や顔、上肢の諸疾患、そして痔の痛み、インポテンツ。
腕骨：頭や顔、肘や腕、五指の諸疾患。
後谿：瘧疾、癲癇。
少沢：鼻血が止まらない、婦人の乳腺炎の初期症状。
間使：脾陽虚、九種の心痛、胃痛、瘧疾、喉が渇く。リンパ結核が長いこと治らねば、左側が悪ければ右に、右側が悪ければ左に施灸する。
大陵：吐血、瘧疾。
内関：腹中のガスの塊、脇痛、虚労発熱、瘧疾、心胸痛。
労宮：痰火による胸痛、小児の口内炎、手掌の皮膚病。
中渚：手足の知覚麻痺、丸くなって身体を震わせて痙攣する、肩頚腕症候群、手背の悪性のオデキ。
神門：驚いて心臓がドキドキする、動悸、痴呆、卒中鬼邪、恍惚として元気がない、小児の驚いて起きた癲癇。

少衝：心中が空虚でビクビクする、心臓がドキドキする、鬱状態と狂躁状態。

少商：両側の扁桃腺の腫れ、喉の痛み。

列缺：咳嗽、風邪で痰がある、慢性の片頭痛と全頭痛、一側の扁桃腺の腫れ、下歯痛。

＊痺風は恐らく風痺のこと。卒中鬼邪は、急に原因不明の病気で倒れること。

足部

環跳：風湿による痛み、股や膝が痙攣して痛む、腰痛。

風市：脳血管障害、大腿や膝が無力、脚気、全身が痒い、麻痺。

陽陵泉：冷痺［寒痺］、半身不随、霍乱［吐いて下して腹痛］してコムラガエリする。

懸鐘：胃熱、腹脹、脇痛、脚気、足脛の湿痺［重い痛み］、全身が痒い、足趾の痛み。

足三里：脳血管障害、中湿［湿痺］、虚証による難聴、上歯痛、痺風［リウマチ］、水腫、腹水、食道閉塞、喘息、寒湿脚気。上部、中部、下部の疾患、身体中を治す。

豊隆：痰による眩暈、嘔吐、喘息。

内庭：胃のつかえ。右が発病していれば左に、左が発病していれば右に施灸し、腹がゴロゴロ鳴ると効果がある。婦人の食蠱［腹の膨隆］、月経時の眩暈、下腹部痛。

委中：主治は環跳と同じ。

承山：痔漏、コムラガエリ。

飛陽：飛ぶように歩く。

金門：癲癇。

崑崙：足や腿が赤く腫れる、歯痛。

中脈：昼の癲癇発作、足の腫れ、歯痛。

血海：すべての血の疾患、そしてオデキ。

陰陵泉：脇や腹の脹満、身体の中部と下部の疾患をすべて治す。

三陰交：胃がつかえて痼冷［消化不良］となる、疝気、脚気、遺精、婦人の生理不順、長引いて不妊症となる、難産、血や膿の混じった帯下がポタポタ出る。

公孫：痰が胸膈を塞ぐ、腸からの下血、腹部のシコリ、婦人の気蠱［腹の膨隆］。

太衝：腫れ、歩行困難、霍乱、手足のコムラガエリ。

行間：全身の蠱腫、腹部だけの蠱腫、婦人の血蠱［腹が腫れて出血する］。

大敦：さまざまな疝痛、陰嚢の腫れ、鼻血、破傷風、小児の急性や慢性の痙攣など。

隠白：心脾痛［胃痛］。

築賓：気疝［鼠径ヘルニア］。

照海：夜間の癲癇発作、便秘、糖尿病。

太谿：糖尿病、セックスのしすぎで腎虚となる、思い通りにセックスできない、婦人の水蠱［腹水］。

然谷：喉の痛み、唾に血が混じる、遺精、高熱の瘧疾、疝気、足の裏が熱っぽい、小児臍風。

湧泉：足の裏が熱っぽい、疝気、奔豚、血尿、気痛。

＊寒湿脚気は、寒や湿は陰邪なので足から入り、足を弱らせたもの。痼冷は、真陽不足で陰寒が旺盛となり、悪寒や手足の冷え、腹痛や下痢、消化不良、坐骨神経痛のあるもの。飛陽を中国では飛揚という。それは、刺鍼すれば、足が飛ぶように揚がるところから命名された。テヘンが正しいのか、コザトヘンが正しいのか不明。蠱は寄生虫などで腫れるもの。水蠱は『肘後備急方』巻四に、腹を揺らすと水の音がして、皮膚が黒いとある。疝気は、小腸のヘルニア、生殖器の疾患、腹部の激痛などを指す。小児臍風は、出産時に臍の尾から菌が入り、小児が破傷風となるもの。気痛は、気滞によって起きる痛み。『霊枢・五色』に、七情欝結、痰湿阻滞、飲食労傷などにより、気滞となって通じずに起きた痛みとある。胸脇や腹腰に多発する。

経外奇穴『楊氏』

内迎香：二穴。鼻孔の中。結膜炎に、芦の管で突いて出血させると特効がある。

鼻準：二穴。鼻柱尖端の上。酒皶鼻に三稜鍼で出血させる。

耳尖：二穴。耳尖の上、耳を前に折り、その先端の上。眼を膜が覆ったときに小さなモグサで五壮。

聚泉：一穴。舌の上で、舌の中央。舌を出し、中央の線の陥中。喘息、咳嗽、慢性の咳が治らないもの。灸ならば七壮以内とする。灸は、生ショウガをコインの厚さにスライスし、舌上の穴に置いて施灸する。暑い季節に咳が出るならば、少量の雄黄［硫化ヒ素］の粉末をモグサに混ぜて施灸する。寒い季節に咳が出るならば、款冬花の粉末をモグサに混ぜて施灸する。灸が終われば茶を飲んで生ショウガをかじって食べる。舌のトゲ［味蕾］が腫れたものや舌のこわばりも治すことができ、それには小さな鍼で出血させる。

左金津、右玉液：二穴。舌下の両側、紫色した静脈の上。舌を巻き上げて取穴する。重舌による腫痛、アデノイドに、熱湯で煮た三稜鍼で出血させる。

海泉：一穴。舌下中央の静脈上。糖尿病に三稜鍼で出血させる。

魚腰：二穴。眉の中間。眼にスダレのように膜ができれば、鍼を一分刺入し、皮膚に沿わせて眉頭と眉尻へ刺入する。

太陽：二穴。眉の後ろ陥中で、コメカミに浮いた静脈の上。目が赤く腫れて頭に影響するとき、三稜鍼で出血させる。その出血法は、ハチマキ一本で首を絞めると、静脈が浮かび上がるので、それを刺して出血させれば即効がある。また手で首を絞め、静脈が見えたら刺して出血させてもよい。きわめて効果がある。

大骨空：二穴。手親指の指節関節上、指を屈し、骨の先端陥中。慢性の目の痛み、そして目を膜が覆うものに七壮ほど施灸する。

中魁：二穴。中指背側で近位指節関節中央、指を屈すると得られる。五種の食道閉塞、食べると嘔吐するものに灸七壮、瀉がよい。また陽谿二穴も中魁と呼ぶ。

八邪：八穴。手の五指で、水掻きの間にある。左右の手に四穴ずつある。一つめは大都二穴、親指と人差指の間で、虎口［合谷ちかくの水掻き］の表裏の際、拳を握って取穴する。灸は七壮、鍼一分。慢性頭痛や歯痛を主治する。二つめは上都二穴、人差指と中指の中手指節関節間、拳を握って取穴する。手や前腕が赤く腫れたものを主治する。鍼一分、灸は五壮。三つめは中都二穴、中指と薬指の中手指節関節間、液門とも呼ぶ。手や前腕が赤く腫れたものを主治する。鍼一分、灸は五壮。四つめは下都二穴、薬指と小指の中手指節関節後ろの間、中渚とも呼ぶ。中渚は液門の下五分にある。手や前腕が赤く腫れたものを主治する。鍼一分、灸は五壮。両手で八穴なので八邪という。

八風：八穴。足五趾の間、両足で八穴だから八風という。足背が赤く腫れたものを主治する。鍼一分、灸は五壮。

十宣：十穴。手十指の先端で、爪から一分離れている。一指に一穴ずつあり、両手の指で十穴だから十宣という。扁桃腺の腫れに、三稜鍼で出血させると効果がある。あるいは軟かい糸を使い、中手指節関節の下、近位指節間関節の上を、内側中間が眼のように、あるいは灸一火のように縛る。そして糸の両辺ともに施灸する。灸五壮、鍼がもっとも良い。

五虎：四穴。手の人差指と薬指で、中手指節関節の先端。拳を握って取穴する。五指の痙攣を治療し、灸五壮すえる。両手で四穴。

肘尖：二穴。肘骨の先端、肘を屈して取る。リンパ結核を治し、灸七十七壮。

肩柱骨：二穴。肩の端で隆起する骨の先［肩峰と上腕骨頭の間］。リンパ結核を治す。また腕が上がらないものも治す。灸七壮。

二白：四穴。郄門である。掌側の腕関節横紋中央から直上四寸、一つの手に二穴ある。一穴は、筋内側で両筋間、つまり間使の後ろ一寸。もう一穴は筋外側で、筋内側の穴と並ぶ。痔や脱肛を治療する。

独陰：二穴。足で第二趾の下、横紋中［近位指節間関節］。下腹の冷痛が腰背や睾丸まで及ぶものを治す。また死産や胎盤の出ないものは灸五壮。また女人の吐き気［つわり］、吐血［倒経］、生理不順なども治す。

内踝尖：二穴。足で内踝の先端［もっとも高いところ］。灸七壮。下歯痛、足内側のコムラガエリを治す。

外踝尖：二穴。足で外踝の先端［もっとも高いところ］。灸七壮。足外側のコムラガエリを治す。また寒熱脚気には三稜鍼で出血させるとよい。

嚢底：一穴。陰嚢の裏で、十文字になった紋中。陰嚢の湿疹を治す。また小腸嵌頓、腎にまつわる症状のすべてを治す。灸七壮、ネズミの糞ぐらいのモグサで。

鬼眼：四穴。手の親指で、爪の角をニラ葉ほど離れた部位。両指を並べて立て、布で縛り、両指の合わせ目である。もう二穴は、足趾の第一趾を、手と同じように取穴する。癲癇などを治す。発作時に施灸すると非常に効果がある。

髖骨：四穴。梁丘の両側それぞれ一寸五分、両足で四穴。大腿の痛みを治し、灸七壮。

中泉：二穴。手背で手首中央。陽谿と陽池の中間陥中。灸二十七壮。心窩部痛や腹中の気痛で、痛くてたまらないものを治す。

四関：四穴。両合谷と両太衝穴。

小骨空：二穴。小指背側で、近位指節間関節中央。灸七壮。手関節の痛みや眼痛を治す。

印堂：一穴。両眉間の陥中。鍼一分、灸五壮。小児のひきつけを治す。

子宮：二穴。中極の両側三寸。鍼は二寸、灸は二十七壮。婦人の不妊症を治す。

龍玄：二穴。両手の手首橈側面上で、分かれた静脈上。灸七壮、禁鍼穴。腱鞘炎を治す。

四縫：四穴。手四指の掌側で、遠位指節間関節の中央。三稜鍼で出血させる。新生児のお尻のただれなどの症状。

高骨：二穴。手掌の後ろの寸部から前五分。鍼一寸半、灸七壮。手の病を治す。

蘭門：二穴。曲泉の両側三寸にある脈中。陰嚢が腫れる鼠径ヘルニア、奔豚を治す。

百虫窠：二穴。血海のこと。膝内側で、膝窩横紋の上三寸。灸二十七壮、鍼五分。下半身のデキモノを治す。

睛中：二穴。眼で、黒眼の正中。取穴法は、まず布を目の外に乗せ、冷水で一刻ほど冷やし、それから三稜鍼を目の外眼角で、黒眼から一分ほど離れた部位に刺入する。一分の半分［一ミリ］だけ入れたら、その穴へ金鍼を数分の深さに刺入する。横から入れ、上層から瞳孔に向けて入れて軽く動かし、斜めに入れて目の角に定めれば、すぐに見えるようになる。三十分したら抜鍼し、軽く支えて寝かせ、黒い布で目の外側を覆い、さらに冷水を三昼夜滴して止める。最初の鍼ではアグラをかいて正坐し、箸一からげを両手で握って胸の前に置き、それを凝視させれば穴を得やすい。すべての白内障を治療し、長年にわたって見えなかったものが、ただちに見えるようになる神秘穴である。

人の眼に鍼をしようとするものは、まず白内障の羊の眼で鍼を試し、羊の目が見えるようになって成功したら、そのあとで人の目に挑戦する。慎重に操作する。

＊重舌は、舌下の静脈が腫れて、舌の下にも小さな舌があるようにみえるもの。龍玄が分かりにくいので解説すると、橈骨茎状突起の上方で、腕関節横紋の上二寸。高骨は、手掌で、橈骨茎状突起の下、橈側縁。蘭門は、四穴が正しい。下肢内側で、膝窩横紋［関節裂隙］の上と下三寸。睛中は日本で許可されていない。白内障手術のことで、眼球を冷やして痛みを感じなくさせ、それから白眼の強膜を破り、金鍼を入れて、瞳孔の白く濁った塊りを取り除く。

穴の同名異類『聚英』

一穴二名

後頂：別名を交衝。
脳戸：別名を合顱。
顱顋：別名を顱息。
素髎：別名を面正。
廉泉：別名を舌本。
絲竹空：別名を目髎。
肩井：別名を髆井。
大椎：別名を百労。
巨闕：別名を心募。

強間：別名を大羽。
曲鬢：別名を曲髪。
聴宮：別名を多所聞。
水溝：別名を人中。
風府：別名を舌本。
睛明：別名を涙孔。
淵液：別名を泉液。
命門：別名を属累。
期門：別名を肝募。

竅陰：別名を枕骨。
脳空：別名を顳顬。
瘈脈：別名を資脈。
承漿：別名を懸漿。
上星：別名を神堂。
巨髎：別名を巨窌。
臑会：別名を臑髎。
風門：別名を熱府。
督兪：別名を高蓋。

中膂内兪［**中膂兪**］：別名を脊内兪。
天鼎：別名を天項。
天池：別名を天会。
臑府［**兪府**］：別名を輸府。
四満：別名を髄府。
気衝：別名を気街。
陽輔：別名を分肉。
水分：別名を分水。
太淵：別名を太泉。
三間：別名を少谷。
三里：別名を手三里。
少沢：別名を小吉。
支溝：別名を飛虎。
中都：別名を中郄。
陽交：別名を横戸。

天突：別名を天瞿。
人迎：別名を五会。
玉堂：別名を玉英。
腹結：別名を腸窟。
横骨：別名を曲骨端。
陰都：別名を食宮。
会陰：別名を屏翳。
商陽：別名を絶陽。
合谷：別名を虎口。
少衝：別名を経始。
天泉：別名を天湿。
蠡溝：別名を交儀。
三陽絡：別名を通門。
委中：別名を血郄。

天窓：別名を窓籠。
扶突：別名を水穴。
缺盆：別名を天蓋。
神闕：別名を気舎。
衝門：別名を上慈宮。
輒筋：別名を神光。
水突：別名を水門。
会陽：別名を利機。
二間：別名を間谷。
陽谿：別名を中魁。
少海：別名を曲節。
陽池：別名を別陽。
中封：別名を懸泉。
陰包：別名を陰胞。
懸鐘：別名を絶骨。

漏谷：別名を太陰絡。

上廉：別名を上巨虚。

伏兎：別名を外勾。

金門：別名を梁関。

附陽［**跗陽**］：別名を付陽。

申脈：別名を陽蹻。

地機：別名を脾舎。

下廉：別名を下巨虚。

太谿：別名を呂細。

崑崙：別名を下崑崙。

僕参：別名を安邪。

湧泉：別名を地冲。

血海：別名を百虫窠。

陰市：別名を陰門。

照海：別名を陰蹻。

飛揚［**飛陽**］：別名を厥陽。

環跳：別名を髕骨。

一穴三名

絡却：強陽、脳盖の別名がある。

客主人：上関、客主の別名がある。

頬車：機関、曲牙の別名がある。

肩髃：中肩、偏肩の別名がある。

膻中：亶中、元見の別名がある。

上脘：上管、胃脘の別名がある。

気海：脖胦、下肓の別名がある。

禾髎：長顪、禾窌の別名がある。

瞳子髎：前関、太陽の別名がある。

聴会：聴河、後関の別名がある。

脊中：神宗、脊兪の別名がある。

鳩尾：尾翳、髃骬の別名がある。

中脘：太倉、胃募の別名がある。

気穴：胞門、子戸の別名がある。

中府：府中俞、肺募の別名がある。

大赫：陰維、陰関の別名がある。

日月：神光、胆募の別名がある。

温溜：池頭、逆注の別名がある。

陽関：陽陵、関陵の別名がある。

神門：鋭中、中都の別名がある。

労宮：五里、掌中の別名がある。

長強：気郄、橛骨の別名がある。

承筋：腨腸、直腸の別名がある。

復溜：昌陽、伏白の別名がある。

陽交：別陽、足窌の別名がある。

然谷：然骨、龍淵の別名がある。

＊中脘を、よく中腕と書かれているが、これは完と宛が筆で書くと紛らわしいので発生した誤字。脘は管の意味。また胃脘と膻中は穴名でなく、食道と心包の別名でもある。

一穴四名

瘂門［**原文は唖門**］：瘖門、舌横、舌厭の別名がある。

攅竹：始光、光明、員柱の別名がある。

関元：丹田、大中極、小腸募の別名がある。

中極：玉泉、気原、膀胱募の別名がある。

天枢：長谿、穀門、大腸募の別名がある。

京門：気兪、気府、腎募の別名がある。
承山：魚腹、内柱、腸山の別名がある。
承扶：肉郄、陰関、皮部の別名がある。
＊承山の内柱は、肉柱の間違い。

一穴五名
百会：三陽、五会、巓上、天満の別名がある。
章門：長平、季脇、脇髎、脾募の別名がある。

一穴六名
腰兪：背解、腰戸、髄孔、腰柱、髄府の別名がある。
石門：利機、丹田、精露、命門、三焦募の別名がある。

名が同じで、穴が異なる類
頭臨泣：足臨泣。　**頭竅陰**：足竅陰。　**腹通谷**［通穀］：足通谷。

背陽関：足陽関。　手三里：足三里。　手五里：足五里。

＊これ以外にも、手の上廉と巨虚上廉(上巨虚)、手の下廉と巨虚下廉(下巨虚)がある。また気穴にも穴位、そして腧穴のすべてを指す場合の二つ意味がある。

完訳

鍼灸大成

第八巻

完訳 鍼灸大成 第八巻 目次

穴法『神応経』

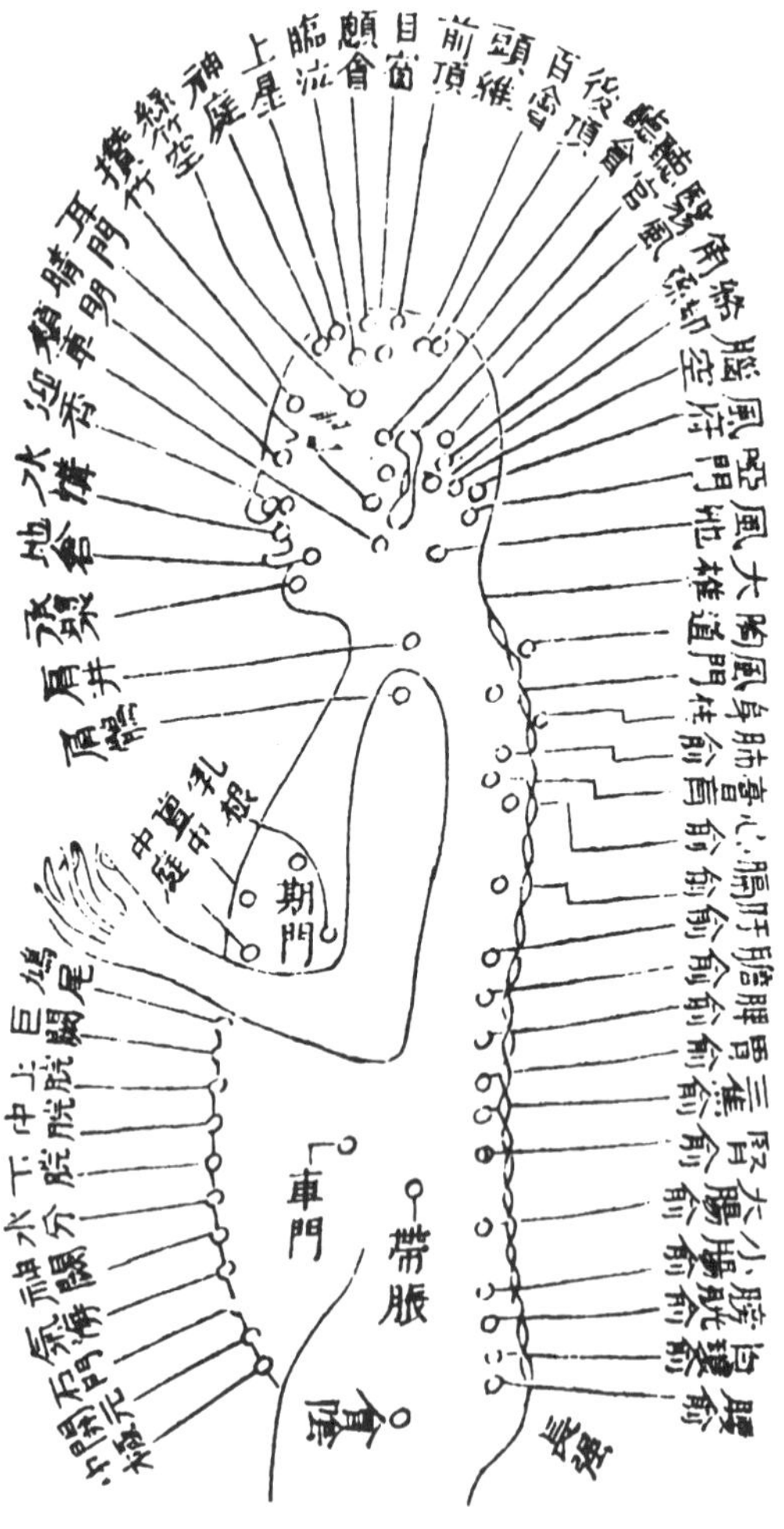

神庭：鼻の直上で、髪際を五分入ったところ。灸七壮で、七十七壮すえたら止める。禁鍼。

上星：鼻の直上で、髪際を一寸入ったところ。鍼は三分、細い三稜鍼で、諸陽経の熱気を瀉す。灸三壮、多すぎると悪い。多ければ気が上がって抜け、目が見えなくなる。

顖会：上星の後ろ一寸。豆が入るほどの凹みがある。灸は二十七壮。

前頂：顖会の後ろ一寸五分。骨間の陥中。鍼一分、灸三壮。

百会：頭頂の陥中、豆が入る。前髪際から五寸、後髪際から七寸。鍼二分。灸七壮から七十七壮まで。

後頂：百会の後ろ一寸五分。後頭骨の上。鍼二分、灸五壮。

風府：後頚部の後ろで、髪際の上一寸五分。僧帽筋の内側で、凹みの中。早く喋ると僧帽筋が立つ。鍼四分。禁灸、灸すれば喋れなくなる。

瘂門：後頚部の後ろで、髪際を五分入った凹み。頭を上げて取る。鍼三分。禁灸で、灸すれば喋れなくなる。

睛明：目頭の外側一分。鍼一分半。烏目には、長く置鍼したあと速抜する。禁灸。

攅竹：両眉の頭で、小さな凹みの中。鍼三分。三度刺すと、目が明るくなる。鋒鍼で出血させるとよい。禁灸。

絲竹空：眉の後ろ陥中。鍼を三分刺入して瀉す。補は悪い。禁灸、灸すれば目が小さくなり、見えなくなる。

角孫：耳介の中間で、口を開くと空隙ができる。鍼八分、灸三壮。

絡却：脳の後ろで、髪際の上で両側に起きる肉から上一寸三分。脳の後ろの後頭骨で、脳戸を挟み、髪際の上四寸半。鍼三分、灸三壮。

翳風：耳の後ろで、尖った角の陥中。圧すると耳の中が痛む。鍼三分、灸七壮。

臨泣：目の上で、髪際を五分入った陥中。鍼三分、灸は悪い。

目窓：臨泣の後ろ一寸半。灸五壮、鍼三分、三度刺せば、目が明るくなる。

頭維：額角で、髪際を入る。本神の傍ら一寸五分。鍼三分、禁灸。

聴会：耳の少し前の陥中、上関の下一寸で、動脈の陥中。口を開けて取る。鍼三分、補法してはならない。一日灸五壮、三十七壮で止める。

聴宮：耳珠で、大きさは赤小豆ほど。鍼三分、灸三壮。

脳空：承霊の後ろ一寸五分。玉枕骨を挟む下陥中。鍼五分、灸三壮。

風池：脳空の下で、髪際陥中。鍼は一寸二分。灸は鍼に及ばず。一日七壮で、百壮まで。モグサは大きくしない。

耳門：耳の前に起こる肉［耳珠］で、前切痕の前陥中。鍼三分。禁灸。灸が適する患者でも三壮以内とする。

頬車：耳の下八分で、下顎骨の端近くの前で、上陥中。側臥位にて口を開けると空隙ができる。鍼四分、灸は一日七壮で、七十七壮。モグサは大麦ぐらい。

迎香：鼻孔の傍ら五分。鍼三分、禁灸。

地倉：口端を挟んで外側四分。近くの下に脈があって微動する。鍼は三分半、灸は一日七壮、二十七壮、重症でも七十七壮で止める。

水溝：鼻柱の下で、人中溝の中央。鍼四分。灸は鍼に及ばない。水腫では、この穴だけに鍼をする。灸は一日三壮で、二百壮で止める。

承漿：オトガイの前で、唇の盛り上がった下の凹み。口を開いて取穴する。鍼三分。灸は一日七壮、七十七壮で止める。モグサは箸の先ぐらい。

以上は頭面部。

肩井：缺盆の上で、肩甲骨の前一寸半。人差指、中指、薬指の三指で圧し、中指の当たる下陥中。鍼は五分で止める。深すぎれば患者が悶絶するので、すぐに足三里を補う。

肩髃：肩先端で、肩峰と上腕骨の間にある陥凹中。上腕を上げて取穴する。鍼八分。灸五壮か一日七壮、二十七壮で止める。
大椎：背骨で、第一胸椎の上にある凹み。鍼五分、灸は年齢だけ。
陶道：第一胸椎下、伏せて取る。鍼五分、灸五壮。
身柱：第三椎下、伏せて取る。灸二十七壮。
風門：第二椎下、両側二寸ずつ。鍼五分、灸五壮。
肺兪：第三椎下、両側二寸ずつ。灸百壮。
膏肓：第四椎下一分、五椎上二分、両側三寸ずつ、第四第三肋骨間で、肩甲骨から一横指離れた場所。灸百壮、合計で千壮になったら止める。
心兪：第五椎下、両側二寸ずつ。灸七壮。
膈兪：第七椎下、両側二寸ずつ。灸三壮、百壮になれば止める。
肝兪：第九椎下、両側二寸ずつ。灸七壮。
胆兪：第十椎下、両側二寸ずつ。灸二十七壮。
脾兪：第十一椎下、両側二寸ずつ。灸三壮、鍼三分。
胃兪：第十二椎下、両側二寸ずつ。鍼三分、灸は年齢の数だけ。

三焦俞：第十三椎下、両側二寸ずつ。鍼五分、灸五壮。

腎俞：第十四椎下、両側二寸ずつ。前は臍と水平。灸は年齢の数だけ。

大腸俞：第十六椎下、両側二寸ずつ。鍼三分、灸三壮。

小腸俞：第十八椎下、両側二寸ずつ。鍼三分、灸三壮。

膀胱俞：第十九椎下、両側二寸ずつ。鍼三分、灸七壮。

白環俞：第二十一椎下、両側二寸ずつ。鍼五分、灸三壮。

腰俞：第二十一椎下の凹み陥中。大椎からここまでを三尺とする。身体を伸ばして腹を地に突っ張り、両手で額を支え、手足を緩めたあとで取穴する。鍼八分。灸は七壮で、二十一壮までですえる。

長強：尾骨先端の下三分。鍼三分、灸三十壮。

＊中医では、胸椎から脊と考えるので、十七椎から下は仙椎のこと。

以上は肩背部。

乳根：乳頭の下一寸六分の陥中。上を向いて取る。鍼三分、灸三壮。

期門：乳頭の傍ら一寸半、さらに下一寸半、第二肋骨［第九肋骨］端の隙間。その長さは、胸の前を基準にして測る。鍼四分、灸五壮。

章門：臍の上二寸で、両側六寸ずつ。その寸は前胸部の両乳頭間の横幅を八寸とし、六寸を取る。側臥位で、上の足を屈し、下の足を伸ばして動脈を取る。灸は一日七壮で、二十七壮まですえる。

帯脈：季肋の下一寸八分の陥中。臍の上二分の両側七寸半ずつ。鍼六分、灸七壮。

膻中：両乳頭間の中央を取る。凹むところ。上を仰いで取る。禁鍼。灸七壮、七十七壮まで。

中庭：膻中の下一寸六分の陥中。鍼三分、灸三壮。

鳩尾：胸骨柄底で、二叉に分かれた骨の下一寸。鍼三分。禁灸。

巨闕：鳩尾の下一寸。鍼六分。灸七壮、七十七壮で止める。

上脘：巨闕の下一寸。臍の上五寸。鍼八分、灸二十七壮。

中脘：剣状突起の先端から四寸、下は臍まで四寸。鍼八分。灸二十七壮から百壮、合計して四百壮になれば止める。

下脘：中脘の下二寸、臍の上二寸。鍼八分、灸二十七壮。

水分：臍の上一寸。水腫には灸をすると良い。禁鍼、鍼すれば水が尽きて死ぬ。他の病なら鍼八分。灸七壮、四百壮で止める。

神闕：臍の中央。禁鍼。鍼すれば臍が潰瘍となる。鍼孔から糞が出れば死ぬ。灸百壮。

気海：臍の下一寸半の凹み。鍼八分。灸七壮、百壮で止める。

石門：臍の下二寸。鍼六分。灸二十七壮、百壮で止める。

関元：臍の下三寸。鍼八分。灸百壮から三百壮。灸は鍼に劣る。妊婦には禁鍼。

中極：関元の下一寸、臍の下四寸。鍼を八分刺入して得気があれば瀉す。灸は百壮、あるいは一日三十七壮。

会陰：前陰と後陰の間。灸三壮。

以上は胸腹部。

＊期門は、下から数えて二番目の肋骨。第十一と十二は撅骨で、肋骨ではない。

頭面や背腹の図は、任脈と督脈の穴が多い。後は手足の十二図だが、それは十二経の要穴である。主治は後ろを見よ。

寅の刻、手太陰肺経

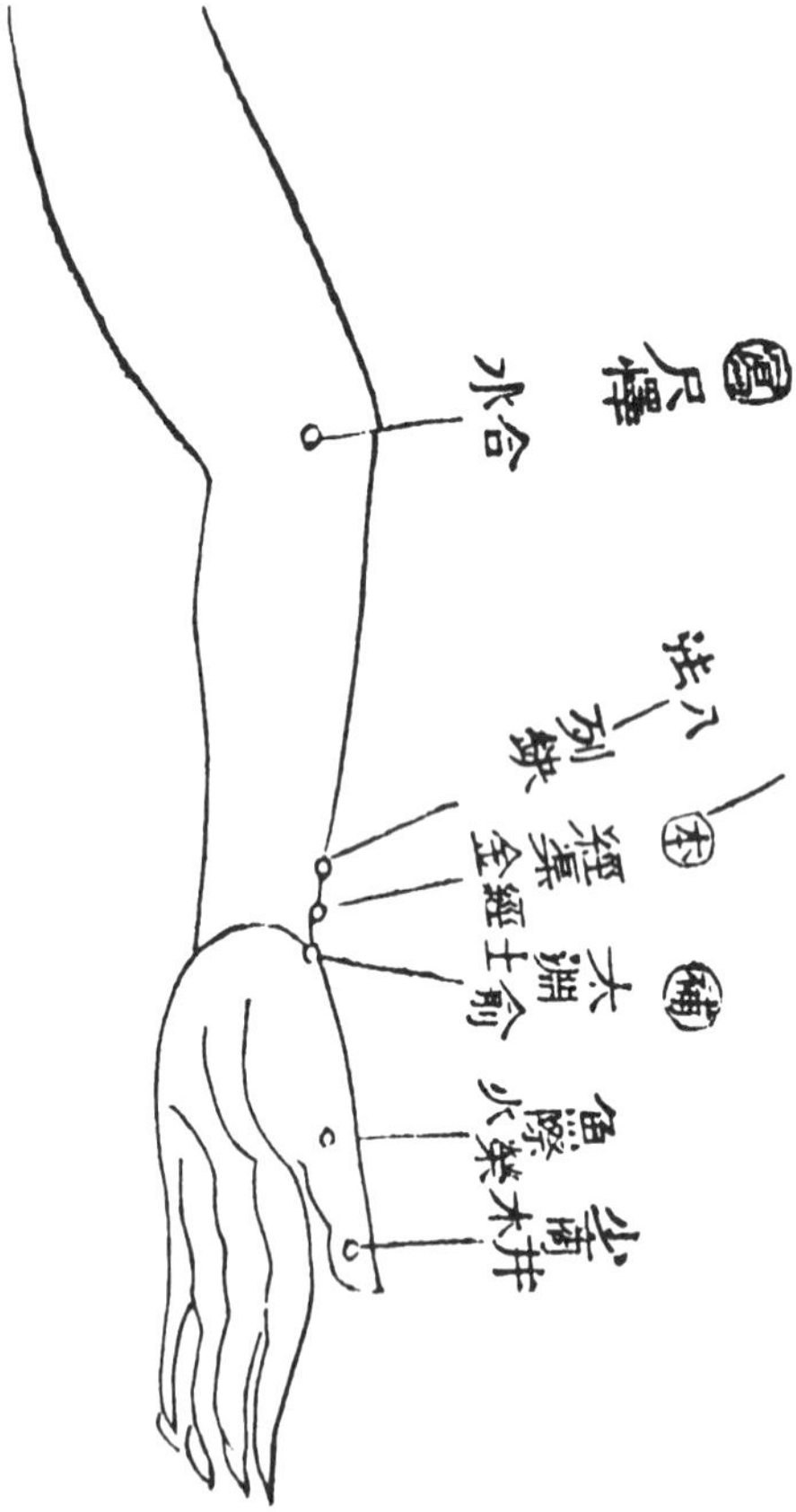

寅の刻、手太陰肺経

尺沢：肘の中央で横紋上、両筋間の動脈。鍼三分、深刺は悪い。灸五壮。

列缺：手の側面で、手首の上一寸半。両手の人差指と親指の間を交叉させ、人差指の尽きるところ、両筋骨の間隙。鍼二分。灸は七壮から七十七壮。

経渠：寸口の陥中で、動脈が手に応える。鍼二分、禁灸。

太淵：手掌の後ろで橈側、腕関節横紋の端で動脈中。鍼二分、灸三壮。
魚際：親指の中手指節関節の後ろ、掌側の皮膚との境。鍼二分、禁灸。
少商：親指の橈側で、爪甲根部の角をニラ葉ほど離れる。鍼一分、鋒鍼で出血させるとよい。禁灸。

卯の刻、手陽明大腸経

商陽：人差指の橈側で、爪甲根部の角をニラ葉ほど離れる。鍼一分、灸三壮。
二間：人差指で中手指節関節の前、橈側陥中。鍼三分、灸三壮。
三間：人差指で中手指節関節の後ろ、橈側陥中。鍼三分、灸三壮。
合谷：親指と人差指の分かれた骨の間陥中。鍼三分、灸三壮。妊婦に灸は悪い。
陽谿：手首の中で、上側にある両筋間の陥中。鍼三分、灸三壮。
手三里：曲池の下二寸。圧して、盛り上がった肉の先端。鍼二分、灸三壮。
曲池：肘外の橈骨、肘を曲げて、肘窩横紋の端陥中。手を胸の前で組んで取る。鍼七分。
灸七壮、一日七壮から二百壮まですえてもよい。

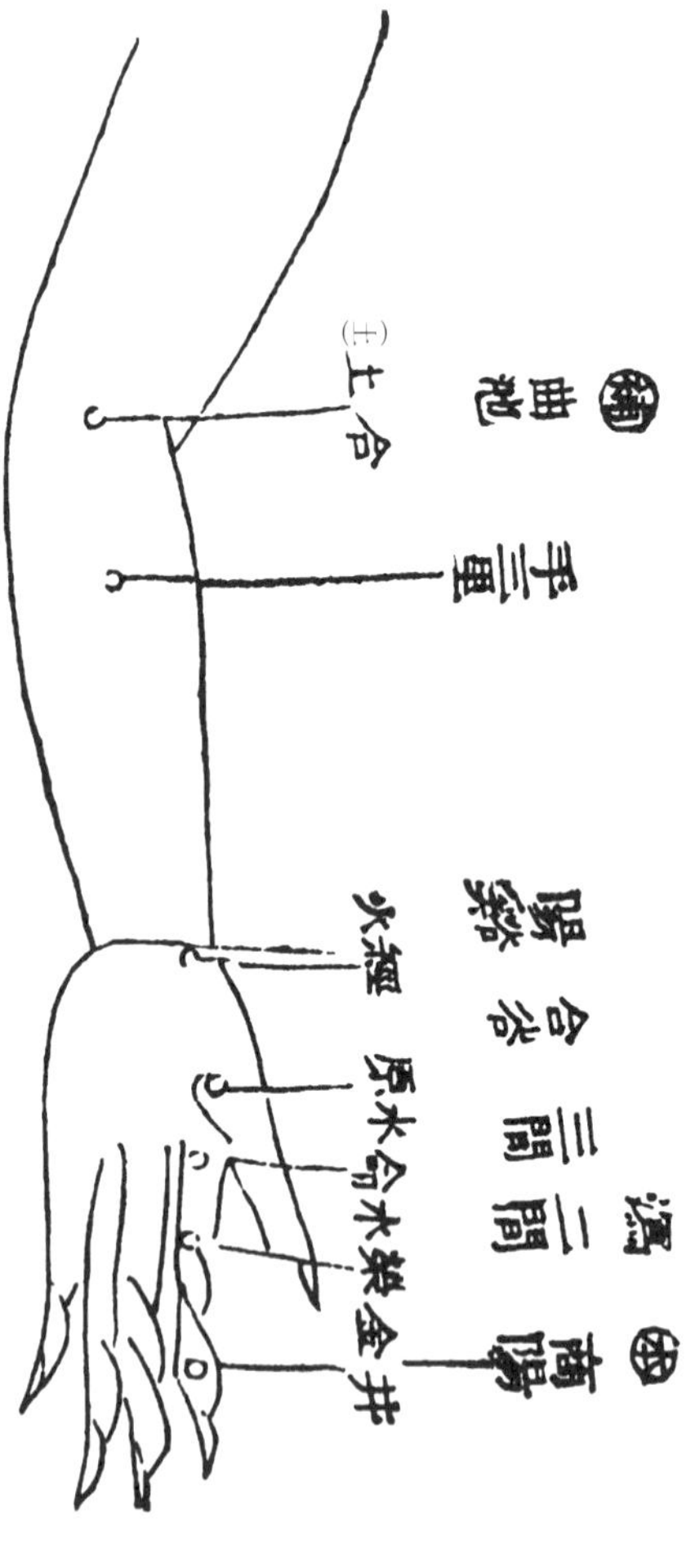

卯の刻、手陽明大腸経

辰の刻、足陽明胃経

伏兎：陰市の上三寸、肉の起きる上、膝を折って正坐して取る。鍼五分、禁灸。

陰市：膝蓋骨の上三寸。正坐して取る。鍼三分、禁灸。

足三里：膝蓋骨の下三寸。脛骨の大筋の内に取る。腰掛けて取る。鍼八分、灸は百壮で止める。

巨虚上廉：足三里の下三寸。両筋骨の隙間の凹み。ひざまずいて取る。

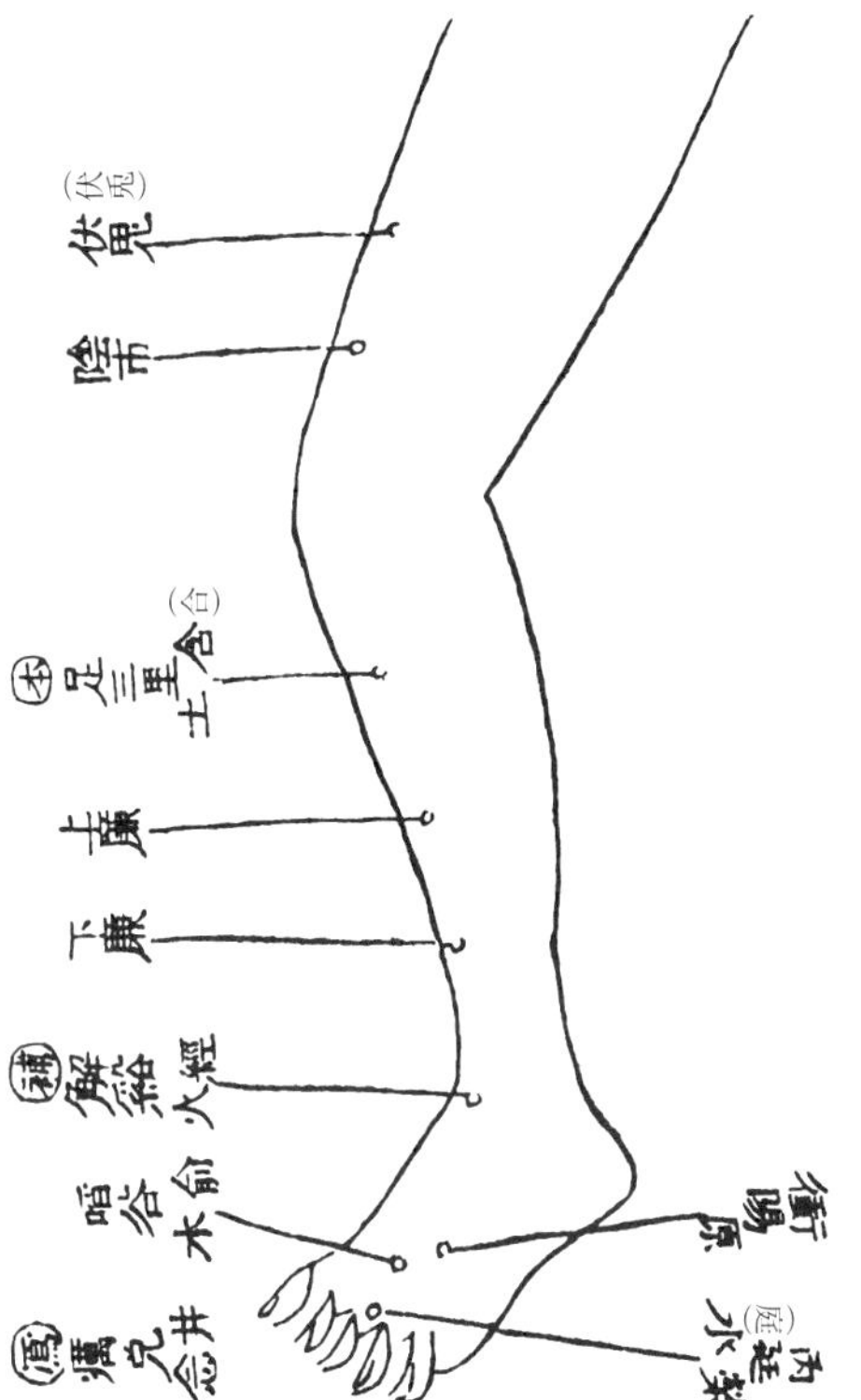

辰の刻、足陽明胃経

巨虚下廉：巨虚上廉の下三寸。取穴法は、巨虚上廉と同じ。いずれも鍼三分、灸七壯。

解谿：衝陽の後ろ一寸半。足首の上で、ワラジの紐を結ぶところを取る。鍼五分、灸三壯。

衝陽：足背の上で、陥谷から二寸。骨間の動脈。鍼五分、灸三壯。

陥谷：第二趾の外間陥中。鍼三分、灸三壯。

厲兌：第二趾の端で、爪甲根部の角をニラ葉ほど離れる。鍼一分、灸一壯。

巳の刻、足太陰脾経

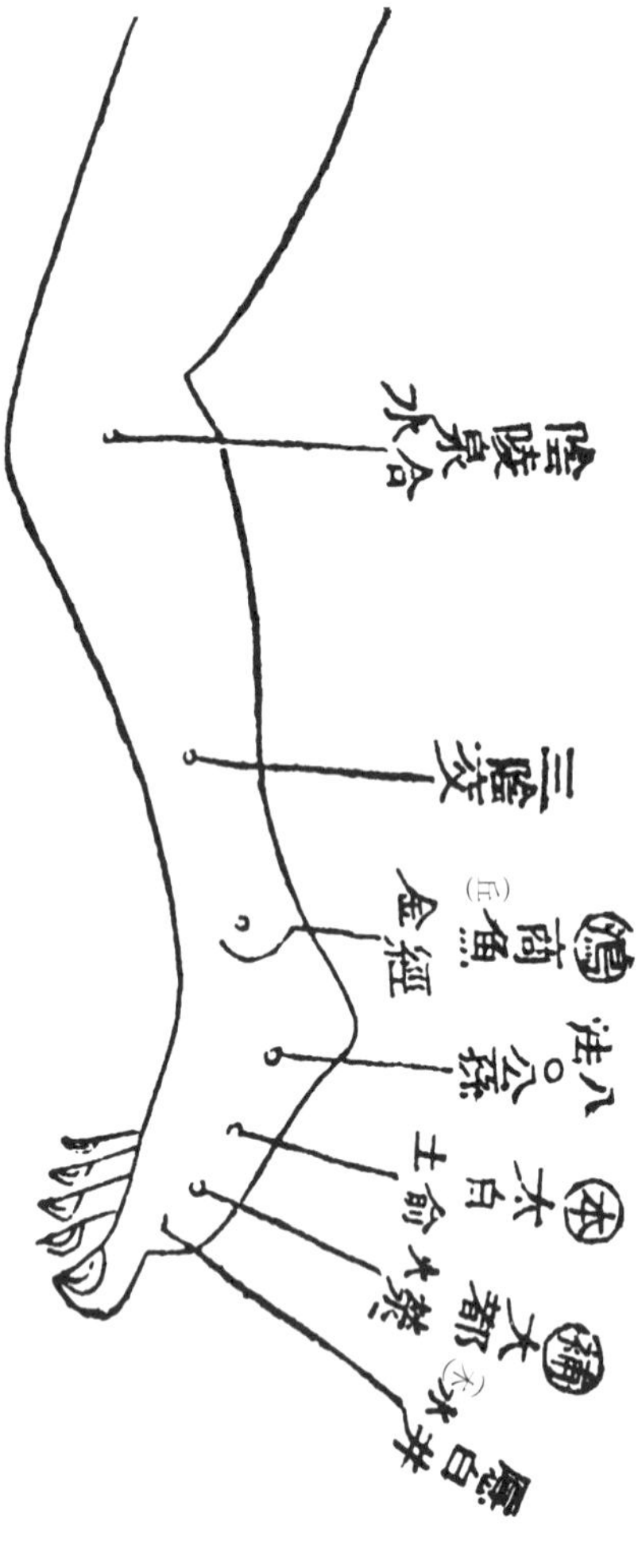

巳の刻、足太陰脾経

隠白：第一趾の内側で、爪甲根部の角をニラ葉ほど離れる。生理の止まらぬ時に刺鍼すると即効がある。鍼二分、灸三壮。

大都：第一趾で中足指節関節の後、内側で肉の際陥中。鍼三分、灸三壮。

太白：第一趾内側で、内踝の前、中足指節関節の下陥中。鍼三分、灸三壮。

公孫：第一趾で、中手指節関節の後ろ一寸。内踝の前。鍼四分、灸三壮。
商丘：内踝の下で、少し前の陥中。前には中封、後には照海があり、この穴は中間にある。
鍼三分、灸三壮。
三陰交：内踝の上で、内踝を除いた上三寸、骨が下陥した中。鍼三分、灸三壮。
陰陵泉：膝内側で、脛骨内側果の下陥中。膝を曲げて取る。膝窩横紋の端下。陽陵泉と向かい合うが、一寸ほど高い位置。鍼五分、灸七壮。

午の刻、手少陰心経

少海：肘内側で、関節の後ろ、上腕骨内側上顆の外で、肘の端から五分去る。肘を頭に向けて曲げ、取穴する。鍼三分、灸三壮。
霊道：手掌の後ろ一寸半。鍼三分、灸三壮。
通里：手掌の後ろ一寸の陥中。鍼三分、灸七壮。
神門：手掌の後ろで、豆状骨の端陥中。鍼三分、灸七壮。モグサは小麦大。
少府：小指の中手指節関節の後ろで、骨の隙間陥中。労宮と一直線。鍼二分、灸七壮。
少衝：小指内側で、爪甲根部の角をニラ葉ほど離れる。鍼一分、灸一壮。

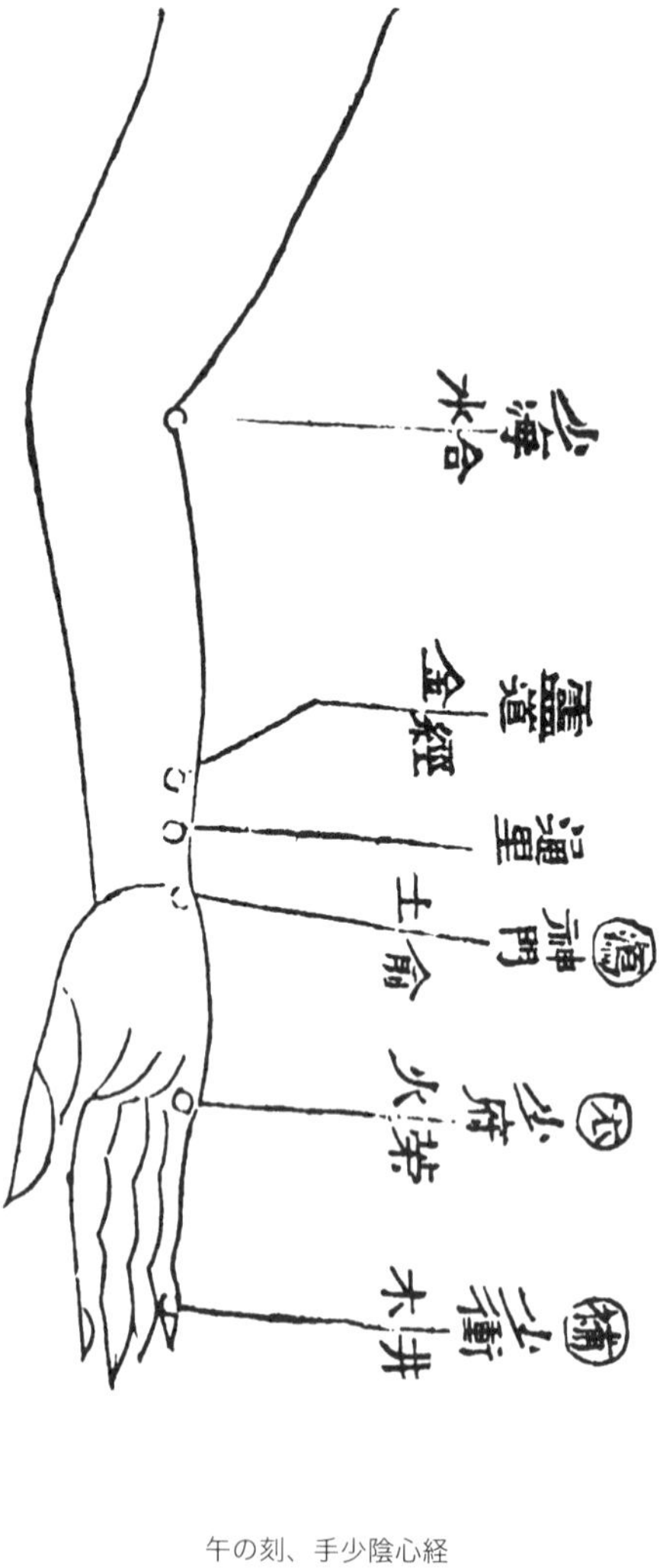

午の刻、手少陰心経

未の刻、手太陽小腸経

少沢：小指の尺側で、爪甲根部の角を一分離れた陥中。鍼一分、灸一壮。

前谷：小指の尺側で、中手指節関節の前陥中。鍼一分、灸三壮。

後谿：小指の尺側で、中手指節関節の後ろ陥中。鍼一分、灸一壮。

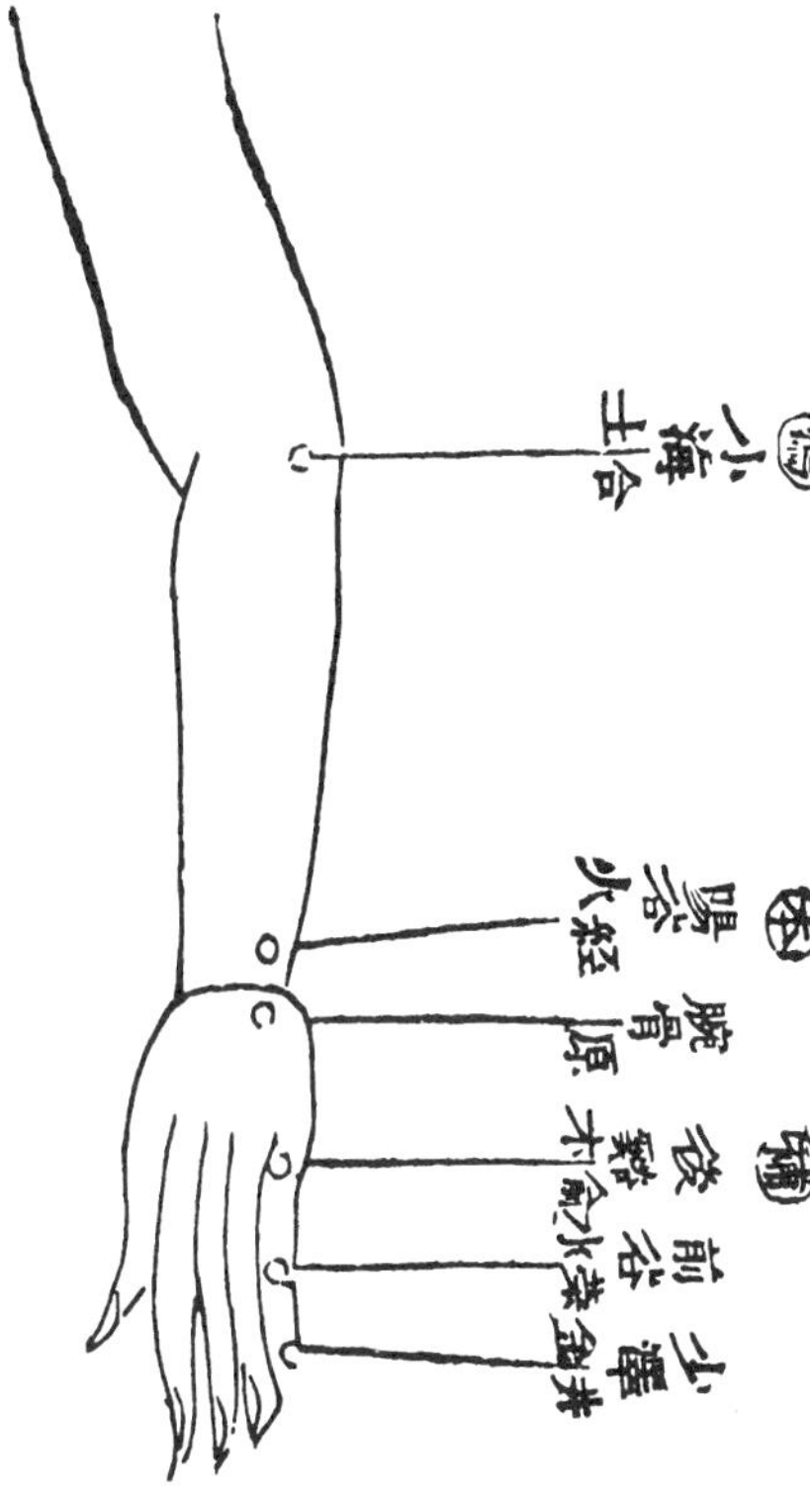

未の刻、手太陽小腸経

腕骨：手の尺側で、手首の前で起きる骨の下陥中。起きる骨の隙間。鍼二分、灸三壮。

陽谷：手の尺側で、手首の中、尺骨茎状突起の下陥中。鍼二分、灸三壮。

小海：肘の尺側で、上腕骨内側上顆の外。肘の端から五分入る陥中。肘を頭に向けて曲げて取る。鍼一分、灸二壮。

申の刻、足太陽膀胱経

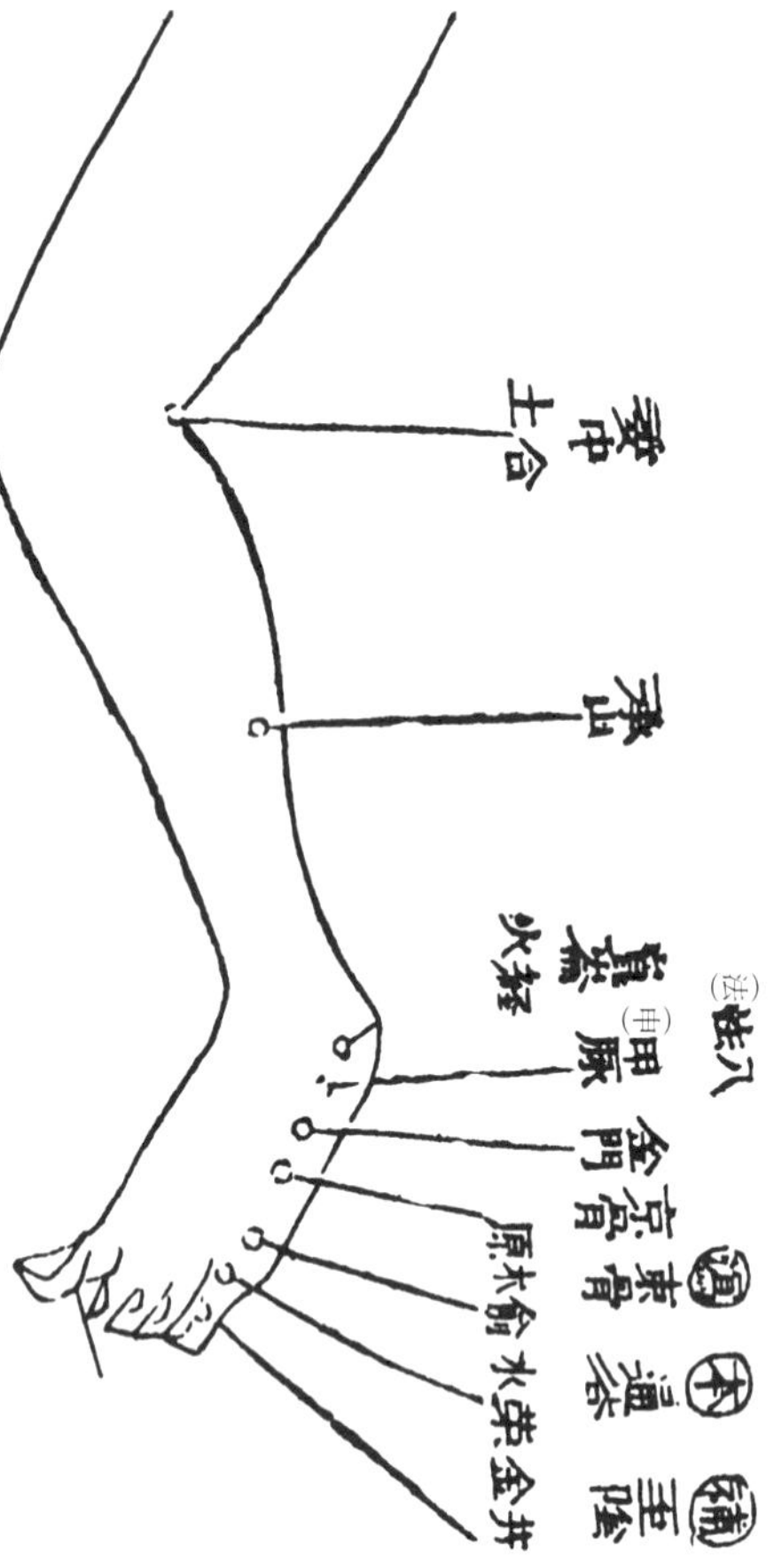

委中：膝窩の中央で、両筋の間、膝窩横紋内で、動脈が手に応える。鍼八分、禁灸。

承山：腓腹筋の先端下で、肉の分かれる間陥中。鍼八分、灸は七十七壮。

崑崙：外踝の後ろ五分。踵骨の上陥中。鍼三分、灸三壮。

申脈：外踝の下五分の陥中。爪が入る凹みで、足底の皮膚との境。前後に筋があり、上に

申の刻、足太陽膀胱経

は踵骨があり、下には軟骨があって、穴は中央にある。鍼三分。

金門：外踝の下で、少し後ろ。丘墟の後ろ、申脈の前。鍼一分、灸三壮。

京骨：足の外側で、第五中足骨後端の下、表裏の皮膚の境目陥中。鍼三分、灸七壮。

束骨：第五趾の外側で、中足指節関節の後ろ、肉の際陥中。鍼三分、灸三壮。

通谷：第五趾の外側で、中足指節関節の前陥中。鍼二分、灸三壮。

至陰：第五趾の外側で、爪甲根部の角をニラ葉ほど離れる。鍼二分、灸三壮。

酉の刻、足少陰腎経

湧泉：足底中央で、足を底屈して取る。凹んだ土踏まずの白い皮膚との境。鍼五分、出血させると悪い。灸三壮。

然谷：内踝の前で、大きな骨の下陥中。鍼三分、出血させると悪い。灸三壮。

太谿：内踝の後ろ五分で、踵骨の上。動脈がある。鍼三分、灸三壮。

照海：内踝の下四分。前後に筋があり、上には内踝骨、下には軟骨があって、穴は中央にある。鍼三分、灸七壮。

復溜：内踝の上で、内踝を除いて一寸。内踝の後ろ五分。太谿と垂直。鍼三分、灸五壮。

陰谷：膝で脛骨の後、半腱様筋の下、手で圧すると応える。膝を曲げて取る。鍼四分、灸三壮。

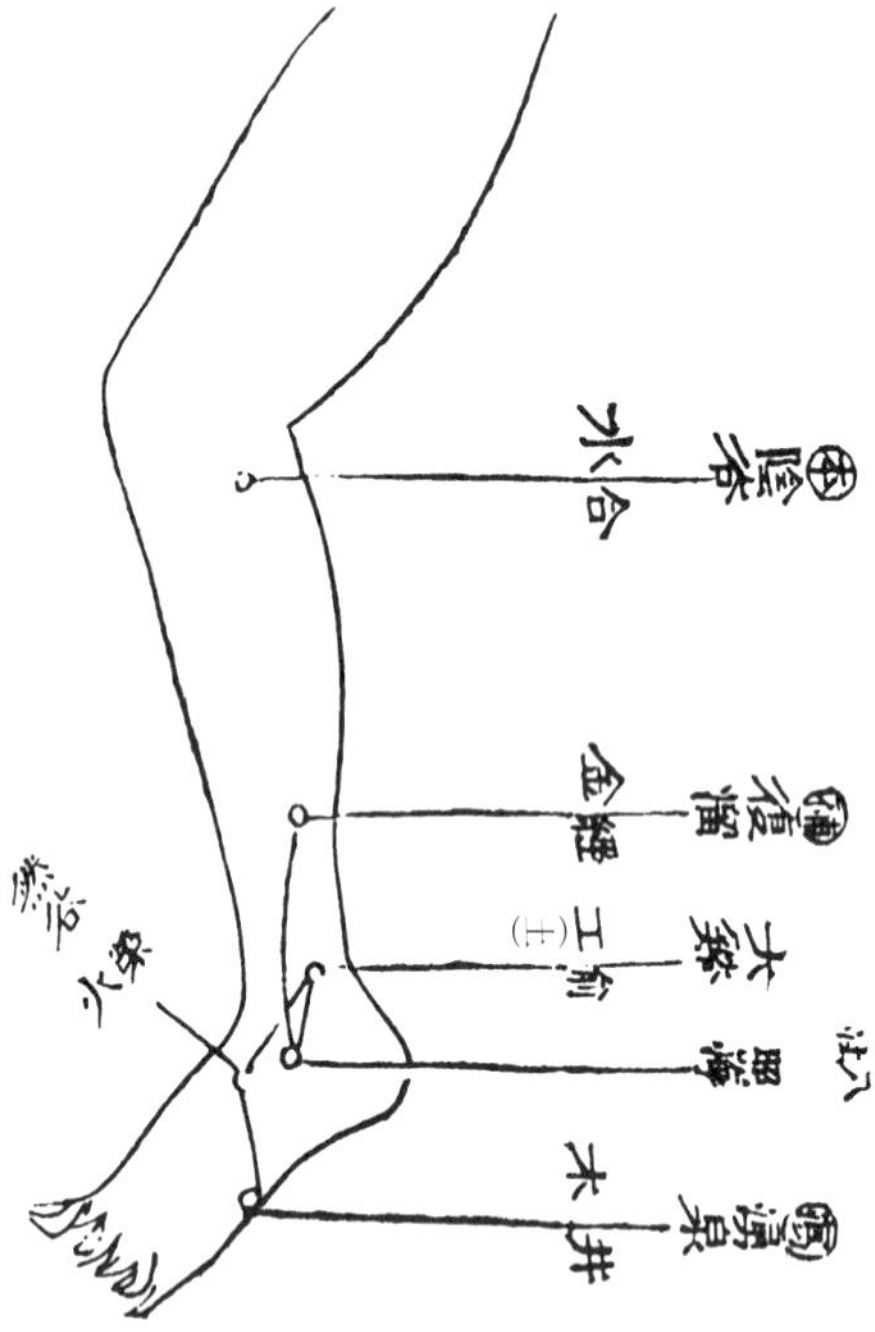

酉の刻、足少陰腎経

戌の刻、手厥陰心包経

曲沢：肘の内側で、上腕二頭筋腱の下、肘窩横紋中の動脈。鍼三分、灸三壮。

間使：手掌の後ろで、腕関節横紋の上三寸。両筋の間陥中。鍼三分、灸五壮。

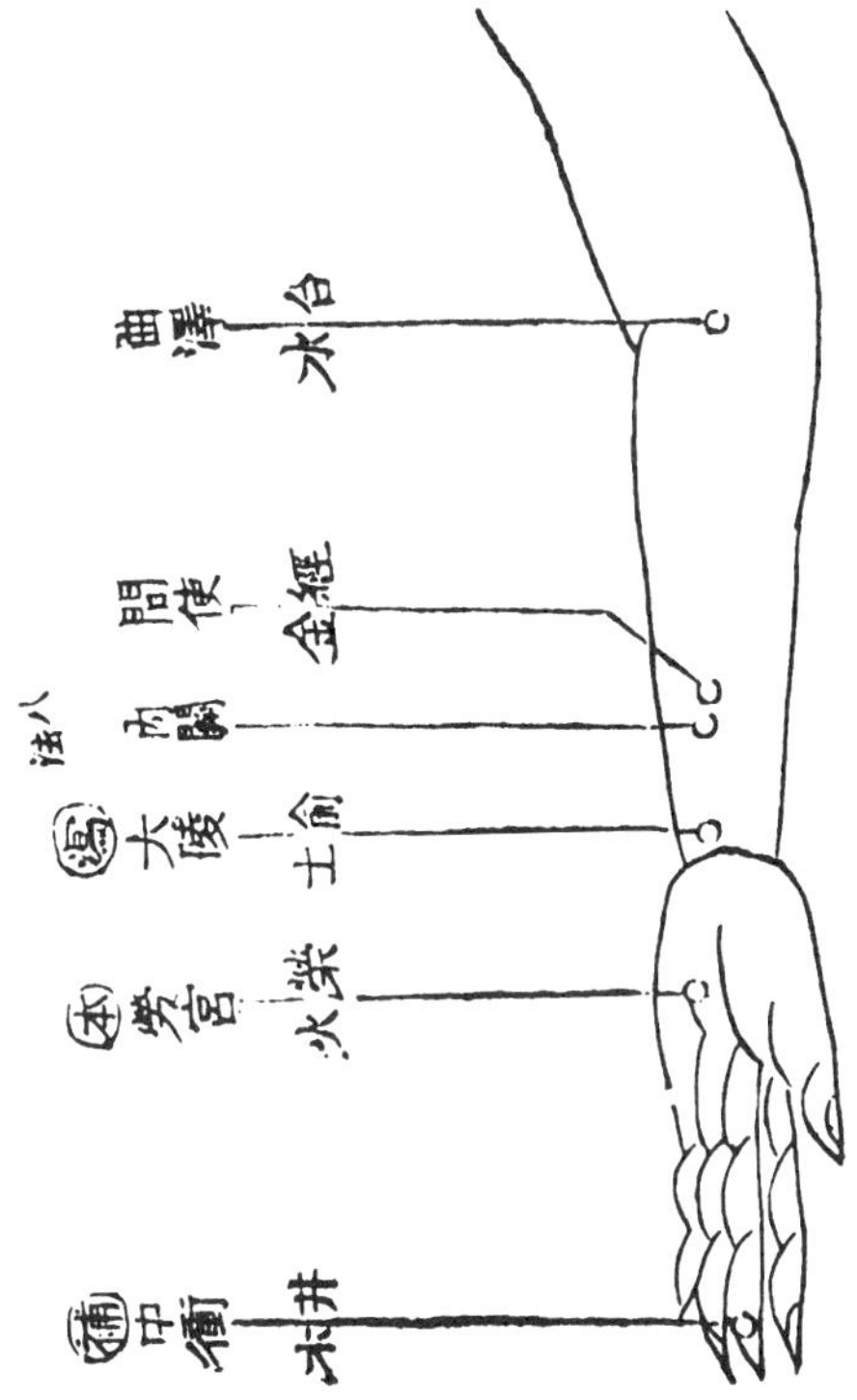

戌の刻、手厥陰心包経

内関：手掌の後ろで、腕関節横紋の上二寸。両筋間。鍼五分、灸三壮。

大陵：手掌の後ろで、腕関節横紋中。両筋の間陥中。鍼五分、灸三壮。

労宮：掌心で、薬指を曲げると先端が尽きるところ。鍼三分、灸三壮。

中衝：中指の端で、爪甲根部の角をニラ葉ほど離れる。鍼一分、灸一壮。

亥の刻、手少陽三焦経

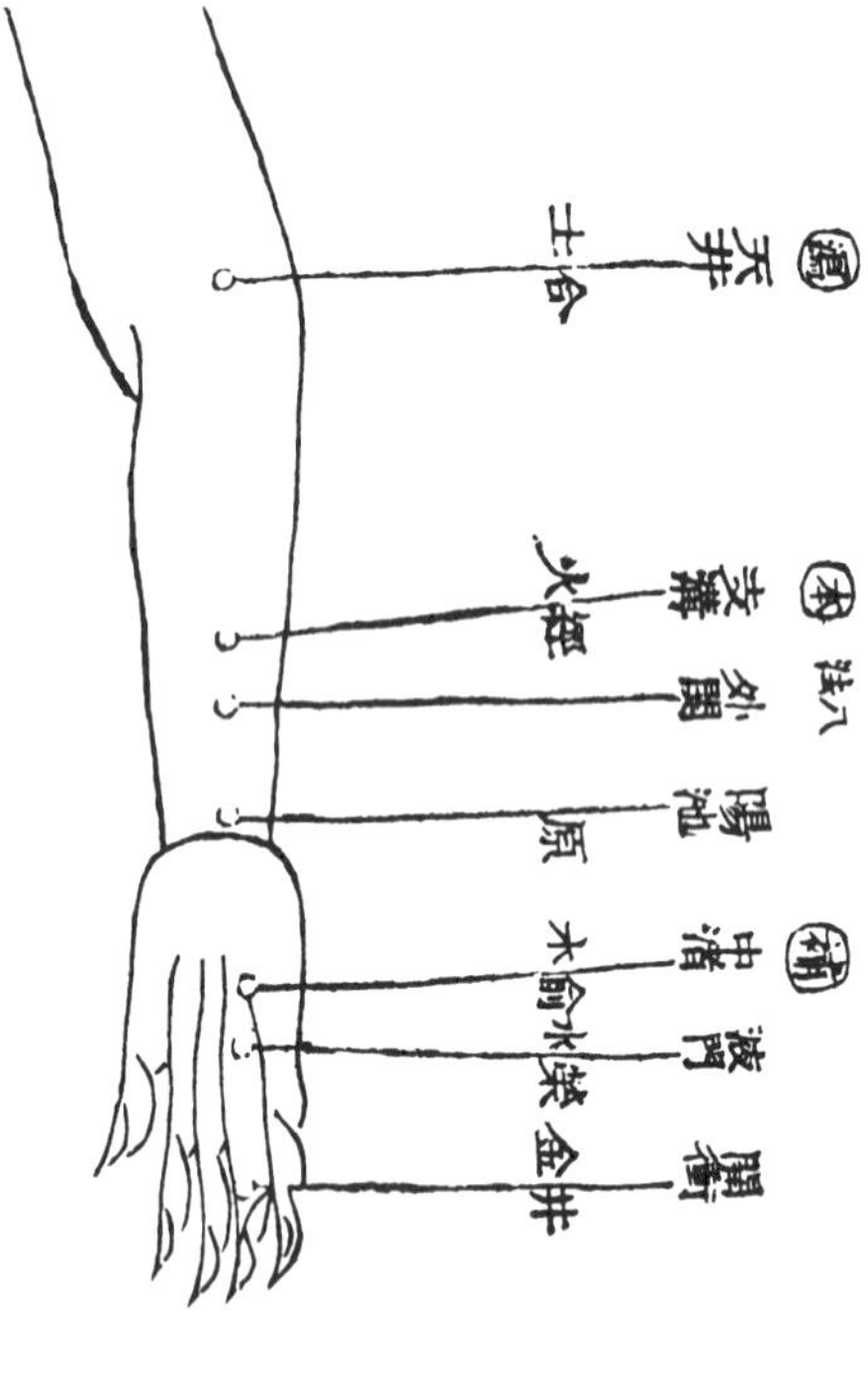

関衝：薬指の尺側で、爪甲根部の角をニラ葉ほど離れる。鍼一分、灸一壮。

液門：小指との二叉に分かれた骨の間。拳を握って取る。鍼三分、灸三壮。

中渚：薬指で、中手指節関節の後ろ陥中。液門の下一寸。鍼三分、灸三壮。

陽池：手背で、腕関節の上陥中。鍼二分。禁灸。

亥の刻、手少陽三焦経

外関：腕関節の後ろ二寸、橈骨と尺骨の間陥中。鍼三分、灸五壮。

支溝：腕関節の後ろ三寸、橈骨と尺骨の間陥中。鍼二分、灸二十七壮。

天井：肘の後ろで、尺骨肘頭の後ろ。肘の上一寸で、両筋の間陥中。腕を組み、肘頭に手を乗せて取る。肘を曲げて、胸の前で組んで取る。鍼一分、灸三壮。

＊原文は膝頭だが、ありえないので、膝頭は肘頭の誤りと考えた。

子の刻、足少陽胆経

環跳：股関節の中、つまり大転子の下にある凹み。側臥位で、下の足を伸ばし、上の足を曲げて取る。鍼二寸、灸は五壮で、五十壮になれば止める。

風市：膝上の外側で、両筋間。手を伸ばして大腿外側に着け、中指の尽きる陥中。鍼五分、灸五壮。

陽陵泉：膝の下一寸で、外側陥中、腓骨頭の前。鍼六分、灸七壮。

陽輔：外踝の上で、外踝を除いて四寸。腓骨の前で、絶骨の端から前三分。丘墟から七寸。鍼五分、灸三壮。

懸鐘(別名を絶骨)：外踝の上三寸。脈の絶えるところ。鍼六分、灸五壮。

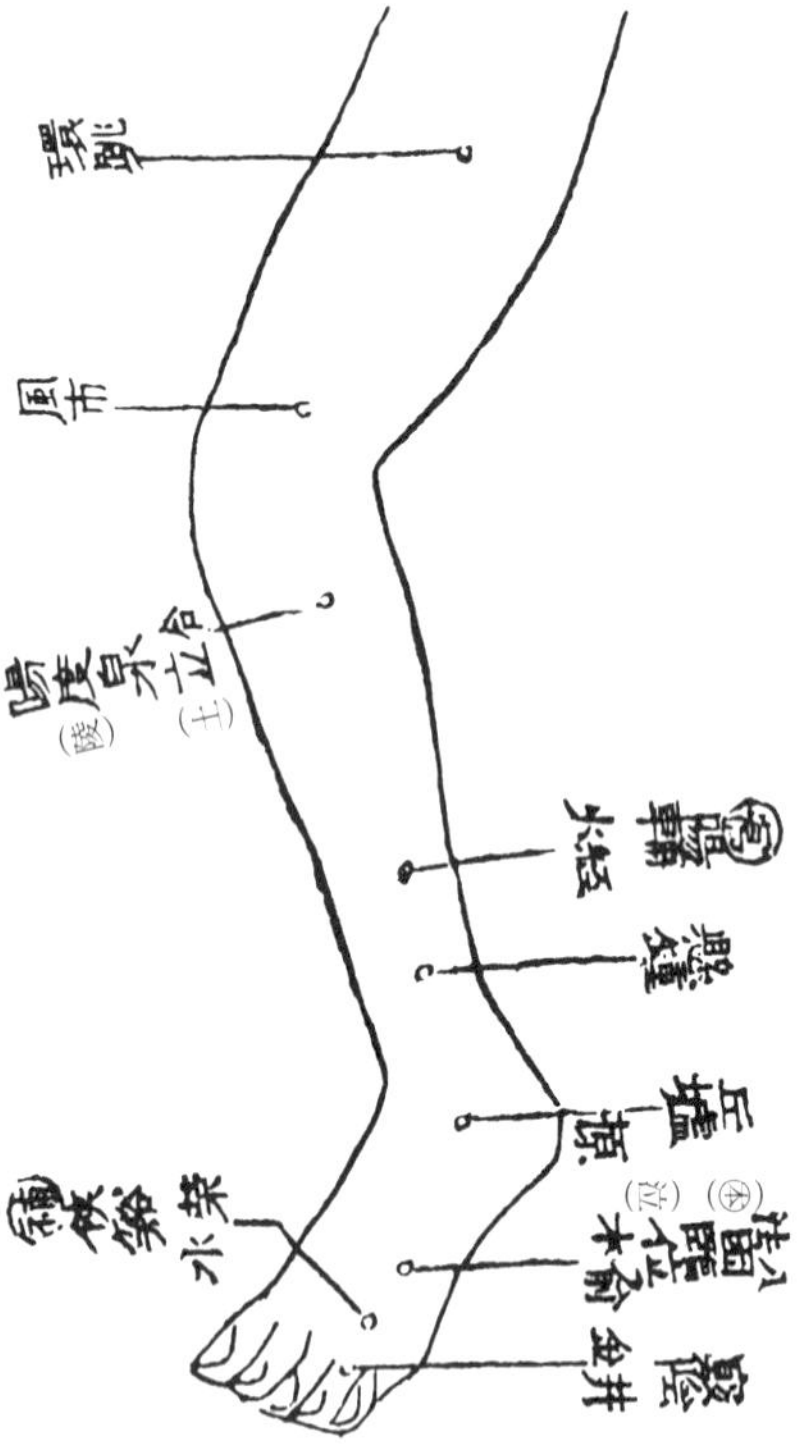

子の刻、足少陽胆経

丘墟：外踝の下で、前陥中。臨泣から三寸。鍼五分、灸三壮。

臨泣：第四趾で、中足指節関節の後ろ陥中。侠谿から一寸半。鍼二分、灸三壮。

侠谿：第四趾で、二又に分かれた骨の間、中足指節関節の前陥中。鍼二分、灸三壮。

竅陰：第四趾の外側で、爪甲根部の角をニラ葉ほど離れる。鍼一分、灸三壮。

丑の刻、足厥陰肝経

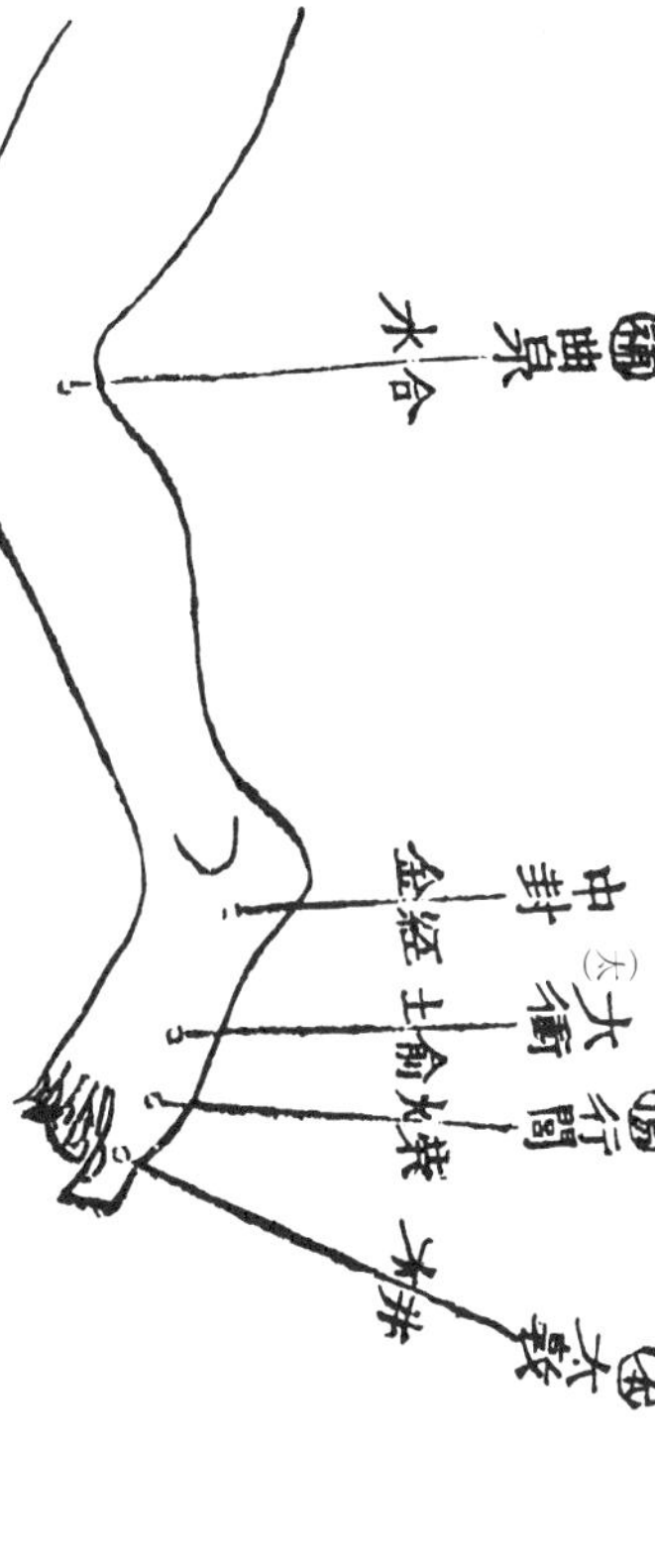

丑の刻、足厥陰肝経

大敦：第一趾の端で、爪甲根部の角をニラ葉ほど離れる。鍼二分、灸三壮。

行間：第一趾の中足指節関節の前、上下に筋があり、前後に小さな骨が尖る。穴は中央の陥中にあり、動脈が手に応える。鍼六分、灸三壮。

太衝：第一趾で、中足指節関節の後ろ二寸。静脈が横に連なって、地五会二寸の骨間に至り、動脈が手に応える陥中。鍼三分、灸三壮。

中封：内踝の前一寸。大筋の付着する後ろ陥中。鍼四分、灸三壮。

曲泉：膝内側で脛骨の下。薄筋の上で、縫工筋の下陥中。膝を曲げて取る。膝を曲げて膝窩横紋の端、内外の両筋の隙間。鍼六分。灸三壮。

神応経の鍼を使う時のマジナイ

天霊節が栄え、願いは長生きを保ち、太玄と一つになる。

身体を守り、五臓の感情は、それぞれ安らぐ。

神鍼すれば、身体に潜む万毒は、速やかに去れ。

刺鍼では、黙して呪文を唱えれば、鍼上の邪気を吹き払い、鍼のイメージは火龍の如し。

病人の心腹中から出れば、その病は、すぐに治る。

＊こうした呪文を唱えることによって、患者は病が去った気になり、鍼師も自信を得ることができた。
原文の「急急如律令」は、呪文のキマリ文句。

風邪による病気

半身不随：曲池、陽谿、合谷、中渚、足三里、陽輔、崑崙。

肘が曲がらない：腕骨。

足が栄養されない：上巨虚。

脳卒中による半身不随：列缺、衝陽。

角弓反張：肝兪。

脳卒中で、肘が痙攣する：内関。

目玉が上を向く：絲竹空。

涎が出る：絲竹空、百会。

意識不明：水溝、臨泣、合谷。

背中が反り返る：瘂門、風府。

リウマチ：天井、尺沢、少海、委中、陽輔。
子供のヒキツケ：尺沢(一壮)、少衝、前頂、束骨。
風癇：神庭、百会、前頂、湧泉、絲竹空、神闕(一壮)、鳩尾(三壮)。
風労：曲泉、膀胱兪(七壮)。
風疰：百会(二壮)、肝兪(三壮)、脾兪(三壮)、腎兪(年齢を壮とする)、膀胱兪。
めまい：臨泣、陽谷、腕骨、中脈。
脳卒中の痛み：臨泣、百会、肩井、肩髃、曲池、天井、間使、内関、合谷、風市、足三里、解谿、崑崙、照海。
言語障害：支溝、復溜、間使、合谷、魚際、霊道、陰谷、然谷、通谷。
口を閉じて開けられない：頬車、承漿、合谷。
風癇では、急に倒れる：風池と百会に灸。
黄帝の灸法：脳卒中で、眼球が上を向いて喋れなければ、第三胸椎と第五胸椎上に七壮ずつ施灸する。灸のモグサは、ナツメの種の半分とする。

*風癇は、風邪に侵襲されたり、心肝経の熱によって発生する痙攣。風労は、表裏両虚の人が、風邪に侵襲されて消耗疲労性の病気になったもの。風疰は、体虚のため風邪が営衛を侵襲したもので、最

初は筋肉がピクピク引きつるが、一年後に髪が脱け、痩せて両足が痛むもの。風邪といっても、感冒などのような外風だけじゃなく、めまいや脳卒中、高血圧や、移動する痛みも、内風や風に分類される。一般に、肝の症状が風邪となる。ここに挙げた取穴をすべて取るのではなく、いくつかを選んで使う。

傷寒類

発熱頭痛：攅竹、大陵、神門、合谷、魚際、中渚、液門、少沢、委中、太白。

ゾクゾクと悪寒し、寒気がして顎がガチガチ鳴る：魚際。

発熱：陥谷、太谿（足の冷えが膝まで至れば、鍼で出す）、足三里、復溜、侠谿、公孫、太白、委中、湧泉。

悪寒発熱：風池、少海、魚際、少衝、合谷、復溜、臨泣、太白。

傷寒で、汗が出ない：風池、魚際、経渠（それぞれ瀉す）、二間。

傷寒が進行して治らない：期門。

治ったあとも発熱が残っている：曲池、足三里、復溜。

腹脹：足三里、内庭。

陰症傷寒：神闕に灸を二百～三百壮。

高熱：曲池、足三里、復溜。
嘔吐や乾嘔：百会、曲沢、間使、労宮、商丘。
腹が冷えて発熱する：少衝、商丘、太衝、行間、三陰交、隠白、陰陵泉（三壮）。
高熱による発狂：大椎、間使、合谷、復溜（すべて灸）。
意識不明：中渚、足三里、大敦。
便秘：照海、章門。
排尿障害：陰谷、陰陵泉。

＊陰症傷寒とは、寒邪は陰なので一般に陽と戦うが、身体が弱っているため脾陽へ直中して、イキナリ陰証となったもの。

痰や喘息、咳など

咳：列缺、経渠、尺沢、魚際、少沢、前谷、足三里、解谿、崑崙、肺兪(百壮)、膻中(七壮)。
咳して水を飲む：太淵。
咳して両脇が痛む：肝兪。
咳して尻が痛む：魚際。
咳して血が出る：列缺、足三里、肺兪、大椎、乳根、風門、肝兪。
熱により肺絡が傷付いて唾に血が混じる：魚際(瀉)、尺沢(補)、間使、神門、太淵、労宮、曲泉、太谿、然谷、太衝、肺兪(百壮)、肝兪(三壮)、脾兪(三壮)。
唾に血が混じり、寒気がして震える：太谿、足三里、列缺、太淵。
喀血：曲沢、神門、魚際。
膿を吐く：膻中。

痰濁：尺沢、間使、列缺、少商。

食事を吐いて消化しない：太白。

嘔吐：曲沢、通里、労宮、陽陵泉、太谿、照海、太衝、大都、隠白、通谷、胃兪、肺兪。

嘔吐：大陵。

吐いたり乾嘔：太淵。

喘いで吐いてアクビする：経渠。

喘ぐ：曲沢、大陵、神門、魚際、三間、商陽、解谿、崑崙、膻中、肺兪。

何度もアクビして喘ぐ：太淵。

喘咳して食べ物が通らない：膈兪。

喘いで胸が脹る：三間、商陽。

肺がパンパンに脹り、気が胸を圧迫し、脇下が熱くて腫れぼったく痛む：陰都(灸)、太淵、肺兪。

喘息で歩けない：中脘、期門、上巨虚。

さまざまな虚証や労損、五労七傷、失精による慢性疾患：肩井、大椎、膏肓、脾兪、胃兪、肺兪、下脘、足三里。

結核や肺膿瘍：膏肓、肺兪、四花穴。

乾嘔：間使（三十壮）、胆兪、通谷、隠白、乳の下一寸半へ灸。
ゲップ：神門、太淵、少商、労宮、太淵、陥谷、太白、大敦。
痰涎：陰谷、然谷、復溜。
飲があったり、飲が蓄積したもの：膈兪（五壮）、通谷（灸）。
＊四花穴は膈兪と胆兪。

さまざまな腹部のシコリ

腹中のガスの塊りや冷えなど、気の疾患のすべて：気海。
心窩部の気滞による痛みが脇まで及ぶ：百会、上脘、支溝、大陵、足三里。
邪気が集まって喘いだり、腹直筋が硬直する：中脘。
心窩部にサカズキのようなシコリがある：中脘、百会。
脇下に気のシコリがある：期門。
下腹部から喉へ気が上昇する：章門、期門、中脘、巨闕、気海(百壮)。
胃気の上逆：尺沢、商丘、太白、三陰交。
喘息発作：神門、陰陵泉、崑崙、足臨泣。
ゲップする：太淵、神門。
咳：支溝、前谷、大陵、曲泉、足三里、陥谷、然谷、行間、臨泣、肺兪。

咳したいが出ない‥まず足三里を取り、そのあと太白、肝俞、太淵、魚際、太谿、竅陰を取る。
咳して寒気がして震える‥少商、天突(灸三壮)。
慢性の咳‥少商、天柱(灸三壮)。
気が逆乱して腹を衝く‥解谿、天突。
息切れ‥大陵、尺沢。
微弱呼吸‥間使、神門、大陵、少衝、足三里、下巨虚、行間、然谷、至陰、肺俞、気海。
あくび‥通里、内庭。
さまざまな腹中のシコリ‥足三里、陰谷、解谿、通谷、上脘、肺俞、膈俞、脾俞、三焦俞。
腹中のガス‥シコリの上の一穴に鍼二寸半、灸は二十七壮。シコリの中の穴に鍼三寸、灸三十七壮。シコリの下の一穴に鍼三寸半、灸七壮。
胸腹部が膨らんで、ゼイゼイ喘ぐ‥合谷、足三里、期門、乳根。
喘息の灸法‥天突、尾骨の先端。また背上の一穴。その方法は、一本のヒモを首に掛け、鳩尾の先端に垂らして切断する。それを首の後ろへ回し、背骨の上で引っ張って、ヒモの端が尽きるところが穴である。灸七壮。その効果は、言うまでもない。

腹痛や腹部の膨満

腹痛：内関、足三里、陰谷、陰陵泉、復溜、太谿、崑崙、陥谷、行間、太白、中脘、気海、膈兪、脾兪、腎兪。

食道閉塞：内関、魚際、足三里。

下腹が引きつって痛くて我慢できない、そして下血。睾丸の鼠径ヘルニア、下腹痛、さまざまな気滞による痛み、心窩部痛：第二趾の下で、中節の横紋の中［裏内庭］に施灸する。灸五壮。男は左、女は右へすえる。きわめて効果がある。両足に施灸してもよい。

下腹の脹満：気海。

臍周囲の痛み：水分、神闕、気海。

下腹痛：陰市、承山、下巨虚、復溜、中封、大敦、小海、関元、腎兪（年齢壮）。

臍を挟む痛み：上巨虚。

臍の痛み：曲泉、中封、水分。

腹痛が腰まで及ぶ：太衝、太白。

腹の膨満：少商、陰市、足三里、曲泉、崑崙、商丘、通谷、太白、大都、隠白、陥谷、行間。

腹や脇の痛み：陽陵泉、足三里、上巨虚。

下腹部の腫れぼったい痛み：中封、然谷、内庭、大敦。

腹の膨満：尺沢、陰市、足三里、曲泉、陰谷、陰陵泉、商丘、公孫、内庭、太谿、太白、厲兌、隠白、膈兪、腎兪、中脘、大腸兪。

膨満して胃が痛む：膈兪。

腹が堅くなって大きくなる：足三里、陰陵泉、丘墟、解谿、衝陽、期門、水分、神闕、膀胱兪。

悪寒発熱して腹が堅く大きくなる：衝陽。

腹水：復溜、中封、公孫、太白、水分、三陰交。

腹が冷えて食べない：陰陵泉(灸)。

痃癖と腹の冷え：三陰交。

腹が鳴って悪寒発熱する：復溜。

胃腹が膨脹してガスが鳴る：合谷、足三里、期門。

＊痰癖は『諸病源候論』に「痰が脇肋の間を流れ、ときどき脇痛が起きる」とある。

心窩部や脾胃の疾患

狭心症の痛み：曲沢、間使、内関、大陵、神門、太淵、太谿、通谷、心兪(百壮)、巨闕(七壮)。
心窩部痛して消化不良：中脘。
胃痛：太淵、魚際、足三里、両乳下(それぞれ一寸。三十壮ずつ)、膈兪、胃兪、腎兪(年齢の数を壮とする)。
心中がザワザワして落ち着かない：神門、陽谿、魚際、腕骨、少商、解谿、公孫、太白、至陰。
喉が渇いて心熱がある：曲沢。
心煩して心臓がドキドキする：魚際。
急に心痛して絶えられず、胃液を吐く：第二趾の内紋中［裏内庭］へ一壮ずつ施灸する。モグサは小麦大。すぐ治る。
考え過ぎて精神力がなく、前後のことを忘れる：百会へ灸。

軽い鬱病：心兪（灸）、中脘。

煩悶：腕骨。

陰虚内熱で心煩し、口が乾燥する：肺兪。

煩悶して寝られない：太淵、公孫、隠白、肺兪、陰陵泉、三陰交。

心中が煩悶して、ゲップが多い：少商、太谿、陥谷。

胸が痛くて、悲しみ恐れる：神門、大陵、魚際。

身体が怠い：照海。

ちょっとのことでビクビクする：曲沢、天井、霊道、神門、大陵、魚際、二間、液門、少衝、百会、厲兌、通谷、巨闕、章門。

横になりたがる：百会、天井、三間、二間、太谿、照海、厲兌、肝兪。

横になりたがって喋らない：膈兪。

横になれない：太淵、公孫、隠白、肺兪、陰陵泉、三陰交。

腹が支えて食べない：肺兪。

寒気がして震えて食べない：衝陽。

胃熱で食べない：下巨虚。

胃が脹って食べない：水分。
恍惚とする：天井、巨闕、心兪。
喜こんだり笑う：陽谿、陽谷、神門、大陵、列缺、魚際、労宮、復溜、肺兪。
胃痛：太淵、魚際、足三里、腎兪、肺兪、胃兪、両乳下（それぞれ一寸、二十一壮ずつ）。
時間を置いた嘔吐：まず下脘を取り、そのあと足三里（瀉）、胃兪、膈兪（百壮）、中脘、脾兪を取る。
食道閉塞で、食べ物が通らない：労宮、少商、太白、公孫、足三里、中魁（中指の背側近位指節間関節中央）、膈兪、心兪、胃兪、三焦兪、中脘、大腸兪。
食べられない：少商、足三里、然谷、膈兪、胃兪、大腸兪。
食欲がない：中封、然谷、内庭、厲兌、隠白、陰陵泉、肺兪、脾兪、胃兪、小腸兪。
食べものの匂い、飲食すると食べ物の臭いがする：百会、少商、足三里、膻中へ灸。
食べる量が多いのに痩せる：脾兪、胃兪。
脾陽虚：三間、中渚、液門、合谷、商丘、三陰交、中封、照海、陥谷、太谿、至陰、腰兪。
胃熱：懸鐘。
胃寒で痰がある：膈兪。

脾虚で腹脹し、消化不良：足三里。

脾病で下痢する：三陰交。

脾虚で、便が出ない：商丘、三陰交（三十壮）。

胆気不足で苦い液を嘔吐し、熱くてハアハア言う：気海。

＊脾陽虚は、脾が冷えて消化できず、下痢する。脾虚は、脾気虚では、食べ物を肛門へ推し出せず、便秘したりする。

胃熱は、胃に熱があるもので、口渇、口臭、空腹感、尿が少なく赤い、便秘などの症状がある。

胃寒は、脾胃陽虚や冷たいものを食べて寒邪が直中したもので、胃痛、暖めると軽減する、胃液を吐く、味を感じず熱いものを好む、下痢して臭いがない、舌が淡胖、白潤苔、沈遅脈などがある。

心邪や精神病など

心邪による躁鬱症状：攅竹、尺沢、間使、陽谿。

鬱状態と狂躁状態：曲池（七壮）、小海、少海、間使、陽谿、陽谷、大陵、合谷、魚際、腕骨、神門、液門、衝陽、行間、京骨（以上いずれも灸）、肺兪（百壮）。

癲癇：攅竹、天井、小海、神門、金門、商丘、行間、通谷、心兪（百壮）、後谿、鬼眼穴［隠白］。

鬼撃［ヒステリー］：間使、支溝。

癲癇：上星、百会、風池、曲池、尺沢、陽谿、腕骨、解谿、後谿、申脈、崑崙、商丘、然谷、通谷、承山（鍼三分、速抜する。灸百壮）。

意味不明なことを言う：太淵、陽谿、上巨虚、崑崙。

意味不明なことを言って憂欝である：大陵。

喋りっぱなし：百会。

鬱状態と狂躁状態で、言葉使いも分からない：唇裏の中央で、上唇小帯の上に灸を一壮。モグサは小麦大。またナイフで断ち割ると、さらによい。

意味不明なことを言って、何回も回顧する：陽谷、液門。

笑ってばかりいる：水溝、列缺、陽谿、大陵。

泣いてばかりいる：百会、水溝。

視点が定まらない：風府。

精神病：間使（やはり鍼は後の十三穴、穴は九巻を見る）。

幻覚：陽谿。

悪夢を見たり金縛り：商丘。

急に失神する：水溝、中脘、気海。

人事不省：足三里、大敦。

発狂：少海、間使、神門、合谷、後谿、復溜、絲竹空。

狂って走る：風府、陽谷。

狐や魑魅魍魎の邪が憑依して迷い、精神病となる：両手と両足の親指を紐で縛って固定し、その合わせ目にモグサを乗せて四カ所とも施灸する。一カ所でも灸が届かねば、病気が治らない。灸三壮(それが少商穴と隠白穴)。乳児のヒキツケ、奶痟や小児のヒキツケにも、この方法を使う。灸一壮で、モグサは小麦大。

急に狂う：間使、後谿、合谷。

痙攣して指が引きつける：瘂門、陽谷、腕骨、帯脈、労宮。

ぼんやりする［痴呆］：神門、少商、湧泉、心兪。

発狂して高所に登って歌い、服を脱いで走る：神門、後谿、衝陽。

痙攣してヒキツケる：百会、解谿。

急にヒキツケが起きる［ヒステリー発作］：下巨虚。

癲癇：前谷、後谿、水溝、解谿、金門、申脈。

＊鬼撃は、鬼排とも呼ばれ、原因不明に突然発病し、重病となる。身体が切られるように痛み、吐血したり、鼻衄、下血する。ここではヒステリー発作と考えられる。
奶痟は不明だが、恐らく乳児が乳を飲んでヒキツケを起こすものと思う。

霍乱［コレラなど激しい下痢］

霍乱：陰陵泉、承山、解谿、太白。

霍乱で吐瀉する：関衝、支溝、尺沢、足三里、太白、先に太谿を取り、後で中脘を取る。

霍乱で嘔吐し、コムラガエリする：支溝。

霍乱で、急に悪化する：関衝、陰陵泉、承山、陽輔、太白、大都、中封、解谿、丘墟、公孫。

＊霍乱は、突然発病し、嘔吐と下痢を繰り返し、苦しくて腹痛するのが特徴である。

瘧疾［マラリアなど］

瘧疾：百会、経渠、前谷。
発熱してから寒気がする瘧疾：中脘、大椎。
痎瘧：腰兪。
瘧疾で、発熱悪寒する：合谷、液門、商陽。
痎瘧で、発熱悪寒する：後谿、合谷。
瘧疾で、寒気がして震える：上星、丘墟、陥谷。
頭痛：腕骨。
寒気がしたあと発熱する瘧疾：三間。
心中煩悶：神門。
慢性の瘧疾で、食べない：公孫、内庭、厲兌。

慢性の瘧疾：中渚、商陽、丘墟。

熱が多くて、寒気が少ない：間使、足三里。

脾陽虚による瘧疾：大椎、間使、乳根。

＊瘧疾は、寒気がして震え、発熱、出汗が定期的に起こる疾患。
痎瘧は、季節的に瘧疾が再発するもの。
痰瘧は、痰涎を吐く瘧疾。

腫脹類（付記：紅疸、黄疸）

全身の浮腫：曲池、合谷、足三里、内庭、行間、三陰交。

水腫：列缺、腕骨、合谷、間使、陽陵泉、陰谷、足三里、曲泉、解谿、陥谷、復溜、公孫、厲兌、衝陽、陰陵泉、胃兪、水分、神闕。

四肢の浮腫：曲池、通里、合谷、中渚、液門、足三里、三陰交。

風水による急性の全身浮腫：解谿。

水による腫れ、気による脹満：復溜、神闕。

腹が脹って脇が支える：陰陵泉。

全身の浮腫で、食べものが消化しない：腎兪（百壮）。

腹水：復溜、公孫、中封、太白、水分。

糖尿病：太谿。

食滞による黄疸：章門。

紅疸：百会、曲池、合谷、足三里、委中。

黄疸：大椎、腕骨、足三里、湧泉、中脘、膏肓、大陵、労宮、太谿、中封、然谷、太衝、復溜、脾兪。

＊紅疸は不明だが、黄疸は全身が黄色くなるので、恐らく全身が赤くなるもの。

汗など

多汗：まず合谷を瀉し、次に復溜を補う。

少汗：まず合谷を補い、次に復溜を瀉す。

自汗：曲池、列缺、少商、崑崙、衝陽、然谷、大敦、湧泉。

無汗：上星、瘂門、風府、風池、支溝、経渠、大陵、陽谷、腕骨、然谷、中渚、液門、魚際、合谷、中衝、少商、商陽、大都、委中、陥谷、厲兌、侠谿。

汗が出ない：曲沢、魚際、少沢、上星、曲泉、復溜、崑崙、侠谿、竅陰。

痛みや冷え

風痺［リウマチ］：尺沢、陽輔。

積痺、痰痺：膈兪。

陽虚陰盛により、手足が冷たくなって失神する：太淵、液門。

手足が無力となって冷える：丘墟。

死んだように仮死状態となり、意識がなくなる［尸厥］：厲兌の灸(三壮)。

身体が冷えて痛む：曲池、列缺、環跳、風市、委中、商丘、中封、臨泣。

四肢厥冷：陽輔、臨泣、章門。脈が絶えそうならば間使へ施灸するか、復溜へ刺鍼する。

尸厥：列缺、中衝、金門、大都、内庭、厲兌、隠白、大敦。

四肢の冷え：尺沢、小海、支溝、前谷、足三里、三陰交、曲泉、照海、太谿、内庭、行間、大都。

＊積痺と痰痺は不明だが、膈兪で治療していることから、胸膈の痛みと思われる。

腸や痔、大便など

腸鳴：足三里、陥谷、公孫、太白、章門、三陰交、水分、神闕、胃兪、三焦兪。

腸鳴して下痢する：神闕、水分、三間。

消化不良による下痢：上巨虚、下巨虚。

熱邪による下痢：隠白。

食べると下痢する：腎兪。

軟便：太衝、神闕、三陰交。

下痢が止まらず：神闕。

排便しても気付かない：中脘。

細菌性下痢：曲泉、太谿、太衝、丹田、脾兪、小腸兪。

血便：承山、復溜、太衝、太白。

大便が漏れる：丹田、大腸兪。

便秘：承山、太谿、照海、太衝、小腸兪、太白、章門、膀胱兪。

大便して肛門が重い：承山、解谿、太白、帯脈。

大便閉塞：照海、太白、章門。

下痢の泄瀉：曲泉、陰陵泉、然谷、束骨、隠白、三焦兪、中脘、天枢、脾兪、腎兪、大腸兪。

五痔：委中、承山、飛陽、陽輔、復溜、太衝、侠谿、気海、会陰、長強。

腸風：長強に灸百壮すれば治る。

大小便が出ない：上脘（灸三百壮）。

虫垂炎の痛み：太白、陥谷、大腸兪。

脱肛：百会、長強（七壮）、神闕（年齢を壮数とする）。

痔で出血して下痢し、腹痛する：承山、復溜。

痔疾患、骨髄炎：承山、商丘。

慢性の痔：二白（手掌の後ろ四寸。左右で四穴）、承山、長強。

＊丹田は石門だが、主治から関元を指している。昔は丹田とは石門だったが、現在は関元も石門と呼ぶ。泄は、希薄な便。瀉は、水のように噴射する便。五痔は、牡痔、牝痔、腸痔、脈痔、血痔。腸風は、

風熱や湿熱が腸の絡脈を傷付けて、排便時に出血するもの。

陰嚢のヘルニアや小便など

寒疝、腹痛：陰市、太谿、肝兪。

疝瘕：照海（この二穴は、内踝の陥中にある。卒疝や下腹の痛みを主治する。左が悪ければ右を取り、右が悪ければ左を取る。灸三壮。女人の生理不順にも灸する）。

急に疝痛が起きる〔卒疝〕：丘墟、大敦、陰市、照海。

鼠径ヘルニアで陰嚢が腫れる：曲泉、中封、太衝、商丘。

腹部のシコリ（下腹部痛）：太谿、足三里、陰陵泉、曲泉、脾兪、三陰交。

疝瘕：陰陵泉、太谿、丘墟、照海。

腸癖、陰嚢腫大、小腸痛：通谷（灸百壮）、束骨、大腸兪。

睾丸が腫大して固くなる：帰来、大敦、三陰交。

陰嚢腫痛：太衝、大敦。

腹部のシコリ、膀胱、小腸：燔鍼で、五枢、気海、足三里、三陰交を刺し、気門に灸百壮。

一側の睾丸が腫れ、大小便が多く、睾丸が腹へ入ったりする：大敦。

陰部の腫脹：曲泉、太谿、大敦、腎兪、三陰交。

陰茎痛：陰陵泉、曲泉、行間、太衝、陰谷、三陰交、大敦、太谿、腎兪、中極。

陰茎痛があり、陰嚢が汗で湿る：太谿、魚際、中極、三陰交。

妊娠により排尿できず、ポタポタと出る：関元。

腎臓の陽虚で日々に痩せ、脾腎を消耗し、外陰部が冷えて痛み、呼吸が微弱で遺精する：腎兪。

白濁した精液を遺精する：腎兪、関元、三陰交。

夢精や失精：曲泉(百壮)、中封、太衝、至陰、膈兪、脾兪、三陰交、腎兪、関元、三焦兪。

寒気がして発熱し、下腹から陰嚢まで脹れぼったく、尿の勢いがない：陰陵泉。

尿が出にくい：曲泉、然谷、陰陵泉、行間、大敦、小腸兪、湧泉、気門(百壮)。

小便がダイダイ色：陰谷、太谿、腎兪、気海、膀胱兪、関元。

小便が五色：委中、前谷。

小便失禁：承漿、陰陵泉、委中、太衝、膀胱兪、大敦。

小便が血のように赤い：大陵、関元。

婦人の妊娠による排尿困難：関元に灸（二十七壮）。
遺尿：神門、魚際、太衝、大敦、関元。
インポ、睾丸が縮んで痛む：陰谷、陰交、然谷、中封、大敦。
子宮脱：太衝、少府、照海、曲泉。
一側の鼠径ヘルニアによる睾丸腫大：ヒモで、患者の両口角を測って、それを一分とする。それを一辺とする△のような正三角とし、一角を臍に当て、両角が臍下に来るようにし、両角の尽きるところが穴である。左が発病していれば右、右が発病していれば左へ施灸する。二十七壮で、すぐに治る。両側とも施灸しても良い。
排尿障害で下腹が膨れ、両脇と臍下が攻められて、睾丸が腹へ入る：臍下六寸の両側一寸へ施灸、モグサは小麦大。左が発病していれば右、右が発病していれば左へ施灸する。
＊寒疝は、寒邪が腹中に宿り、腹の引きつり、臍周囲の痛み、冷や汗が出る、悪寒、四肢厥冷などがある。もう一つは、陰嚢が固くなって冷えるもの。疝瘕は、風邪が熱と化して下焦へ流れ、湿と結合したもの。下腹部に熱痛があり、白い粘液が尿道から流れる。もう一つは、風寒が腹中の気血と結合してできたシコリ。腸癖は、腸がピーピー鳴るもの。気門は関元の横三寸、大巨の下一寸［別名は胞門や子戸］。

頭と顔

頭痛：百会、上星、風府、風池、攅竹、絲竹空、小海、陽谿、大陵、後谿、合谷、腕骨、中衝、中渚、崑崙、陽陵泉。

頭のこわばった痛み：頬車、風池、肩井、少海、後谿、前谷。

片頭痛：頭維。

蓄膿症：顖会、通谷。

慢性頭痛：上星、前頂、百会、陽谷、合谷、関衝、崑崙、侠谿。

激しい頭痛：上星、風池、脳空、天柱、少海。

慢性頭痛で、顔や目が赤い：通里、解谿。

慢性頭痛で、頭頂まで痛む：上星、百会、合谷。

慢性の片頭痛や全頭痛：百会、前頂、神庭、上星、絲竹空、風池、合谷、攅竹、頭維。

酔った後の慢性頭痛：印堂、攅竹、足三里。

慢性頭痛してめまいする：合谷、豊隆、解谿、風池。手を垂らして両腿に置く［風市］。虎口内［合谷の外側］の灸。

顔の浮腫：水溝、上星、攅竹、支溝、間使、中渚、液門、解谿、行間、厲兌、譩譆、天牖、風池。

顔が痒くて腫れる：迎香、合谷。

頭と後頚部がともに痛む：百会、後頂、合谷。

慢性頭痛して冷たい涙が出る：攅竹、合谷。

頭痛して後頚部がこわばり、重くて上がらず、背骨が反り返って首を回せない：承漿（瀉したあと補法する）、風府。

頭がぼんやりして、目が赤い：攅竹。

頭がクラクラする：目窓、百会、申脈、至陰、絡却。

顔が腫れて後頚部がこわばり、鼻茸ができる：承漿（三分、上から下に刺入する）。

頭が腫れぼったい：上星、前頂、大陵（出血させる）、公孫。

頬の腫れ：頬車。

顎の腫れ：陽谷、腕骨、前谷、商陽、丘墟、侠谿、手三里。

チック：迎香。

後頚部が引きつる：風府。

頭や目の浮腫：目窓、陥谷。

眼瞼のチック：頭維、攅竹。

頭痛：少海。

頭が重くて発熱する：腎兪。

眉稜の痛み：肝兪。

毛髪が枯れたようになって脱ける：下巨虚。

顔の浮腫：厲兌。

顔面の浮腫：水分の灸。

頭痛してめまいし、皮膚が腫れて白くカサカサに剥がれる：顋会の灸。

咽喉など

喉の痛み：頬車、合谷、少商、尺沢、経渠、陽谿、大陵、二間、前谷。
顎をガチガチ鳴らす：少商。
喉の中にトゲが刺さったような感じ：間使、三間。
咽の腫れ：中渚、太谿。
喉の外が腫れる：液門。
喉が腫れて食べられない：膻中の灸。
喉の閉塞：曲池、合谷。
咽喉の腫痛で、閉塞し、水粒も通らない：合谷、少商。また三稜鍼で、手親指の背で、頭節の上、爪甲根部の下を三鍼ほど排刺する［老商、中商、少商］。
両側の扁桃腺の腫れ：玉液、金津、少商。

一側の扁桃腺の腫れ：少商、合谷、廉泉。

咽喉が腫れて閉塞がひどい：細い三稜鍼を毛筆の先端に隠し、冗談を言いながら没薬を喉の腫れた部位に着けて刺す。こうせずに三稜鍼を見せると患者が恐がり、治すことができない。

咽の痛み：風府。

＊排刺は、横一列に刺鍼すること。老商は爪を挟んで少商の反対側、中商は老商と少商の中間。

耳や目

耳鳴：百会、聴宮、聴会、耳門、絡却、陽谿、陽谷、前谷、後谿、腕骨、中渚、液門、商陽、腎兪。

中耳炎でただれ、膿汁がある：耳門、翳風、合谷。

重聴で聞こえない：耳門、風池、侠谿、翳風、聴会、聴宮。

結膜炎：目窓、大陵、合谷、液門、上星、攅竹、絲竹空。

風熱で目が赤く爛れる：陽谷。

赤翳［目を赤い膜が覆う］：攅竹、後谿、液門。

目赤膚翳［目が赤くて皮膚が覆う］：太淵、侠谿、攅竹、風池。

目翳膜［目を膜が覆う］：合谷、臨泣、角孫、液門、後谿、中渚、睛明。

白翳［角膜パンヌス］：臨泣、肝兪。

眼睛の痛み：内庭、上星。
冷たい涙が出る：睛明、臨泣、風池、腕骨。
風に当たると涙が出る：頭維、睛明、臨泣、風池。
目に涙が出る：臨泣、百会、液門、後谿、前谷、肝兪。
風火のため急に目を膜が覆い、両目が痛くて耐えられない：睛明。手中指で、中手指節関節。
　拳を握った先端に灸三壮。
逆睫毛：絲竹空。
青盲のため見えない：肝兪、商陽（左が悪ければ右を、右が悪ければ左を取る）。
目の端の激痛：三間。
目がぼやける：頭維、攢竹、睛明、目窓、百会、風府、風池、合谷、肝兪、腎兪、絲竹空。
めまい：臨泣、風府、風池、陽谷、中渚、液門、魚際、絲竹空。
目の痛み：陽谿、二間、大陵、三間、前谷、上星。
瞼板炎で、風が当たると涙が出る：頭維、顴髎。
眼の痒みや、眼の痛み：光明（瀉）、地五会。
目生翳［眼に膜ができる］：肝兪、命門、瞳子髎（目尻から五分にある。得気したら瀉す）、合谷、商陽。

小児のトリ目、夜になると見えない：手親指の爪の後ろ一寸、内側の横紋端、表裏の皮膚の境に灸を一壮ずつ。

＊重聴とは、言っていることと違うように聞こえること。要するに耳が遠いこと。

青盲とは外見に異常はないが見えないもの。

翳を膜と訳したが、角膜パンヌスやフリクテンなど、潰瘍で白く濁ったものも含まれる。

鼻や口

鼻茸：迎香。
出血：風府、風池、合谷、三間、二間、後谿、前谷、委中、申脈、崑崙、厲兌、上星、隠白。
鼻水と鼻血：風府、二間、迎香。
鼻詰まり：上星、臨泣、百会、前谷、厲兌、合谷、迎香。
無色の鼻水：人中、上星、風府。
蓄膿症で、鼻から臭い鼻水が出る：曲差、上星。
鼻血：上星(灸二十七壮)、絶骨、顖会。また一法、後頚部の髪際、僧帽筋の間にある凹み「風府」へ灸。
慢性に鼻水が出る：百会(灸)。
口が乾燥する：尺沢、曲沢、大陵、二間、少商、商陽。

咽のイガイガ：太淵、魚際。

糖尿病で喉が渇く：水溝、承漿、金津、玉液、曲池、労宮、太衝、行間、商丘、然谷、隠白（発病して百日以上ならば、絶対に灸してはならない）。

唇が乾燥して涎が出る：下巨虚。

舌が乾いて涎が出る：復溜。

唇が乾いても水が飲めない：三間、少商。

唇が虫でも這っているように動く：水溝。

唇が腫れる：迎香。

口眼歪斜：頬車、水溝、列缺、太淵、合谷、二間、地倉、絲竹空。

口が開かない：頬車、支溝、外関、列缺、内庭、厲兌。

声が出なくて喋れない：間使、支溝、霊道、魚際、合谷、陰谷、復溜、然谷。

舌がダランとしている：太淵、合谷、衝陽、内庭、崑崙、三陰交、風府。

舌がこわばる：瘂門、少商、魚際、二間、中衝、陰谷、然谷。

舌苔が黄色：魚際。

奥歯が冷える：少海。

奥歯痛：商陽。

奥歯の虫歯で腫れる：合谷、厲兌。

奥歯の虫歯：少海、小海、陽谷、液門、二間、内庭、厲兌。

歯茎の痛み：角孫、小海。

舌や歯が爛れる：承漿、労宮(一壮ずつ)。

前歯痛：曲池、少海、陽谷、陽谿、二間、液門、頬車、内庭、呂細(内踝尖端の上、灸二十七壮)。

上前歯痛：人中、太淵、呂細、三角筋の中央に灸を五壮。

下前歯痛：龍玄(手首の側面で、交叉する静脈)、承漿、合谷、手首の上五寸で両筋の中間へ灸五壮。

噛めない：角孫。

急性の歯槽膿漏、デキモノ：承漿(モグサは、箸の先端ほど灸七壮)。

胸や背、脇など

胸満：経渠、陽谿、後谿、三間、間使、陽陵泉、足三里、曲泉、足臨泣。
胸の痛み：太淵。
胸と上肢の不快感：肩井。
胸脇痛：天井、支溝、間使、大陵、足三里、太白、丘墟、陽輔。
心臓がドキドキする：間使。
胸が膨れて支え、腫れる：内関、膈兪。
胸や脇が膨れて腹にまで及ぶ：下巨虚、丘墟、侠谿、腎兪。
胸がザワザワする：期門。
胸中が冷える：膻中。
肩背が痛怠い：風門、肩井、中渚、支溝、後谿、腕骨、委中。

心胸部の痛み：曲沢、内関、大陵。

胸が血で膨らんで積塊がある、霍乱で腸鳴する、よくゲップする：足三里、期門(外へ向けて二寸に斜刺し、補も瀉もしない)。

脇が脹る：章門。

脇痛：陽谷、腕骨、支溝、膈兪、申脈。

缺盆の腫れ：太淵、商陽、足臨泣。

脇と脊が引きつって痛む：肝兪。

肩背部と後頸部が引きつる：大椎。

腰背部が強直し、ひねれない：腰兪、肺兪。

腰背が痛くて苦しい：委中、復溜。

腰背が前屈み：風池、肺兪。

背が引きつる：経渠。

肩背が引きつる：二間、商陽、委中、崑崙。

一側の脇背が痛む：魚際、委中。

背痛：経渠、丘墟、魚際、崑崙、京骨。

脊柱起立筋がこわばって痛む：委中。

腰背が引きつって痛み、ひねれない：天牖、風池、合谷、崑崙。

背骨の内側が引きつって痛み、前後に曲げられない：合谷、復溜、崑崙。

背骨がこわばって全身が痛く、身体をひねれない：瘂門。

胸から脇が痛む：期門(先に鍼)、章門、丘墟、行間、湧泉。

肩の痛み：肩髃、天井、曲池、陽谷、関衝。

手足や腰腋など

上肢が痛くて上がらない：曲池、尺沢、肩髃、手三里、少海、太淵、陽池、陽谿、陽谷、前谷、合谷、液門、外関、腕骨。

前腕の冷え：尺沢、神門。

前腕橈側の痛み：太淵。

前腕尺側痛：陽谷。

手首の動揺：曲沢。

腋の痛み：少海、間使、少府、陽輔、丘墟、足臨泣、申脈。

肘の過労：天井、曲池、間使、陽谿、中渚、陽谷、太淵、腕骨、列缺、液門。

手首の力がない：列缺。

肘や上肢の痛み：肩髃、曲池、通里、手三里。

肘の引きつり：尺沢、肩髃、小海、間使、大陵、後谿、魚際。
肩や上肢が重怠い：支溝。
肘や上肢、手指が曲がらない：曲池、手三里、外関、中渚。
手や前腕が痺れて感覚がない：天井、曲池、外関、経渠、支溝、陽谿、腕骨、上廉、合谷。
上肢の冷痛：肩井、曲池、下廉。
手指が拘縮して筋が引きつる：曲池、陽谷、合谷。
手が熱っぽい：労宮、曲池、曲沢、内関、列缺、経渠、太淵、中衝、少衝。
手や上肢が紅く腫れる：曲池、通里、中渚、合谷、手三里、液門。
風痺のため肘が引きつって上がらない：尺沢、曲池、合谷。
両手が引きつる、脳卒中やジンマシン、喉の痛み、胸脇が腫れぼったい、筋肉が緩んで手や
　上肢が無力、皮膚がカサカサになる：曲池（瀉したあと補法する）、肩髃、手三里。
肩や上肢が延々と疼く：肩髃、肩井、曲池。
五指ともに痛む：外関。
手が引きつって指が痛む：少商。
手掌が熱っぽい：列缺、経渠、太淵。

腋や肘の腫れ：尺沢、小海、間使、大陵。
腋の下が腫れる：陽輔、丘墟、足臨泣。
腰痛：肩井、環跳、陰市、足三里、委中、承山、陽輔、崑崙、腰兪、腎兪。
両腿が氷のように冷える：陰市。
ギックリ腰、脇肋の痛み：尺沢、曲池、合谷、手三里、陰陵泉、陰交、行間、足三里。
腰痛で動かせない：風市、委中、行間。
腰背部のこわばり痛：腰兪、委中、湧泉、小腸兪、膀胱兪。
坐骨神経痛：環跳、風市、陰市、委中、承山、崑崙、申脈。
大腿や膝の内側の痛み：委中、足三里、三陰交。
大腿や膝の痛怠さ：環跳、陽陵泉、丘墟。
脛や膝の痛み：委中、足三里、曲泉、陽陵泉、風市、崑崙、解谿。
膝や脛、大腿の腫れ：委中、足三里、陽輔、解谿、承山。
腰が水中に座るように冷える：陽輔。
足が萎えて歩けない：復溜。
風痺で、下腿が痺れる：環跳、風市。

足の麻痺：環跳、陰陵泉、陽輔、太谿、至陰。
脚気：肩井、膝眼、風市、足三里、承山、太衝、丘墟、行間。
大転子の痛み：環跳、陽陵泉、丘墟。
足の寒熱：足三里、委中、陽陵泉、復溜、然谷、行間、中封、大都、隠白。
脚の腫れ：承山、崑崙、然谷、委中、下巨虚、髖骨、風市。
足が氷のように冷える：腎兪。
全身が震えて脛が怠い：承山、金門。
足や脛が冷える：復溜、中脈、厲兌。
足が引きつる：腎兪、陽陵泉、陽輔、絶骨。
関節すべてが痛む：陽輔。
フクラハギの腫れ：承山、崑崙。
足の力がなくて柔らかい：陽陵泉、衝陽、太衝、丘墟。
脚気：委中、足三里、承山。
両膝が赤く腫れて痛む：膝関、委中、足三里、陰市。
穿跟草鞋風：崑崙、丘墟、商丘、照海。

足で歩けない：足三里、曲泉、委中、陽輔、三陰交、復溜、衝陽、然谷、中脈、行間、脾兪。

足首が怠い：委中、崑崙。

足底の痛み：崑崙。

足の筋肉が引きつって短くなる、足が重い、鶴膝や歴節風で腫れる、悪寒してベッドから起きれない：風市。

腰痛で長く立てない、大腿や膝、脛が重怠く、四肢が上がらない：跗陽。

腰が重く痛んで耐えられず、身体をひねったり、寝て起き上がるときに不便、冷たく痛む、下腿の筋肉が引きつって屈伸できない：両足の膝窩で、膝窩横紋の両端の四カ所に三壮ずつ施灸する。一斉に点火し、二人で両側同時に吹き、燃焼速度を早くする。もし昼に施灸すれば、夜か臓腑が鳴るときに、あるいは一～二回で病気は治る。

腰痛で、腰が上がらない：僕参(二穴。踵骨の下陥中。あぐらをかいて取穴する。灸二壮)。

膝から上の病：環跳と風市へ灸。

膝から下の病：犢鼻、膝関、足三里、陽陵泉へ灸。

踝から上の病：三陰交、絶骨、崑崙へ灸。

踝から下の病：照海と中脈へ灸。

大腿痛：髖骨。

脚気：①風市（百壮か五十壮）、②伏兎（鍼三分。禁灸）、③犢鼻（五十壮）、④膝眼、⑤足三里（百壮）、⑥上巨虚、⑦下巨虚（百壮）、⑧絶骨。

コムラガエリが起きて耐えられない：足踝上（一壮）。内側頭が引きつれば内踝上へ、外側頭が引きつれば外踝上へ施灸する。

コムラガエリが長年治らず、いろいろな薬も効かないもの：承山へ灸（二十七壮）。

＊髖骨は、梁丘の両側一寸半。穿跟草鞋風とは、カカトから内股にかけて水疱ができたりし、痛かったり痒かったりする。内股の帯状包疹のようなもの。鶴膝は鶴膝風のことで、大腿の筋肉が痩せて、フラミンゴの足のように膝関節ばかりが目立つようになったもの。歴節風は、関節リウマチ。

婦人科

生理不順：気海、中極、帯脈（一壮）、腎兪、三陰交。

生理痛：足臨泣、三陰交、中極。

月経期が過ぎても止まらない：隠白。

生理時に冷え、不定期に生理がある：関元。

経血がポタポタ続いて止まらない：太衝、三陰交。

大量出血：気海、大敦、陰谷、太衝、然谷、三陰交、中極。

下腹部のシコリ：関元。

血や膿の混じったオリモノ：帯脈、関元、気海、三陰交、白環兪、間使（三十壮）。

下腹部が堅い［子宮筋腫など］：帯脈。

不妊症：商丘、中極。

出産による悪露が止まらない：気海、関元。

産後の諸病：期門。

乳腺炎：下巨虚、足三里、侠谿、魚際、委中、足臨泣、少沢。

乳房の腫痛：足臨泣。

難産：合谷(補)、三陰交(瀉)、太衝。

逆児で胎児が死ぬ：太衝、合谷、三陰交。

逆児で手から出る：右足の小指尖［至陰］(灸三壮で、すぐ生まれる。もぐさは小麦大)。

つわりがひどく、悶絶しそう：巨闕、合谷(補)、三陰交(瀉)。もし胎児の手が母の胃袋［心窩部］を掴んでいれば、生まれ落ちたときに、男児は左手、女児なら右手のひらに鍼痕がある。とても効果がある。手に鍼痕がなければ人中か脳後に鍼痕がある。

産後に出血多量で失神する：支溝、足三里、三陰交。

堕胎したあと手足が氷のように冷たい：肩井(五分。もし気分が悪くなれば、すぐに足三里へ補法する)。

胎盤が出ない：中極、肩井。

子宮脱：曲泉、照海、大敦。

乳汁が出ない：膻中（灸）、少沢（補）。この二穴は特効がある。

血塊：曲泉、復溜、足三里、気海、石門、三陰交。

婦人が生理中に男子と交わり、日ごとに痩せて寒熱往来し、精血が競う：大椎、腎兪、風門、中極、気海、三陰交。もし症が虚労によるものならば、これでは治らない。

女子で生理が来ず、顔が黄色くなって乾嘔し、妊娠しない：曲池、支溝、足三里、三陰交。

経血が多すぎる：通里、行間、三陰交。

出産したくなければ：右足の内踝上一寸と合谷へ灸。もう一法は、臍下二寸三分へ三壮、そして肩井。

すべての冷えによる虚証：関元の灸。

不定期な月経：三陰交。

生理不順で、血が固まって子宮筋腫となる：間使へ鍼。

＊つわりなどの激しい症状は、昔は胎児が母親の心を掴むために起きていると考えられていた。そこで手に刺鍼して、手を放させようとするのだが、それで成功すれば手に鍼痕があると考えられていた。恐らく巨闕へ刺鍼したとき付いたもの。肩井への刺鍼で気分が悪くなったものは、気胸かもしれない。気胸は、足三里の補法で治ると信じられていた。

小児科

各種癲癇：水溝、百会、神門、金門、崑崙、巨闕。
ひきつけ：腕骨。
痙攣、五指の痙攣：陽谷、腕骨、崑崙。
頭を揺らして口を開け、反りかえる：金門。
癲癇により目が上を向く：百会、崑崙、絲竹空。
脱肛：百会、長強。
急に鼠径ヘルニアとなる：太衝。
角弓反張：百会。
下痢：神闕。
皮膚が朱のように赤くなる［リンパ管炎］：百会、委中。

秋が深まって下痢する：臍下二寸と三寸の動脈中に灸。

吐乳：内庭（膻中の下一寸六分）へ灸。

卒癇と猪癇：巨闕（灸三壮）。

口内炎や歯茎がただれ、臭気でたまらない：労宮二穴へ一壮ずつ施灸。

急に腹痛となり、腹の皮が青黒い：臍の四隅各半寸に三壮、鳩尾骨の下一寸に三壮。

驚いて癲癇となる：頭上のツムジの中（灸三壮）、耳の後ろの青い静脈（灸三壮。モグサは小麦大）。

癲癇で、物を数えるように指を曲げるもの：鼻上の髪際の凹み［神庭］。灸三壮。

二〜三歳で両目の端が赤い：親指と人差指の間から後ろ一寸五分［合谷］。灸三壮。

大泉門が閉じない：臍の上下五分ずつ、この二穴へ三壮ずつ。灸瘡が水疱とならないうちに、大泉門が先に閉じる。

夜泣き：百会へ灸三壮。

腎脹偏墜［鼠径ヘルニアで一側の睾丸が腫れる］：関元（灸三壮）、大敦（七壮）。

猪癇で失神したようになり、沫を吐く：巨闕（三壮）。

食癇で、まず寒気がして発熱し、ゾクゾクして発作が起きる：鳩尾の上五分、三壮。

羊癇：九椎下の棘突起間〔筋縮〕（灸三壮）。また一法、大椎へ三壮。
牛癇：鳩尾（三壮）。また一法、鳩尾と大椎へ三壮ずつ。
馬癇：僕参（二穴、各三壮）。また一法、風府と臍中〔神闕〕へ三壮ずつ。
犬癇：両手心〔労宮〕、足太陽経、肋戸（各一壮）。
鶏癇：足の諸陽経脈（各三壮）。

＊卒癇は、急に癲癇となるもの。猪癇は、発作時に豚のような悲鳴を上げる癲癇。腎脹、偏墜の腎は外腎、つまり睾丸のこと。食癇は、食物アレルギーのようで、食べると発作が起きる。羊癇は、発作時に羊のような悲鳴を上げる癲癇。牛癇は、発作時に牛のような悲鳴を上げる癲癇。馬癇は、発作時に馬のような悲鳴を上げる癲癇。犬癇は、発作時に犬のような悲鳴を上げる癲癇。鶏癇は、発作時に鶏のような悲鳴を上げる癲癇。犬癇の足太陽は、申脈が癲癇治療に常用されるので申脈と思う。
肋戸などという穴名はない。肋頭は第十肋骨下垂部で、主治に癲癇がある。肋頭の豆を戸と間違えたのだろう。あるいは脳戸かもしれない。肋戸の肋は、脳の誤字かも。脳戸の主治にも癲癇があり、近年では施灸される。脳戸の誤字と考えたほうが妥当。

皮膚病

急性の歯肉炎：承漿(鍼灸ともによい)。
全身のデキモノ：曲池、合谷、足三里、絶骨、膝眼。
腋の腫れ、腋下のリンパ結核：陽輔、太衝。
熱風によるジンマシン：肩髃、曲池、曲沢、環跳、合谷、湧泉。
悪性のオデキにより寒気がして震える：少海。
皮膚病：曲池、支溝、陽谿、陽谷、大陵、合谷、後谿、委中、足三里、陽輔、崑崙、行間、
三陰交、百虫窠［血海］。
疔が顔面と口角にできる：合谷の灸。
疔が手にできる：曲池(灸)。
疔が背中にできる：肩井、足三里、委中、臨泣、行間、通里、少海、太衝。

リンパ結核：少海、(最初は皮膚に鍼を置いて三十六息待ち、それから刺入する。必ず深さを定めて、リンパ節を追う。鍼をリンパ節から出すなかれ。三回ずつ鍼を上下させたあと抜鍼する)、天池、章門、臨泣、支溝、陽輔(灸百壮)、肩井(年齢壮)、手三里。

悪性の蜂巣炎が背中に出る：肩井、委中。またニンニク片をオデキに貼って施灸する。痛くなければ痛くなるまで施灸し、痛ければ痛みが消えるまで施灸する。壮数が多ければ多いほどよい。

＊原文は「疔瘡、生面上、与口角」から瘡毒門だが、実際は小児科の後ろが皮膚病なので移動させた。疔は、釘のように根が深いオデキ。

救急

溺死者も助かる：まず死人の服を脱がせ、臍中［神闕］へ施灸する。

狂犬が人を咬む：すぐに咬み傷に施灸する。

蛇が人を咬む：咬み傷に三壮、やはりニンニク片を咬み傷へ貼り、ニンニク上へ施灸する。

人の脈が微細で分からず、あるような無いような：足少陰経の復溜穴へ、圓利鍼で、鍼が骨に達するよう、鍼に従って刺入し、陽脈が復活するのを待つ。陽脈が復活したら抜鍼してもよい。

悪性のデキモノ：楊氏の騎竹馬灸法を使う。

＊救急は原文にないが、デキモノとは違うので勝手に題を付け加えた。

治療の増補

中風論　徐氏書［鍼灸大全より］

中風［脳卒中］の五つは不治である。口を開ける、閉眼、脱糞、失禁、喉からイビキ、これらは悪性である。また中風は、百病のリーダーであり、症状変化も各々が異なる。中臓、中腑、痰や気、怒りや喜びなど、隙を衝いて害をおよぼす。臓に風が中ると、人事不省となり、痰涎が喉を塞いで大イビキをかき、手足が動かせず、痛みも分からず、言葉も出にくいので難治である。腑に風が中ると、半身不遂や口眼歪斜となり、痒みや痛みが分かり、喋れて、身体も様子も変わらないので治しやすい。治療では、まず症状を調べてから刺鍼する。それぞれ障害した五臓六腑によって名前があり、まず原因を明らかにして名前をはっきりさせ、標本に基づいて刺鍼すれば、必ず効果がある。

一、肝に風が中った症状で、汗が出ずに悪寒し、顔色が青ければ怒中と呼ぶ。
二、心に風が中った症状で、汗をダラダラ流して恐がり、色が赤ければ思慮中と呼ぶ。
三、脾に風が中った症状で、汗をダラダラ流して発熱し、色が黄色なら喜中と呼ぶ。
四、肺に風が中った症状で、汗をダラダラ流して風を嫌い、色が白ければ気中と呼ぶ。
五、腎に風が中った症状で、汗をダラダラ流して身体が冷たく、色が黒ければ気労中と呼ぶ。
六、胃に風が中った症状で、飲食できず、痰涎が塞いで、色が薄黄色ならば食後中と呼ぶ。
七、胆に風が中った症状で、眼が引っ張られ、眠って目が覚めず、色が緑ならば驚中と呼ぶ。
＊中臓腑だが、中臓はクモ膜下出血にあたり、中腑は脳血栓にあたる。

急性の脳卒中の救急鍼法　『乾坤生意』

突然に脳卒中となり、卒倒し、急に意識がなくなって、痰涎が喉を塞ぎ、人事不省となり、歯を食い縛って、薬や水が飲めない。すぐに三稜鍼で、手の十指にある十二井穴を刺し、悪血を取り去る。また、すべての仮死の悪性兆候、人事不省、乾霍乱、および起死回生の秘訣である［以下の穴を刺血する］。

少商二穴、商陽二穴、中衝二穴、関衝二穴、少衝二穴、少沢二穴。

＊乾霍乱は、霍乱に似ているが吐瀉物のないもの。これは脳卒中の発病直後の治療。

脳卒中の半身不随の鍼灸秘訣［後遺症の治療］『乾坤生意』

中風による口眼歪斜：聴会、頬車、地倉。

歪んで左を向くものは右へ施灸し、右を向くものは左へ施灸するとよい。それぞれ歪んだ陥中へ二十七壮、モグサは麦粒大。頻繁に施灸して、風気を取り尽くし、口眼が正しくなるまですえ続ける。

一法：五寸の長さの管を耳内へ插入する。外側は小麦粉で周囲を塞ぎ、竹管の上端に艾を乗せて灸を二十七壮すえる。右が歪んでいれば左へ、左が歪んでいれば右へ施灸する。

中風で風邪が腑へ入り、手足の不随となったもの：百会、耳前の髪際、肩髃、曲池、風市、足三里、絶骨。

手足の麻痺や痛みが続く。これは風邪が腑へ入った兆候である。右の七穴に施灸するとよい。病が左にあれば右に、右にあれば左に施灸する。風気が軽減するまですえる。

中風で風邪が臓へ入り、風気と涎が塞ぎ、喋れず危険な状態‥百会、大椎、風池、肩井、曲池、足三里、間使。

胸中が煩悶し、意識がぼんやりし、手足の知覚がない。これは風邪が臓へ入った兆候である。すぐに、この七穴へ、それぞれ五十七壮ずつすえる。風の勢いが少し弱ければ、毎年春秋の二季節、この七穴へ施灸し、風気を追い出す。もし普段から風のある人［高血圧や低血圧］は、特に注意する。

中風で鼻が詰まって匂いが分からない、いつも鼻水を流している、慢性の片頭痛や全頭痛、皮膚がカサカサになって落ちる、子供が驚いてヒキツケを起こす、眼球が上を向いて失神する‥顖会（灸）。

中風で頭皮が腫れる、めまいがする、寒気がして発熱して震える、目が痛くて遠くが見えない‥上星（鍼灸）。

中風で癲癇が起きたり痙攣するなどの症状‥印堂（鍼灸）。

中風で頭や後頚部が引きつけ、頭が回らない‥風府（鍼）。

中風で手が上がらない‥陽池（鍼灸）。

中風で手首が怠くて屈伸できない、指が痛くて物が握れない‥外関（鍼灸）。

中風で手の力がなく知覚もない、引きつって伸ばせない：手三里（鍼灸）。

中風で咳して痰が絡み、肘が痙攣し、寒気と発熱してヒキツケる：列缺（鍼灸）。

中風で驚き恐れ、声が出ず、肘や手首が痛怠い：通里（鍼灸）。

中風で腰や股が痛い、身体をひねれない、腰と脇が引きつる：環跳（鍼灸）。

中風でコムラガエリして引きつる、歩行の力がなくて痛む：崑崙（鍼灸）。

中風で下肢の知覚がない、冷たく痺れたり痛んだりする：陽陵泉（鍼灸）。

中風で腰背が引きつる：委中（鍼）。

中風で脛や膝が痛む、コムラガエリして引きつる：承山（鍼）。

虚損、五労、七傷を治す非常に重要な灸穴：陶道一穴、灸二十七壮。身柱一穴、灸二十七壮。肺兪二穴、灸七十七壮から百壮。膏肓二穴、灸三十七壮から七十七壮。

＊脳卒中を中風と呼ぶのは、発病が急激で、さまざまな症状が現れ、症状の一つに震えがあるためである。速いのは疾風の性質に似ており、震えは風が木の葉を揺らすようなので、風邪にあたったと考えられた。

傷寒〔日本で言う風邪症状〕『聚英』

発熱：風寒が皮膚に入り、陽気の熱発散が遮られたのが表熱である。陽気が奥へ追いやられ、陰分へ入って熏蒸したものが裏熱である。

汗が出ず、ゾクゾクと悪寒する：玉枕、大杼、肝兪、膈兪、陶道。

発熱して悪寒する：後谿。

発熱して汗が出る、足が冷える：大都。

発熱して頭痛し、食べられない：三焦兪。

汗が出ない：合谷、後谿、陽池、厲兌、解谿、風池。

発熱して喘ぐ：三間。

熱がなかなか退かない：曲池。

胸苦しく、汗が出ない：風池、命門。

汗が出て、寒気がして発熱する：五処、攅竹、上脘。

胸が不快で、よく嘔吐する：巨闕、商丘。

発熱頭痛して、汗が出ない：曲泉、神道、関元、懸顱。

以上は『鍼経』を見よ。

六脈が沈細で、一息で二〜三拍：気海（灸）、関元（灸）。

少陰発熱：太谿（灸）。

悪寒：熱があって悪寒していれば、陽が発病している。熱がなくて悪寒していれば、陰が発病している。

背中が悪寒し、食べ物の味が分かる：関元（灸）。

悪風：汗があれば風邪のため衛が傷付いている。汗がなくて悪風すれば寒のため栄が傷付いている。まず風府と風池を刺し、その後で桂枝葛根湯を飲む。

胸脇が脹り、ウワゴトを言う：邪気が表から裏を傷付けている。先に胸脇、次に心へ入る。期門。

結胸［邪気が胸で結ぶ］：臓気が閉じて流布しない。圧すると痛めば小結、触れなくとも痛ければ大結である。期門（鍼）、肺兪（鍼）。

婦人が血結胸のため発熱して意識が混濁する：期門（鍼）。また黄連と巴豆七粒で餅を作り、それを臍中［神闕］に置いて施灸する。下痢すればよい。

咳：胸中の気を、腎が引き込まない。水［腎］と火［心］が争うので音がする。期門(鍼)。

下腹の脹れ：上腹部は気で、下腹部は尿のため膨れる。出るべきものが出ないので、溜って満ち、腹中が引きつって痛む。委中か奪命穴などを刺す。

煩躁：邪気が裏にある。煩は体内が落ち着かないこと、躁は身体がもがくこと。傷寒から六七日、脈が微で、手足が冷え、煩躁する。厥陰兪へ施灸する。

伝染病で、血が子宮に溜る：熱毒が下半身へ流れて瘀血となった。少陰症では下痢して膿血を排便する。陽明症では下血してウワゴトを言うが、必ず熱入血室になると、頭から汗が出る。期門を刺す。

嘔吐：表邪が体内［胃］へ伝変し、体内［胃］の気が上逆するものである。口で味を感じ、脈が微渋弱。厥陰兪へ灸。

戦慄：戦［震え］は、正気が勝る。慄［鳥膚が立つ］は、邪気が勝る。邪と正が争い、心が戦って体表は鳥膚が立ち、病を治そうとする。邪気が体内に盛んで、ひどく正気が虚していれば、心に鳥膚が立って顎をガチガチ鳴らす。身体が震えない者は、すでに寒逆となっている。魚際へ施灸する。

四逆：四肢が冷たくなり、積もった冷えが寒となり、六腑の気が外で絶え、足や脛が寒逆

［冷たく］となるのは少陰である。体が冷えるのは厥陰である。気海、腎兪、肝兪へ施灸。

厥：手足が冷たくなり、陽気が体内へ引っ込んで、熱気も潜んでしまうので、手足が冷たくなる。これを刺す。脈が速くて厥ならば施灸する。内庭、大都。

欝冒：欝は気がスムーズに流れない、冒は意識がはっきりしない、つまり昏睡である。多くは極度に虚し、寒が入って起きるもので、嘔吐や下痢させる。太陽と少陽の井穴を刺す。

頭痛で、結胸のように悶絶する：大椎、肺兪、肝兪へ刺鍼する。慎重にして汗をかかせない。

下痢：攻下薬［下剤］を使わないのに、自然に下痢する。脈が微渋で、嘔吐して汗が出るなら、必ず排便させる。逆に小さければ温めねばならず、灸して陰の影響を消す。小便がスムーズに出て、手中が冷えず、逆に発熱して、脈が至らない。太谿へ灸。

少陰の下痢で、膿血を排便すれば、やはりこれを刺す。共通である。

霍乱：上から嘔吐して、下から下痢し、踊るように乱れれば、邪が中焦にあり、胃気が正常に治まらないので陰陽が乖離し、上から吐いて下から下痢し、もがきまわる。また腹中が絞られたり刺すように痛む。委中の鍼。

腹痛：実と虚がある。寒熱燥で、古い便が詰まっている。圧して痛くなければ虚で、痛ければ実。どちらも施灸する。灸しなければ患者の冷えが固まり、長引くと更に難しくなる。委中を刺す。

陰毒の陰症：陰病が盛んならば陽が微弱になって上部で消える。だから身体が重くなって手足が冷たくなり、臍腹が痛くて、厥逆したり冷え、六脈が沈細となる。関元と気海へ施灸する。

太陽と少陽の合併症：肺兪と肝兪を刺す。頭痛があれば大椎を刺す。

小便が出にくい：邪が体内に溜り、津液が流れない。陰寒がひどく、尿が出なければ施灸する。

陰症：小便が出にくく、陰嚢が縮み、腹痛して死にそうならば、石門へ施灸する。

知覚麻痺：柔和でなく、痒みや痛み、寒熱が分からない。これは正気が邪気に閉じ込められ、滞って行き渡らず、血気が少なくなって起こったものである。秦越人が仮死状態の虢太子を診察したとき、欝冒により感じなくなっていたので治療できた。刺鍼して完治したのだから神医の診断である。だが脈が浮洪で、油のような汗が出て、ゼイゼイ喘いでおり、身体の知覚がなかったならば、秦越人は治すことができただろうか？

以上は、劉氏の傷寒治験例を見よ。

＊血結胸は、女性が傷寒により、血の病となったもの。奪命穴は、尺沢と肩髃の中点。熱入血室は、女性の下腹部や胸脇下が硬くなってシコり、寒熱往来して、昼間は意識がはっきりしているが、夜になると意味不明の事を喋ったり、精神が異常になるもの。寒逆は不明だが、文意から、寒に乗っ取られて、正気が抵抗できない状態。下痢の原文、更衣の意味は、服を着替える意味だが、便所へ行くという遠回しな表現でもある。陰毒は、伝染病が皮膚や骨髄に侵入し、徐々に赤く腫れ、ただれて黒くなって凹み、膿が出て骨まで痛むもの。もう一つは、目が痛み、唇が青黒くなり、喉が痛くて、背中や首が硬直し、手足が冷たくなって下腹が痛み、皮膚に斑点が現れるもの。いずれにせよ陰毒は、皮膚に斑点の現れる伝染病のこと。中国医学では、血に精神が宿っていると考えているので、血が養わねば知覚がなくなるとしている。

雑病〔伝染病以外の病気〕

風：だいたいが血虚や気虚が主で、火と湿を伴い、痰が多い。

脳卒中：神闕、風池、百会、曲池、翳風、風市、環跳、肩髃。いずれも灸して風を通らせ、鍼して気を導びく。

寒：傷寒を見よ。

陰寒および下陥して脈が絶えそうであれば灸するとよい。

発熱して寒気がし、定期的に発熱して熱っぽく、熱が出たり引っ込んだりする。

熱病で汗が出ない：商陽、合谷、陽谷、侠谿、厲兌、労宮、腕骨で気を導く。

熱が際限なく上がり、汗が出ない：陥谷で熱を瀉す。

腹痛：虚実がある。寒気の滞り、瘀血、積熱、風湿、食の滞り、潰瘍、食中毒、下腹部の仙痛などがある。

実痛では瀉す：太衝、太白、太淵、大陵、三陰交。

邪が経絡に侵入し、薬も効かなければ灸：気海、関元、中脘。

頭痛：風熱、痰、湿、寒がある。真頭痛は、手足が関節まで青くなる。死ぬ、不治。

灸で寒を散らす。浮脈は腕骨と京骨を刺す。長脈は合谷を刺す。弦脈は陽池、風府、風池を刺す。

腰痛：気虚、血虚、腎病、風湿、湿熱、瘀血、冷え、気滞などがある。

下部の血滞：委中（出血）、腎兪と崑崙へ施灸。

また附子尖、烏頭尖、南星、麝香、雄黄、樟脳、丁香などを蜜で練って丸薬とし、ショウガ汁で膏薬にして、それを手のなかで温めてから按摩する。

脇痛：肝火が盛んで、木気が実する。瘀血、痰のシコリ、肝の引きつりなどがある。丘墟と中瀆へ鍼する。

心痛：風寒、気血虚、食が滞った熱などがある。太谿、然谷、尺沢、行間、建里、大都、太白、中脘、神門、湧泉［心痛と言っても、心窩部痛、つまり胃袋の痛み］。

歯痛：血熱、胃熱、風寒湿熱、虫歯などが主となる。合谷、内庭、浮白、陽白、三間に鍼。

眼目：肝気の実、風熱、痰熱、血瘀の熱、血実で気が塞ぐものが主である。上星、百会、神庭、前頂、攅竹、絲竹空に鍼。痛ければ風池と合谷に鍼。

大寒が脳を犯して目まで痛んだり、風湿が結合して目を覆う：二間と合谷へ灸。

角膜軟化症：合谷（二穴）へ一壮ずつ施灸する。

瀉痢［下痢］：気虚に寒熱や食の滞りが加わったもの、風邪、驚き、湿熱、陽気の下陥、痰の塊りなどの原因があるので、分けて治療する。瀉が軽く、痢が重い。

陽気の虚による下陥：脾兪、関元、腎兪、復溜、腹哀、長強、太谿、足三里、気舎、中脘、大腸兪へ灸。

膿の混じった白痢：大腸兪の灸。

血の混じった赤痢：小腸兪の灸。

瘧［マラリア症状］：風暑、山の瘴気、食老瘧、寒湿痺、五臓瘧、五腑瘧がある。まず合谷、曲池、公孫へ鍼し、そのあと大椎の第一節に三十七壮ほど施灸する。

咳：風、寒、火、労、痰、肺脹、湿がある。天突、肺兪、肩井、少商、然谷、肝兪、期門、行間、廉泉、扶突へ施灸し、曲沢(出血させれば治る)と前谷へ刺鍼する。

顔が赤い熱咳：支溝へ鍼。

傾眠：足三里の鍼。

喀血：発熱は血虚。血が温かくて発熱していれば死ぬ、不治。隠白、脾兪、肝兪、上脘へ鍼。

下血：腸の出血が主で、原因の多くは胃と大腸にある。隠白の鍼、足三里の灸。

さまざまな気：怒れば気が上がり、驚けば気が乱れ、恐がれば気が下がり、労働すれば気が散り、悲しければ気が消え、喜べば気が緩み、思いは気が結ぶ。鍼で導気する。

淋：熱に属す、膀胱で邪熱が固まる、痰気が尿道を塞ぐ、膀胱痺は寒、老人は気虚などにより尿が出にくくなる。三陰交へ灸。

尿の失禁：陽陵泉と陰陵泉へ灸。

喉の痛み：合谷、湧泉、天突、豊隆へ鍼。初期ならば傍らへ施灸して邪気を外へ漏らす［喉は禁灸穴。やったことがあるが、熱くて堪えられないし、痕が残る］。

頭の腫れ：曲池の鍼。

さまざまなデキモノ

頚のリンパ結核：肩井、曲池、大迎へ灸。

唇周囲のデキモノ：唇を刺して瘀血を除く。

疝：寒、気、湿熱などにより、痰積が下部へ流れたもの。太衝、大敦、絶骨へ鍼。大敦、三陰交、下腹部下にある横紋の斜め先端などに灸一壮。

脚気：湿熱、食積、湿熱が足に流れたもの、風湿、寒湿などの原因がある。公孫と衝陽へ刺鍼し、足三里へ施灸する。

運動麻痺：湿熱、痰、血がなくなって虚す、気弱、瘀血などの原因がある。中瀆と環跳（鍼を停め、気を二時ほど待てば良い）へ刺鍼し、足三里と肺兪へ灸。

喘ぎ：痰喘、気虚、陰虚などの原因がある。中府、雲門、天府、華蓋、肺兪へ灸。

悪心：痰、熱、虚などの原因がある。胃兪、幽門、商丘、中府、石門、膈兪、陽関へ灸。

食道閉塞：血虚、気虚、熱、痰火、血の塊り、シコリなどの原因がある。天突、石関、足三里、胃兪、上脘、膈兪、水分、気海、胃倉へ鍼。

浮腫：皮水、正水、石水、風水があり、気湿食などの原因がある。胃倉、合谷、石門、水溝、足三里、復溜、曲泉、四満へ鍼。

腹部膨隆：ガスによる脹れ、冷たいものを食べて寒邪による脹れ、脾虚による腹の膨満などがある。上脘、足三里、章門、陰谷、関元、期門、行間、脾兪、懸鐘、承満へ鍼。

めまい：気が痰を頭へ運び、その痰が虚火で動じた。上星、風池、天柱へ鍼。

痛風：風熱、風湿、血虚で痰があるなどの原因。百会、環跳へ鍼。

肩腕痛：痰湿が主因である。肩髃や曲池へ施灸する。

夢精や遺精：湿熱が一緒になって腎を掻き乱すのが原因。中極、曲骨、膏肓、腎兪へ灸。

癲癇：いずれも痰火であり、牛馬の六畜に分ける必要はない。百会、鳩尾、上脘、神門、陽蹻［昼に発作が起きれば申脈］、陰蹻［夜に発作が起きれば照海］。

ハンセン氏病〔ライイ病〕：天地間にある殺厲の気を感受したもの。声が出ない者は難治。
委中へ刺鍼して二～三合ほど出血させる。黒紫の塊りの上も、やはり悪血を除く。

以上は劉氏の雑病治験例を見よ。

＊附子尖や烏頭尖だが、尖というのはヒゲ根のこと。本体より安価。食老瘧は、寒熱往来し、空腹でも食べられず、食べると腹が支え、腹が引きつって痛む。五臓瘧と五腑瘧については、『鍼灸大成』か『素問』刺瘧篇を参照する。肺脹は、邪が肺に侵入して、肺気が充満したもの。痛風は、尿酸が関節内に析出したもので、運動のやり過ぎや肉食、飲酒が原因なので、鍼では治らない。

デキモノ

河間は「オデキは、必ず経絡部分、経絡の気血量、兪穴までの距離を分類する。背中にあれば、太陽経の五穴を選んで使う：至陰、通谷、束骨、崑崙、委中。モミアゲにあれば少陽経の五穴を選んで使う：竅陰、侠谿、足臨泣、陽輔、陽陵泉。ヒゲにあれば陽明の五穴を選んで使う：厲兌、内庭、陥谷、衝陽、解谿。胸にあれば絶骨一穴を使う」という。
『腸癰纂要』は「千金の灸法は、両肘を屈し、肘頭の尖った骨に灸百壮すえ、膿血が出れば安らぐ」という。河間のオデキ論では、足三陽だけに留まり、手足の三陰や手三陽を述べていない。学者は、これを見て、他を推測しなければならない。また『医学入門』の雑病歌は「オデキの初期は、その穴を調べ、陽経だけを刺して、陰経は刺さない」とある。これを収録するので参考にされたい。

完訳

鍼灸大成

第九巻

完訳 鍼灸大成 第九巻 目次

治療のポイント　楊氏

脳卒中について論じる。脳卒中が発病する一～二カ月前、あるいは三～四カ月前、しょっちゅう足脛の上が怠く重く痺れ、しばらくすると症状が消える。これは脳卒中の兆候である。すぐに足三里と絶骨の四カ所に灸を三壮ずつすえ、そのあと生ネギ、ハッカ、桃の葉、柳の葉を煎じて洗う。灸により、風気を灸瘡から追い出す。春夏の変わり目、そして夏秋の変わり目に施灸する。いつも両足に灸瘡があれば効果がある。しかし、この方法を信用せず、食事は不摂生で、色と酒も好き放題にして、急に脳卒中になったなら七カ所一斉に三壮ずつ施灸する。左半身が不随ならば右へ施灸、右半身が不随ならば左へ施灸する。百会と耳の前穴［耳門、聴宮、聴会］である。

第一、陽症、脳卒中の失語、手足の運動麻痺：合谷、肩髃、手三里、百会、肩井、風市、環跳、

足三里、委中、陽陵泉（まず無病の手足から鍼し、そのあと発病した手足へ刺鍼する）。

第二、陰症、脳卒中の半身不随、引きつり、手足が痙攣して引きつる、これは陰症である。これも同じように治療するが、ただし補法したあと瀉法する。

第三、熱中症で人事不省：人中、合谷、内庭、百会、中極、気海。

質問：熱中症は、六月から七月の間、また八月、九月、十月にもあるが、どうして起きる？

回答：この症は一つではないから医者は省けない。六月と七月にあり、どうして八月、九月、十月にもあるのか？　いずれも暑気を感受し、それが脾胃の中へ流入し、経絡へ入り込んで一緒に循環する。そして怒りによって触発されたり、飲み過ぎたり、セックスのやり過ぎで身体を損なったり、風邪を外感するなどで、八月や九月になってから発病したものは難治である。六月や七月に発病したものは病位が浅く、まだ風疾も盛んでなく、まだ気血も竭きておらず、身体の気も衰ろえていないので治りやすい。さらに次の穴を刺す：中衝、行間、曲池、少沢。

第四、脳卒中で人事不省：人中、中衝、合谷。

質問：この病は、どうして起きたか？　右の穴を刺したが鍼の効果がなかった！

回答：鍼の力が達しておらず、補瀉も不明で、気血が錯乱している。もしかすると抜鍼が早すぎて置鍼の効果がないのかも知れぬ。前の穴で効果がなければ、さらに次の穴を刺す：瘂門、大敦。

第五、脳卒中で、口を開けない：頰車、人中、百会、承漿、合谷(すべて瀉)。

質問：この症が、前の穴で効果がないのは何故？

回答：これらは風痰が経絡へ入り込み、気血が錯乱し、陰陽が昇降しなくなって発病した。さらに次の穴を刺す：廉泉、人中。

第六、半身不随の脳卒中：絶骨、崑崙、合谷、肩髃、曲池、手三里、足三里。

質問：この症は、刺鍼のあとで再発した。なぜ？

回答：鍼の深さを知らず、補瀉も不明、虚実も分けなければ、その症は再発する。再び前の穴へ刺鍼して、さらに次の穴を刺す：肩井、上巨虚、委中。

第七、口眼歪斜の脳卒中：地倉、頬車、人中、合谷。

質問：この症で、前の穴を使って鍼の効果があったが、一月か半月で再発した。なぜ？

回答：必ずセックスを禁じ、きちんとした食事をする。さらに次の穴を刺せば、必ず効果がある：聴会、承漿、翳風。

第八、脳卒中で、左半身不随や右半身不随：足三里、陽谿、合谷、中渚、陽輔、崑崙、行間。

質問：数穴へ刺鍼して効果がない。なぜ？

回答：風痰が経絡へ注ぎ込んで血気と争い、さらに風寒湿気を感受して体内へ入り、凝集して散らないから刺鍼しても効果がない。さらに次の穴を刺す：まず健康な手足へ刺鍼し、あとで不随となった手足へ刺鍼する。風市、丘墟、陽陵泉。

第九、全頭痛と頭頂痛：百会、合谷、上星。

質問：この病は、刺鍼して一～二日すると再発し、しかも前よりひどい。なぜ？

回答：各陽経は頭頂で交わっている。いずれも先補後瀉し、補を多くして瀉を少なめる。病が再発し、よりひどくなれば、瀉したほうがよい。絶対に効果がある。さらに次の穴を刺す：真頭痛は、朝に起きれば夕暮れには死に、夕方に起きれば朝は死ぬので、医者は注意して治療する。そうしなければ難治となる。神庭、太陽。

第十、慢性の片頭痛と全頭痛：風池、合谷、絲竹空。

質問：以上の穴法にて、刺しても効果がないのは何故？

回答：痰飲が胸膈に停滞し、賊風が脳戸から入りこんで、慢性の片頭痛や全頭痛になっていれば、発作が起きたとき上肢の内側まで痛くなったり、手足が重くなって冷えたり、放置しておけば半身不随になったりする。それも陰陽に分けて刺鍼する。鍼力が達せずに効果がなければ、中脘へ刺鍼して、下の疾病を追い出してもよい。次に手三里へ刺鍼して風邪を追い出す。それから前の穴へ刺鍼する：中脘、足三里、解谿。

第十一、慢性頭痛、めまい：解谿、豊隆。

質問：この症は、刺鍼して効果があっても再発する。なぜ？

回答：それはセックスが多すぎる、酔っぱらって寒い場所で眠るなどで、賊風が経絡へ侵入し、冷えるために再発する。さらに次の穴を刺す：風池、上星、足三里。

第十二、慢性の頭頂痛：百会、後頂、合谷。

質問：頭頂痛で、刺鍼しても効果がなければ、どの穴で治せる？

回答：頭頂痛も、やはり陰陽に分けなければ、風邪が脳戸から入った頭痛でも、刺鍼して効果がない。まず痰を除き、次に風を追い出せば、自然に効果が現れる：中脘、足三里、風池、合谷。

第十三、回転性のめまい：攅竹、印堂、足三里。

質問：この症で、前の穴に刺鍼しても効果がない。なぜ？

回答：この症は、痰飲が胃袋に停滞し、口から胃液を吐き、めまいする。三日や五日は人事不省となり、飲食しない。これを酔頭風と呼ぶ。まず邪気を追い出し、痰を消して胃を調え、食事ができるようにして、そのあと風の痛みを取り去る：中脘、膻中、足三里、風門。

第十四、目を膜が覆う：睛明、合谷、陽白。

質問：これらの穴へ刺鍼しても効果がない。なぜ？

回答：この症は、発病の根が深い。だから一回治療しただけでは治らない。二〜三回は刺鍼しないと効果がない。さらに次の穴を刺す：太陽、光明、大骨空［親指背側の指節間関節中央］、小骨空［小指背側の近位指節間関節中央］。

第十五、風に当たると涙が出る：攅竹、大骨空、小骨空。

質問：この症は、どうして起きるのか？

回答：酒に酔って風に当たり、目が急に赤くなったり痛くなったりする。そしてセックスを慎まず、欲しいままに焼肉を食べるなどで起こる。婦人では、産後に風を避けなければならないことを知らず、風に当たって座って見て、賊風が眼目中へ侵入したり、月経時にセックスして、穢濁の気が頭目を衝いても発生する。さらに次の穴を刺す：小骨空（男や婦女で、酔ったあと風に当たったものを治す）、三陰交（婦人で、月経時にセックスしたものを治す）、涙孔上（米粒大のモグサを七壮で効果あり）、中指の近位指節間関節中央（米粒大のモグサ三壮）。

＊涙孔は、睛明穴の別名なので、その少し上。中指背側の近位指節間関節の中央は、中魁。

第十六、目の内障［視野に黒い影がある］：瞳子髎、合谷、臨泣、睛明。

質問：この症は、どうして起きるのか？　この数穴へ刺鍼して効果がないのは何故か？

回答：怒気は肝を傷付けて血を蓄えなくさせ、腎水が枯竭して気血が消散する。発病時に節制せず、思うがままにセックスし、心配し過ぎたりなどで発病したもので、治療が難しい。さらに次の穴を刺す：光明、天府、風池。

第十七、目の疾患［痒みや爛れなど］：小骨空、太陽、睛明、合谷。

質問：この病気は、どうして起きるのか？

回答：風寒や風熱が頭部の経絡に入り込み、瞳に注いで血気が湧き溢れ、上半身が盛んで、下半身が虚となったため発病した。この穴へ刺鍼して効果がなければ、さらに次の穴を二～三回ほど刺鍼して、やっと治る：臨泣、攢竹、足三里、内眥尖(灸五壮、つまり目頭の先端上［睛明］)。

第十八、眼瞼炎で眼が赤く、目がショボショボして爛れる：睛明、四白、合谷、臨泣、二間。

質問：鍼して効果がないのはなぜ？

回答：酔ったり満腹になってセックスし、瞼の血気が凝滞して、痒みが消えなくなる。それを手で掻き、そのとき賊風が侵入したため発病した。先の穴へ刺鍼して効果がなければ、さらに次の穴を刺す：足三里、光明。

第十九、目が赤くなって激しく痛む：合谷、足三里、太陽、睛明。

質問：この疾患は、どうして起きた？

回答：流行性の邪によって血気が滞ったもので、風に当たって眠ったり、空腹や満腹、疲労などで発病した。さらに次の穴を刺す：太陽、攢竹、絲竹空。

第二十、目が赤く腫れて痛む：睛明、合谷、四白、臨泣。

質問：この疾患は、どうして起きた？

回答：腎水が虧損され、心火が上炎し、肝が制御できず、心肝の血が元［一般には腎だが、ここでは心肝の臓を意味する］に帰らず、血気が上部で塞がれて瞳に注がれ、赤い血管が瞳孔を貫いて消えない。さらに次の穴を刺す：太谿、腎兪、行間、労宮。

第二十一、翼状片が瞳孔を覆う：風池、睛明、合谷、太陽。

質問：この疾患は、どうして起きた？

回答：傷寒が治り切らないのにセックスし、上が実で、下が虚となり、気血が上部で塞がれる。あるいは慢性頭痛を初期治療せず、血管が瞳孔を貫いた。あるいは急に目が赤くなって痛む、あるいは気が肝を傷付けて心火が炎上し、治らなくなった。それに婦人が産後に、怒りによって肝を傷付けた。並びに産後間もないのにセックスをしたため心肝二経が触発された。また飲食の不節制、空腹や満腹、酔いや疲労、さまざまな原因により発病したもので、一気に治療できるものではない。何回も治療すれば必ず効果がある。さらに次の穴を刺す：風池、期門、行間、太陽。

第二十二、羞明：小骨空、合谷、攢竹、二間。

質問：この疾患は、どうして起きた？

回答：すべて激しい痛みが治り切らぬうちに路地で風に吹かれ、その風が眼中へ入ったため血が潤さず、肝が蔵血しなくなって風毒が眼を貫くので、光を見ると涙が自然に出て、日陰を見ると目が乾燥してショボショボし、痛む。さらに次の穴を刺す：睛明、行間、光明。

第二十三、鼻詰まりで匂いが分からない：迎香、上星、五処、禾髎。

質問：この疾患は、どうして起きた？　この数穴へ刺鍼して、いずれも効果がない。

回答：いずれも傷寒が治らず、毒気が脳に上がったり、鼻茸ができたり、脳中の高熱によって発病する。さらに次の穴を刺す：水溝、風府、大椎、太淵。

第二十四、無色透明の鼻水が流れる：上星、人中、風府。

質問：何が原因で発病した？

回答：これは風邪をひいて治らず、邪が治らぬうちに肉食や飲酒したため、表裏の邪が栄養をつけ、咳嗽や痰涎、鼻水が出て痛み、そのために発病した。さらに次の穴を刺す：百会、風池、風門、大椎。

第二十五、蓄膿症で、臭い鼻水が出る：上星、曲差、合谷。

質問：何が原因で発病した？

回答：いずれも鼻血が止まらず、薬を脳戸へ吹き入れたため、薬の毒気が脳頂へ攻め上り、臭い鼻水が流れる［蓄膿症を、鼻から脳汁が出ると考えていた］。さらに次の穴を刺す：水溝、迎香。

第二十六、蓄膿症や鼻茸：上星、風府。

質問：この穴へ刺鍼して効果がない。さらに何穴を刺す？

回答：さらに次の穴を刺す：禾髎、風池、人中、百会、大椎、風門。

第二十七、鼻血が止まらない：合谷、上星、大椎、風府。

質問：何が原因で発病した？

回答：血気が上部を塞ぎ、陰陽が昇降できなくなり、血が肝に宿らず、肝が蔵血しなくて、血熱で妄行したため、血気が正常な通路を通らなくなった。これらの穴位で効かなければ、さらに次の穴を刺す：迎香、人中、印堂、京骨。

第二十八、口内炎：海泉［舌小帯の中央］、人中、承漿、合谷。

質問：何が原因で発病した？

回答：上部［心］が実で、下部［腎］が虚し、心火が上炎して、脾胃ともに傷めつけられ、発病した。さらに次の穴を刺す：金津、玉液、長強。

第二十九、［脳卒中でない］口眼歪斜：頬車、合谷、地倉、人中。

質問：どうして発病した？

回答：酔ったあと眠って風に当たり、賊風が経絡へ侵入し、痰飲が顔面の経絡へ流れ込んだ。あるいは怒気が肝を傷付けたり、セックスのやりすぎで発病する。さらに次の穴を刺す：承漿、百会、地倉、瞳子髎。

第三十、両頬が赤く腫れて、オデキができる（枯曹風や猪腮風の別名もある）：合谷、列缺、地倉、頬車。

質問：この病気は、どうして起きた？

回答：熱気が上部を塞ぎ、三焦に痰が滞って腫れが消えず、両腮が赤く腫れてデキモノができる。これが枯曹風。さらに次の穴を刺す：承漿、足三里、金津、玉液。

第三十一、舌が腫れて喋りにくい：廉泉、金津、玉液。

質問：この病気は、どうして発病した？

回答：酒痰［酒や濃い味を好むため醸造された痰］が舌根に蓄積し、以前からあった熱と結合したため喋れなくなり、舌が腫れて喋りにくくさせた。さらに次の穴を刺す：天突、少商。

第三十二、歯の腫痛：太谿、頬車、龍玄［列缺の後ろで別かれた静脈］、合谷。

第三十三、上歯痛：太谿、太淵、人中。

第三十四、下歯痛：合谷、龍玄［列缺の後ろで別かれた静脈］、承漿、頬車。

質問：歯痛は、どうして起きる？

回答：腎経が虚して衰弱し、上半身が実で、下半身が虚し、陰陽が昇降しなくなって発病した。さらに次の穴を刺す：腎兪、三間、二間。

第三十五、耳内の虚鳴［虚証による耳鳴り。音が小さい］：腎兪、足三里、合谷。

質問：この病気は、どうして起きた？

回答：セックスのやり過ぎで、腎経が虚して衰弱し、気血を使いきって発病した。さらに次の穴を刺す：太谿、聴会、足三里。

第三十六、耳が赤くなって腫れ、痛い：聴会、合谷、頬車。

質問：この腫痛は、どうしたものか？

回答：熱気が上部を塞いだり、耳を掻いて傷付けたり、熱気が消えなかったり、傷寒が治らなくて発病する。一律に鍼灸してもダメで、必ず原因を尋ねてから刺鍼すれば、絶対に効果がある。さらに次の穴を刺す：足三里、合谷、翳風。

第三十七、中耳炎で、潰瘍となり膿が出る：翳風、合谷、耳門。

質問：中耳炎で、潰瘍となり膿が出る。小児に起こると聞いたことがあるが？

回答：水浴びして、水が耳内へ入って起こるものがある。また大人が耳をほじくって傷付けても、耳から黄水が出る。また水が誤って耳内へ入ったりしても起きる。さらに次の穴を刺す：聴会、足三里。

第三十八、突発性難聴：聴宮、聴会、翳風。

質問：この病気は、どうして発生した？

回答：傷寒で高熱となり、汗が出なくて気が滞って発病した。これらの穴で効果がなければ、さらに次の穴を刺す：足三里、合谷。

第三十九、上肢が痺れて感覚がない：肩髃、曲池、合谷。

質問：この病気は、どうして発生した？

回答：寒湿が結合して、気血が凝滞したので痺れて感じない。さらに次の穴を刺す：肩井、列缺。

第四十、上肢が冷風で怠痛い：肩井、曲池、手三里、下廉。

質問：この病気は、どうして発生した？

回答：寒邪の気が、経絡へ流入したもので、夜間に冷たい枕、竹ゴザ、漆のベンチなど冷える場所で眠り、知らないうちに風湿が経絡へ流入して発病した。さらに次の穴を刺す：手五里、経渠、上廉。

第四十一、上肢が赤く腫れて痛む：手五里、曲池、通里、中渚。

質問：何が原因で発病した？

回答：気血が塞がれて滞り、流れが散らず、経脈が閉塞して通じなくなるので発病した。さらに次の穴を刺す：合谷、尺沢。

第四十二、上肢が赤く腫れる、および蜂巣炎：中渚、液門、曲池、合谷。

質問：この病気は、どうして発生した？

回答：血気が塞がれて滞った、皮膚の掻痒、熱湯に浸したなどで傷つけたため赤くなって腫れた。長いこと治療しなければ、手背のデキモノ［蜂巣炎］となる。さらに次の穴を刺す：上都［人差指と中指の背側中手指節関節間］、陽池。

第四十三、手から前腕が引きつり、両手の筋が緊張して手が開かない：陽池、合谷、尺沢、曲池、

中渚。

質問：この病気は、どうして発生した？

回答：湿気のある場所で横になったり、暑い季節に夜歩きしたため、風と湿が結合した。あるいは酒に酔ってセックスした後、露天で眠るなどにより発病した。さらに次の穴を刺す：肩髃、風門、中渚、少商、手三里。

第四十四、肩背が赤く腫れて痛む：肩髃、風門、中渚、大杼。

質問：この病気は、どうして発生した？

回答：毛穴が開き、風邪が皮膚へと侵入し、風邪が寒邪と結合して血気が凝滞した。さらに次の穴を刺す：膏肓、肺兪、肩髃。

第四十五、心胸の痛み：大陵、内関、曲沢。

質問：心胸痛は、どうして起こった？

回答：滞って積もったもの、あるいは冷たい物を食べ、胃袋に冷えが積って苦しくなる。心痛には九種ある。寄生虫が胃を噛んで痛むもの、心窩部が冷えて痛むもの、陰陽［脾胃」の気が昇降しないもの、怒気が心窩部を突き上げるもの。この病気は、一つの原因ではないので、症状を詳しく調べて治療する：中脘、上脘、足三里［心痛は、主に心窩部、つまり胃の痛みを指す］。

第四十六、脇肋痛：支溝、章門、外関。

質問：この病気は、どうして発生した？

回答：怒気が肝を傷付けた、血が元［元臓の肝臓］に帰らない、肝経が触発されて動じた、肝が血を蓄えない、怒気がはなはだしい、肝血が元に帰らないなどで発病した。また傷寒にかかった後で脇痛するものや、捻挫による脇痛もあるので、一律に治療できない。やはり症状を詳しく調べて治療する。さらに次の穴を刺す：行間（肝経を瀉して怒気を治める）、中封、期門（傷寒の後で脇痛となったものを治す）、陽陵泉（捻挫による脇痛を治す）。

＊一般に、元は腎を意味するが、ここの配穴は腎と関係ない。元は本臓を意味する。

第四十七、腹中の痛み：内関、足三里、中脘。

質問：腹中の痛みは、どのように治療する？

回答：空腹だったり満腹だったりして、血気が争い、栄衛が不調となって、五臓が落ち着かず、寒湿が入って発病する。あるいは風に吹かれたり雨に打たれ、満腹で酔ってセックスし、飲食が消化されず、発病することもある。すぐに治療しないと腎が衰弱する。毒気が臍腹を衝いて発病することもある。治らねば、さらに次の穴を刺す：関元、水分、天枢（寒湿や空腹、満腹によるもの）。

第四十八、下腹の膨満：内庭、足三里、三陰交。

質問：この配穴で刺鍼したが、効果がなかったのは何故？

回答：いずれも飲が停滞して代謝せず、腹脹となった。この病気は一種類ではなく、鼠径ヘルニアにより冷えて痛む。小便が出なくて、膀胱が脹って痛む。便秘で下腹が脹って痛むなどがあり、原因を調べて治療する。さらに次の穴を刺す：照海、大敦、中脘（補法してから瀉法する）、気海（婦人の子宮筋腫による痛み、排尿障害、婦人の様々な気滞による痛みを専門に治す）。

第四十九、両足の知覚麻痺：陽輔、陽交、絶骨、行間。

質問：この病気は、どうして起きた？

回答：湿気が攻撃して経絡へ流入し、出て行かない。あるいは飲酒後にセックスのやりすぎ、気温変化に合わせて服を着ないなどで発病する。さらに次の穴を刺す：崑崙、絶骨、丘墟。

第五十、両膝が赤く腫れて痛む：膝関、委中。

質問：この病気は、どうして起きた？

回答：脾が湿に犯され、陰邪の痰飲が下部の足へ注がれた。この病気は一種類ではない。下痢のあと、寒邪が経絡へ入って発病したもの。あるいは傷寒が流れても発病する。さらに次の穴を刺す：陽陵泉、中脘、豊隆。

第五十一、足で歩けない：丘墟、行間、崑崙、太衝。

質問：この病気は、どうして起きたか？

回答：酔ったあとセックスし、腎経が虧損されて、足が弱く無力となり、歩行できなくなった。前の穴位で効果がなければ、さらに次の穴を刺す：足三里、陽輔、三陰交、復溜。

第五十二、脚が弱くて無力：公孫、足三里、絶骨、中脈。

質問：この病気は、どうして起きた？

回答：湿気が経絡へ流入し、血気と争った。あるいはセックスのし過ぎで精力を損なった。あるいは歩いていて筋骨を損って発病した。さらに次の穴を刺す：崑崙、陽輔。

第五十三、赤く腫れて脚気となり、潰瘍となる：照海、崑崙、京骨、委中。

質問：この病気が、前の穴で治らないのは何故？

回答：気血が凝固して散らず、寒気と発熱が続いて治らず、こうした病気になった。さらに次の穴を刺す：足三里、三陰交。

第五十四、足背が赤く腫れて痛む：太衝、臨泣、行間、内庭。

質問：この病気は、どうして発生した？

回答：労働が激しく、熱湯に足を浸し、血気が散らなくなって赤く腫れて痛む。鍼がよくて灸は悪い：丘墟、崑崙。

第五十五、カカトを貫く草鞋風［足跟から腎経に沿って水疱のできるもの］：照海、丘墟、商丘、崑崙。

質問：何が原因で発病した？

回答：労働が激しく、湿気が足に流れて冷えた。あるいは炎天下で道を歩いたり、冷水に浸かって発病するものもある。さらに次の穴を刺す：太衝、解谿。

第五十六、風痛で身体がひねれず、腿を上げて歩くのが困難：環跳、風市、崑崙、居髎、足三里、陽陵泉。

質問：何が原因で発病した？

回答：セックスのし過ぎ、冷たくて湿った地面で寝ていた、寒湿が経絡へ流入した、ギックリ腰などで腰痛となり、動作ができない。前の穴で効果がなければ、さらに次の穴を刺す：五枢、陽輔、支溝。

第五十七、坐骨神経痛：委中、人中。

第五十八、慢性腰痛：腎兪、委中、太谿、白環兪。

第五十九、脊柱起立筋のこわばり痛：人中、委中。

第六十、ひねったことによる腰脇痛：尺沢、委中、人中。

質問：この病気は、どうして起きた？

回答：セックスのし過ぎ、腎経を過労で損なった、精血が枯竭した、腎虚の腰痛、重量物を持って距離を歩いた、血気の錯乱、熱により血が元［肝］に帰らないなどで腰痛となる。他の事により、気が両脇を攻めて痛み、発病することもある。さらに次の穴を刺す：崑崙、束骨、支溝、陽陵泉。

第六十一、全身の浮腫、デキモノ：曲池、合谷、足三里、三陰交、行間、内庭。

質問：この病気の原因は何？

回答：空腹で満腹することがなかったり、セックスのし過ぎ、生や冷たいものを食べる。

第六十二、手足の浮腫：中都、合谷、曲池、中渚、液門。

質問：この病気は、どうして起きた？

回答：空腹と寒さにより、邪が経絡へ侵入し、水を飲み過ぎて、水邪が手足に流入する。あるいは飲酒し過ぎて、冷たい風に当たったなどで発病した。さらに次の穴を刺す：行間、内庭、三陰交、陰陵泉。

第六十三、単蠱脹［腹水］：気海、行間、足三里、内庭、水分、食関［建里の横一寸］。

第六十四、双蠱脹［腹水に全身の浮腫が加わる］：支溝、合谷、曲池、水分。

質問：この病気は、どうして発生した？

回答：酒やセックスが多すぎ、臟腑を損なって血気が通じなくなり、蓄積して腹が膨れる。また飲食が消化できず、痰積となって停滞すれば全身が浮腫となって水ができる。小便が出ず、血気が循環しなければ手足が浮腫となる。胃気が不足し、酒とセックスが放縦ならば腹水となる。腎水も衰弱し、水火［腎と心］が交流せず、温度調整できなければ双蟲脹となる。この病気は、もともと難治なので、医者は詳しく原因を調べる：足三里、三陰交、行間、内庭。

第六十五、小便が出ない：陰陵泉、気海、三陰交。

質問：この病気は、どうして起きた？

回答：膀胱に邪気があって、熱気が散らない。あるいは過労、怒気が膀胱を傷つけるなどで気が尿道へ入って閉塞する。あるいは婦人の妊娠による排尿困難などで発病する。さらに次の穴を刺す：陰谷、大陵。

第六十六、小便を失禁したり頻尿：中極、腎兪、陰陵泉。

質問：この病気は、どんなもの？

回答：膀胱が冷えた、腎経が滑数となる、小便すると冷えて痛む、尿意が頻繁でポタポタ出る。さらに次の穴を刺す：三陰交、気海。

第六十七、便秘：章門、太白、照海。
質問：この病気は、どうして発生した？
回答：この病気は一つではない。熱結［発熱で水分が奪われる］と冷結［脾虚で押し出す力がない］がある。補法してから瀉法する。

第六十八、下痢が止まらない：中脘、天枢、中極。

第六十九、赤痢と白痢［膿便］。便が赤い：内庭、天枢、隠白、気海、照海、内関。便が白く、裏急後重して痛みがひどい：外関、中脘、隠白、天枢、申脈。

第七十、下血：承山、脾兪、精宮［志室の五分上］、長強。

第七十一、脱肛や慢性の痔：二白［屈側で、腕関節横紋の上四寸。一つは橈側手根屈筋と長掌筋の間、もう一穴は長掌筋の尺側］、百会、精宮、長強。

第七十二、脾瘧［寒気がして腹痛し、発熱すれば腸鳴して発汗する］：後谿、間使、大椎、身柱、足三里、絶骨、合谷、膏肓。

第七十三、瘧疾で、寒気がしてから発熱する：絶骨、百会、膏肓、合谷。

第七十四、瘧疾で、発熱してから寒気がする：曲池（補法してから瀉法）、絶骨（瀉法してから補法）、膏肓、大椎。

第七十五、発熱が強くて寒気が少ない：後谿、間使、大椎、曲池。

第七十六、寒気が強くて発熱が少ない：後谿、大椎、曲池。

質問：この病気は、どうして起きた？

回答：脾胃が虚弱で、夏に暑さで傷つけば、秋に必ず瘧疾となる。発熱が多くて寒気が少ないもの、寒気や発熱だけのものがあり、気が盛んならば発熱し、痰が盛んならば寒気がする。いずれも痰飲の停滞、気血の消耗、脾胃の衰弱、セックスの不節制などにて発病する。一日一発作、二日に一発作、三日に一発作するものがあり、久しく治療しなければ大病となる。瘧疾になってから浮腫、疲労感、下痢、腹の脹れ、あるいは飲水が多い、腹中にシコリがあれば、脾を調える食事にて痰飲を消さねばならない。前の配穴にて治療する。

第七十七、嘔吐：中脘、脾兪、中魁［手背で、中指の近位指節間関節中央］、足三里。

第七十八、飲水しても入らない。五種の食道閉塞：労宮、中魁、中脘、足三里、大陵、支溝、上脘。

質問：嘔吐は、どうして起こった？　刺鍼して治るのか？

回答：この病気は、治せるものもあり、治せないものもある。最初は、酒色の過度、セックスのし過ぎ、胃腸が冷えたなどで胃液を嘔吐する。すぐに食物を吐き出すもの、飲食して一日後に吐くもの、二〜三日してから吐くものとある。すぐに吐くものは治療できる。二〜三日して吐くものは、脾気が絶えて胃気が枯れており、水穀を消化できない。五種の食道閉塞とは気噎、水噎、食噎、労噎、思噎であり、詳しく調べて治療する。さらに次の穴を刺す：脾兪、胃兪（以上は補を多くして瀉を少なく）、膻中、太白、下脘、食関［建里の横一寸］。

第七十九、喘息：兪府、天突、膻中、肺兪、足三里、中脘。

質問：この病気は、どうして発生した？

回答：熱いものや酸っぱいもの、魚や肉類を好むために発病する［アレルギー性喘息］。また風邪や痰飲が肺中へ入ったり、怒気が肝を傷付け、その怒気のために食物が消化されなかったり、酒に酔ってセックスしたりなどの不養生。これも原因が一つではない。水哮は、飲水すると発作が起こる。気哮は、怒りを感じ、寒邪が凝集して痰飲が満ちると発作が起きる。鹹哮は、塩辛い物を食べると発作が起きる。焙った食品を食べると発作が起きるものもある。医者は慎重に調べる。この病気は、小児にもっとも多い。さらに次の穴を刺す：膏肓、気海、関元、乳根。

第八十、咳嗽して赤い痰が出る：大椎、肺兪、中脘、足三里。

質問：この病気は、どうして起きた？

回答：色欲が強すぎる、脾腎を損う、怒気が肝を傷付ける、血が元［肝］に帰らないなどで痰飲ができ、痰飲が肺経へ入って、久しく治さねば肺結核となる。さらに次の穴を刺す：膏肓、腎兪、肺兪、乳根。

第八十一、吐血などの病気：膻中、中脘、気海、足三里、乳根、支溝。

質問：何が原因で発病した？　どうやって治療する？

回答：憂いや思慮など、七情によって内である心が動じれば、精神を傷付ける。外である身体の過労は精を傷付ける。古人は「心は血を生み、肝は血を納める」と言った。心肝の両経が傷めつけられると、心火が上炎し、気血が上部で旺盛になって塞ぎ、腎水が枯渇して心火を冷ませなくなるので発病した。虚実に分けねばならず、一律に治療してはならない：肺兪、腎兪、肝兪、膏肓、関元。

第八十二、肺が塞がれて咳嗽が出る：肺兪、膻中、支溝、大陵。

質問：この病気は、どうして発生した？

回答：風邪をひき、表裏が治らず、咳嗽が止まらない。膿血を吐けば、肺癰［肺膿瘍］である。さらに次の穴を刺す：風門、足三里、文溝。

第八十三、慢性の咳が治らない：肺兪、足三里、膻中、乳根、風門、缺盆。
質問：この病気は、どうして起きたか？
回答：塩辛い物を食べて肺を傷付けたり、酒やセックスに節度がない、あるいは風邪が治らずに痰が経絡へ流れ込んで咳嗽が止まらなくなった。前の穴を刺せばよい。

第八十四、伝染性結核：鳩尾、肺兪、中極、四花〔膈兪と胆兪〕（まず灸）。
質問：この病気は、どうして起きたか？
回答：満腹したあとセックスし、気血を消耗したところへ肺結核が伝染した。一家が全滅することもある。さらに次の穴を刺す：膻中、湧泉、百会、膏肓、足三里、中脘。

第八十五、糖尿病で喉が渇く：金津、玉液、承漿。
質問：この病気は、どうして発生した？
回答：腎水が枯竭して、水火が温度を調整できず、脾胃ともに衰弱する。久しく治療しなければ、背中に潰瘍ができて難治となる。さらに次の穴を刺す：海泉［舌小帯の中央］、人中、廉泉、気海、腎兪。

第八十六、遺精や尿の白濁：心兪、腎兪、関元、三陰交。

質問：この病気は、どうして発生した？

回答：セックスがよくなかった、心が驚いて動転した、体内では精を蓄えない、外から腎を傷付けた、心配や配慮、感情の影響、心腎が交流しなくて助け合わない、徐々に痩せる、血気を消耗するなどで発病した。さらに次の穴を刺す：命門、白環兪。

＊早漏と糖尿病のネバネバした尿を同類と考えている。

第八十七、陰茎の痛み：中極、太谿、復溜、三陰交。

質問：この病気は、どうして起きた？

回答：年少時に、むやみに精力剤を飲み、尿道を傷つけたため、セックスしても射精できなくなって発病した。さらに次の穴を刺す：委中、中極、海底、内関、陰陵泉。

＊海底は不明。嚢底の誤りと思う。

第八十八、外生殖器に汗をかき、一側の睾丸が腫れる：蘭門［膝窩横紋内側端の上三寸］、三陰交。

第八十九、睾丸が腫れるが痛みはなく、升のように腫れる：帰来、大敦、三陰交。

第九十、奔豚で下腹部から気が上がり、乳弦となる：関門、関元、水道、三陰交。

質問：この三症は、どうして起きた？

回答：酒とセックスが過ぎた、腎水が枯竭した、セックスの不節制、精気が無力となった、インポテンツなのに無理やりセックスして、精気が外へ出ずに膀胱へ流入したなどで起きる。この病気は一つではなく、升のように腫れたり、一側の睾丸が鶏卵のように腫れて痛み、腹中を圧すると音がする。これが乳弦疝気である。次の穴へ刺鍼するとよい：海底、帰来、関元、三陰交。

＊乳弦は不明だが、文面によると鼠径ヘルニアで、下腹を圧すると音のするもの。

第九十一、婦女の血や膿が混じった帯下：気海、中極、白環兪、腎兪。

質問：この病気は、どうして発生した？

回答：身体を大事にせず、したいままにセックスし、精血を傷付けた。あるいは生理時に男子とセックスし、体内に精を治められず、残った精液が下りて赤白の帯下となった。次の穴位へ刺すとよい：気海、三陰交、陽交（補を多く、瀉を少なく）。

第九十二、婦女の不妊：子宮［中極の横三寸］、中極。

第九十三、婦女の多産：石門、三陰交。

第九十四、生理不順：中極、腎兪、気海、三陰交。

第九十五、婦人の難産：独陰［足底で、第二趾近位指節間関節の中央］、合谷、三陰交。

第九十六、過多月経：中極、子宮［中極の横三寸］。

第九十七、産後の血塊痛：気海、三陰交。

第九十八、胎盤が出ない：中極、三陰交。

第九十九、手足の裏と胸が熱っぽく、頭や目が重い：合谷、大椎、中泉［陽池と陽谿の中点］、心兪、労宮、湧泉。

質問：この病気は、どうして起きた？

回答：産後に過労して、邪風が経絡へ侵入した。また働き過ぎても発病する。

質問：未婚女性が発病するのは何故？

回答：陰陽が不和で、気血が満ちて塞ぎ、発病する。また心配や思慮で発病するものもある。さらに次の穴を刺す：少商、曲池、肩井、心兪。

第百、膣口が、急に赤く腫れて痛む：会陰、中極、三陰交。

第百一、婦女で、不正出血が止まらない：石門、中極、腎兪、子宮［中極の横三寸］。

質問：この病気は、どうして起きた？

回答：生理時に男子とセックスして起きる、徐々に痩せる、寒邪を外感した、体内では精が傷付いた、寒熱往来、精血が争って体内で精液を納めず、体外では血を受けない、毒気が子宮を刺激した、風邪が肺中に入る、咳嗽や痰涎などにより発病した。もし脈の虚実が分からなければ、虚労の治療をする誤りを犯す。またセックスして百脈が錯乱し、血が元に帰らなくなって、こうした症状になるものもある。さらに次の穴を刺す：大椎、風池、膏肓、曲池、絶骨、三陰交。

第百二、婦人の乳が出ない：少沢、合谷、膻中。

第百三、乳腺炎：乳房の痛む場所に刺鍼、膻中、大陵、委中、少沢、兪府。

第百四、無月経：中極、腎兪、合谷、三陰交。

質問：婦人の症には、どうして効かない場合の予備穴がないのだ？

回答：婦人の症は、予備穴を揃えるのが難しい。この穴だけで必ず効果がある。さらに脈の虚実を調べて調整すればよい。

第百五、全身のオデキ：曲池、合谷、足三里、行間。

第百六、背中の潰瘍：肩井、委中、天応［阿是穴］、騎竹馬。

或問：陰症の腫れ物が、背中にできて、オデキに芯がない場合の治療は？

回答：湿った泥を塗り、先に乾くところにニンニクスライスを乗せて施灸する。そして五香連翹散を服用してもよい。何回かニンニクを貼ると化膿する。

第百七、睾丸が痒い：委中、三陰交。

第百八、疔（針で、ほじくって血が出れば治る。血が出なければ治らない）：合谷、曲池、足三里、委中。

第百九、夾黄（脇の解毒である）：支溝、委中、肩井、陽陵泉。

＊夾黄は不明だが、毒はデキモノのこと、黄は脾を指すと思われるので、両脇に発生したオデキだろう。

第百一十、傷寒頭痛：合谷、攅竹、太陽(眉尻の後で、紫の静脈上)。

第百十一、傷寒脇痛：支溝、章門、陽陵泉、委中(出血)。

第百十二、傷寒で胸脇が痛む：大陵、期門、膻中、労宮。

第百十三、傷寒で、高熱が退かない：曲池、絶骨、足三里、大椎、湧泉、合谷(すべて瀉)。

第百十四、傷寒で、熱が退いた後の余熱：風門、合谷、行間、絶骨。

第百十五、発狂して、善し悪しが分からない：曲池、絶骨、大椎、湧泉。

第百十六、傷寒で痙攣し、人事不省となる：曲池、合谷、人中、復溜。

第百十七、傷寒で、汗が出ない：内庭（瀉）、合谷（補）、復溜（瀉）、大椎。

第百十八、傷寒で汗が多い：内庭、合谷（瀉）、復溜（補）、大椎。

第百十九、便秘：章門、照海、支溝、太白。

第百二十、排尿障害：陰谷、陰陵泉。

第百二十一、六脈ともに無い（陰症では、これが多い）：合谷、復溜、中極。

第百二十二、傷寒による発狂：期門、気海、曲池。

＊傷寒による発狂とは、高熱によって意識がもうろうとしているもの。

第百二十三、傷寒による黄疸：腕骨、申脈、外関、湧泉。

第百二十四、咽喉の腫痛：少商、天突、合谷。

第百二十五、両側の扁桃腺炎：少商、金津、玉液。

第百二十六、一側の扁桃腺炎：少商、合谷、海泉［舌小帯の中央］。

第百二十七、小児の皮膚が急に赤くなる：百会、委中。

第百二十八、全身が皮膚疾患で赤くなる：百会、曲池、足三里、委中。

第百二十九、黄疸で、黄色くなる：腕骨、大椎、足三里、湧泉（全身が黄色）、中脘、膏肓、石門（黄色を治す）、陰陵泉（酒黄を治す）。

第百三十、腹中の気塊や痞塊、積塊：足三里、塊中［シコリの中心］、塊尾［シコリの端］。

第百三十一、五種の癲癇：上星、鬼禄［上唇小帯の上］、鳩尾、湧泉、心兪、百会。

第百三十二、馬の鳴き声で叫ぶ癲癇：照海、鳩尾、心兪。

第百三十三、風邪による癲癇：神庭、素髎、湧泉。

第百三十四、食によって起きる癲癇：鳩尾、中脘、少商。

第百三十五、豚の鳴き声で叫ぶ癲癇：湧泉、心兪、足三里、鳩尾、中脘、少商、巨闕。

質問：この病気は、どうして発生した？

回答：寒痰が胃中で固まり、意識を失って定まらず、ついに様々な病気となった。調べて治療すれば、必ず効果がある。

第百三十六、ぼんやりする痴呆：神門、鬼眼［隠白］、百会、鳩尾。

第百三十七、口臭で、近寄りがたい：齦交、承漿。

質問：この病気は、どうして発生した？

回答：精神を使い過ぎたり、労働が続く、あるいは歯を漱がなかったり、胃に食物が停滞して、腐敗臭がする。さらに次の穴を刺す：金津、玉液。

第百三十八、小児の脱肛：百会、長強、大腸兪。

第百三十九、霍乱によるコムラガエリ：承山、中封。

第百四十、霍乱による吐瀉：中脘、天枢。

第百四十一、咳してゲップする：膻中、中脘、大陵。

質問：この病気は、どうして発生した？

回答：怒気が肝を傷付けたり、胃気不足。また胃が風邪を感受したり、痰飲が停滞しても起きる。また胃気上逆もあり、一律ではない。右の穴位で効果がなければ、さらに次の穴を刺す：足三里、肺兪、行間(肝経の怒気を瀉す)。

第百四十二、健忘して記憶しない：列缺、心兪、神門、少海。

質問：何が原因で発病した？

回答：心配や思慮のため、心が動じ、感情を消耗させた。あるいは痰涎が心竅に注いで塞いだり、過剰な七情でも発病する。さらに次の穴を刺す：中脘、足三里。

第百四十三、小便がポタポタ出る：陰谷、関元、気海、三陰交、陰陵泉。

質問：この病気は、どうして起きた？

回答：酒やセックスなど欲望を節制しない、無理やり飲酒やセックスしたり、若気の至り。あるいは精力剤を使い過ぎたり、排尿してすぐにセックスしたり、またはセックスの際に人が来て、セックスが終わらずに精液が出せず、陰陽がスムーズに通じなかったなどで起きる。この病気は、一種類ではなく、砂淋、血淋、熱淋、冷淋、気淋があるので、調べてから治療する。

第百四十四、重舌［舌の下が腫れ、舌が二重に見えるもの］や腰痛：合谷、承漿、金津、玉液、海泉［舌小帯の中央］、人中。

第百四十五、鼠径リンパ節の腫れやデキモノ：崑崙、承漿、三陰交。

第百四十六、首のリンパ結核：肩井、曲池、天井、三陽絡、陰陵泉。

第百四十七、発疹など：水分、大椎、大陵、委中。

＊発痧は、夏や秋の季節病で、発熱悪寒して、胸腹が痛くて脹り、嘔吐や下痢する。

第百四十八、顎関節の脱臼：頬車、百会、承漿、合谷。

第百四十九、舌がこわばって喋りにくい：金津、玉液、廉泉、風府。

第百五十、口から唾を吐く：大陵、膻中、中脘、労宮。

第百五十一、四肢の痺れ：肩髃、曲池、合谷、腕骨、風市、崑崙、行間、足三里、絶骨、委中、通里、陽陵泉（この病気には、補を多くして瀉を少くするとよい。手足が赤く腫れていれば、瀉を多くして補を少くするとよい）。

東垣鍼法『聚英』

李東垣は「『黄帝鍼経』に『胃病は、胃袋が心臓に当たって痛み、両脇が支え、食道が通らず、飲食が下がらねば、足三里を取って補法する』とある。

脾胃が虚弱ならば、湿を感受して運動麻痺が起き、大汗が出て、食事を妨げる。足三里と気衝を三稜鍼で出血させる。もし汗が減らなかったり止まらねば、足三里穴の下三寸にある上巨虚を出血させる。禁酒して顔を湿らさない」という。

東垣は「『黄帝鍼経』に『下から上がる病は引いて追い出す。上気不足は推して揚げる』とある。上気とは、心肺である上焦の気で、陽病が陰分［深部］にあるため陰から陽へ引き、邪気を皮膚の毛穴から追い出す。また『前面を見て痛みがあれば、それを先に取る』という。つまり先に繆刺して、その経絡が塞がれ、血が凝結して流れないものを瀉す。つまり塞がりを先に除いておいて、あとで他の病を治す」という。

東垣は「胃気が下に溜れば、五臓の気が乱れ、様々な病が湧き起こる」という。

黄帝「五乱を刺すのに方法があるのか？」

岐伯「方法があるから邪がやって来られ、方法があるから去る。その方法を調べて知ることを身体の宝という」。

黄帝「その方法とは？」。

岐伯「邪気が心にあれば、手少陰と心主［手厥陰］の輸穴を取る。神門と大陵を取り、同精導気を使って元の位置に回復させる。

邪気が肺にあれば、手太陰の滎輸穴である魚際と太淵を取る。運動麻痺となっていれば、湿熱を膀胱へ導き、胃気を引いて陽道へ出し、湿土［脾］が腎を尅さないようにするが、その穴が太谿である。

邪気が胃腸にあれば、足太陰と陽明を取る。それでも邪気が肛門から出ないものは、足三里、章門、中脘を取る。足太陰が虚していれば、募穴で正気を導く。穴については一説ある。腑兪は腑病を治す。胃虚のため太陰［脾］が補充できなければ、足陽明の募穴で正気を導く。もし胃気が上逆して霍乱となっていれば、足三里を取って上逆している胃気を下げれば止まる。下がらねば再び治療する。

邪気が頭にあれば、天柱と大杼を取る。それで治らねば足太陽の滎輸である通谷と束骨を取る。まず天柱と大杼を取り、補も瀉もせず導気すれば治る。足太陽膀胱経は、補も瀉もせず、通谷と束骨を深く取る。そして丁心火と己脾土穴で、邪を引導して追い出す。

邪気が手と足にあれば、まず血脈を取り、そのあとで手足の陽明の滎輸を取る。二間と三間は深く取る。内庭と陥谷は深く取る。足と手に血絡があれば取り尽くし、そのあと無力や冷えの症状を治療する。いずれも補も瀉もせず、陰部の深みから邪気を引き上げる。表面に上げた邪は出るので、追い出せる。いずれも陰火が有り余り、陽気が不足している。地中に隠れているのは栄血である。陰から陽を引くには、まず地中から陽気を上昇させ、次に陰火を瀉す。これが導気同精の法である」

黄帝「補瀉はどうするのか?」

岐伯「ゆっくり刺入して、ゆっくり出す。これを導気という。補瀉の形がないものを同精と呼ぶ。これは有余や不足ではなく、逆乱した気を調えるものである」

帝曰「納得できる方法で、答えもはっきりしている。これを石の板に彫り、治乱と命名します」

東垣は「陰病では陽を治し、陽病では陰を治す」という。陰陽応象論は「その陰陽を調べ、柔と剛に分類し、陰病では陽を治し、陽病では陰を治せば、その血脈が安定し、それぞれの部位が守られる。血絡があれば破り、気虚ならば正気を導き入れる」という。陰病が表層の陽部にあれば、それは自然界にある風寒の邪が、虚に乗じて外から侵入したもので、邪が人の背中の腑兪や臓兪にある。これは人に自然界の邪が侵入したものだが、これには二説ある。一つは邪が表層の陽部に入って経に流れたもので、この病は悪寒から始まり、発熱で終わる。だから風寒の邪を治すには、各臓の背兪穴を治療すればよい。風寒を止めるだけでなく、治る。六淫の湿暑燥火は、五臓が邪を感受し、筋骨や血脈が邪を受けるが、それぞれ背中の五臓兪を使って邪を除く。傷寒の一説は張仲景のもので、八風に侵襲されれば風論がある。暑に侵襲されれば背中の小腸兪を治療する。湿に侵襲されれば胃兪を治療する。燥に侵襲されれば大腸兪を治療する。こうした病は、六淫が宿った実証で、いずれも背中の腑兪を瀉す。もし病気が長引いて進行すれば、正気の虚があったり、邪の実が残ったりする。それぞれの病の進行に基づいて治療するので、補瀉は決まっていない。しかし背中の腑兪を治療することに変わりはない。

＊八風とは、東西南北など八方向から吹く風。有余は実のこと。本来はバランスが保たれていた身体に、

六淫の邪が加わったために起きた病気。加わったので有余、実となる。

ほかにも上熱下寒がある。『内経』は「陰病が表層の陽部にあれば、陽部から陰に引くが、まず絡脈や経隧の血を瀉さねばならぬ」という。もし陰中の火が旺盛になって昇り、逆に六陽は衰えずに上で満ちていれば、まず五臓の血絡を瀉して下行させる。天の陽気が降下すれば、下半身が冷える病は自然に消える。慎重にして、六陽だけを瀉すことなかれ。この病は陽亢であるが、それは陰火の邪によって発病している。陰火だけを瀉せば、脈絡や経隧の邪を損なうだけなので、誤るなかれ。陽病が深部の陰にあれば、陰部から陽へ引き上げる。これは水穀の寒熱［熱い食品や冷たい食品による直中］を感受して、六腑を損なったものである。また「飲食の不節制、あるいは過労により身体を壊す」という。陰火が坤土［脾］に乗じ、穀気や栄気、清気、胃気、元気が上昇せず、六腑の陽気を滋養できない。これでは五臓の陽気が、まず体表にて絶える。外は天であり、下に流れて、坤土［脾］の陰火に隠れる。これらは、まず喜怒悲憂恐の五邪に傷付けられ、そのため胃気が流れなくなり、過労や飲食の不節制が加わって、元気が傷付いたものである。それには胃の合穴である足三里を使って、推して引き揚げ、元気を伸ばしてやるので、陰から陽を引くという。もし元気が益々不足するようなら、腹の上にある各腑の募穴を治療する。もし五臓に伝変して九竅が通じなければ、それぞれの竅の病に基づいて、各臓の腹にある募穴を治療する。それで「五臓のバランスの崩れは、六腑の元気が閉塞することで生じる」という。だから「五臓が不和ならば、九竅が通じなくなるが、いずれも陽気が不足して、陰気があり余っている。だから陽が陰に勝てない」という。腹の募穴の治療は、元気が不足したとき、陰から陽を引くものである。誤ることなかれ。もし誤って手足の輸穴に補法したり、間違って手足の榮穴を瀉したとする。誤って瀉すのは、間違いが最もひどい。岐伯の言葉によれば、天上だけを取穴する。天上とは、人の背中にある五臓六腑の背兪穴である。瀉すべきでないのに瀉して、どうして生きられる？この言葉は、心が寒くなり骨に染み込む。もし六淫の邪が宿り、上熱下寒となって、筋骨や皮肉、血脈の病となっているのに、間違って胃の合穴および腹の募穴を取れば、必ず危険になる。これも岐伯が「ヤブ医者は、慎重にしないでよかろうか！」と言っている。

＊直中：一般には、邪が表の太陽から侵入するが、冷たい食品や熱い食品を食べたりすると、それらが直接に胃へ入り、太陽を通り越して、直接に陽明胃を損傷する。それを直中と呼ぶ。九竅は、人体の九つの竅。例えば耳は腎、目は肝、鼻は肺、口は脾、大小便は腎。それぞれの竅を管理する臓器を治療しろということ。

東垣は「三焦は、元気を衰えさせたり旺盛にする」という。『黄帝鍼経』は「上気不足では、脳が満たされず、耳は鳴り、頭は傾き、目は閉じる。中気不足では、大小便に異常が現れ、腸鳴する。下気不足では、足が冷えて力がなく、心窩部が不快になる。足外踝の申脈へ刺鍼して置鍼する」という。

東垣は「ある金持ちの生殖器が臭い。また連日飲酒するので、腹ぐあいも悪い。医者を求めて治療する。医者は『生殖器は、足厥陰の脈絡が陰器を通って、陰茎に出る。匂いは、心が管理しており、五臓に散って五臭となる。肝に入ればムッとした匂いになる。これも、その一つである』と言う。肝経の行間を瀉して本を治し、そのあと心経の少衝を瀉して標を治した」という。

名医の治療法　『聚英』

瘡毒

『原病式』は「背中にオデキができたと感じ、背が化膿して欲しいのに化膿せず、赤く熱があり、腫れて痛むとき、湿らせた紙をオデキの上に乗せて観察する。その紙が先に乾くところが化膿する部位であり、オデキの芯である。ニンニクをコイン三枚分の厚さにスライスし、その芯に乗せ、大きなモグサで三壮すえたらニンニク片を交換する。痛みがあれば痛みが消えるまで施灸し、痛みがなければ痛み出すまですえ続ける。重要なのは、早期に治療することである。もし発生して一～二日目なら十灸のうち十人生きる。三～四日目なら十灸のうち六～七人は生き、五～六日目なら十灸のうち三～四人は生きる。一週間を過ぎたら施灸しない。もし十数個の芯が一カ所に集まっていれば、ニンニクを擦りおろして餅を作り、オデキの芯に敷いて、ニンニク餅の上に施灸すれば助かる。もし背中の上が、最初は一片が赤く腫れ、中間の一片が餅米の頭のようであれば、ニンニク一カケの両端［頭と尻］を切り取って、中間を一センチほどの厚さだけ残し、オデキの上に乗せて、モグサを十四壮、多ければ四十九壮すえる」という。また「痛めば痛まなくなるまで施灸する。最初は死んでいない部位に熱が達するので痛むが、次に死肉に及ぶため痛まなくなる。痛まなければ痛くなるまで施灸する。最初は死肉に熱が達するので痛まないが、次第に良肉に及ぶため痛くなる。これはオデキが発生した初期の治療である」とも言う。

長引いて漏れるようになったオデキは、いつも膿液が流れ、膿は臭くなく、内部に腐った肉がない。その場合は、附子の力を浸透させるとよい。附子を四〜六ミリの厚さにスライスし、オデキの上に乗せて施灸し、体内から毒を出す薬を服用する。二〜三日して再度施灸すれば、五〜七回も施灸しないうち、自然に肉芽が盛り上がる。膿のある悪性だったり、段々と潰れて根が深いデキモノを治療するとき、郭氏は小麦粉、硫黄、ニンニクを一緒に擦り潰し、オデキの大きさに合わせて厚さ約六ミリの餅を作り、オデキの上に乗せて、二十一壮ほど施灸する。一灸ごとに餅を替える。四〜五日したら翠霞錠子と信効錠子を使う。これを互いに搓り合わせて糸状にし、オデキの穴へ差し込めば、死肉が消え、肉芽ができて平らになる。そのあと収斂させる薬を貼り、病に応じた薬を内服して、養生すれば治る。

＊ニンニク一カケとは独頭蒜のことだが、一般にニンニクは数片が固まっている。しかし種から育てたニンニクはタマネギのようになっている。これが独頭蒜だが、入手困難なのでニンニク一カケとした。

喉痺

『原病式』に「痺とは感じないことである。俗には閉というが、閉は塞ぐことである。火は腫脹させるので、熱が上焦にあるため咽頭が腫脹する」とある。張戴仁は「手の少陰と少陽の両脈は、ともに喉を通る。気熱が内部で固まれば腫脹し、痺れて通じなければ死ぬ」という。後世では、無理に八種に分類し「単乳蛾、双乳蛾、単閉喉、双閉喉、子舌脹、木舌脹、纏喉風、走馬喉閉」とした。熱気が上昇して、喉の両側が焼かれる。扁桃腺の腫れた形が、蛾の繭に似ているので乳蛾と呼ぶ。一側なら単、両側なら双である。腫れが乳蛾より小さければ閉喉と呼ぶ。熱が舌下に固まり、さらに一枚の小舌が生えたようなものを子舌脹と呼ぶ。熱が舌中に固まって腫れたものを木舌脹と呼ぶ。木は、強くて柔軟ではない。熱が咽喉に固まって、喉の外側まで腫れ、痺れたり痒かったりし、腫れのひどいものは纏喉風である。急に発病して、突然に死ぬものを走馬喉閉と呼ぶ。八種類に分類できるが、すべて火が原因である。軽症ならば塩辛さで軟らかくし、ひどければ辛さで散らす。走馬喉閉に至っては、人の生死が、手をひっくりかえすだけの時間で決まる。三稜鍼で出血させれば治る。ある婦人の木舌脹を治療したことがある。その舌は口中に膨らんでいた。鋭くて小さな三稜鍼を使って、五〜七回ほど点刺すると、三日ほどして良くなった。出血させた量を計ると、数斗にも及んだ。

喉の痛みには、すぐに龍角散などを吹き付け、少商、合谷、豊隆、湧泉、関衝などを刺すとよい。

＊蛾を、なぜ乳蛾と呼ぶかは、乳は生む意味だから、蛾を生むものは繭。日本語で言えば、喉繭といったところ。

淋閉

『原病式』に「淋は、小便が渋って痛むものである。熱が膀胱に宿り、熱が固まって排泄できなくて起きる」とある。厳氏は「気淋は、小便が渋り、いつも残余がポタポタ出る。石淋は、陰茎中が痛み、すぐに尿が出ない。膏淋は、脂のような尿が出る。労淋は、過労によって気衝まで痛み出す。血淋は、熱で触発され、ひどければ血尿となる。以上の五淋には、塩を炒めて熱くし、患者の臍に詰め、箸の先ほどのモグサで七壮ほど施灸するか、三陰交へ施灸すれば治る」という。

眼目

東垣は「五臓の精気は目に注がれ、目の精となる。精の巣が眼である。骨の精が黒眼である。血の精が眼の血管である。気の精が白眼である。肌肉の精が瞼となって拘束する。内部では、筋骨と血気の精、そして脈が一緒になって紐［視神経］になっている。目は五臓六腑の精であり、栄衛や精神の部位で、いつも営まれており、精神が支配している」という。

張子和は「目の五輪は、五臓六腑の精華であり、すべての脈が集合する部位である。白は肺金に属し、肉［瞼］は脾土に属し、赤［眼球両側の赤肉］は心火に属し、瞳孔の神光は腎水に属し、また肝木［茶色な光彩］にも属している。目は、火によって発病する。白輪の白眼が赤くなるのは、火が肺に乗じたからである。肉輪の瞼が赤く腫れるのは、火が脾に乗じたからである。黒眼や瞳孔が覆われたようになるのは、火が肝と腎に乗じたからである。血管が目を貫くのは、火が激しくなるからである。目が急に赤くなって腫れ、羞明してショボショボし、涙が出て止まらず、急に目が冷えたように思えるのは、すべて大熱のしわざである。それには神庭、上星、顖会、前頂、百会に刺鍼すると良い。すぐに目の覆われた感じが消え、ただちに腫れがひく。ただ小児は顖会へ刺鍼できない。小児は肉分が薄いため、骨を傷付ける恐れがある。目頭は、足太陽膀胱が通っており、その経は多血少気である。目尻は、足少陽胆経が通っており、その経は少血多気である。目の上瞼は、手太陽小腸経で、やはり多血少気である。下瞼は、足陽明胃経で、血気とも多い。そして足陽明経は、目の両側に起こり、鼻根で左右が交わって、太陽や少陽の経脈と目にて交叉する。陰経では、足厥陰肝経だけが目系と繋がるのみである。だから血が過剰であれば、太陽か陽明経が実している。そして血が不足していれば、足厥陰経の虚である。そのため太陽と陽明を出血させるが、それは両経が多血の経脈だからである。そして少陽経脈は出血させないが、少血の経脈だからである。だから太陽と陽明を刺して出血させれば、ますます目がはっきり見える。そして少陽を刺して出血させれば、余計に目が見えにくくなる。重要なのは、バランスを崩さない程度に補瀉し、血が目を栄養するようにさせれば、それでよい。鳥目では夜に見えないが、それは激しい怒りや心配によって発生する。いずれにせよ肝血が少ないので出血させてはならず、肝を補って胃を養うだけでよい」という。

劉氏は「内障［眼球内部の疾病］は、痰熱、気欝、血熱、陽陥、陰脱によって発生する。さまざまな病因について、古人は何も論じない。それに比べて外障［眼球外部の疾病］である目の覆いは、目頭、目尻、瞳孔上、瞳孔下、瞳孔中央に分類し、覆った膜の色に基づいて、何経の病か分析する。例えば李東垣が、魏邦彦夫人の目翳を治療したときは、緑色が下から上へ貫いていたので陽明の病だと分かった。緑は正式な五色ではなく、だいたい肺と腎の合併症である。その色は、画家が墨と脂粉を調合して作る合成色であり、その色が目を覆う膜と同じ色なのだ。このように分析して治療し、病気はついに治った」という。

眼に逆睫毛が生えるのは、両目を固く閉じるため、皮膚が縮んで起きたものである。これは内部が熱で傷付き、陰気が表面を流れるものなので、その内熱と邪火を追い出さねばならぬ。瞼が緩めば毛が出て、目を覆う膜も消失する。、その手法は、内瞼を外側へひっくり返し、すばやく三稜鍼で出血させる。左手の爪にて鍼先を迎えれば、すぐに治る。

目の縁が久しいこと赤く爛れるものを俗に赤瞎と呼ぶ。三稜鍼で眼窩の外側を刺し、湿熱を瀉せば治る。

麦粒腫では背中を見る。背中に小さな赤い点があるので、それを鍼で破れば治る。これは足太陽経脈の欝熱を除いているのである。

*五輪は、肉輪(瞼)、血輪(両側の赤肉)、気輪(白眼)、風輪(虹彩)、水輪(瞳孔)。

損傷

『内経』に「墜落して悪血が腹中に溜り、腹に満ちて大小便が出なければ、まず利尿薬を飲む。もし上は厥陰の脈が傷付き、下は少陰の絡が傷付いていれば、足内踝下にある然谷の前を刺して出血させ、足背上の動脈を刺す。それで治らねば第一趾の三毛［大敦］に、一穴ずつあるので出血させれば治る。左なら右を刺し、右なら左を刺す。その脈が堅くて強ければ生き、小さくて弱ければ死ぬ」とある。

鍼邪秘要

男子や婦人が、歌ったり、笑ったり、泣いたり、呻いたり、喋りっぱなしだったり、長いこと黙っていたり、朝夕に怒っていたり、昼夜に徘徊したり、口眼ともに歪んでいたり、髪を振り乱して裸足だったり、裸だったり、鬼神を見たと言ったりなどの類、例えば飛ぶ虫、妖怪、魔物、幽霊など、諸々の邪に侵害される。そうした精神病を治したいとき、まず

喜ぶ：患者は医者を信頼し、医者は心を込めて治療する。双方が楽しくなければ邪鬼を追い出せない。もし鍼を嫌うならば治療とは呼べないし、医者が金銭に汚ければ徳があるとは言えない。

お符：まず赤で、太乙霊符を二枚描く。一枚は焼いて灰にし、酒で調えて患者に飲ませる。もう一枚は、患者の部屋に貼り、絵に向かって常に小天罡の呪文を唱えるようにさせる。

呪文：まず一口吸気したあと「天罡大神、いつも日月は輪、上は金闕に向かい、下は崑崙を

覆う。巨門に飢えた狼、禄は文曲にあり、武曲は正しく、天子の政治を助けて軍を破り、天界を大きく回り、微塵に細かく入り、天地の正気、速やかに我が身に来たりて、すべての凶神悪厄、速やかに我が首領のもとへ集まれ。動くなかれ、悪さするなかれ。速やかに去れ」と唱える。

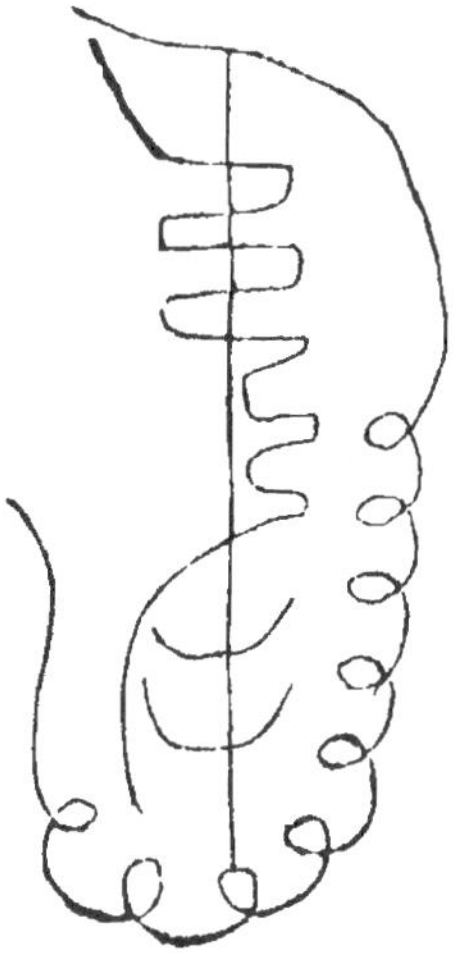

太乙霊符

定神：医者と患者が、それぞれ自分の意識を安定させる。心が定まらねば刺鍼するなかれ。気持ちが落ち着けば施術できる。

正色：鍼を持つときは、眼はヨソ見するなかれ、心は別のことを考えるなかれ、手は虎を握るごとく、龍を捕らえる勢いで切皮する。

祷神：刺鍼する時には、目を閉じてイメージし、しばらくしてから刺鍼する。心には神農、黄帝、孫思邈を思い浮かべ、やはり前のように「我が鍼したあと、病が再発することを許さじ」と唱えながら穴位を指で押し、「大いなる天、天の神を統率する。金鍼が入れば、万病は指で摘む如し。我は、太上老君により命じる。速やかに去れ」と唱える。

咒鍼：刺鍼するときは、穴位に息をフッと吹きかけ、心では火で焼くイメージする。そして力を入れながら徐々に鍼を刺入し、「玄真の気が広がって、万病に侵されず。経絡が接続して、陽気が降りて陰気が昇る。陰陽の微妙な道へ神鍼を挿入し、鍼が天を開き、鍼が地を裂いて、鍼が山を崩し、鍼が海に還れば尽きる。鍼が疾病に入れば安らぎ、鍼が鬼の首をすべて切り取って絶やす。我は、太上老君により命じる。速やかに去れ」と呪文を唱える。また「手には金のムチを持って牛に乗り、黄河の水を飲んで逆流させる。一口吸えば千の河川の水が尽きる。人身の血脈の流れを動かす。南斗六星、北斗七星。太上老君により命じる。速やかに去れ」とも唱える。

＊太上老君は、孫悟空にも出てくる神道の神様。昔は、神道と仏教の二つの宗教があった。鍼は中国古来の神道なので、神は太上老君である。現在は、仏教の釈迦、キリスト教のキリスト、回教のマホメットがある。原文の急急如律令は、「速やかに去れ」と訳したが、まじないの決まり文句。昔

の人は迷信的だったので、こうした呪文を聞いて安心し、病気の治癒力が高まったと考えられる。

シャーマニズムの残った鍼術部分。

孫思邈の十三鬼穴の歌

百邪による精神病に対し、鍼は十三穴あるので知らねばならぬ。
鍼は、まず鬼宮、次の鍼は鬼信で必ず反応がある。
一つ一つを最初から始め、男は左から、女は右から刺鍼する。
最初の鍼は人中、鬼宮であり、左から刺鍼して、右へ到達させる。
二番目は親指爪の下、鬼信へ三分の深さに刺す。
三番目は第一趾爪の下、鬼壘へ二分刺入。
四番目は手掌上の大陵穴、五分入れて鬼心とする。
五番目は申脈で鬼路とし、七割がた焼けて光る火鍼を三分刺入する。
六番目は大椎の上で、髪際一寸入る鬼枕。
七番目は耳垂下八分の鬼牀、鍼を温める。

八番目は承漿で鬼市、左から刺入して右に出すと記憶する。
九番目は労宮で鬼窟。
十番目は上星で鬼堂。
十一番目は陰嚢下の縫い目に三壮、女は膣口の端、これは鬼蔵。
十二番目は曲池で鬼腿、やはり火鍼を焼いて七割がた光らせる。
十三番目は舌尖の中央で鬼封。
手足の両側を左右対称に刺すが、一つだけの穴位は、一つで通じる。
これが孫思邈の秘訣で、猛り狂う悪鬼は、影も形もなくなる。
一、鍼は鬼宮で、これは人中、三分刺入。
二、鍼は鬼信で、これは少商、三分刺入。
三、鍼は鬼壘で、これは隠白、二分刺入。
四、鍼は鬼心で、これは大陵、五分刺入。
五、鍼は鬼路で、これは中脈、火鍼を三分刺入。
六、鍼は鬼枕で、これは風府、二分刺入。
七、鍼は鬼牀で、これは頬車、五分刺入。

八、鍼は鬼市で、これは承漿、三分刺入。
九、鍼は鬼窟で、これは労宮、二分刺入。
十、鍼は鬼堂で、これは上星、二分刺入。
十一、鍼は鬼蔵、男なら会陰、女なら膣口の端、三分刺入。
十二、鍼は鬼腿で、これは曲池、火鍼を五分刺入。
十三、鍼は鬼封、舌下中央の縫い目を刺して出血させ、横に鍼を一本入れて口の両端へ通し、舌を動かなくする。この方法は、非常に効果がある。さらに間使と後谿の二穴を加えれば、すばらしい。

男性は左から抜鍼し、女性は右から抜鍼する。奇数日は陽、偶数日は陰である。陽日の陽時は鍼を右転させ、陰日の陰時は鍼を左転させる。

十三穴に刺入し終えたとき、医師は患者に「何の妖怪、何の霊が災いを為しているのだ？」と尋ねる。すると患者は、自分が何者で、何のために災いをなしているのか答えるので、それを一つ一つ記録する。言いたいことを喋り終えると狂いは治まる。狂いが治まってから抜鍼する。

救急の灸法　『医学入門』

鬼哭穴：幽霊や妖怪、狐に化かされ、恍惚として身震いするものを治す。患者の両手親指を並べて紐で縛り、モグサを両爪の角と爪後ろの肉に乗せ、指の合わせ日に施灸する。すると患者は泣きながら「私は出て行く」という。そうすると効果がある。

失神の灸：すべての金縛りや失神に、両足親指の内側、爪からニラ葉だけ離れたところに施灸する。

精宮の灸：夢精や遺精を治療する専用穴。第二腰椎下の横三寸、灸七壮にて効果あり。

腰眼穴：結核菌を追い出す専用穴。患者に挙手させ、少し後ろへ回させると、腰の上に二つの凹みができるが、それが腰眼穴である。墨でマーキングし、六月癸亥日の夜九〜十一時に施灸する。人に知られてはならない。四花穴、膏肓、肺兪でも結核菌を追い出せる。

痞根穴：腹中のシコリを治療する専用穴。第一腰椎下の横三寸半、左側へ施灸することが多い。だが左右にシコリがあれば、左右とも施灸する。

別の法：稲藁を使って、患者の第一趾を測るが、第一趾の先端からカカトの後ろまで測ったら切断する。切断した稲藁の端を尾骨尖端に置き、その稲藁が尽きる部位の両側、ニラ葉二本分ほど離れたところ。左にシコリがあれば右、右にシコリがあれば左に施灸する。鍼なら三分、灸七壮で神効がある。

別の法：第二趾の分かれた骨［中足骨の底部］に灸を五十七壮すえる。左にシコリがあれば右、右にシコリがあれば左に施灸する。施灸した夜か夕方、腹が鳴れば効果がある。

肘尖穴：リンパ結核を治す。左にあれば右、右にあれば左に施灸する。できたばかりであれば、男は左、女は右に施灸する。風池にも灸。

別の法：稲藁を使って、患者の口の横幅を測って基準にする。それを二つに切り、手首の凹みに乗せて測る。上下左右の四カ所で、稲藁の尽きるところが穴位である。それに施灸しても効果がある。

疰忤の灸：結核や小児のヒキツケ、突然の失神などの症状。乳の後ろ三寸へ、男は左、女は右に施灸する。または両親指の頭に施灸する。

下腹部の痛みの灸：一側の鼠径ヘルニアのため睾丸が腫れれば、一本の稲藁を使って、患者の口の横幅を測って基準にする。それを三等分に折り、正三角形にしたら、その一角を臍の中央に乗せ、両角を臍下に垂らして、その両角が穴になる。左が患部なら右、右が患部なら左に施灸し、左右とも患部があれば、左右とも施灸する。モグサは粟粒大とし、四十壮すえれば神効がある。

別の法：第二趾の足底で、近位趾節間関節の横紋中央。男は左足、女は右足に施灸する。諸々の邪気による上腹部の痛み、睾丸が腫れて垂れ下がる、下腹の引きつるような痛みなども一緒に治す。

嘔吐の灸：両乳の下一寸、または内踝の下三横指で、少し斜め前に向かった部位。

下血や痔の灸：第二腰椎下の両側一寸。高齢者にはもっとも効く。

腫れや腹満の灸：親指と人差指の間［虎口］。または第二趾の上一寸半。

皮膚病［白ナマズ］の灸：掌側で、中指の遠位指節関節の中央。さまざまなイボやアザに施灸すれば必ず効果がある。

＊鬼哭とは、幽霊が哭くという意味。疰忤は、一般に「小児のヒキツケ」を意味するが、ここでは尸疰と客忤を合わせて使っているようだ。皮膚病の原文では「指関節の凹み」としかないが、灸癜風という奇穴が中指にあるので、それから類推した。

崔氏の四花穴

男女の五労七傷、気虚血弱、内熱による定時の発熱、咳嗽痰喘、羸痩などの持病を治す。

パラフィンに浸したヒモで、患者の口の横幅を測り、ヒモに基づいて紙を四角く切り、真中に穴を開ける。別の長いパラフィンに浸したヒモを足で踏みつけ、前は第一趾に揃え、後ろは膝窩横紋で切断する。もし女性で纏足していれば、足先まで測ることが難しいので、右腕の肩髃穴の肉から中指先端までを測って切断する。そのヒモを喉仏の下に絡ませ、両端を一つにして背中に垂らし、ヒモの端に墨でマーキングする。そこに前述した紙の穴を当て、紙の四隅に七壮ずつ施灸する。

備考：四花穴は、古人が取穴法を知らなかったため、こうした便法を確立したと思われるが、当然にして五臓兪と一致する。現在、この方法にて取穴すると、足太陽膀胱経の二行線を行く膈兪と胆兪の四穴と一致する。『難経』は「血会の膈兪」と言い、『難経疏』は「血の病は、ここで治す」という。それは内熱や虚労による発熱、血虚による火旺などに取って補法する。胆は、肝の腑であるが、肝は血を蓄えるので取る。やはり背兪穴である。崔氏は「四花」とだけ述べて、膈兪と胆兪と言わない。四穴は、ヤブ医者のために教えている。だが人の口は個人差があり、幅も違う。だから四花を測っても正確ではない。背骨を探って膈兪と胆兪が正しく取れれば、そのほうがよい。さらに膏肓二穴を取って施灸すれば、必ず反応がある。

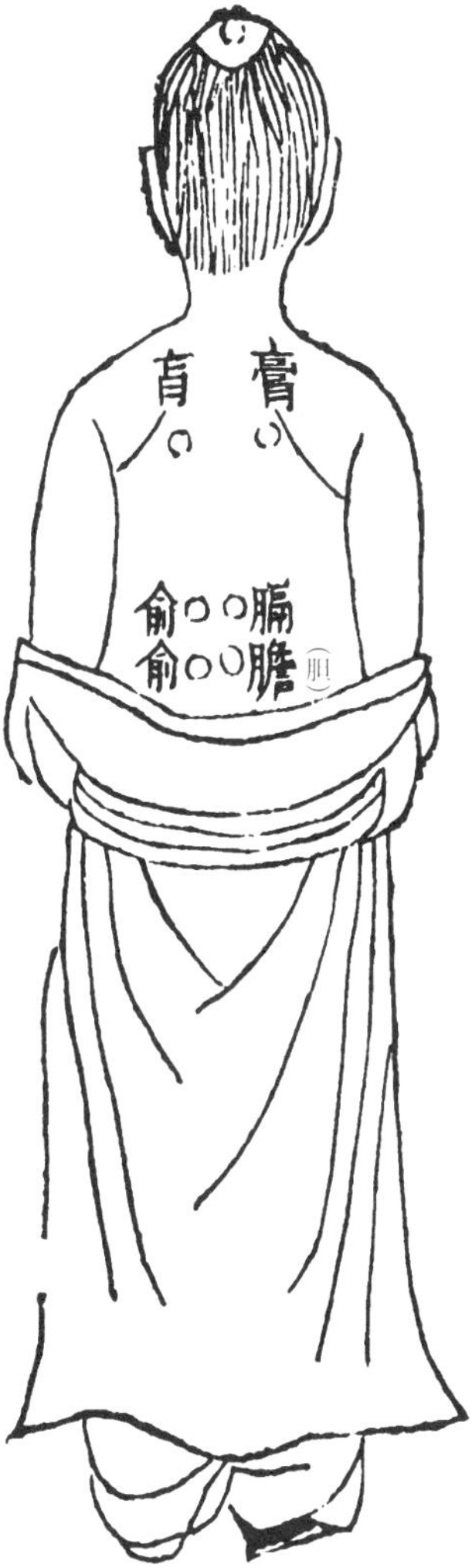

膏肓膈兪胆兪図

膈兪：第七胸椎の下で両側。背骨から一寸五分離れたところ。

胆兪：第十胸椎の下で両側。背骨から一寸五分離れたところ。

膏肓兪：第四胸椎の下一分で、第五胸椎の上二分の両側。背骨から三寸ずつ離れている。第四肋骨と第三肋骨の間。

＊五労は『素問』では、久視、久臥、久坐、久立、久行で、『諸病源候論』は志労、思労、心労、憂労、痩労、『証治要訣』は肺、肝、心、脾、腎の労損。七傷は、『金匱要略』では食傷、憂傷、飲傷、房室傷、飢傷、労傷、経絡栄衛気傷であり、『諸病源候論・虚労病諸候』では陰寒、陰痿、裏急、精連連、精少陰下湿、精清、精少、小便苦数でインポ、または脾傷、肝傷、腎傷、肺傷、心傷、形傷、志傷であり、『古今医鑑』では陰汗、精寒、精清、嚢下湿痒、小便渋数、夜夢陰人とある。

膏肓の取穴法

陽気の衰弱、さまざまな風による寒証、夢精や遺精、胃気が上気してシャックリする、食道閉塞、気が狂ってデタラメするなど万病を主治する。取穴は、患者をベッドに座らせ、膝を曲げて胸に着け、両手で膝頭を抱えさせ、肩甲骨を開いて離す。動かさないようにして、指で第四胸椎の下一分を押し、第五胸椎の上二分に墨でマーキングする。そこから墨で水平に六寸ほどの線を引く。それが第四肋骨と第三肋骨の間で、肩甲骨の裏側、肋間の隙間で指が入るほどの凹みになる。脊柱起立筋の表面を触って、筋骨の空隙。押せば、患者は胸肋を引っ張られ、指で圧した部位が痛いと感じられれば本当の穴位である。灸なら百壮から千壮すえる。灸の後で、気が塞がれたような感じがあるので、気海と足三里へ施灸し、火を瀉して実を下ろす。施灸したあと、患者の陽が盛んになるので、少し休ませて保養させ、セックスを禁止する。

騎竹馬の灸法

この両穴は、デキモノや悪性の腫れもの、背中のオデキ、リンパ結核、風証など一切の病気を治療できる。男は左、女は右手の肘窩横紋から、竹ヘラを使って中指の先まで測る。爪は寸法に含めずに竹ヘラを切断する。次に竹ヘラを使い、前の同身寸の一寸を取る。患者には服を脱ぐように言い、大きな竹竿一本に跨らせ、二人で竿の両端を徐々に持ち上げ、足が地面から三寸離れたら二人に支えさせる。そして前に測った竹ヘラを、担いでいる竹竿に垂直に立て、尾骨から背骨に貼り付けて、竹ヘラの尽きる所まで測り、筆でマーキングし、そのあと同身寸の竹ヘラを使って、それぞれ両側一寸が穴位となる。灸七壮。

これは楊氏の灸法である。『神応経』に従って、二人が担ぐと不安定なので、二つの机を使い、それに竹竿の端を乗せて、患者の足を地面に少し着け、二人に支えさせるとよい。また『聚英』によれば、両側一寸というのは、一寸五分の間違いと思われ、それは膈兪や肝兪に相当するという。

＊ここの風証とは風団、つまりジンマシンと考えられる。机と訳したが、原文では縁台になっている。高さが足りないと思ったので、机にした。

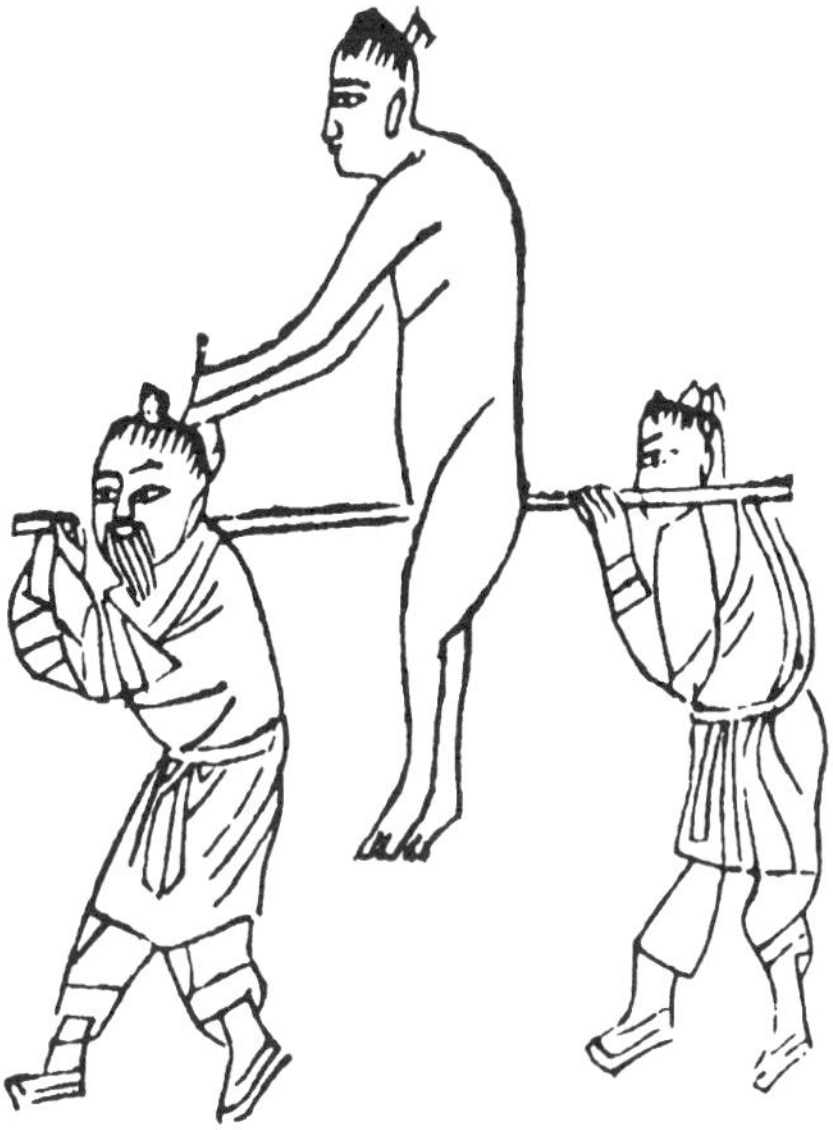

労に対する灸法　『聚英』

『資生経』は「慢性の労で、その様子は、手足の裏が火照り、寝汗、元気がない、関節が痛くて冷えるなどの症状がある。最初は咳から始まり、徐々に膿血を吐くようになり、身体は痩せて、顔が黄色くなり、食が減って力がなくなる。患者の身体をまっすぐにさせ、草を使って測る。男は左、女は右の足中指から土踏まずを通り、膝窩横紋で切断する。この草を鼻先に乗せ、頭の正中から髪を分けて背骨まで垂らし、草が尽きる所に墨でマーキングする。別の草一本で、患者の口を自然に閉じさせて、口の横幅にて切断する。この草の中点をマーキングした墨の上に乗せ、両端の尽きるところが穴位である。灸は年齢に基づいてすえるが、それより一壮多くすえる。例えば三十歳とすれば、三十一壮すえて効果が蓄積される。

この穴は、第五胸椎の両側一寸五分にある心兪穴である。心は血を管理するので施灸する。

＊労とは労咳のことで、結核を意味している。心主血とは、結核で血を吐くから。

腎兪の取穴法

平らな場所に立たせ、杖で地面から臍まで測る。これを背骨に当てて測れば、臍と水平な高さが分かる。そのあと左右一寸半ずつを取穴する。それが腎兪である。

心気の灸法

長い草一本を取り、男は左、女は右の手掌橈側で、親指付け根の横紋から測り、爪の橈側の長さでマーキングする。次に人差指、中指、薬指、小指の五指も同じように測ってマーキングし、さらに同身寸の一寸を加えて止める。こんどは別の草一本を前に測った草に揃え、さらに一寸を加えてマーキングしたところに到ったら結んで一本にする。そして患者を正座させて服を脱がせ、草を分けて前頚部の上に置き、指で押さえて安定させる。結び目を天突骨上に置き、両端を背中に垂らす。そして二本の草を揃えて背骨に垂らし、草の尽きる所が穴である。灸七壮で効果がある。

＊この文章からすると一寸を加えるのは、結び目で短くなるから加えているようだ。文によると足太陽経穴だが、試したことがないので、何穴に当たるのかは不明。

痔漏の灸法

痔が進行していなければ、長強へ施灸して非常に効果がある。もし何年も経ていれば、槐の枝と馬藍菜の根を一握り、カップ三杯の水で煎じ、それが一杯半になるまで煎じ詰めたら、熱いうちに小口のビンに入れて、それで痔を蒸気で暖めてから洗う。そうして腫れがひいたらイボ痔の根元に施灸する。先端にすえても効果がない。あるいは薬水を入れた洗面器で洗い、腫れが少しひいたら施灸する。火気の一団が、腸から入って胸に達したと感じられたら効果がある。灸は二十数壮すえる。毒物を避ければ、永久に治っている。施灸するとき竹へラにて火気を遮断し、イボ両側の健康な肉を傷付けないようにする。

＊槐はエンジュ、馬藍はリュウキュウアイ。

脱腸の灸穴法

突然に鼠径ヘルニアとなる、すべての冷え症、臍から腹がシコリで痛む、遺尿などになったら大敦二穴。第一趾の端で、爪からニラ葉ほど離れた部位、三毛の叢毛中が穴である。灸三壮。

急に小腸ヘルニアとなり、臍腹が痛くて、四肢が上げられず、小便が出ず、身体が重くて足が萎えれば三陰交二穴。足の内踝骨の上三寸に穴がある。鍼三分、灸三壮で、きわめて妙味がある。

腸出血の灸法

男は左、女は右手の中指を基準にする。尾骨尖端に中指を逆さに当て、仙椎で尽きる所が第一穴である。さらに中指の中点を第一穴に置いて、横一文字のようにした指の先端ほど両側に開く部位を一穴ずつとして、灸七壮すえる。壮数が多ければ効果がある。進行していれば翌年も施灸するが、中指だけを基準とし、施灸時には穴位を探る。

＊「以第二指、於中穴取中一字分開指頭」の文は分かりにくい。最初に中指を基準とするとあるので第二指を中指とした。於中穴取中一字分開指頭は、点の打ち方で意味が変わるが、黒龍江の『針灸大成校釈』の解説に合うように点を付けた。意味するところは、尾骨先端に、中指で作ったT字を当て、その両端が穴位になる。

結胸傷寒の灸法

黄連七寸を粉末にし、巴豆七個を殻だけ剥いで油は除去しない。二つを一緒にして細かく擦り、膏薬を作る。もし乾燥したら水を二滴ほど垂らし、臍に入れて施灸する。腹中が通じて心地よい痛みがあるようにすえる。

*結胸傷寒は、胸が支えて息切れし、圧すると痛む。嘔吐して悶えたり、便秘になったりするもの。この場合は便秘の治療らしい。

陰毒結胸の灸

巴豆十粒を潰し、三グラムの小麦粉を加えて餅を作る。それを臍の中心に置いて、上に大豆ほどのモグサを乗せ、七壮ほど施灸する。すると腹中が鳴り、しばらくすると排便する。次にネギの白い部分一束をきつく縛り、切って餅にする。それを灸で熱して臍下を温める。さらに灰火でアイロンを熱して、その餅を温め、真気が生じるようにさせる。だんだんと身体が暖かくなってきたら、二銭の五積散に、一銭の附子粉末を加え、水を盃に半杯、ショウガとナツメ、塩一摘み入れて七分になるまで煎じ、温かいものを一日二～三服飲めば、汗が出て自然に治まる。

＊陰毒結胸は、陰毒傷寒の間違いとされている。陰盛な人が、傷寒により寒邪が裏へ入り、手足が冷え、脈が沈細となり、頭痛や腰痛の起きるもの。一銭は三グラム。餅も餃も餅のこと。恐らく葱白をスライスしたもの。

雷火針法

捻挫や関節痛、そして寒湿気による疾病で、刺鍼を恐れる患者を治療する。沈香、木香、乳香、茵陳、羌活、乾姜、川山甲を三銭ずつ、麝香を少々、モグサ二両を半尺の薄い和紙で包む。まずモグサと茵陳を紙の上に敷き、次に薬の粉末を乗せて、それを強く巻いたものを使う。まず痛む場所を圧し、筆でマーキングし、そこに紙を六〜七枚重ねて穴を隔て、巻いたモグサ薬を当てる。これが雷火針である。太陽から真火を取るが、虫眼鏡で点火しようが凹面鏡で点火しようが構わない。赤く燃えた棒灸を穴位に乗せ、しばらくして引き揚げ、灰を落として再び燃え出したら、また押す。九回で治る。

灸一火ごとに一度、マジナイを唱える。まず火が手にあるとき「イカヅチの将軍、火徳星君、薬の効果があって、初めて三界六府の神を得られる。針には火炎があり、仙人の都にある九転の門となる。痛みや患いを取り除き、妖気を追い払う。我は南斗六星を奉る。太上老君、速やかに去れ」と唱える。マジナイを唱え終えたら、雷火針を穴位に押し当てる。これは孫思邈が作った物で、今使っても効果がある。だから敬って、女にやらせてはならない。鶏や犬が、これを見るようならば完全である。真実の多くは秘密であり、人によっては素朴でない。もし心が、この方法と一致しなければ、簡単には治らない。この本によって表に出る。

＊雷火鍼は、太乙針のようなもので、薬物を混ぜた棒灸のこと。一両は三十グラム。棒灸に使うのは、質の悪いモグサ。

臍を蒸して病気を治す法

生の五霊脂を八銭、生の斗子青塩を五銭、乳香一銭、没薬一銭、天鼠糞(夜明沙のこと)二銭を少し炒める、地鼠糞三銭を少し炒める、葱頭(乾燥したもの)二銭、木通三銭、麝香少々。これらを粉末にする。

次に水とソバ粉で輪を作り、それで臍を囲み、前に作った二銭の薬粉末を臍に入れて、エンジュの樹皮をコインのように円く切り、薬の上に置いて施灸する。年齢の数だけ施灸し、何度も薬を加えたり樹皮を取り替えたりする。あとの開日時に、天地の陰陽の正気を取って、五臓に納めれば、身体を諸邪が侵すことはなく、百病は侵入できないので、長生きして老化を予防し、消化機能も丈夫になる。

立春は巳の刻、春分は未の刻、立夏は辰の刻、夏至は酉の刻、立秋は戌の刻、秋分は午の刻、立冬は亥の刻、冬至は寅の刻。これが四季の正気と一致しており、天地の大自然で施灸すれば、必ず効果がある。

＊毎歳一壮は、一般的には毎年すえる意味だが、そうすると薬や樹皮を取り替えるという文と一致しない。だから年齢の数だけすえる意味。開日時は、後ろに挙げられた日時を指している。そうした季節の正しい気が、臍から五臓に入ると考えているようだ。

天の時間と一致する時刻

『千金』は「正午から後は施灸してよい。それは陰気が至っておらず、必ず灸が着くからだ。午前の朝は、食べていないので穀気が虚しており、患者がめまいするので鍼灸してはならない」という。ただ急病の場合は例外とする。

『明堂経・下』は「施灸時に、霧、風雪、豪雨、炎暑、雷、虹に遭遇したら中止し、晴天になったら施灸する」という。ただ緊急の場合は、これにこだわってはならない。

日中の正午には気が心経へ注がれるが、未の刻には小腸経へと注がれるので、そこに停めて極泉、少海、霊道、通里、神門、少府、少衝、少沢、前谷、後谿、腕骨などへ施灸できる。そのほかの経絡も、それぞれ気が注がれる刻限に施灸する。それで『宝鑑』は「気が至らないのに施灸しても発泡しない」という。だが『千金』は「午後に施灸するというのは、おそらく孫思邈の口伝ではない」という。

『千金』の灸法

『千金方』は「役人が南方〔呉蜀〕へ派遣されると、必ず身体の二〜三カ所に施灸し、一時も灸瘡が塞がらないようにする。そうすれば瘴癘や温瘧の毒が、人に着けなくなる。それで呉蜀の地では、灸法が盛んである」という。そして「もし安らかでありたければ、足三里を常に乾かすことなかれ」という。風のある者は、特に注意するとよい。

＊風のある者とは、恐らく内風のことで、高血圧には足三里の灸。

『宝鑑』の灸瘡を発泡させる法

『宝鑑』に「気が至らねば効果がなく、灸も発泡しない。十二経は、十二支の刻限に対応している。だから経絡の気は、それぞれの時刻にて当該経絡へと至る。つまり経絡の気血量、その経絡に気血が至る時刻を待つことも知らずに施灸しても、灸瘡が発泡しない。世間の医者は、それを知らない」とある。

艾葉 『医統』

『本草』は「艾の味は苦、気は微温、陰中の陽で、無毒。万病に施灸して主治する。三月三日、および五月五日に採集し、太陽に晒して乾かす。古いモグサが良く、悪殺鬼を避ける。またモグサ採取の法、五月五日のモグサを燃やして効果がある。モグサの製法は、次のようにおこなう。ヨモギを乾燥させ、臼に入れて曳き、細かいフルイでゴミを除去する。石臼に入れて曳くとき、純白の部分を取るのが良い。焙って乾燥させれば灸に力が着き、火も燃えやすい。湿ると効果がない」という。

『証類本草』は「明州で産出する」という。『図経』は「古くは産出地の記載がなかった。ただ野原に生えるという。現在は、どこにでもある。ただ蘄州のヨモギは葉が厚く、丈が高く、実の匂いが強い。これを使うと非常に効果がある」という。

孟子は「七年の病には、三年のモグサを求める」という。朱丹渓は「艾の性質は熱に至り、灸の火は上行し、薬として服用すれば下行する」という。

*明州は、現在の浙江省。

灸の補瀉

気が盛んならば瀉し、虚なら補う。

鍼がダメなら灸が適している。陰陽ともに虚していれば、火で治療するしかない。経脈が陥下していれば火で治療する。経絡が堅く張っていれば、火で治療する。陥下していたら施灸する。

絡脈が満ちて経脈が虚なら、陰経に施灸して陽絡を刺鍼する。経脈が満ちて絡脈が虚なら、陰経に刺鍼して陽絡を施灸する。

火で補法するならば、灸の火を吹くことなかれ。自然に消えるのを待ち、穴を押さえる。火で瀉法するならば、灸の火を吹いて燃焼速度を上げ、穴も押さえない。

モグサの大きさ

黄帝は「灸底面の直径が三分に満たねば、いたずらに傷付けるだけである。できるだけモグサは大きくする。幼弱ならば小さくする」という。また「小児で、生後七日以上、一年以内ならば、スズメの糞ぐらいのモグサとする」ともいう。

『明堂下経』は「灸では、底面の直径を三分とする。もし三分未満ならば、火気が到達できず、病を治せない。だから灸ではモグサを大きくする。ただ頭と四肢では小さくする」という。『明堂上経』も「モグサは、箸の頭ほどの大きさに作る。その病脈の太さが、細い線のようであれば、その脈に施灸する。スズメの糞ぐらいのモグサでも治る。別の方法、もし腹の膨満、子宮筋腫、腹のシコリ、腹直筋硬直などでは大きいモグサにする」という。それで『小品』は「腹と背は、爛れるほどに焼く。四肢は、風邪を追い出す程度でよく、モグサを大きくしない。例えば巨闕や鳩尾へ施灸するときは四十五壮以内とし、モグサは竹箸の先ほどにするが、脈の真上に施灸する。大きなモグサで、何度も施灸すると、その人の心力が永久になくなる。もし頭上への灸が多ければ、人の精神が失われる。足背への施灸が多ければ、血脈が枯竭して四肢が細く、無力になる。精神が失われ、さらに手足まで細くなれば、人は短命になる」という。王節斎は「顔へ施灸するときはモグサを小さくする。手足なら大きくしてもよい」と述べている。

モグサへの点火

『明堂下経』は「古来から病への施灸では、松、柏、枳、橘、楡、棗、桑、竹の八種の木による施灸はしない。凸レンズで太陽の火を集め、モグサへ点火するのが最善である。次善は、凹面鏡で太陽の火を集め、モグサへ点火するが、こうした火は良い。集落では、ハガネで火打ち石を叩き、それでモグサに点火する。突然で準備しておらず、木の火がなければ、ゴマ油のアンドンに点火して、灯火でヨモギの茎に火を着けて灸に点火する。灸瘡がシットリし、治って痛まなくなる。ロウソクで点火すると、さらによい。

灸の壮数

『千金』は「壮数は、青壮年の男で、病根が深くて重ければ、処方数の倍にしてよい。老人や年少者で、痩せて弱ければ半分に減らす」という。扁鵲の灸法には三百〜五百壮、千壮とあるが、これは多すぎる。曹氏の灸法には、百壮や五十壮とある。『小品』の処方も同じである。ただ『明堂本経』は「鍼を六分入れる。灸三壮。ほかの論はない」という。だから後世の人は基準とできない。ただ病状の程度によって灸の数を増減する。頭や後頚部は、七壮で止め、累積させても七十七壮にて止める。

『銅人』は風の治療に、上星、前頂、百会へ灸を二百壮まですえている。腹背へは五百壮。鳩尾と巨闕も多すぎれば悪く、灸が多いと手足が細くなって無力になる。『千金方』は、足三里穴は、多くとも三百壮までという。心兪は禁灸だが、脳卒中で緊急ならば百壮までという。こうしたことは病状を見て決めており、一説にこだわっておらず、融通を利かせる。

灸法

『千金方』は「灸法とは、腰掛けてマーキングしたら、腰掛けて施灸する。横になってマーキングしたら、横になった姿勢で施灸する。立ってマーキングしたら、立って施灸する。身体をまっすぐにし、傾けてはならない。傾ければ穴位がズレ、いたずらに良い肉を破るばかりである」という。

『明堂』は「身体をまっすぐにして、身体を丸めるな。腰掛けてマーキングしたら、うつ伏せや仰向けになるな。立ってマーキングしたら斜めになるな」という。

＊施灸は、マーキングしたときと同じ姿勢で施灸せよと述べている。

施灸する順序

『資生経』は「陽経に施灸してから陰経へ施灸する。頭から左へ向かって下へ、次に頭から右へ向かって下へ。上から下へと施灸する」という。『明堂』は「上が先で、下が後。最初は灸を少なめ、治療の終わりには灸を多く。みな調べるとよい」という。王節斎は「灸の火は、上から下が原則。下から上へ施灸してはならない」という。

＊灸は火だから、陽から始めて陰にて終われという意味だろう。

寒熱への灸

寒熱への施灸法：まず大椎へ年齢の数だけ施灸する。次に長強へ年齢の数だけ施灸する。背兪穴を見て、凹んでいれば施灸する。肩髃の凹みへ施灸する。両京門へ施灸する。外踝上で陽輔へ施灸する。足の侠谿へ施灸する。承山へ施灸する。崑崙へ施灸する。缺盆を圧して、腱のように硬く動けば施灸する。天突へ施灸する。臍下三寸の関元へ施灸する。陰毛際にある動脈の気衝へ施灸する。膝下三寸の骨の間、足三里へ施灸する。足陽明で、足背上の衝陽へ施灸する。頭頂の一穴、百会へ施灸する。

＊橛骨は、長強の別名。

灸瘡のポイント

『資生』は「施灸して、灸瘡が水疱になってこそ病が治る。もし発泡しなければ、病が治らない」という。『甲乙経』は「灸瘡が発泡しなければ、古い靴底を灸で熱くし、それで暖めれば三日で発泡する」という。今は、葱白が赤いネギ三～五本使い、青い部分を取り除いて火灰の中で熱し、熱で軟らかくなったら葱白を叩いて破り、灸瘡に乗せて十回以上熱すると、三日で発泡する。またゴマ油を塗っても発泡する。また皂角を煎じ、冷めたところで頻繁に灸瘡へ付けると発泡する。血気が衰えているために発泡しなければ、四物湯を飲んで気血を滋養する。一概には論じられない。さらに一～二壮を追加すれば発泡することもある。人は、熱で焙った食品、例えば焼魚、炒め豆腐、マトンなどを食べて発泡したりする。意図して方法を使うべきで、自然に任せて発泡せずに終わることがあってはならない。

＊葱白は、ネギの根元で白くなった部分。中国の靴は、底が布で作られていた。

灸瘡への貼り物

古人は、灸瘡への貼り物に膏薬を使わなかった。膿が出さえすれば、ほとんど病気が治った。『資生経』は「春は柳絮、夏は竹膜、秋は新綿、冬はウサギの腹下にある白ウブ毛かネコの腹毛を貼った。今の人は、膏薬を貼ることが多く、日に二〜三回交換する。それは灸瘡を早く治したいがためだが、これは疾病治療の本意にあらず。現在では膏薬を貼るが、それも便利である。しかし頻繁に交換してはならず、もし膏薬が腐敗していなければ、ただ長いこと貼っておけばよい。もし早く交換すれば、灸瘡が早く治り、病根が完全に治らないであろう」という。

＊柳絮は、楊樹から出る綿毛。タンポポの綿毛のようだが、もっと長くて柔らかく、風に舞って飛ぶ。中に種が入っている。竹膜は、竹の子の皮と思う。

灸瘡の膏薬

白芷、金星草、淡竹葉、黄芩、黄連、乳香、当帰、川芎、薄荷、葱白［ネギの白い部分］などを使い、炒めた鉛粉とゴマ油で煎じて膏薬にして貼る。もし別の膏薬を使えば、症状に合わない。もし灸瘡が早く治れば、病気は出られない。もし別物を使えば、灸瘡が乾燥して痛み、不便である。

灸瘡の洗い方

古人は、大きなモグサで施灸し、洗い法を使った。その方法とは、赤皮ネギとハッカを煎じ、それが温かいうちに灸瘡の周囲を約一時の長きにわたって洗う。それによって灸瘡の口から風邪を追い出し、さらに経脈の流れを順調にし、自然に病気を治す。もし灸火が退いてカサブタとなったら、東南向きの桃の枝で、青くて柔らかい皮を煎じ、温かいうちに灸瘡を洗えば、灸瘡から諸風が侵入しないように保護する。もし灸瘡が黒くなって爛れたら、これに胡荽を加えて煎じたもので洗う。もし痛くてたまらなければ、黄連を加えて煎じる。特効がある。

＊中国の道教では、桃の木には妖怪を切る力があるとされ、道士は桃の木で作った剣を携えていた。だから桃の枝を煎じた液で洗えば、邪が入ってこないと考えたのだろう。

施灸後の養生

施灸した後は、すぐに茶を飲まないようにする。火気を解く恐れがある。そして施術直後の食事は、経気を滞らせる恐れがある。施灸したら一～二時ほど休む。つまり部屋に入って寝ている。世事を避け、色欲を遠ざけて、心静かにして気を安定させる。そして万事をリラックスさせる。立腹、疲労、空腹、満腹、猛暑、冷えを避ける。生鮮食品や果物も避けたほうがよい。ただ薄味で消化のよいものを食べ、気血を流通させれば、モグサの火は病気を追い出す。もし濃い味を食べ過ぎて、酒に酔えば、痰涎が作られて病気が滞る。鮮魚やニワトリ、マトンは火を発するといえども、最初に施灸して十数日以内は止め、半月後でなければ食べられない。今の人の多くは養生法を知らないのに、施灸して何の益がある？　灸をしたことで、かえって悪くなる者がそれである。ただ灸が効かないことだけを責めるとは、どういうことなのか！

カルテ集　楊氏

一五五五年、福建省の建寧にて、藤柯山の母の腕が上がらなくなり、背中が悪寒して身体が怠い。盛夏だというのに綿入れを着ている。医者は誰しも虚冷と診断して治療していた。私が脈を診ると沈滑である。これは経絡に痰がある脈象だ。私が肺兪、曲池、足三里穴へ刺鍼すると、その日から体が軽くなって手が上がり、寒気もなくなって綿入れを着なくなった。そのあと除湿化痰の薬剤を投薬し、今も健康で、諸病が起こらない。もし虚寒と診断すれば、補うほどに痰が勢いを得て凝結する。慎重にすべきだ！

＊虚冷とは陽虚。滑は湿の脈、肺は貯痰の器、脾は生痰の器だから、脾胃の足三里を取る。痰は実証。

一五五八年春、鴻臚の呂小山は、ガングリオンが腕にある。大きさは柿ほどで、赤くもなくて痛みもない。医者は「オデキだ」という。私は「これは痰核［痰の塊］が皮膚内部の膜外に固まったもので、薬では治らない！」と言った。あとで曲池へ刺鍼し、六陰の数で運鍼したあと、さらに灸を二十七壮すえて、数日もしないうちに消滅した。もしオデキと診断して托裏の薬剤［毒を追い出す薬物］を使っていたら、どうしたって脾胃の清純な気を傷つけてしまうだろう。

一五六九年の夏。編集の李漸庵夫人が、産後に意識がなくなった。急に両足が大腿のように腫れて、非常に危険である。徐と何の二人は、私を召し出して診察させた。その脈は芤で、時々止まる。「これは産後の悪露が出尽くす前に、風邪が侵入したものである。陰陽の正と邪が激しく戦って失神し、意識がなくなって下半身が腫れて痛む。病状は危険だが、足の三陰経に刺鍼すれば心配ない」と言った。果たして言葉どおり、刺鍼して三十分ほどで蘇生し、たちどころに腫痛も消えた。

＊恐らく三陰交へ刺鍼したと思われる。

一五七三年の秋。大理の李義河は、両腿痛となって十余年。諸薬も効果がなかった。相公が私を推薦し、治療した。その脈は滑浮で、風湿が筋骨へと入っている。いかに薬力で好転するとはいえ、鍼でなければ完治しない。そこで風市と陰市などの穴位を取って刺鍼した。患者の役職は土木工事になったが、病が再発することはなかった。

一五七四年の夏。員外熊である可山公は、下痢と嘔吐が止まらない。発熱して咳嗽し、臍の周囲が死にそうに痛くて、脈気が絶えようとしている。医者たちは「治しようがない」という。土木部の役人である隗月潭公は、やさしい性格である。私を迎えた。その脈を診ると、危険ではあるが、まだ胸が温かい。臍中に拳大のシコリが盛り上がっている。その日は刺鍼すると悪い日だから治せないはずである。しかし、すぐに気海へ刺鍼して、灸を五十壮すえると蘇生し、シコリも消えて痛みも止まった。そのあと下痢を治し、下痢が治ったら喀血を治して、最後に養生すると治った。

翌年は昇級し、公は理由を尋ねた。「病には標本があり、治療には緩急があります。刺鍼して悪い日などに捕らわれて気海に刺鍼しなかったら、シコリはどうして消えましょう？……シコリが消えたのだから、気が流通できて痛みが止まり、脈が回復しました。それが急ならば標を治すという意味なのです。公の身体は安泰ですが、飲食したあと立腹してはならず、本を平和に保ちます。さもなくば正気が乖離し、肝気が盛んになって脾土が虐られ、月日が至れば再発するでしょう」と私は答えた。

一五七一年の夏。司法部の王念頤公が、喉の病気になった。種のような物が喉の間を上下するという。この病は肺膈にあり、薬では治せない。東皐徐公が私を推薦し、鍼をした。膻中と気海を取り、下は両足三里を取って、さらに灸を数十壮すえ、徐々に調整して治癒した。

東皐は名医である。そのうえ才能があって博識で、治療できぬはずがない。李東垣が、傷寒で、夜になると意識が乱れる婦人を診察したとき、鍼でなければ治らなかった。そのとき鍼の上手な人に期門を刺させて治した。東皐の心は、李東垣の心と同じである。その徳は、並び称される。賢いものや才能あるものに嫉妬して、どうするのか？　だが妬む者は、昔からいる。

私が磁州へ行ったとき、湯陰の伏道の路傍に、先師である扁鵲の墓があった。馬を降りて拝んだ。その理由を聞かれて、「扁鵲は、河間の人である。鍼術では天下に優れていたが、秦国の医令である李醯に刺され、道路の傍らで死んだ。それで伏道という。実に嘆かわしい」と答えた。伝説は調べられる。

一五六八年。事務の楊後山の息子が疳疾となった。薬を一日飲めば、人が一日痩せる。同僚の鄭湘谿が、私に治療させた。私は「この子が痩せているのは疳症だが、腹中に塊がある。その積塊は脾胃の横に付着している。ただ疳を治療するのみで塊を治さねば、原因を治さずに、表面だけをかまうことになる。これを治すには、まず章門へ鍼灸して積塊を消してから、脾胃を調えればよい。それが小人が除かれて、君子は天下の道を得ることだ」と言った。果たして言葉どおり、塊へ刺鍼して、章門に施灸し、さらに蟾蜍丸薬を併用した。すると身体が徐々に太りだし、疳疾は完治した。

＊疳疾は小児の栄養不良。寄生虫による栄養不良と思われる。

一五七二年。四川の陳相公の孫は、胸の前が隆起した。これは奇病である。誰しも「これは薬力で治らない」という。銭誠さんが私を推薦して治療させた。私は「これは痰が肺経で凝固して分散できず、長引いて盛り上がったものだ。早めに兪府と膻中へ刺鍼する必要がある」と述べた。のちに日を選んで刺鍼し、六陰の数で運鍼して、さらに灸五壮すえ、そこに膏薬を貼らせると、痰が排出されて平らになった。そして編修公は非常に喜んだ。

一五七一年。武選で、王会泉の第二夫人が奇病になった。半月も飲食せず、目を閉じたまま開けなくなってから久しい。六脈は、あるような、ないような。この病気は鍼でなければ蘇生しない。同寅諸公が私を推薦した。しかし、人神の禁忌に当たっている。どうしたものか？もし日を選んでいれば患者が死んでしまう。しかたがない。ただちにに両内関へ刺鍼した。すると目が開いてオカユが食べられるようになり、徐々に乳汁で養生すると治った。

同寅諸君は「これは何の病気だ？」と尋ねる。

私は「天地の気が、正常であれば健康ですが、異常になると発病します。人は天地の気に頼っており、五運［五行の運気］は順番に体外から侵害し、七情は体内で交戦します。聖人は、持っている至宝のように気を惜しみます。しかし凡人はデタラメな生活して太和を傷付けます。これが黄帝や岐伯の言う、痛みは全てが気に発生し、万病は全て気に発生し、ついには九気により異なるという論になる。そして張子和も、それを詳しく論じている。しかし気の本は一つである。気に触るものが九つあって、それが怒、喜、悲、恐、寒、熱、驚、思、労である。怒りは気を逆上させ、ひどくなれば吐血したり下痢するが、気が逆上するからである。怒りは陽気を逆上させ、肝木が脾をイジメるので、ひどければ血を上昇させて吐血し、下痢する。喜ぶと気が和んで気持ちが緩み、栄衛が通るので気が緩む。悲しければ心系が引きつり、肺葉が引き上げられて上焦が通じなくなり、栄衛が散らなくなって熱気が内にこもるので気が消える。恐れると精神が飛び上がり、上焦が閉塞する。上焦が閉塞すれば気が逆流し、逆流した気で下焦が膨れるので、気が流れなくなる。冷えは汗腺を閉じさせて、気が体表を流れなくなるので、気が収縮する。熱では汗腺が開き、栄衛が通じて、汗が排出されるので、汗に付着している気も排出される。驚くと、心は拠り所を無くし、精神が集中できなくて、考えがまとまらなくなるので、気が乱れる。運動するとゼイゼイ喘ぎ、汗が出て、体内の呼吸の気、そして汗として体表の気が排出されるので、気が消耗する。思いは、心が一つのことに捉われ、そこに精神が集まるので、正気が溜って流れなくなるから気が結ぶ。

その病気を詳しく考えてみると様々な変化がある。例えば怒気は、吐血、下痢、煎厥、薄厥、陽厥、胸満痛となり、食べれば気逆して喉を通らず、ゼイゼイ喘いで、イライラする、脇下のシコリ、急に目が見えなくなる、急に耳が聞こえなくなる、筋肉が緩む、外に発生すれば癰疽となる。喜気では笑いが止まらない、毛髪が枯れる、肉の病、陽気が収まらない、ひどければ発狂する。悲気では睾丸が縮む、筋が痙攣する、肌痺、脈痿、男では頻尿、女は過多月経、鼻がツンとして鼻根が辛い、視野が暗くなる、頻呼吸になって息ができない、泣く、腕が痺れる。恐気では、破䐃脱肉、骨が怠い、四肢が萎えて冷える、暴下清水、顔が熱くて皮膚が引きつる、インポ、恐れて頬の肉が削げる。驚気では、潮涎、驚いて目を見張る、癲癇、人事不省となって卒倒する、長引くと筋肉が萎えたり痛みとなる。労気は、喉が詰まる、ゼイゼイ喘ぐ、喀血、腰痛や骨痿、肺鳴、橈骨茎状突起が痛む、インポ、唾に血が混じる、目を閉じる、耳が聞こえない、男は精液が少ない、女は無月経、ひどく衰えれば壊れたように身体が潰れ、寝たきりになって起き上がれない。思気では、不眠、横になりたがる、無知で愚か、中痞で三焦の気が閉塞する、喉が支える、胆癉で苦汁を嘔吐する、筋肉の運動麻痺、尿の白濁や帯下、食欲がないなど。寒気では、口や肛門から透明な液が出る、白い下痢などの症状がある。熱気では喘いで胃液を嘔吐する、急性の下痢などの病となる。

『内経』の治療法を調べてみれば、ただ五行相生の原理を使って互いに治療している。例えば、怒りは肝を傷付け、肝は木に属し、怒れば気が肝と一緒になって脾土を迫害し、木が激しすぎれば肝自体も発病する。喜びは心を傷付け、心は火に属し、喜べば気が心と一緒になって肺金を迫害し、火が激しすぎれば心自体も発病する。悲しみは肺を傷付け、肺は金に属し、悲しめば気が肺と一緒になって肝木を迫害し、金が激しすぎれば肺自体も発病する。恐れは腎を傷付け、腎は水に属し、恐れれば気が腎と一緒になって心火を迫害し、水が激しすぎれば腎自体も発病する。思いは脾を傷付け、脾は土に属し、思えば気が脾と一緒になって腎水を迫害し、土が激しすぎれば脾自体も発病する。寒は身体を傷付け、身体は陰に属し、寒は熱を迫害するので陽が発病し、寒が激しすぎれば陰自体も発病する。熱は気を傷付け、気は陽に属し、熱は寒を迫害するので陰が発病し、熱が激しすぎれば陽自体も発病する。この法則によれば、互いを治療できる。つまり悲しみで怒りを治療できるので、悲しみや苦しみの言葉を使って怒りを消沈させる。喜びは悲しみを治療でき、ふざけたりして楽しませる。恐れは喜びを治療でき、急に死亡すると言って恐がらせる。怒りは思いを治療でき、侮辱したり、だましたりして怒らせる。思いは恐れを治療でき、別のことを心配させて恐れを忘れさせる。こうした方法は、悪賢くだます必要があり、あらゆる手段を講じてだます。そうして人の注意を引けば、影響を与えやすい。もし才能と器量がなければ、こうした方法が使えない。熱は寒を治療でき、寒は熱を治療でき、休息は過労を治療でき、慣れは驚きを治療できる。『内経』に「驚きは、平常になる」とある。驚きは、突然に遭遇するから驚くのである。見慣れたり聞き慣れれば驚かなくなる。

朱丹渓が治療した女は、婚約した後、夫が商売で三年ほど帰らなかった。そのために食べなくなり、ベッドに伏して白痴のようになった。彼女は病気でもないのに、ただ後ろ向きにベッドへ座る。これは思いで気が結んだものである。薬だけでは治しにくく、夫が帰って喜びさえすれば治る。そうでなければ怒らせることだ。ひどく刺激して怒らせ、三時ほど泣いた。すると本人の気結が解けたので、薬を一服ほど与えると、食事がしたくなった。これは脾が思いを管理するのだが、思い過ぎて脾気が結んだために食べなくなった。怒りは肝木に属すが、木は土を尅すため、怒らせて木気を触発させれば、脾の上部が開く。

また張子和は、長いこと思い詰めたため眠れなくなった婦人を治療したが、怒らせると夕方には眠くなり、速効性がある。ただ労による気の消耗、そして恐れにより気が奪われたものは難治である。

ほかには同寅謝公が、妹が死んで悲しみのあまり飲食しなくなった婦人を治した。親戚の女に遊びの相手をさせ、鬱を解く薬を与えると飲食できるようになった。また庄公は喜び過ぎて発病したものを治すのに、脈をとって失音症だと告げ、不安にさせたら治ったと聞く。喜ぶ人には病が少ないが、それは喜びが百脈をスムーズに通すからである。『内経』に「恐れが喜びに勝つとは、糸口を得たということである」とある。こうした病気に対し『内経』は治療法を載せているが、医者が廃れさせて行わないのは何故か？　それを記載して、知るところを行えばよい」と答えた。

＊煎厥は、内熱が陰液を蒸発させて起きる失神。薄厥は、急激な怒りによる失神。陽厥は、突然の精

神刺激を受けて怒って発狂するもの。怒りによる症状とは、ヒステリー症状に思われる。肌痺は肉痺のこと。脈痿は心痿のことで、心気が熱くなって炎上し、血気が上逆して、下半身の血管が空虚になり、足が軟弱になって立てないもの。破䐃脱肉は、肉が落ちること。䐃は盛り上がった肉。暴下清水だが、清水とは透明な液のこと。急に下すので尿と思う。潮涎の意味は不明だが、涎が出ることと思う。労は肉体労働のこと。骨痿は腎痿のことで、大腰筋拘縮による坐骨神経痛のような症状で、腰が伸ばせず足まで痛み、起床できない。肺鳴は肺気不利による喘鳴音、『素問・痿論』に記載。労は慢性結核の意味がある。衰えが甚だしいとは、結核で衰弱が激しいこと。中痞は、中焦がシコルこと。胆癉は、胆汁が口へ上がって苦いもの。熱は赤痢、寒は白痢になると考えられている。こうした心理治療は、祝由と呼ばれる部門になる。騙して病気を治す方法である。ただ『内経』に、鬼神や迷信を信じるものは治療できぬと書いてあるので祝由が嫌われたのか、あるいは才能が必要だから嫌われて用いられなくなったのだろう。

一五六九年。地方長官である王西の娘は、頚項部にシコリができて腫痛があり、薬で治らない。私が召し出されて、理由を尋ねられた。

私「頚項の疾病は、もともと各経の原絡や井俞の交わる部位なので、その原穴を取って刺す」と答えた。

そして刺鍼すると、鍼に応じて治った。さらに数壮ほど施灸すると永久に再発しなくなった。そもそも頚項部は肉が横に走る部位であり、経脈の集まる場所である。こうしたシコリは吉兆でない。もし原因を究めずに刺灸すれば当然にして流れだす。患者は慎重に。

＊頚にできた核腫だからリンパ結核のこと。こうしたシコリは、経脈に痰が詰まったシコリと考えられているので、痰が流れ出すといっている。

一五七八年の冬。張相公の孫は、下痢になって半年になる。諸薬も効果がない。相公は、私に治療するよう命じた。

張相公「昔、翰林のときに、腹の病気になった。飲食できず、薬も効果がない。中脘と章門へ施灸すると飲食できるようになった。鍼灸には神のような効果がある。今は孫が下痢となり、食べられない。鍼灸ではどうか？」

私「下痢が長引いて、顔つきも変わっています。元気を少し回復させ、日を選んで鍼灸すれば良いでしょう」

子息の華岑公子は「事は、すでに緊急である。すぐに治療してくれ」という。日を選んでいる暇はない。すぐに中脘と章門へ鍼灸すると、飲食できるようになった。

＊翰林は、資格試験で庶吉士の資格に受かったもの。

一五七七年の夏。衛兵である張少泉公の夫人は、癲癇となって二十年余り。以前は数十人の医者にかかったが、どれも効果がない。私が脈を診たところ、病が経絡へ入っており、そのため手足が引きつり、目が見えなくなり、邪が心に入れば震えて叫ぶ。理屈に基づいて取穴してこそ治癒する。張公は書物が好きで医学にも詳しい。一般の人とは違う。私の言うことをすべて聞きたがる。鳩尾と中脘を取って脾胃を爽快にさせ、肩髃と曲池などを取って経絡を調え、経絡の痰気を流し去り、気血を流通させれば、癲癇は自然に治まる。翌日には平常になった。そのあと法に基づいて、化痰健脾の薬を作り、毎日服用させる。

＊癲癇は、五官の竅を痰が塞いで起こると考えられている。それで痰を取り除く治療をする。実際は小児のときに頭鍼治療しなければ治らない。

一五六八年。人事部の観政である李邃麓公は、胃の傍らに盃を伏せたようなシコリができ、身体が痩せてきて、薬でも治らない。

私が見て「すでに内部で塊となっているので、どうして薬力で取り除けよう。鍼灸ならば消すことができる」と言った。

そこでシコリの中心を取って盤鍼の法を使い、さらに食倉と中脘へ施灸すると治った。

邃麓公は「人にできる痞は、痃癖、積聚、癥瘕と違うのか？」と尋ねる。

私は「痞とは否です。例えば『易』にある天地が交わらなければ否であり、内が柔らかくて外が硬い、万物が通じない意味です。物が最終的に交われない。だから痞が長引けば脹満となり、治療できません。痃癖とはぶら下がって絶え、場所が分かりにくく、また微妙で測れない名前です。積は形跡であり、痰や血が形跡となったもので、それが長引くと鬱積になる。聚は手がかりであり、元気に頼って糸口となる。また集まったり散ったりして、常ではない意味をいう。癥は徴であり、また精でもある。いくらか徴候があり、長引くと精の集まりとなる。瘕は仮であり、また遐［遠く］である。それは気血を借りて形を作っており、年を経て遠いことである。だいたい痞と痃癖は、胸膈にある。積と聚は腹内にある。痞と痃癖は上焦と中焦の病だから、男子に多く見られる。癥と瘕は、臍下だけに見られるので下焦の病だから、婦人に多い。およそ腹中の塊ならば、男女を問わず積聚や癥瘕は悪症であり、絶対に正常と思ってはならない。初期に治療せず、痞が脹満になるまで放置して、胸腹が太鼓のようになってしまえば、いかに扁鵲が生き返らせるといえども万一を救えない。この病気があれば、恐れるべし」と答えた。

それを聞いて李公は、深く納得した。

＊盤鍼は腹部で多用され、腹へ少し刺入し、鍼柄を持ってグルグル旋回させるもの。食倉は、中脘の横一・五寸。横三寸の説もある。

一五六八年。税務署の王縮菴公の弟は、癲癇を数年も患っていた。徐堂翁が、私を召し出して診察させた。

「霊亀八法の開闔を使えばよい」

公は、その言葉どおりにした。そして照海と列缺を刺し、心兪などの穴位へ施灸する。その鍼に気が至ったとき、生成の数で運鍼して治った。癲癇を治療するには、五癇に分けねばならないが、それは巻の前に詳しく記載しているので、ここでは詳しく述べない。

＊五癇は、五畜の叫び声で分類した癲癇。

一五七二年。知事である夏梅源公は、蛾眉菴へ行って泊まっていると傷寒にかかった。同寅諸公が、私に往診させた。六脈が微細で、陽症なのに陰脈である。『内経』は「陽脈が陰経にあれば、患者が生きると分かる。陰脈が陽経にあれば、患者が死んでも許される」という。私は玉河坊にいて、ちょうど勤務評定を受けており、往復する時間がない。もし断って治療しなければ、この公は遠方の旅館にいて、政務を執ることができない。私は非常に心が痛む。まず柴胡を加減して与えると、少し効果があったが、まだ脈が症と一致してない。私は、精魂尽きて、また別の薬に替え、さらに内関へ刺鍼した。すると六脈が、陽に変わった。すぐに順を追って湯液を飲ませて散らし、治った。

のちに彼は税務署へ栄転し、現在は正郎となっている。

一五六二年。人事部の許敬菴公が、霊済宮に泊まっていると、ひどい腰痛となった。同郷の董龍山公が私を推薦し、診察した。その脈は、尺部が沈数で力強い。だが男子の尺脈は、もとより沈実がよい。しかし数を帯びて力強いのは、湿熱によるものであり、他の疾患もある。医者が治せなければ、医者ではない。患者は鍼を恐がる。そこで指を鍼の代わりにして、腎兪穴で補瀉法をすると、痛みが少し軽くなった。空腹のとき、さらに除湿行気の薬を与え、一服飲むと安らいだ。

公「指を鍼に代用する方法で、すでに痛みは減った。それなのに利尿の薬を飲む必要があるのか？」

私は「鍼は病を追い出すことができます。しかし公は鍼を恐がるので治りません。しかたなく手指の法を使いましたが、そんなことで病根を駆除することはできません。しばらく痛みを軽減させるだけです。もし完治させたければ、腎兪穴へ刺鍼せねばなりません。しかし鍼しないのだから利尿の薬を使うのです。『腰は腎の府で、身体の大関節である』という先人の言葉を聞いたことがないですか？　脈が沈数なのは、だいたい湿熱が滞っているのです。だから利尿剤を使うのです。補薬を使っては、いけません。今の人は、虚実を分けず、一律に誤用した結果、多くは湿邪をまとわりつかせ、痛みが止まらなくなるのです（玉機中の中にある）。たいがいは補法を好んで、攻めを嫌いますが、それは人情です。邪湿が消えれば、新血が生まれます。これこそ攻法のなかに補法があるというものじゃあ、ありませんか！」と答えた。

一五七二年。旅行者の虞紹東が、膈気の病にかかり、身体が痩せて、薬でも治りにくい。私が召し出されて診察すると、六脈が沈渋である。膻中を取って横隔膜を調和させ、さらに気海を取って気の源を保養して元気を充実させれば、脈拍は自然に盛んとなる。あとで日時を選び、膻中へ刺鍼して六陰の数で運鍼し、気海は九陽の数で運鍼したあと、それぞれ灸を七壮すえると完治した。

今、彼は揚州府の太守となっている。一五八〇年に揚州を通り、再会してみると、ふくよかになっていた。

＊膈気は、食道が横隔膜で塞ぎ止められる病気。気が横隔膜で塞がれていると考えて、気の穴位を取った。

一五七二年の夏。税務署の地方長官である王疏は、痰火が旺盛になって手が伸ばしにくい。私が見たところ、身体は丈夫そうである。こうしたものは湿痰が経絡中に入り込んだため通じなくなって起こるものが多い。肩髃へ刺鍼して、手太陰経と手陽明経の湿痰を流し去り、さらに肺兪穴へ施灸して本を理す。すると痰気が清められて手が上がるようになった。人事部の地方長官に移動したが、ますます身体は丈夫である。

＊痰火は、水液が火で煮詰められて、肺に痰が溜まるもの。これは脳梗塞の軽い片麻痺。

一五七一年。浙江省の軍政長官である郭黄厓は、大便の下血が徐々にひどくなる。発病した原因を尋ねられた。

「心は血を生み出し、肝は血を貯え、脾は血をコントロールします。『内経』は『飲食が倍になれば、胃腸は傷付き、腸澼となって下血する』と言っています。これは古代の聖人の言葉で、考えるべきものです。ところが胃腸は本来、血に関係しません。多くは痔疾患が肛門に隠れているもので、それが過食して傷付いたり、過労、セックス、怒りによって痔の穴が刺激されると、血が大便と一緒に出ます。先史の賢人は『下血には肛門から遠い血、および近い血の区別はあるが、心、肺、大腸の違いはない』と言っています。また気虚のうえ腸が薄く、栄衛が腸へ浸透して発生するものは違います。必ず原因を捜さねばなりません」と答えた。

長強穴へ鍼を二分、灸七壮すると、内痔は消えて血が出なくなった。

しかし、ちょうど公務に忙しくて鍼灸する暇がなかった。何年か過ぎて、土木部へ栄転した地方長官は、この病気が再発した。そこで痔が肛門の中へ隠れていたことが分かり、養生して治った。

一五七九年に汶上で再会したときに、彼は「再発していない」と言った。

同じ年、王族の箕川公の長女は、急にヒキツケが起き、非常に危険な状態となった。中衝、印堂、合谷などの穴位へ、それぞれ数十壮すえたとき、やっと声を上げた。もし古法に従って三～五壮の灸で止めていれば、果たして治っただろうか？　灸の量は、病気の程度によって変えればよい。

一五七九年。磁州の同郷が、給料を取りに臨洛関を通り、旧知の宋憲副公と出会った。「昨日は夢を見た。ある仙人が家に来て、話して別れた。今、昔馴染みが訪問するなら一家を挙げて喜ぶ。昨年は長男が、胃のシコリになった。最近は落第したため憂欝になり、病気が悪化して薬も効かなくなった。どうしたものだろう？」

私は「すぐに治る」と答えた。

公は驚いて「それなら我が子が安らかになるだけではなく、母親も安らかになる。これは公の孝行である。これまで孝行が薄かった。感激する」という。

すぐに私が章門などの穴位へ刺鍼すると、飲食が徐々に増し、身体もスッキリして、腹の塊も消えた。数日ほど楽しく過ごし、親友が一緒に呂洞賓まで送ってくれ、盧生祠まで来ると別れがたく去った。

一五八〇年の夏。土木部の郎である許鴻宇は、坐骨神経痛になった。日夜にわたって痛みが止まらず、床に伏せたまま一カ月余りになる。造幣局の王公の官は、私の治療を勧めた。当時の名医たちは、こぞって反対した。

許公は「両股が足先まで、痛いとこだらけなのに、一本や二本の鍼で治るのか？」と疑わしげに言う。

私は「治療には、必ず原因を捜し、その原因となっている穴位を得て、そこへ刺鍼すれば、すぐに痛みが止まります。痛みが止まれば歩けます。十日のうちに必ず復職できます」と答えた。

この公はサッパリしており、ただ私の言葉だけを受け入れた。環跳と絶骨へ刺鍼すると、鍼に応じて治った。十日もしないうちに、果たして職場復帰ができた。人々は驚いて、怪しんだ。もし王公の言葉を信じずに、周囲の人々の言葉にしたがっていれば、薬力が病に達するであろうか？　これは、ただ親切を信じただけに過ぎない。それによって効果があったのだ。
＊坐骨神経痛が一カ月過ぎだったから一回ぐらいの鍼治療で治った。これが五年も経過していれば六回ぐらいかかる。
一五六九年。張総理大臣の肛門がいきなり腫れた。軍政の王西が私を推薦して診断した。「元老の病気は、一般人のものとは違う。誠心誠意に治療して、私の期待を裏切らないように」と命令された。

私が謁見して診察すると、右寸が浮数である。これは肺金が風熱を感受し、その熱邪が大腸へ移行したものだが、肛門は下にあり、飲食したカスが流れてくる。もし七情四気に掻き乱されなければ、潤いが下がってくる。あるいは湿熱が体内に蓄積され、邪気が加わると滞って腫痛になる。

私は、風を追い出して気を整える薬剤を二罐ほど加減した。酒で蒸した大黄を倍量加え、酒の力を借りて薬力を上昇させることで邪熱を洗い流し、麻仁で乾燥を潤わせ、枳殻で腸を拡げ、防風と独活で風熱を駆除し、当帰で血熱を冷やして血を養い、枯芩で肺と大腸の熱を清める。全てを一緒にして丸薬を作り、服用すると徐々に回復した。

一五六九年、四月四日、皇帝の命令が聖済殿へ伝えられ、医者として徐閣老の診察を引き受けた。命令どおりに徐閣老秋家を診ると、六脈が数大、積熱と積痰があり、消化器系が弱って飲食が減少していた。

清熱健脾、化痰湯を使って治療するとよい。黄芩、白朮、貝母、橘紅、茯苓、香附、芍薬、桔梗、川芎、前胡、檳榔、甘草に水二鐘、姜一片を加え、それが半分になるまで煎じる。この薬を時間に捕らわれずに飲む。薬は病気に適合していたので、すぐに治った。

＊鐘は六斛四斗。

一五七五年。通州［北京市通県］の李戸候夫人が奇病になった。私が孫思邈の精神病治療の十三鍼法を使った。

「どの邪が、害を及ぼしているのだ？」と患者に聞く。

「某日、某所にて、ニワトリの精霊が害を及ぼしている」と答えた。

「速やかに去れ」と命じて治療する。

患者が「病気は、もう治った」と答える。

怪邪は去って、言語も正常になり、精神も復旧した。十三鍼は、効果がある。

＊霊降ろしの鍼など精神疾患は、こうした暗示を併用しなければ治療できない。呪文が暗示となり、鍼灸の痛さと一緒になって効果を発揮する。

一五六九年。地方長官である毛介川は、肝脾が虚弱なため、たびたび下痢し、手足が浮腫ぎみである。

「しょっちゅう下痢するのは、だいたい湿熱です。人の身体は、心が血を生み出し、肝が血を貯え、脾が血をコントロールしています。脾がコントロールできるには、運化が正常で、水穀が通調していなければなりません。それには湿やら熱やらがあってはダメなのです。ただ精元の気が平常時に保たれていないのに五味が養い、また将来も不節制ならば、精血ともに消耗して、脾が血をコントロールできません。脾がコントロールできなければ、どうやって運化の通調ができましょうや？　下痢したくなければ、湿熱が発生しないようにしなければなりません。それでは湿熱とは何か？　運化通調ができなくなれば、水と穀を分けられず、湿が体内で欝滞し、陽気が塞がれて発熱します。そのために便血がベトベトし、裏急後重となって水様便となるだけでなく、便に血が混じる。みな、こうなっています。その治療法は、湿を洗い流したあと、水と穀が分かれるようにします。そうすれば脾胃がコントロールでき、そうした症状が治まります。そうでないと土が水を抑えられず、水が氾濫して溢れ、四肢が膨れます。以上が気にあるものに発生します」と答えた。

その言葉を信じて養生し、治った。

一五七九年。旅行者の張靖宸の夫人は、急に生理が止まらなくなり、発熱して骨が痛み、もがいて重病となった。私が召し出されて診察すると、六脈が数で、しかも止まる。これは外感に涼薬を誤用したものに違いない。羌活湯を与えると熱が退き、そのほかの症状も徐々に良くなった。しかし元気が回復しにくい。そこで膏肓と足三里へ施灸して治った。薬物を使った治療では、必ず脈象に基づいて投薬する。もし外感なのに、誤って内傷と診断すれば、実を実とし、虚を虚にさせ、不足を損なって、有余に補給する。それが人の命を削り取らないことは稀である。

一五六一年。夏中貴が半身不随となり、歩けない。何鶴松という医者が、長いこと治療したが治らない。私が召し出されて診察した。

私は「この病気は、一鍼で治る」と言った。

鶴松は、恥ずかしくなって去った。私が環跳穴へ刺鍼すると、果たして歩けるようになった。夏は厚くお礼して、私は受け取った。数年すると再び半身不随となった。再び私が召し出されたが、仕事のため宮廷を離れることができず、すぐに行けなかった。そのため鶴松の取り巻きの怒りを買った。昔、扁鵲を伏道にて刺し殺した者は、どうだったのだろうか？

一五六九年。蔡の武官の長男である碧川公が、痰火となり、薬では治らない。治療を頼まれた銭誠齋堂さんは、私を推薦した。そして肺兪などの穴位へ刺鍼して治った。のちに娘にヒキツケが起きて、非常に危険になった。その男である秀山と婿の張少泉は、私の治療を要請した。そこで内関へ刺鍼すると蘇生した。厚い礼をされたが、私は固辞して受け取らなかった。そこで娘を息子の嫁にやると言われ、それを受けた。

＊痰火は、水液が火で煮詰められて、肺で痰ができるもの。

一五八〇年。揚州を通ったとき、大尹の黄縝菴公に会った。昔、京にいたときは、朝から一緒にいて、非常に親しくしていたが、会って疑いが残り、忍びがたく別れた。三郎の話題になり「顔に疾病が起きて、何年も治らず、非常に心配している。昨日、香を焚いて占う棋課が『もうもうとしたホコリ、長いこと待つとき、ひっそりした窓の静寂に誰が知ろう、運良く会える宝剣の人が訪問する。利を遂げ名が成り、すべて希望がある』と喋った。それを識者が『宝は、珍しいもの。剣は鋭利なもの。必ず珍しい人に会えば治る』と解釈した。今、珍しい人に会っているし、あなたは鍼が上手だと分かっている。病気が治る可能性がある」と言う。

私が巨髎や合谷などの穴位へ刺鍼し、さらに足三里へ施灸して徐々に調えると治った。当時の職人が本を出版し、多くの資金援助を受けた。

＊顔の疾患と言っているが、使っている穴位からして顔面麻痺か三叉神経痛と思う。「薪米之助」だが、昔は薪と水をサラリーとして使っていたらしい。

一五七四年。観政の田春野公の父親は、脾胃の病気になった。病気の養生を願って、天壇から自宅の数キロを行く。春野公は、いつも親に会って、できるだけの孝行をしている。私は、遠いにもかかわらず、朝出て天壇へ行く気持ちに感激した。

そこで「脾胃は身体の根元である。五行の構成要素であり、万物の父母である。どうして脾胃が健康に、また正常にならないのか？　もし脾胃が健康で正常にならなければ、必ずや重い持病の災いとなる。しかし公の疾病は、一夕一朝で発生したものではない。脾は甘味と燥を好んで、苦味と湿を嫌う。熱性の薬物では肌肉が痩せ、寒性の薬物では少食となる。的を得ない治療を久しいこと続けるよりも、早いこと中脘と食倉穴へ施灸するほうがよい」と忠告した。

田春野公は喜んで忠告にしたがった。各穴へ九壮ずつ施灸し、そのうえ刺鍼して九陽の数を使って運鍼した。灸瘡が発泡し、徐々に治っていった。

春野公は、現在では兵科の給事を担当しており、その父親や弟とともに出勤して元気である。

＊食倉穴は、中脘の両側一寸五分。

一五八〇年。揚州を通っていると、記録係である南皐の夫人が、二カ月以上も発熱、頭のフラつき、目がショボショボする、手が攣る、少食などとなり、息子が私を迎えに来た。診察すると人迎脈が浮で、関脈が弦を帯びている。多くの症状があるが、今は清熱［解熱］が先決である。天麻と僵蚕を君［主薬］とし、升麻と知母を臣［副作用消し］、漫荊と甘草などを使や佐とする。三服ほど飲むと、熱が下がって身体が涼しくなり、食欲も徐々に増して、ほかの症状も軽減した。翌日に再診すると六脈とも正常だった。

兄弟が喜んで「数カ月も発熱していて、医者に診せても効果がなかった。昨日の薬は一服で、熱が退き、食欲が出たが、なぜか？」と聞く。

私は「医者とは意である。その意図を得て、それを掴むことが医のポイントである。昔は司馬遷が、世間に合わせた扁鵲の変わり身を賞賛し、斉桓侯の病気を論じている。言葉は多いが近いことを述べており、すべて意味が通じている。昨日の脈は浮弦だった。もしかすると養血補脾の薬を使い過ぎて火邪が閉塞し、それが長引いて太陽膀胱経に溢れたのではあるまいか？　足太陽膀胱経は、至陰から始まって睛明に終わるため、目がショボショボし、頭がクラクラする。分支が、手少陽三焦経へ走っているので手が痙攣する。少南公と少玄公は、縝菴公と縁組みした。私は、故人の依頼を受けて、脈象を考え、病気の原因を突き止めて、こうした処方を作り、経脈へ引き入れる薬を使った。そして熱が速やかに退き、熱が退いたため脾陰が徐々に成長し、自然に栄血が生み出されるようになったので、ほかの症状も、それによって消えた」と答えた。

二人は「なるほど」と納得した。

*扁鵲の変わり身とは、昔の医者は、患者を求めて地方巡業していたので、その地方に小児科の医者が不足していれば小児科をやり、婦人科が不足していれば婦人科の医者になったこと。

完訳

鍼灸大成

第十巻

完訳 鍼灸大成 第十巻 目次

嬰児を守る神術『按摩経』

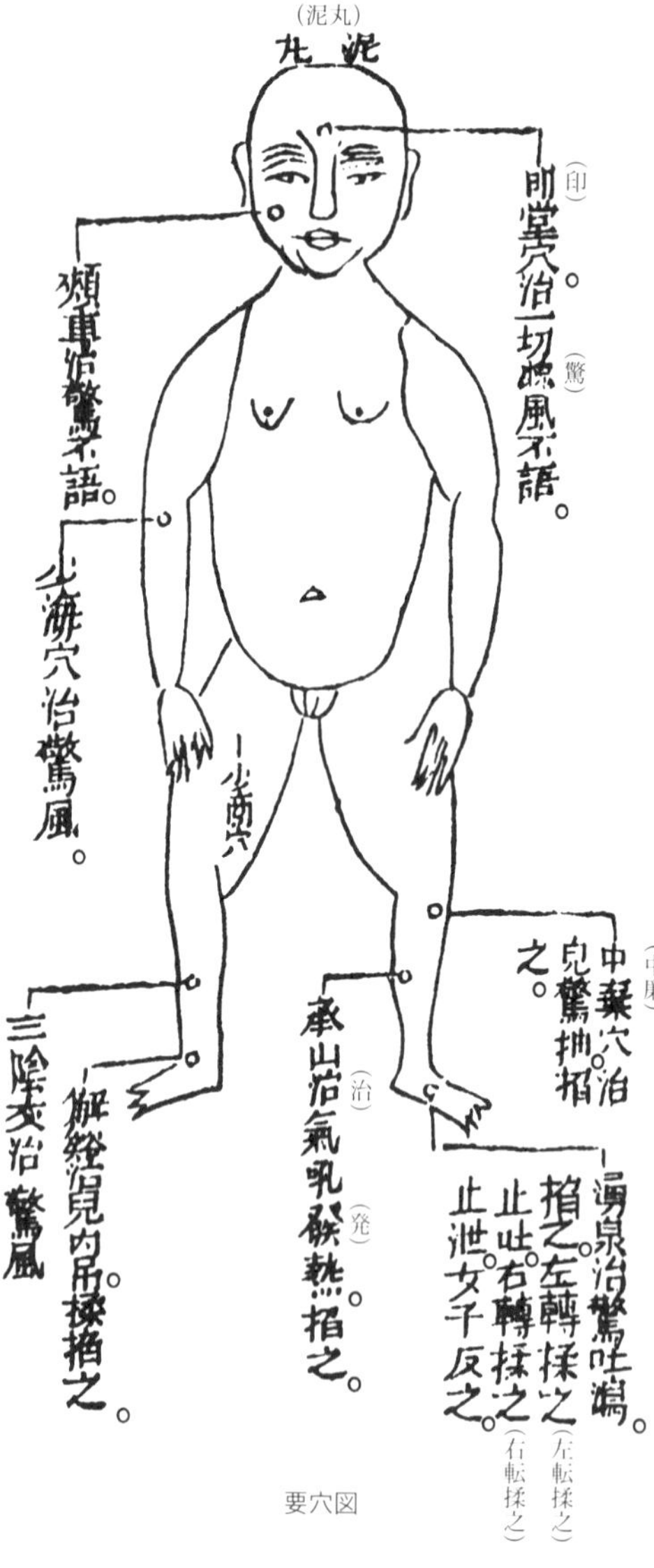

要穴図

一、泥丸［脳］、二、印堂穴：すべての驚風［ヒキツケ痙攣］不語を治す。三、頬車：驚［ヒキツケ］不語を治す。四、少海：驚風［ヒキツケ痙攣］を治す。五、少商。六、中廉穴：児童がヒキツケて痙攣するときに押して治す。七、承山：ゼイゼイいって発熱するときに押さえる。八、三陰交：驚風［ヒキツケ痙攣］を治す。九、解谿：児童の内吊で揉んで押す。十、湧泉：ヒキツケて吐瀉するものを押して治す。左転で揉めば嘔吐が止まり、右転で揉めば下痢が止まる。女児では逆になる。

＊中廉穴は不明だが、恐らく上廉［上巨虚］と下廉の［下巨虚］の中点。内吊は内吊驚のことで、内臓が引きつり、腹痛、泣く、前屈みになって拳を握る、唇が黒くなって陰嚢が腫れるもの。解谿を十巻では鞋帯と呼んでいる。

穴位が詳しくなければ、鍼の巻を調べると詳しい。

小児の疾病は七情と関係ないので、原因が肝経になければ脾経にあり、脾経になければ肝経にある。だから疾病の多くは、肝脾の両臓にあることがポイントである。

急性ヒキツケ［急驚風］は肝木に属し、風邪による実証なので、清涼苦寒が良く、気を瀉して痰を消すとよい。その状態は、木の音を聞いて驚いたり、鳥や獣、ロバやウマの声を聞いて顔が青ざめて歯を食い締める。あるいは泣き声が嗄れて失神する。発作が治まれば顔色が正常になり、何度も発作が続くと、発熱して顔が赤くなり、口鼻から出る気が熱く、大便がダイダイ色になり、頭が冴えて眠れない。その熱がひどければ、水液を煮詰めて痰ができ、痰が盛んになると風が生じ、たまたま驚いたときに発作が起きる。これには鎮驚清痰の薬物を内服させ、体表から指圧すれば必ず治る。

慢性ヒキツケ［慢驚風］は脾土に属し、中焦の気が不足した症である。中焦の胃気を和降させると良く、甘温補中の薬物を使う。その症状は、多くが飲食不節のために脾胃を損傷し、下痢が長引いて中焦の気がひどく虚したため痙攣する。痙攣発作が起きると止まらず、身体が冷たくなって顔が黄色くなり、喉は渇かず、口鼻から出る気が冷たく、大便は白くて小便は無色、昏睡して白眼を剥き、目は上を見て、手足を痙攣させ、筋肉が拘縮する。これは脾虚により風が生じたものであり、風が激しいから筋肉が引きつける。俗に天吊風と呼ばれるものが、これである。中焦を補うのを主とすればよく、やはり穴位を指圧したり揉んだりする方法を用いて注意深く治療すれば、全員が治る。また吐瀉するものの、まだ慢性ヒキツケになっていなければ、すぐに健脾養胃の薬を用い、体表では適応症の経穴を指圧して脈絡を調和させれば、ほとんど慢性ヒキツケへ進行することはない。もし他の症状があれば、穴位は後ろに詳しくあるので、そのときに際して選択する。

＊震えは、風が震わせると考えるので、痙攣などを風の症状と考える。筋肉が痙攣するが、筋肉は肝が管理していると考えるので、風は肝に属す。土が弱れば、木が旺盛になっている。

本来は、次に手法歌が入るのだが、手法歌は小児按摩の部位にまとめる。これ以降は、順序を少し変える。

あらかじめの鍼灸を戒める（無病で鍼灸すれば逆という）

小児が誕生して無病なら鍼灸をしてはならない。もし事前に鍼灸すれば、その痛みを我慢して五臓が動じ、それが原因で癲癇になることが多い。河洛関中の地方は寒く、小児に痙攣が起きやすい。だから生後三日で、事前に施灸して予防する。呉蜀の地方は暖かく、こうした疾患はない。古い医学書には、そのことが書かれている。現在の人は、南北の気候も考えずに施灸して、小児を害することが多い。だから田舎の小児なら、自然に任せておけば早死にすることはない。

小児（鍼は毫鍼、モグサは小麦かスズメの糞大とする）

『宝鑑』は「急性や慢性のヒキツケには、前頂へ施灸する。もし治らねば攢竹と人中へ三壮ずつ施灸する」という。

急性ヒキツケは肝に属し、慢性は脾に属するというが、『宝鑑』は区別していない。前頂と攢竹の両穴へ施灸するが、いずれも太陽と督脈なので、その理由が分からない。

小児の慢性ヒキツケには、尺沢へ七壮ずつすえる。小児破傷風には然谷へ灸三壮か鍼三分、出血させないで即効がある。小児の癲癇、腹部のシコリ、背骨の引きつりには長強へ灸を三十壮。小児の癲癇ヒキツケ、目がくらむなどは、神庭一穴に灸七壮。小児の風癇は、まず物を数えるように手指を折ってから発作が起きるが、鼻柱の直上で、髪際の凹みに灸を三壮すえる。小児が驚いて癲癇となるのは、まず驚いて恐がり、泣き叫んでから発作が起きるが、後頂の上のツムジへ三壮、両耳後面の青い静脈へ施灸する。小児の癖気が久しく消えねば、章門へ灸を七壮ずつ、臍の真後ろの脊中へ灸を二十七壮。小児の脇下が支える、下痢して身体が重怠い、手足が無力、腹部のシコリ、腹痛して食欲がない、マラリア症状の悪寒発熱、また腹脹が背まで及ぶ、食欲があるのに徐々に痩せて黄色くなるなど、第十一胸椎の下から両側へ同身寸で一寸五分に七壮ずつ施灸する。小児の黄疸なら灸三壮。小児の栄養不良による痩せ、脱肛、痩せて喉が渇いて水を飲む、身体や容貌が痩せるなどで、様々な薬を飲んでも治らなければ、尾骨の上三寸にある陥中へ三壮ほど施灸する。夏の土用から十日ごとに楊を煎じた湯で沐浴させ、正午に施灸する。施灸したあと白絹で拭くと、疳の虫［痩せさせる寄生虫］が汗と一緒に出てくる。この方法は神効がある。小児が痩せ、濁気が横隔膜から上がって腹脹し、手足が怠く、肩背が上がらねば、章門へ灸する。小児が乳汁を吐けば、中庭へ灸一壮。小児が脱肛や下血すれば、秋が深まると効かないが、亀尾へ一壮施灸する。脱肛は臍中へ灸三壮、『千金』は「歳の数だけ施灸する」という。脱肛して久しく治らない、風癇中風、角弓反張、泣いてばかりいる、言葉の使い方が分からないなど発作に季節がなく、ひどければ涎沫を吐くようならば、百会に灸七壮。

＊臍風撮口だが、臍風も撮口も小児の破傷風。出産時に臍帯から破傷風菌が入ったもの。風癇は、風邪や心肝の熱により発生した癲癇。癖気は、両脇が硬く膨れて、しょっちゅう痛む症状。三伏は、夏

の土用から十日ずつ。亀尾は尾骨先端。

出産時の養生

懐妊

懐妊したら、必ず飲食は規則的にし、いつもどおり起居して、精神を全して気を和ませれば、常に胎児は安泰で、生まれた子供は優れている。最も避けたいのは発熱性の食べ物で、生まれた子供がデベソになったりオデキができないように注意する。

出産

嬰児が体内にいるときは、必ず胎液に滋養されている。母体を離れたときは、小児の口に液毒があり、泣き声も出ない。すぐに柔らかな綿で、大人の指を包み、小児の口中にある悪汁を拭き取り、天然痘などの病気を防ぐ。あるいは季節の伝染病が入っても、皮膚のデキモノから出るだけなので養生しやすい。

蘇生（俗に草迷と言う）

生まれたときに気が絶えかけており、泣かなければ難産である。また風寒のインフルエンザによるものは、すぐに綿で包んで懐に抱き、臍帯を切ってはならない。そして胎盤を炭火の炉中に置いて焼き、大きな紙を捻って植物油に浸して点火し、臍帯の上を往来させて万遍なく焼く。その臍帯の火気が臍から腹へと入る。さらに熱醋湯にて臍帯を洗うと、蘇生して正常に泣くので、それから沐浴させ終わったら臍帯を切る。

便秘

小児が誕生し、大小便が出ず、腹脹して死にそうなとき、すぐに大人に温水で口を漱がせ、小児の心臓の前と背、そして臍の下、労宮と湧泉の全部で七カ所を吸う。各部位を三～五回吸って、吸うごとに口を漱いで、吸ったところが赤くなる程度になれば、しばらくすると自然に通じがある。

入浴

小児が入浴するとき、ブタの胆嚢一つを湯に入れるとデキモノができない。入浴させるときに湯の温度を調べれば、小児が驚いたことで起きる疾病を防げる。

臍帯を切る

臍帯を切るときは刃物や鋏を使わず、一重の着物を隔てて噛み切ったあと、ハァ〜と息を七回吹きかけ、グルグル巻き付けて臍帯を留める。だいたい小児の足背まで残し、六寸ぐらい留める。長ければ肌を損ない、短ければ真陽不足の内寒となって小児の腹中が不調になり、内吊になったりする。もし臍帯を切った後で入浴すると、水が臍中へ入って小児が腹痛になる恐れがある。臍帯を切り終わって、繋がった臍帯中に虫が多くいれば、すぐに除去する。そうでなければ虫が腹に入って病気になる。臍帯を切ったあとは、熱したモグサで厚く包むとよいが、モグサを包むのに白綿を使う。もし入浴して、臍中に水が入ったり、尿がオシメの中にあれば、湿気が臍を傷付ける。あるいはオシメを脱がせ、風冷の邪気が侵すなどすれば、いずれも小児の臍が腫れ、泣いて乳を飲まず、臍風になる。

＊内吊は内吊驚のことで、内臓が引きつり、腹痛、泣く、前屈みになって拳を握る、唇が黒くなって陰嚢が腫れるもの。臍風は、新生児の臍に破傷風菌が入って破傷風になるもの。

小児破傷風

小児が生まれて六〜七日で、小児破傷風にかかれば、百人のうち一人として生きられない。黒絹で大人の指を包み、ぬるま湯に浸して、小児の歯茎を上下に擦る。もし粟粒大の赤い粒を拭いて破れれば、すぐに破傷風は治る。

髪を剃る

小児が一カ月過ぎたら剃髪するが、それは暖かい場所で風を避けて行う。剃髪したら杏仁［アンズの種］三個の皮と先端を除いて粉にし、ハッカの葉を三枚入れて一緒に粉にし、生の胡麻油三〜四滴、おしろいの粉を混ぜて攪拌し、それで頭を拭けば、風の傷を避けて皮膚病や熱毒から免れる。

＊熱毒の意味は、一つは耳後部の腫れもの、もう一つはオタフク風邪。

保育

小児は胃腸が弱いので、両親が口で噛み砕いた物を食べさせないと消化できず、病気になる。小児は、暖かい天気ならば、日中に抱いて出て遊ばせる。風の日に、頻繁に外で遊ばせると、血が凝縮し、気が強くなり、肉が堅くなって、風寒に耐えられるようになり、病気にならない。

小児を抱いて泣くことなかれ、涙が小児の眼に入り、小児の眼が枯れる。

小児が夜泣きすれば、アンドンの芯の焼けた灰を、乳へ塗って食べさせれば止まる。

小児の腹が膨れれば、ニラの根を砕いて汁を取り、ブタの脂と一緒に煎じて服用させる。

小児の頭にオデキができれば、生ゴマを口に含んで噛み砕き、それを塗る。絶対に薬を塗ってはならない。

小児が秋に下痢したら、ナツメを食べさせるとよい。また干し柿を食べさせてもよい。

夏になれば、布袋を縫ってアンズの種七個、皮と先端を取り除いて袋に入れ、身に付けさせると、小児が雷の音を聞いても恐がらない。

小児が生まれてから一年以内は、衣服には古い白絹か、古い木綿がよい。新しいものだと暖か過ぎ、皮下脂肪が薄くなって、蒸し暑くて発病する。靴下で足を包んだり、帽子で頭を被ってはならない。陽気が出ずに発熱することが多くなる。

小児が幼いうちに肉食をさせれば、脾胃が傷付いて寄生虫症や栄養不良の疳積になる。鶏肉も回虫症になるので避ける。三歳以上になるまで肉食させてはならない。

三分の寒さに耐えさせて、腹七分目まで食べさせる。腹を揉むことを多くして、入浴は少なくする。

小児では、柄杓やビンから水を飲ませてはならない。言葉が訥弁になることが多い。

小児を神社や寺に入れてはならない。精神が焼かれて恐がるようになる可能性がある。

＊乳児の抵抗力は弱いため、口移しで食べさせれば肝炎がうつるから、現在では裏ごしした離乳食を与える。三歳まで肉食させるなというのは、生焼けの肉を食べることが多かったためと思われる。

面部五位図

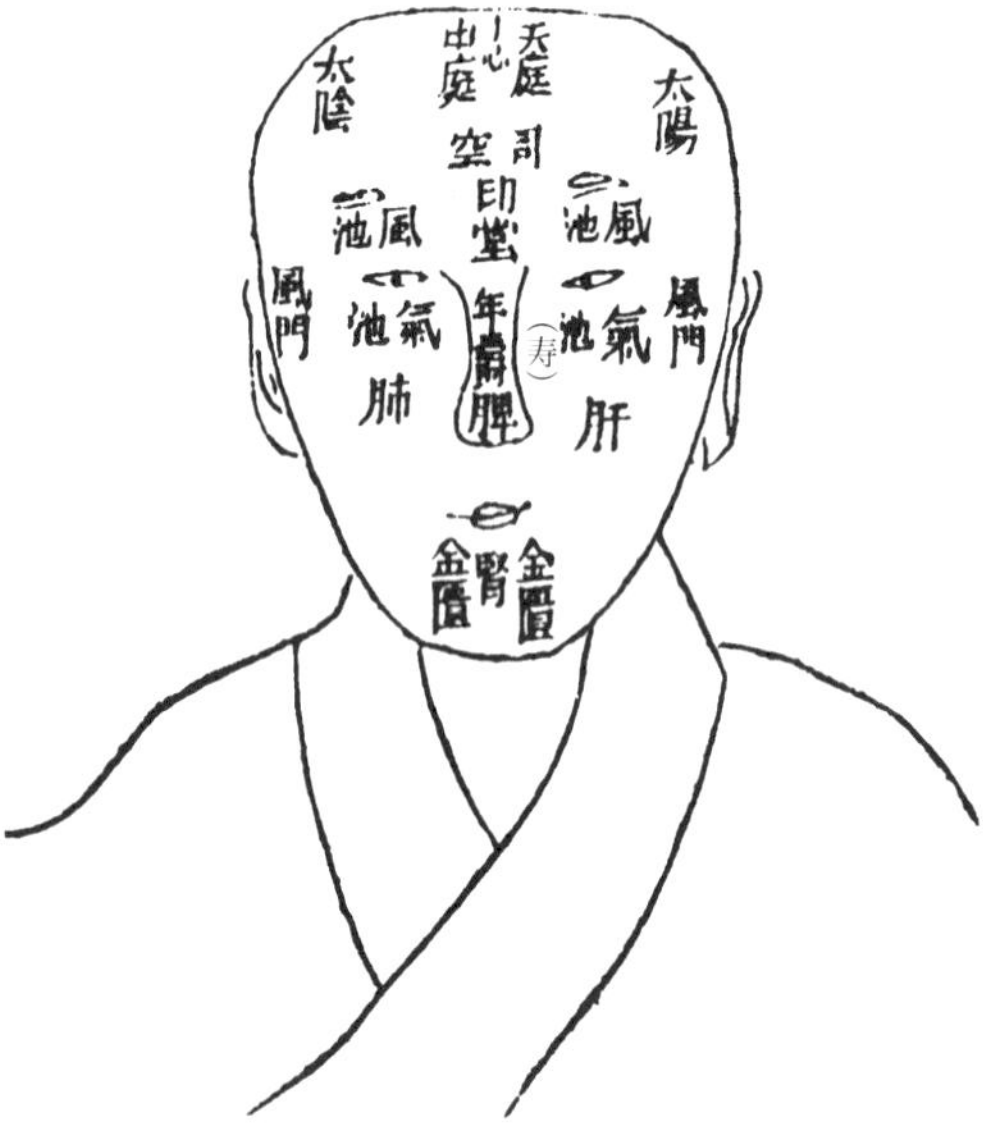

顔面部の五位歌

顔面が表す症状は、
額が心、鼻が脾土、
左腮が肝、右腮が肺、
承漿は腎に属して下唇にある。

身体を見て、顔色を観察する法

小児の病では、まず身体と顔色を見て、脈は後である。顔面部の気色を見る。五位の顔色が青ければ、驚積が散らず、痙攣発作が起きる。五位の顔色が赤ければ、痰積が増えて塞ぎ、心臓がドキドキして落ち着かない。五位の顔色が黄ならば、食積や腹部のシコリの病で、栄養不良で痩せ、心窩部のシコリや両脇のシコリとなる。五位の顔色が白ければ、肺気が実にならず、便が漏れて、吐いたり下したりする。五位の顔色が黒ければ、臓腑の気が絶えかけており、危険な状態である。顔と眼が青ければ肝病、顔が赤ければ心病、顔が黄色なら脾病、顔が白ければ肺病、顔が黒ければ腎病である。まず五臓の主症状に分け、次に表裏と虚実、病の原因を探る。

肝病なら痙攣で、実ならば目を直視して叫び、後頚部がこわばって煩悶する。虚では歯ぎしりやアクビする。気熱なら体外から入り、気温なら体内から生じる。

心病ならヒキツケで、実ならば叫んで泣き、発熱して水を飲んで痙攣し、手足を揺り動かす。虚なら眠り、心臓がドキドキして落ち着かない。

脾病では眠くなり、実では眠り、発熱して食欲がない。虚では嘔吐して下痢し、痙攣する。

肺病なら喘ぎ、実では喘いで乱れ、ゼイゼイする。水を飲みたがる者、飲みたがらない者がいる。虚では喉が詰まって吸気が長く、呼気が短い喘息となる。

腎病は、虚だけで実がなく、目に精彩がなく、明かりを恐れ、身体や骨が重く、天然痘ができて黒く落ち込む。

以上の症状は、さらに虚実の症状に分けねばならない。例えば肺病で、さらに肝症の歯ぎしりやアクビもあれば治しやすい。肝木の虚は、肺金に勝てないからだ。もし目を直視させ、ひどく泣き叫び、後頚部がこわばって、もがくようなら難治である。肺の病が長引けば虚冷となり、肝が強く実すると肺に勝ってしまう。病気の虚実を見て、虚では母を補い、実では子を瀉す。

＊五位とは、額が心、鼻が脾土、左腮が肝、右腮が肺、承漿が腎。驚積は『活幼心書』に「ヒキツケのあと積となるもの」とある。小児がヒキツケたあと、心肝の熱が盛んで、脾が運化できず、乳食が停留して腹満し、便が緑、もがくなどの症状がある。

色を論じる歌

眼の内側が赤ければ心実熱、ピンク色なら虚だという。
青なら肝熱、薄ければ虚。黄なら脾熱で、他の説はない。
顔が白っぽければ肺熱が侵している。
目に精彩がなければ腎虚である。
小児の人中が青いのは、ほとんどが果物による。
人中が紫なら食積によるシコリである。
人中が黄色なら、乳食が胃に溜って起きたもの。
龍角に青筋が起きれば、みな四足驚が原因である。
もし虎角が黒ければ、水が小児の身体を攻撃している。
印堂の上が赤ければ、見知らぬ人を見てヒキツケが起きている。
眉間が赤黒紫ならば、救急だからグズグスするなかれ。
眉毛の下が紅赤なら、死ぬに決まっている。

＊龍角は経外奇穴で、左モミアゲのところ。虎角は経外奇穴で、右モミアゲのところ。いずれも『幼

科推拿秘書』を参照。四足驚は不明だが、四つ足動物を見て起きたヒキツケと思う。このパターンでは、人を見て起きたヒキツケもあるので。

スジを識別する法の歌

顖門の八字は、異常である。
スジが三関を貫通すれば、生命が必ず消える。
末節に入り始めたばかり、あるいは出入りする。
次の節を侵すのに、何の妨げがあろうか?
赤スジは、ただ食道閉塞による。
スジの端が青ければ、水風による障害。
スジが親指に繋がれば陰症。
スジがかすめば、はっきり定まらぬ(これには祟りのスジがある)。
スジが尖った針のようなら吐瀉であり、スジが横紋の関外にあれば生命を保ちにくく、
四肢が痰に侵され、腹が膨張し、乳を吐くが、これは乳食による障害である。

魚口、ガーガー言って呼吸が逼迫する、犬が吠え人が驚いて自然にヒキツケる。様々なヒキツケは、早目に推すのがよい。もしマッサージが間に合わねば、命が必ず危うくなる。神仙が残した本当の奇法、後で学べば一番になれる。

＊三関は、人差指の指先から風関、気関、命関となる。魚口は、鼠径部にできたシコリ、左が魚口、右が便毒。

鼻梁上にスジがあり、スジが一直線に天心を貫けば、一生のあいだヒキツケが起きる。生まれたとき、指先一節が白ければ三日間の朝を注意する。指先二節が白ければ五日間は注意する。指先三節が白ければ一年以上は注意する。

スジが坎の上にあれば死ぬ。坎の下にあれば三年［注意する?・］。またスジが季節の色であれば、スジがあっても害がない。

スジの色が青なら風、白なら水、紅なら熱、赤は乳食による障害である。

慢性ヒキツケで危険となり、喋れない。まず三陰交、次に泥丸、三に頬車、四に少商、五に少海穴。病状の強弱に合わせて三壮、五壮、一壮、あるいは七十七壮まで施灸する。男女で左右を分ければ、十人のうち十人とも生きる。もし急性ヒキツケや天吊驚ならば、手上の青スジを指圧し、臍の上下を熱し、両耳を指圧し、また総心穴を指圧する。

内吊驚には天心穴を指圧。

慢性ヒキツケで人事不省になっても総心穴を指圧する。

急性ヒキツケで死んだようになれば、両手のスジを指圧する。

目を閉じれば瞳子髎を瀉す。

歯を食い縛れば頬車を瀉す。

口も目も閉じれば、迎香を瀉す。

以上の方法は、手を鍼の代わりに使う神術である。やはり補瀉を分ける。

＊天心は経外奇穴で、手掌部の第四中手骨底だが、鼻梁から天心を貫くことはありえないので、これは面部五位図の心。泥丸は一般に脳を指す。泥丸宮というのがあり、一つは『素問・本病論』の上丹田、もう一つは『普済本事方』に百会の別名とある。ここでは百会のこと。天吊驚は、高熱によるヒキツケで、目が吊り上がる。総心穴は不明だが、総筋穴の誤りか、総筋から小天心に掛けてのことだろう。内吊驚は、寒冷の邪に傷付けられ、脾胃虚寒となって内臓が痙攣し、腹痛、泣く、身体を丸めて拳を握る、唇が黒くなって陰嚢が腫れるなどの症状が現れる。内吊驚の天心穴は、手の小天心。

生命部位の歌

中庭と天庭、司空と印堂、額角の四角く広い場所は、病気の存亡を決定する。
青黒はヒキツケで悪く、身体が和んで潤い、ツヤがあれば、
刺鍼したり瀉したりできず、唇が黒いのは最も難しい。
青がひどければ心配で焦り、意識がぼんやりしていれば傷に耐える。
これは生命部位なので、医師は技術が必要だ。
顔と眼が青ければ肝病、赤は心、黄は脾、白は肺、黒は腎病である。

＊神庭が、面部五位図（一二八八頁）中の「―心」で、その右が中庭、左が天庭。司空は印堂の上。

手の図

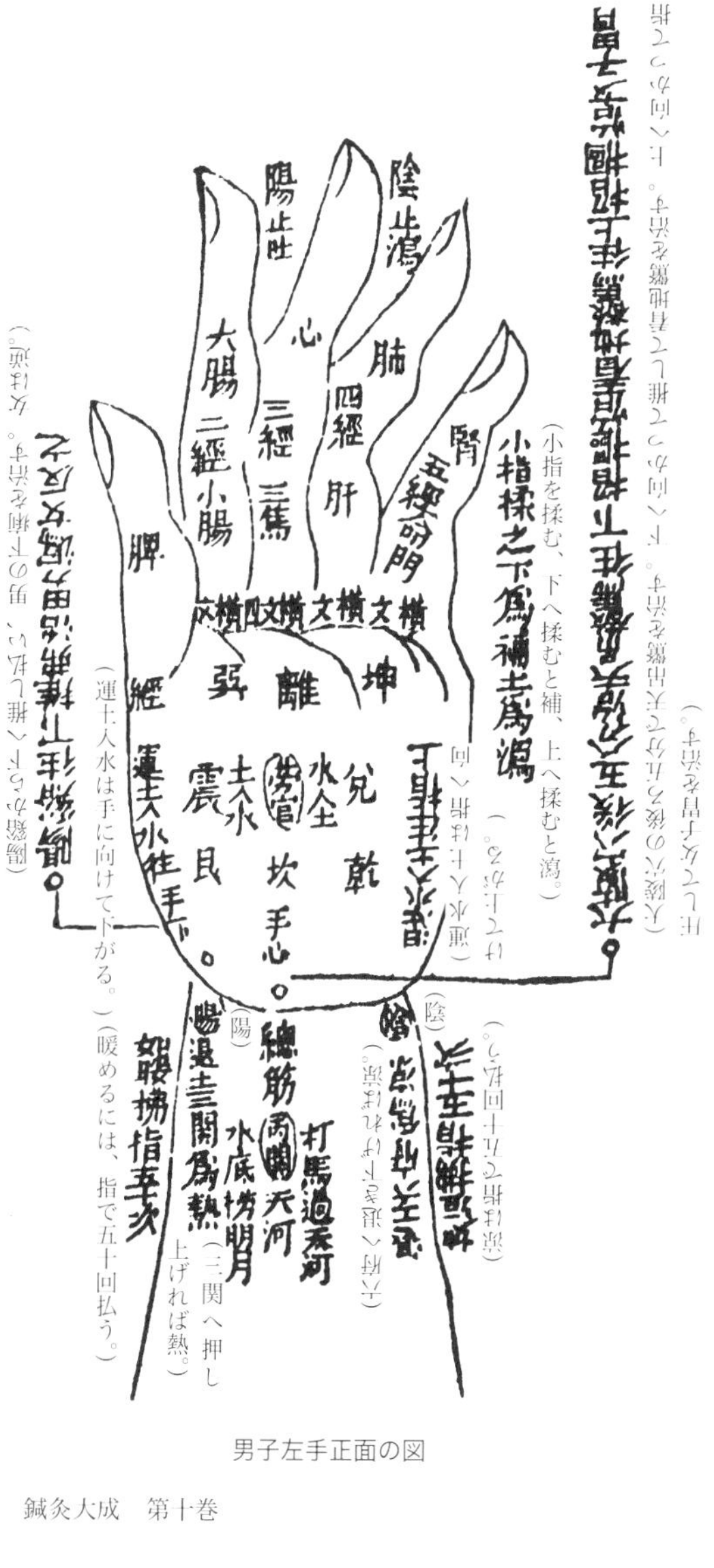

手掌から天河穴までが上、天河穴から指までが下。

男子左手正面の図

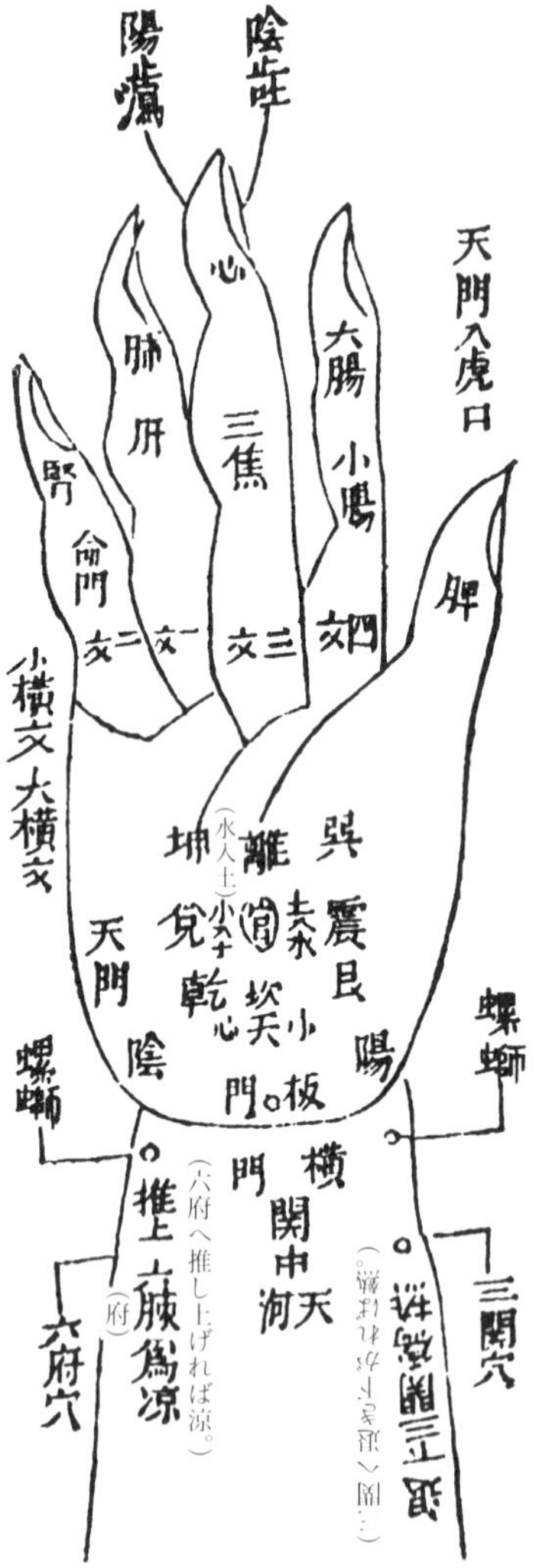
陽 瀉
陰
天門入虎口
心
肺
肝
三焦
大腸
小腸
腎
命門
脾
一文
二文
三文
四文
小横文
大横文
巽
離
(水入土)
坤
震
艮
兌
乾
坎
天門
小天心
陰
陽
板門
螺螄
螺螄
横門
推上六腑為涼
(六府へ推し上げれば涼。)
(府)
六府穴
三関穴

女子右手正面の図

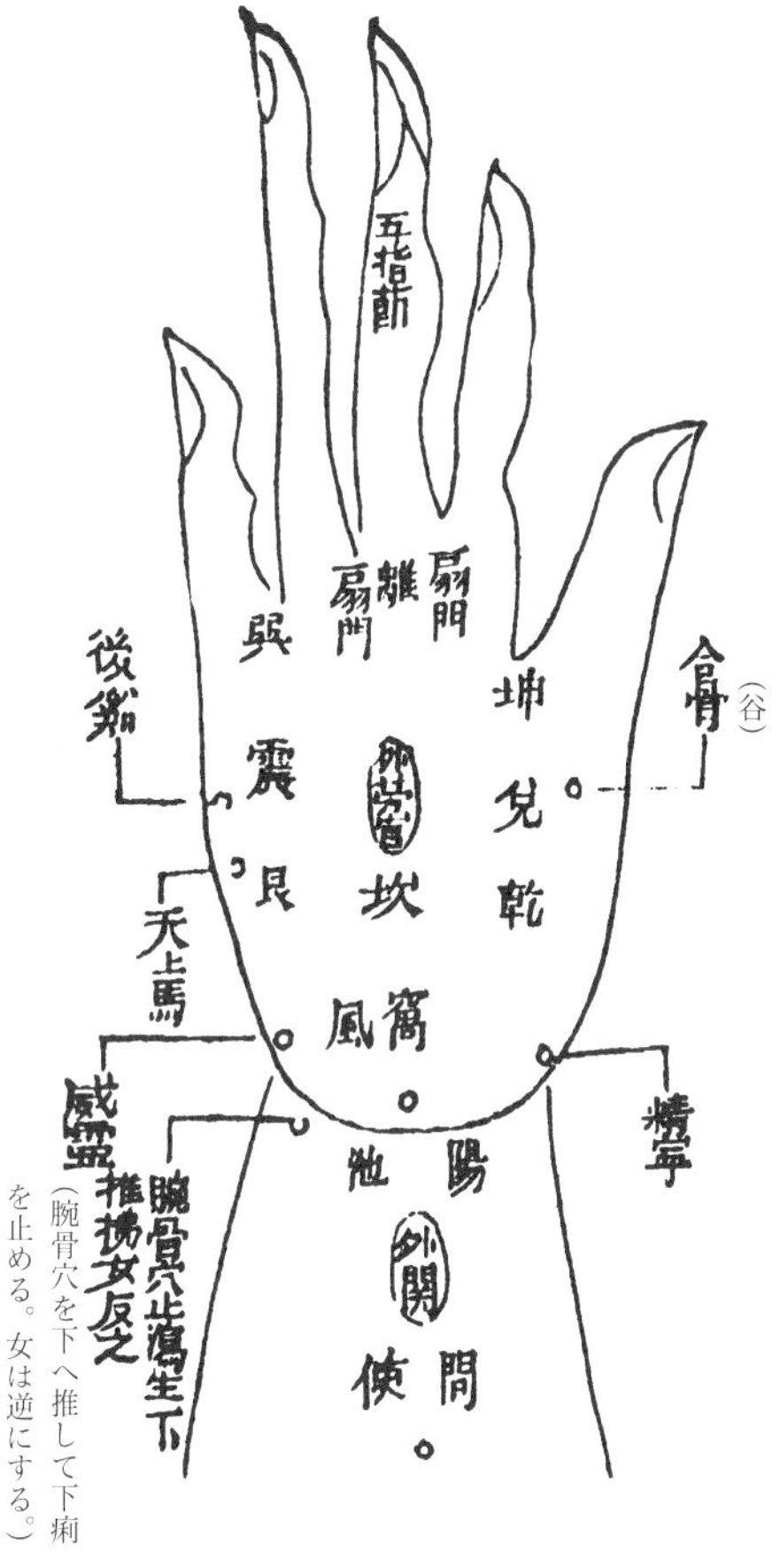

五指節
離
扇門
扇門
㢲
後谿
合骨
(谷)
坤
震
外勞宮
兌
艮
坎
乾
天上馬
風窩
威靈
精寧
陽池
外閞
間使
腕骨穴止瀉生下
推揚女反之
(腕骨穴を下へ推して下痢を止める。女は逆にする。)

男子左手背面の図

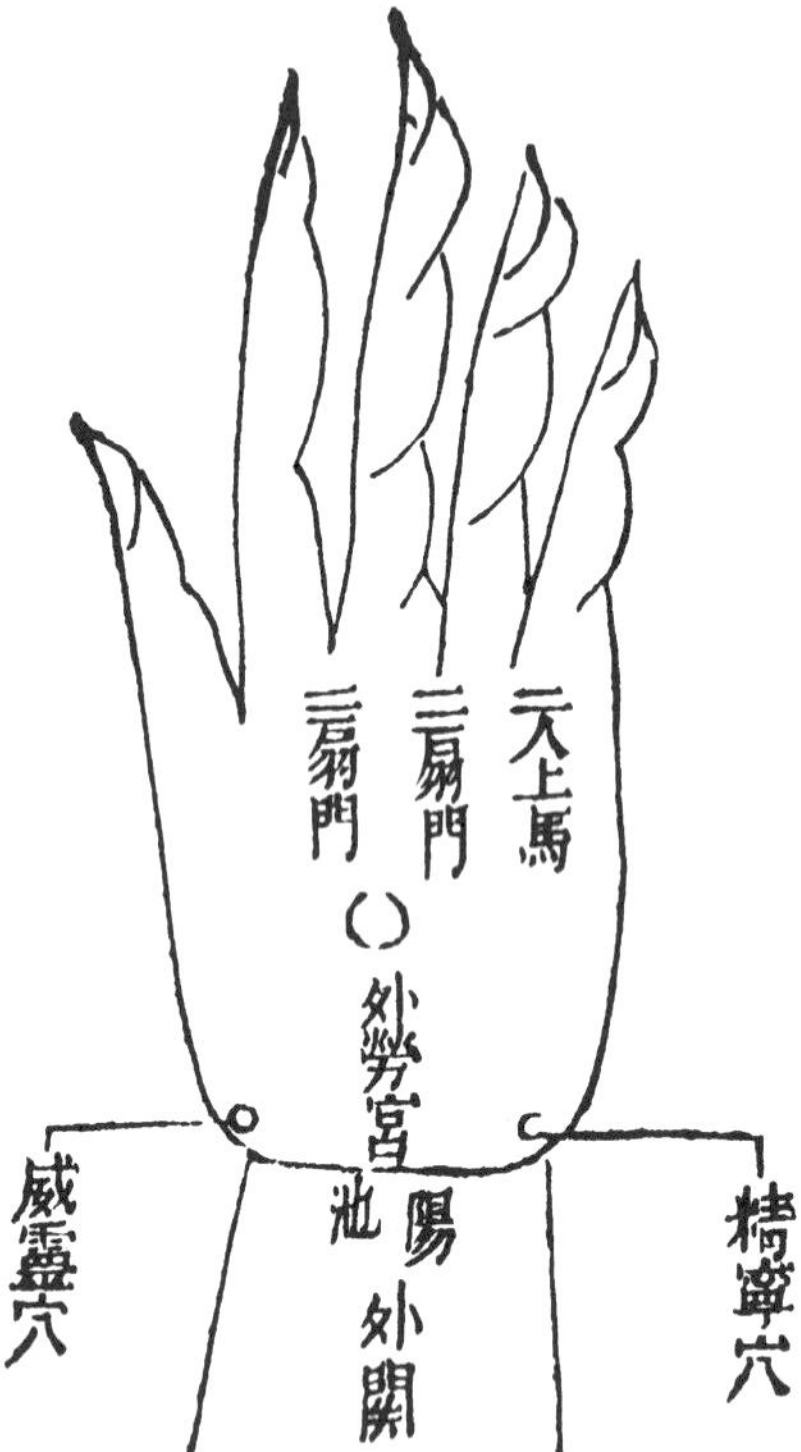

女子右手背面の図

手掌図、各穴手法の仙訣

一、心経の指圧、二に労宮の指圧、三関を上に推して、発熱の出汗に使う。もし汗が出なければ、さらに二扇門を揉んだり指圧する。わずかに手掌へ汗が出れば止める。

一、脾土の指圧、指を曲げて左に回すと補、まっすぐ推せば瀉である。食欲不振、消痩、腹に青スジが浮き出る、顔が黄色、手足の力がないときに使う。

一、大腸を指圧し、側面を虎口まで推す。水様便や細菌性下痢を止め、腹が膨れたときに使う。赤痢では腎水を補い、便に膿が多ければ三関を推す。

一、肺経の指圧、二に離宮から指圧して乾宮まで至れば止める。中程では軽く、両端は強くする。咳嗽のときに痰を消したり、昏睡時の嘔吐で使う。

一、腎経の指圧、二に小横紋の指圧、六府へ退く。便秘、尿が赤くなって出にくい、腹の膨隆、呼吸切迫、意識不明、便が黄色を退かす、涼しくするために使う。

一、四横紋を推して、上半身と下半身の気血を和ませる。消痩、乳を欲しがらない、いつも手足を痙攣させる、頭が左右に傾く、胃腸の湿熱［消化器系が弱い］、白眼を剥くものに使う。

一、総筋を指圧し、天河水を通れば、心経の熱を清めることができる。口内炎、全身の潮熱、夜泣き、いつも手足が引きつるものを治し、三焦、六腑、五心の潮熱の病を去らせる。

一、運水入土：水が盛んで、土が枯れ、消化できないときに使う。運土入水：脾土が旺盛過ぎて、水火が制御しあわないときに使う。

もし小児の眼が赤くて食欲があれば、土が火で乾燥している。運水入土がよい。土が潤えば、火は自然に尅される。

口が乾いて、白眼を剥き、小便が出にくくて渋れば、土が盛んで水が枯れている。運土入水にてバランスを回復させる。

一、小天心を指圧する。天吊驚風で、白眼になって左右を見る、そして腎水が通じないときに使う。

一、分陰陽。下痢や赤痢、全身の寒熱往来、腹の膨隆、嘔吐に使う。

一、運八卦。胸や腹が膨れて苦しい、気逆による嘔吐、ゼイゼイ喘ぐ、ゲップ、食欲不振を除くのに使う。

一、運五経。五臓の気が動じる、腹脹、身体の上下で気血が不和となる、手足の痙攣、寒熱往来、風を去らして、腸鳴を除く。

一、板門を揉む。呼吸が切迫して気が上昇して攻める、ゼイゼイして気痛する、嘔吐して腹脹するときに使う。

一、労宮を揉む。心中の火熱が動じたり、発汗に使う。軽く動かしてはならない。

一、横門から板門へ推せば嘔吐を止める。板門から横門へ推せば下痢を止める。もし喉がゴロゴロなれば、親指で指圧する。

一、総位は、諸経の元なので、さまざまな症状に指圧して効果がある。咳嗽がひどければ、中指の第一節を指圧する。痰が多ければ、手背の第一節を指圧する。手指の爪は筋の余りであり、内に指圧して嘔吐を止め、外へ指圧して下痢を止める。

＊三関は、人差指の三関節、近位と遠位の指節間関節と、中手指節関節。潮熱は、満潮や干潮のように、定期的に現れる熱。内熱のこと。天吊驚風は、高熱によるヒキツケで、目が吊り上がる。気痛は気滞による痛みで、気だから移動する。チクチクした痛み。

手背図、各穴手法の仙訣

一、両扇門を指圧して、臓腑を発汗させる。両手を指圧して揉み、中指の高さを境とし、高熱で汗の多い人に揉めば止まる。また急性ヒキツケや口眼歪斜も治す。左を向いていればば右が重く、右を向いていれば左が重い。

一、二人上馬を指圧して、腎を補い、精神を清めて、気の流れを正しくし、持病を治し、精を温和にする。

一、外労宮を指圧する。臓腑の熱気を和ませ、全身の潮熱、腹に青スジが起きたとき揉むと効果がある。

一、一窩風を指圧して、腹痛、唇が白くなり白眼を剥いて泣き、仮死状態になるものに、痙攣を除いて熱を退かせる。

一、五指節を指圧する。傷風で水に脅される、手足が常に引きつる、顔が青味がかっているときに使う。

一、精寧穴を指圧する。ゼイゼイ喘ぐ、痰がゴロゴロいう、嘔吐するが何も出ない、上腹部のシコリなどに使う。

一、威霊穴を指圧して、急性のヒキツケで突然に仮死状態となったものを治す。ここを指圧して、声を上げれば治るが、声を上げなければ難治である。

一、陽池を指圧して、頭痛を止め、腎水を清めて補い、大小便の閉塞を治したり、尿がオレンジ色だったり、白眼を剥くものを治し、また発汗させる。

一、外関と間使穴を推して、コムラガエリ、嘔吐や下痢を止める。外八卦にて全身の気血を通じさせ、臓腑のシコリを開き、穴絡を平和にして一掃する。

＊傷風は鼻風邪。「水に脅される」水嚇の病名はなく、水が脅す意味だが、浮腫かなと思う。威霊は、第二第三中手骨間底部。

病気を治療する秘訣の手法

水底撈月は、最も良い。熱を止めて心熱を清めるのに強力だ。
飛経走気は、気を通じさせることができる。
赤鳳揺頭は、気の生長を助ける。
黄蜂出洞は、熱となる。
陰症や白痢、ならびに水様便、
発汗しないときに使えば、すぐに孔竅から排出させる。
按弦搓摩は、気が動いて、多い痰を消す。
二龍戯珠法は、温和に使う。
鳳凰単展翅は、虚浮や熱を除く。
猿猴摘果の勢いは、痰を消して気を動かす。

＊陰症は陽虚など。赤痢が熱で出血するのに対し、白痢は冷えで氷って白いと考える。水様便も脾陽虚などで、水が一緒に排泄されるから。つまり寒症に対して使用する。虚浮は、腎陽虚などにより、水液代謝ができずに起きた浮腫。

手訣

男左手。

女右手。

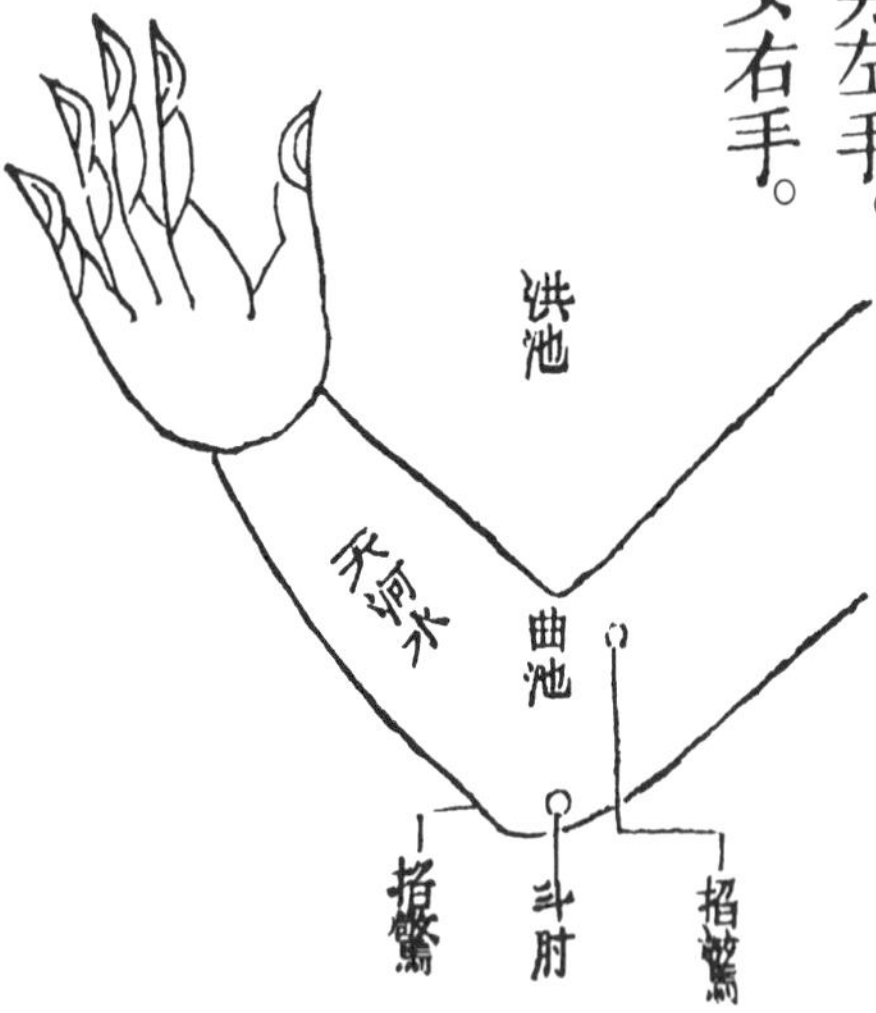

斗肘図

三関

この法では、まず心経を指圧して、労宮を押さえる。男では三関を推すと寒気が去って暖かくなり、熱に属す。女は逆で、手で後退させると熱になる。

六府

この法では、まず心経を指圧して、労宮を押さえる。男では六腑を手で後退させると熱が退いて涼しくなり、涼に属す。女は逆で、上に推すと涼になる。

黄峰出洞

大熱。やり方は、まず心経を指圧し、次に労宮を指圧する。まず三関を開いたあと、左右の親指で、陰陽処から指で挟んで揉み上げ、関中の離坎まで指圧する。発汗に用いる。

＊陰陽処は、図によると手首の両端。三関は、人差指の指先から風関、気関、命関となる。

水底撈月

大寒。やり方は、まず天河水で清めたあと、五指をすべて握り込む。中指を前に握り込み、他の四指をあとに従わせて、労宮へ右に運べば、涼気となって吹き付けるので、解熱に用いる。もし天河水を取って労宮に至り、左に運べば、暖気が吹き付けて発汗させるので、やはり熱に属する。

鳳単展翅

温熱。親指を使って総筋を指圧し、四指を親指の下へ折り曲げて、親指を起こしたり折り曲げたりする。こうして関中まで至ったら、五指で穴を取って指圧する。

打馬過河

温涼。労宮へ右に運んだあと、指を上に向けて曲げ、内関、陽池、間使、天河辺りを弾く。涼しさを生み出して解熱するとき使う。

飛経走気

五経を運んだあと、五指を開いて転がし、関中まで来たら平手で叩く。これが運気行気であり、気の病を治すのに使える。また片手で心経を横紋まで推して止め、もう一方の手で、気関を揉めば、竅が通じる。

按弦搓摩

八卦で運んだ後、指で病人の手を挟んで転がす。関上を一転がし、関中を一転がし、関下を一転がし、病人の手を持って、軽くゆっくりと揺らす。痰を消す。

天門入虎口

右手親指で、子供の虎口を指圧し、中指で天門を指圧し、人差指で総位を指圧して、左手の五指を集めて斗肘を揉み、ゆっくりと軽く揺らすと、気が生じ、気が正常に流れる。また乾宮から始め、坎艮を経て、虎口へと指圧すれば、脾を清める。

＊虎口は合谷より前で、水掻きのところ。後の部位は手の図を参照。

猿猴摘果

両手で、小児の螺螄皮を挟み、摘む。食滞を消すのに使う。

＊螺螄骨は、尺骨と橈骨の茎状突起。

赤鳳揺頭

両手で、小児の頭を挟んで揺らす。挟む場所は、耳の前より少し上。ヒキツケを治す。

二龍戯珠

両手で、小児の両耳輪を掴んで遊ぶ。ヒキツケを治す。眼が左向きに吊れば右を強くし、右に吊れば左を強くする。初めてヒキツケが起きて、眼が吊らなければ、両辺の強さを均一にする。もし眼が上に向けば下に強く、下に向けば上に強く引く。

丹鳳揺尾

片手で労宮を指圧し、もう一方の手で、心経を指圧して揺らす。ヒキツケを治す。

黄蜂入洞

小児の小指を屈し、小児の労宮を揉む。風寒を追い出す。

鳳凰鼓翅

精寧と威霊の二穴を指圧し、前後に揺り動かす。黄腫を治す。

＊黄腫は黄胖とも呼ばれ、全身の肉が痩せて黄色くなり、顔や足の浮腫となり、元気がなくなる。黄水を吐いたり、悪心を伴い、毛髪が立ち、生米や茶葉、土や炭を食べる。鈎虫病に多い。

孤雁游飛

親指で、脾土の外側から推し、三関↓六府↓天門↓労宮と経て、脾土に戻って終わる。これも黄腫を治す。

運水入土

片手を使って腎経から推す。兌↓乾↓坎↓艮を経て、脾土に至って圧す。脾土を旺盛にする。腎水と心火が交わらないときに使う。これは消化器系の弱いものを治す。

運土入水

運水入土の方法を逆回りに繰り返す。腎水が頻数なら、これを使う。また尿が赤くなって出にくいものも治す。

＊尿は腎水ではないが、頻数なら尿と思う。小児は寸関尺がとれない。あるいは小指の腎脈かも。

老漢扳繒

一指を使って親指根部の骨を指圧し、もう片方の手で、脾経を指圧して揺らす。上腹部のシコリを治す。

斗肘走気

片手を小児の斗肘に当て、男児は左、女児は右へ回す。もう一方の手は、小児の手を取って揺り動かす。上腹部の支えを治す。

運労宮

中指を屈し、小児の労宮を動かす。右へ動かせば涼しくなり、左へ動かせば発汗する。

運八卦

親指で、男児は左、女児は右へ動かす。胸をスッキリさせて呼吸を楽にし、痰を消す。

＊八掛は、坤兌乾など、労宮周り。

運五経

親指で、五経紋を往復させて搓る。臓腑の気を動かす。

推四横

親指で、四横紋を往復させて推す。上下の気を昇降させる。喘息や腹痛で使う。

分陰陽

小児に拳を握らせて、その手背上にて、四本の指の関節を手背中央から指先に向けて二回ほど指圧して分ける。気血を分利する。

＊分利は、温病で発汗させて解熱することだが、あるいは下痢を治すことかもしれぬ。

和陰陽
分陰陽を指先から手背中央に向けて二回ほど指圧して合わせる。気血の流れを整えるため使う。

天河水
末梢から向心性に推す。そして間使を指圧し、天河水へ退く。

掐後谿〔**後谿の指圧**〕
向心性に推すと熱を瀉し、末梢に推すと補である。小便が赤くて出にくければ熱を清めるとよく、腎経が虚弱ならば補うとよい。

掐亀尾〔**亀尾の指圧**〕
亀尾を指圧して臍を揉めば、小児の水様便〔下痢〕、烏痧驚、肚膨驚、臍風驚、月家驚、盤腸驚などの驚〔ヒキツケ〕を治す。

＊亀尾は尾骨尖端。長強の上五分。烏痧は発疹のことで、『雑病源流犀燭』に「烏痧は、全身に脹痛があり、

顔が黒く、身体に黒斑ができる」とある。風邪が治り切らないうちに寒や熱を受け、毒が臓腑へ入り、気滞血瘀によって寒戦し、白眼や歯が黒みを帯び、身体は発熱する。臍風は、出産時に臍帯から破傷風菌が入ったもの。月家驚と盤腸驚は後に記載されている。驚は後に記載。

揉臍法〔**臍を揉む法**〕

斗肘の指圧が終わったら、左親指で小児の臍下丹田を指圧して動かさず、その周囲を右親指で、揉みながら往復させる。

斗肘の下筋、曲池上の総筋を指圧すれば、急性のヒキツケを治す。

止吐瀉法〔**嘔吐と下痢を止める法**〕

横門を擦りながら中指の一節まで来たら圧し、嘔吐を主治する。中指一節の掌側を手首に向けて推せば、嘔吐を止める。

板門を横門に向かって推しながら指圧すれば下痢を止める。横門を板門に向かって推しながら指圧すれば嘔吐を止める。

手背の四指を提げて、掌側の横紋を挟めば嘔吐を主治する。さらに上げれば嘔吐を止める。

手背を中指一節まで擦れば下痢を主治する。中指背側一節を指圧して下痢を止める。

水驚ならば板門が非常に冷たい。風驚ならば板門が非常に熱い。驚きで、発熱してピクピク痙攣すれば、まず五指を引っ張って、寒熱を弁別する。黄色い尿を排泄すれば熱。無色の尿を排泄すれば冷え。脾を外へ推して虚を補い、下痢を止める。

＊推すは、推拿の一種で、手で推し動かすこと。横門は経外奇穴で、大陵の上五分。板門は、大陵の下五分。水驚は、あとで解説されている。風驚は『諸病源候論・巻一』に「風驚は、身体が虚して心気不足となり、風邪に乗じられたもの」とある。

手法歌［手の按摩］

心経に熱があり、痰が心竅を塞いで意識を迷わせる。
天河水を過ぎて、洪池を推す。
肝経の病は、小児は悶えるが、脾土を推して動かせば病が除かれる。
脾経の病は、食欲がない。脾土を推して動かせば必ず効果がある。
肺経の風を受ければ、咳嗽が多くなる。それには肺経を長らく按摩する。
腎経の病は、小便が出にくい。腎水を推して動かせば救われる。
小腸の病は、気が攻める［チクチク刺すような痛み］。板門と横門を推せば通じる。
心して、精寧穴を覚えれば、危険な症状ですら心地好いこと風の如し。
胆経の病は、口が苦い。良い将軍の妙法は、脾土を推すこと。
大腸の病は、下痢が多くなる。脾土と大腸を久しくつねって揉む。

膀胱の病は、尿の異常。腎水は八卦で、天河に運ぶ。
胃経の病は、嘔吐が多い。脾土と肺経を推すと和む。
三焦の病は、寒熱の異常。天河水を過ぎる時機を失うことなかれ。
命門の病は、元気の不足、脾上の大腸を八卦で推す。
我に仙師が授けた本当の口伝、願いは嬰児の寿命を培う。
五臓六腑は発病の源、手法に頼って推せば完治する。いずれも次の法則を乱すなかれ。
肺経の病では、肺経の辺りを指圧する。
心経の病では、天河水を指圧する。
下痢は、大腸と脾土を指圧すれば完全。
嘔吐は、肺経を指圧して、三関を推す。
立ちくらみは腎水を指圧して添える。
さらに横紋へ数十回、天河を加えて効果は完全。
頭痛は三関穴を取って推し、さらに横紋から天河まで指圧し、
そして小天心を数回揉めば即効がある。
歯痛では腎水穴を揉み、頰車を推すと自然に安らぐ。

鼻詰まりや風邪に天心穴、総筋、脾土を七百回推す。
耳聾の多くは、腎水虧損が原因。腎水、天河穴を取って指圧する。
さらに陽池も九百回で効果あり、あとで耳珠の傍ら下側を指圧する。
咳嗽で、しばしば風寒を受ければ、まず汗を出させて手の辺りを濡らす。
次に肺経の横紋内を指圧し、乾位を取り囲んで運ばねばならぬ。
心経に熱があれば天河を運ぶ。六腑に熱があれば本科を推す。
食欲不振は、脾土を推す。
排尿時間が短くて少なければ、腎を多く指圧する。
大腸が下痢すれば、運化させて移す。
この大腸と脾土で病が除かれる。
次に天門入虎口を使い、臍と亀尾に七百回で奇効がある。
腹痛の多くは、寒気が攻めるのが原因。
三関を多く推し、横紋を運び、臍中を数十回揉み、天門虎口の法と同じ。
結膜炎を消すには、三関を百二十数回推して繋がらせ、六府へ四百回退いて、
さらに腎水を四百回指圧しながら推して終わり、天河を取って五百回、

最後に脾土を百回補って終わる。

口伝を筆記するは按摩の秘訣、世間に参考のため与える。

＊天河水は、内関から曲池まで。洪池は、図によると曲池の別名らしい。板門は経外奇穴、手掌部で、大陵の下五分。横門は経外奇穴、前腕部で、大陵の上五分。精寧穴は、手掌部で神門の上。精霊穴は手背で、第四第五中手骨底部。天心穴は経外奇穴、手掌部で、第四中手骨底部の中央。ここの穴位は、小児按摩の特殊な穴位なので、全身の要穴図、男女、左右の手の図、斗肘図などを参考にする。そこに書かれている。

顔色図の歌

額は印堂と山根［鼻根］

額が紅なら大熱燥。青色なら肝風、印堂に青色が見える。
人が火に驚けば紅くなる。
山根がうっすらと青ければ、驚きと災難の二重。
そこに赤みが加わると、下痢と燥がダブルで攻めている。

年寿［鼻梁］

鼻梁の上が僅かに黄色なのが正常色である。
もし平らだったり、さらに落ち凹んでいれば、早死にすることを避けがたい。
引きつって下痢が黒なら危険な徴候である。

霍乱吐瀉では、鼻梁の黄色が濃くなる。

鼻先と人中

鼻先は、僅かに黄、赤、白が正常。

濃い黄色、乾燥したような黒なら死ぬ、生存が難しい。

人中が短かくて吐けば細菌性下痢、唇が反りかえって黒ければ、回虫で必ず危険になる。

口唇

口唇は、常に紅いのが平常。

乾燥して乾き、脾に熱が溜ると黄色くなる。

口唇が白ければ失血で、黒が口を取り巻く。

口唇が青黒ければ、ヒキツケが終わると身体が死ぬ。

承漿と両眉

承漿が青色なら、食事時にヒキツケる。

黄なら嘔吐、下痢は紅が現れる。
もがいて夜泣きすれば青色が吉。
慢性病で眉が紅ければ死症が本当。

両眼

白眼が赤色なら肝風がある。
もし黄色なら常にシコリが攻める。
黒眼に黄色が現れるのは傷寒病症などである。

風池、気池、両頤

風池と気池が黄色なら嘔吐。
もがいて泣き叫べば色が鮮紅。
さらに両オトガイが胎児のように赤ければ、肺に熱が宿っている。そらごとではない。

＊顔の風池は上瞼、気池は下瞼。

両太陽［コメカミ］

太陽が青色ならヒキツケが始まったばかり。

紅色なら赤淋の始め。死症を判断するのは、青色が太陽から耳に入るとき。

＊赤淋は血尿。

両瞼

両瞼が黄色なら喉が痰実。

青色は客忤。紅は風熱。

傷寒は赤、紅は尿の異常。

赤と紅の二色を両頬で詳しく分ける。

＊客忤は、小児の心が定まらず、急に変わった音を聞いたり、変わったものを見たり、知らない人を見たりして泣き、ひどければ顔色が変わったり、吐瀉や腹痛したり、痙攣して癲癇のようになる症状。

両頤、金匱［両唇端の下］、風門［目尻の横］

回虫を吐けば青色。

気滞はオトガイが黄色。

一色がオトガイで二色の間なら詳しく調べる。

風門が黒なら疝。風門が青なら驚水。

金匱に青い模様があれば驚狂。

＊疝は、下腹部の痛みや鼠径ヘルニア。驚水は、小児がヒキツケを繰り返し、心火が盛んなため水を飲んで冷やそうとするが、水が吸収されずに中焦で停滞し、手足が腫れたり、身体が悪寒発熱する。驚狂は、小児が心肝の火が盛んとなって意識を乱し、経絡に流れて口眼歪斜となり、手足が震え、発作が起きたり止まったりし、手足を動かし、言語が乱れ、発作が起こって止まらない症状。

小児の五色によって病気を弁別する

顔色が青ければ痛み。色が紅ならば熱。色が黄なら脾気が弱い。色白なら冷え。色黒なら腎気が衰退している。

泣けば病が肝にある。汗は心が管理する。笑いは脾が管理して痰が多い。声を出して泣くものは、肺に風がある。眠るものは、腎が虧損されている。

色を見て、病の生死を調べる歌訣

顔の上が紫なら、心気が絶えているので五日にて死ぬ。
顔が赤くて、目が落ち凹んでいれば、肝気が絶えているので三日にて死ぬ。
顔が黄色くて、手足が重ければ、脾気が絶えているので九日にて死ぬ。
顔が白くて、鼻が奇論に入れば、肺気が絶えているので三日にて死ぬ。

脳が黄色く熟した豆のようならば、骨気が絶えているので一日で死ぬ。

顔が黒くて耳が黄色、呻吟すれば腎気が絶えているので四日にて死ぬ。

口を開け、唇が青く、毛が枯れているようならば、肺気が絶えているので五日にて死ぬ。

およそ病気の小児の足背が腫れ、身体が重く、
大小便を失禁し、眼睛を動かさなければ、すべて死ぬ。

もし病気が治るものならば、顔と目が黄色なら生気がある。

細菌性下痢では眉頭にシワが寄る。ヒキツケでは頬が紅。

渇きでは唇が赤みを帯びる。吐瀉は、顔がむくんで黄色。

熱が激しいと、眼が朦朧とする。青はヒキツケ。

白は下痢。傷寒は赤紫。

＊奇論は、奇妙な論という意味だが、ここでは『素問・奇病論』に含まれればという意味と思う。脳は、一般に頭部。傷寒は、寒気のする伝染病。

湯氏の歌

山根に、青い脈が横にあれば、その病が二度目のヒキツケと分かる。

赤黒は、疲れによる吐瀉。紅色は、夜泣きが止まらない。
青い脈が左太陽にあれば、必ず一度のヒキツケであると推測できる。
赤なら傷寒で、わずかに燥熱がある。青黒なら乳食に傷つけられたと分かる。

右辺の太陽は、赤脈が多くなくてもよい。
あれば頻繁にヒキツケがあり、どうしよう？
紅赤は風による眼のチック。黒く、どんよりとして三日なら閻魔を見る。

指の爪が青くて黒が多く、唇が青ければ、悪逆の病が治ろうとしている。
急にカラスの声がして、心が咳き込めば、この病は発端に過ぎず、命が保ちがたい。

回虫が口から出るものには三種ある。
口と鼻の中から出れば大したものではない。
もし白虫で黒っぽければ、この病気は発端に過ぎず、命を延ばしがたい。

手足にオデキができて痛いのは、メデタイものではない。
下腹にある濁気が心窩部を衝き、滑腸もあり、
ゼイゼイ喘いで汗が流れ、身体に熱はなく、
手を胸膈に当てていれば、絶対に死ぬような目に会う。

＊山根は、鼻の付け根、両目の間。悪逆の病は不明だが嘔吐と思う。滑腸という病名は不明、滑脈の間違いかも知れぬ。文字通りにいけば、腸が滑るので、下痢か脱腸。

内八段錦

紅ばかりなら安らかで、驚くことはない。
もし紅黒なら便が安定しない。
さらに紅が加わって青スジが乱れていれば最もひどい、
風痰を取り去れば、ただちに病が軽くなる。

赤色は軽微な外驚。
もし米粒のようならば病の勢いを軽くするのが難しい。
紅が散るのは、怒りが乗じて乱れた場合が多い。
さらに震えが加われば、平常にするのが実に難しい。

小児の初めての誕生月に、腹の病いとなり、
両眉をひそめて腹痛し、泣くときは声を上げて泣いて、
さらに呻吟する。すぐに按摩をするとよい。

小児の初めての誕生日に、
身体が痩せて、頭が禿げて毛が少ないのは、
もともと鬼胎だったのだ。

＊外驚は不明だが、客忤のように、急に変わった音を聞いたり、見たり、知らない人を見たりしてヒキツケを起こすものと思われる。鬼胎は、親に似ない子という意味だが、鬼には「おかしな」という意味があるので、生まれつきの意味と思う。

外八段錦

まず小児の眼が青くないか見る。
次に背中が水のように冷たくないか見る。
陽の男なら左が震えても問題ないが、
右が震えれば、ひどいヒキツケである。

女は右辺が震えても治るが、
もし左が震えれば疾病が軽くなく、
口眼歪斜となって最後は無害である。
口眼歪斜となって筋肉が緩んでしまったら、仙丹でも対称に治せない。

大泉門が腫れれば、きっと風である。
この徴候は、必ず凶だと知るべきだ。
急に盃の底のように凹めば、七日過ぎないうちに命が終わる。

鼻孔が青く乾燥し、渇きが止まらず、
顔が黒くて唇が青ければ命はない。
腹に大きな青スジ［静脈］が浮き出るのも悪い徴候であり、
さらに腹に青紋［斑点のような静脈］がある。

急に眉間が紫となり、青みを帯びていれば、
すぐに風が生じると分かる。
青紅が混じりあっていれば、風が起ころうとしているので、
必ず栄養不良、腹のシコリ、食道閉塞の形が見える。

乱れた紋で、紫と青が交錯すれば、

すぐに医者にかからないと命が危ない。
紫が強く、さらに発熱が加われば、
臓腑に悪風が生じていると知れ。

紫が少なくて、紅が多ければ、六畜驚である。
紫と紅が同じくらいならば疳疾である。
黒紫で、米粒のように紅があれば、
インフルエンザに食滞が混じっており、批評に耐える。

紫が散っていれば、脾臓の間に風が伝変している。
紫青で喉が渇けば、風癇である。紫が深く隠れていれば、
治療が難しいが、風痰を消せば、命は取り戻せる。
黒が薄ければ治療でき、死から甦る。
紅赤が浮いていれば、体内に寒痰が蓄積している。

赤青の皮膚なら風邪の入った症状である。
青黒ならば脾風のため慢性ヒキツケとなっている。
紅と赤が繋がっていれば風熱が軽く、
どうしても乳母がふさわしくない。
両手で急に脈がなくなれば、
ヒキツケであり、神霊を犯したと分かる。

＊風が生じるというのは内風で痙攣すること。外邪の風なら侵入であり、生じることはない。六畜驚とは癲癇のようなもので、驚はヒキツケのこと。ここでは家畜の叫びに似た声を上げて痙攣するもの。疳は小児の栄養不良。あるいは寄生虫のために痩せているのかもしれない。脾風とは慢脾のことで、吐瀉が続いて脾胃が弱り、肝が栄養されないため、嘔吐や下痢、頭が揺れる、顔が青くて額に汗が出る、手足が冷たくなって震えるなどの症状が起きるもの。驚風の一つだからヒキツケのこと。衝悪は客忤のことで、小児の心が定まらず、急に変わった音を聞いたり、変わったものを見たり、知らない人を見たりして泣き、ひどければ顔色が変わったり、吐瀉や腹痛したり、痙攣して癲癇のようになる症状。

入門歌

五指の先が冷たければ、ヒキツケが来て落ち着かない。
もし中指が熱ければ、必ず傷寒である。
中指だけが冷たければ、天然痘が伝変した。
女は右、男は左と分けて細かく観察する。
小児の心熱で痙攣［ピクピク］すれば驚いたのであり、
発熱して痙攣しなければ傷風という。
発熱がなくて白眼を剥いていれば水驚。
これが入門であり、症候を探る秘訣である。

＊水驚は、後で解説されている。

手掌の図

指

脾土が赤色なら熱いものを食べた。青色なら冷たいものを食べた。

大腸経が赤紅色なら下痢。青色なら腹の膨脹。

小腸経が赤色なら小便不通［排尿障害］。青色なら気結。

心経が赤紅色なら傷寒。青色なら天然痘が多い。

三焦経が青紅色なら心火が動じており、寒気がして発熱する。紫色なら胃火が動じており、発熱する。青色なら肝の陰が動じている。

肺経のスジは咳嗽で、痰熱が主である。

肝経の赤紅色は、消化不良が主である。青紫色は痞塊［胃のシコリ］が主である。

腎経のスジは、小便が出にくいものが主である。赤は軽くて青が重い。

命門の青紅色は、元気が虚したものが主である。青黒色はヒキツケが主である。

五指の指先が冷たければヒキツケが主である。中指が熱ければ傷寒。中指が冷たければ麻痘疹が主である。

＊麻痘疹は不明だが、恐らく天然痘のこと。

手掌の五色は、五臓に属する。

諸経脈が全て隠れて見えないのは、手掌に潜んでいるからだ。明かりで照らせば症候を分類でき、発汗させて表から邪を出すとよい。また手掌の関の上下にスジがあり、形や色が定まらなければ、臨床で経験によって類推し、治療する。

三関図

風関は治りやすい。気関は難治。命関は死の徴候。命から風まで通っていれば死ぬ。左手は心肝に対応し、右手は脾肺と対応する。男は左が主、女は右が主。

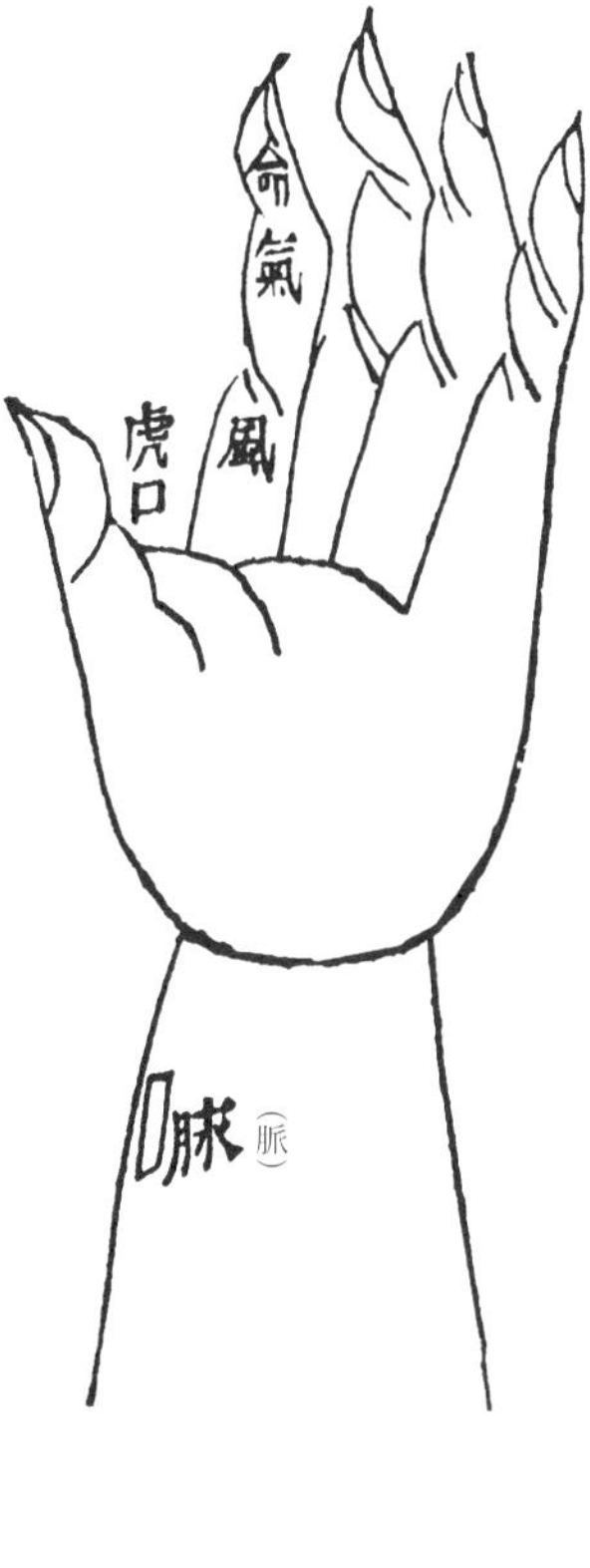

三関

三関は、手の人差指にある三節である。基節が風関で寅位。中節が気関で卯位。末節が命関で辰位。

小児が生まれたばかりなら、五臓の血気が安定せず、呼吸数も多すぎるので、必ず虎口の色と脈を見分けることが診察のポイントとなる。男児は左手を観察し、女児は右手を観察する。それは左手が陽であり、男は陽を主とする。そして右手は陰で、女は陰を主にする。とはいうものの男女の身体には、どちらにも陰陽が備わっているので、左右の両手を参考にすべきである。左手の紋は、心と肝に対応する。右手の紋は、脾と肺に対応する。そこの情報は、臨機応変に応用すべき意味である。

発病間もない紋は、虎口か初関［基節の風関］に現れ、紅色が多い。中関［中節の気関］に伝われば、色が赤から紫。病気を見て、その色が紫青に伝変すると、病情が深くて重い。

紋の色が青黒く、青で紋が乱れていれば、さらに病情が重い。もし真っ黒なら、危険な悪性で、不治である。だいたい初関なら治りやすく、中関を過ぎると難治。三関を貫き通せば不治である。古人の「最初の風関なら、まだよい。気関や命関へ入ると、慢性で難しい」という言葉通りである。

紋の色が、紅ならば風熱が軽い。赤ならば風熱が盛ん。紫ならば驚熱、青ならば驚積。青と赤が半々ならば、驚積と風熱が共にあり、急驚風が主である。青に、薄い紫がかり、薄紫が伸縮して去来すれば、慢驚風が主である。紫の細線、青い細線、あるいは黒い細線が、ぼんやりと混じり合い、出ているような出ていないような状態であれば、慢驚風が主である。もし四足驚が起きたのであれば、三関が必ず青くなる。水驚では、三関が必ず黒い。人驚では、三関が必ず赤い。カミナリでヒキツケが起きたのであれば、三関が必ず黄色い。青や紅い線のような紋が一直線にあれば、乳食が消化器官を傷付けて、発熱してヒキツケが起きている。左右の手とも同じようであれば、ヒキツケとシャクが同時に起きている。線が三つに分かれたり、散っていれば、肺に風痰が生じており、鼻息のような声で、青ければ傷寒で咳嗽となっている。紅い火のようであれば下痢、それに黒みがかかって喉が渇けば虚しておらず「湿邪」、虎口の脈紋が乱れていれば気が不和である。虎口の脈紋には黄、紅、紫、青、黒の五色あり、黄や紅の色で、形がなければ穏やかな脈である。形があれば病脈であり、病が激しくなれば、脈の色も変化する。黄色が激しくなれば紅、紅が激しくなれば紫、紫が激しくなれば青、青が激しくなれば黒、真っ黒になれば難治である。さらに脈の形も以下のように分類する。

＊驚熱は、心肝両経の内熱により、小児の全身が発熱し、しょっちゅう顔が青くなり、上半身に汗をかき、夜間はもがいてヒキツケ、動悸して落ち着かない症状。驚積は、小児の飲食不節により、溜った食物が発熱し、熱が極まってヒキツケ［生風］するもの。驚風は、様々な原因により、小児に搐、搦、掣、顫、反、引、竄、視など八症状が起きるもの。慢性と急性がある。日本で俗にいう子供のヒキツケ。四足驚は不明だが、四つ足の家畜を見て驚いたと解釈。論色歌にもある。水驚は後の文に解説されている。ここでは論色歌に従って、人驚を見知らぬ人を見てヒキツケが起きたと解釈している。乳食は、乳児が乳を飲むこと。シャク［積］は、腹中のシコリ。加渇不虚は、外邪だから虚でないのだが、下痢となる実邪だから湿邪のこと。脈紋とは、人差指に現れた静脈のこと。

流珠

ただ一点の紅色。膈熱で、三焦が不和となり、飲食で傷害され、嘔吐や下痢しそうになり、腸鳴して下痢し、もがいて泣くなどで現れる。食滞を消して、脾胃を補うのがよい。

＊膈熱という病名はないが、文字通り解釈すると、横隔膜に熱がある。

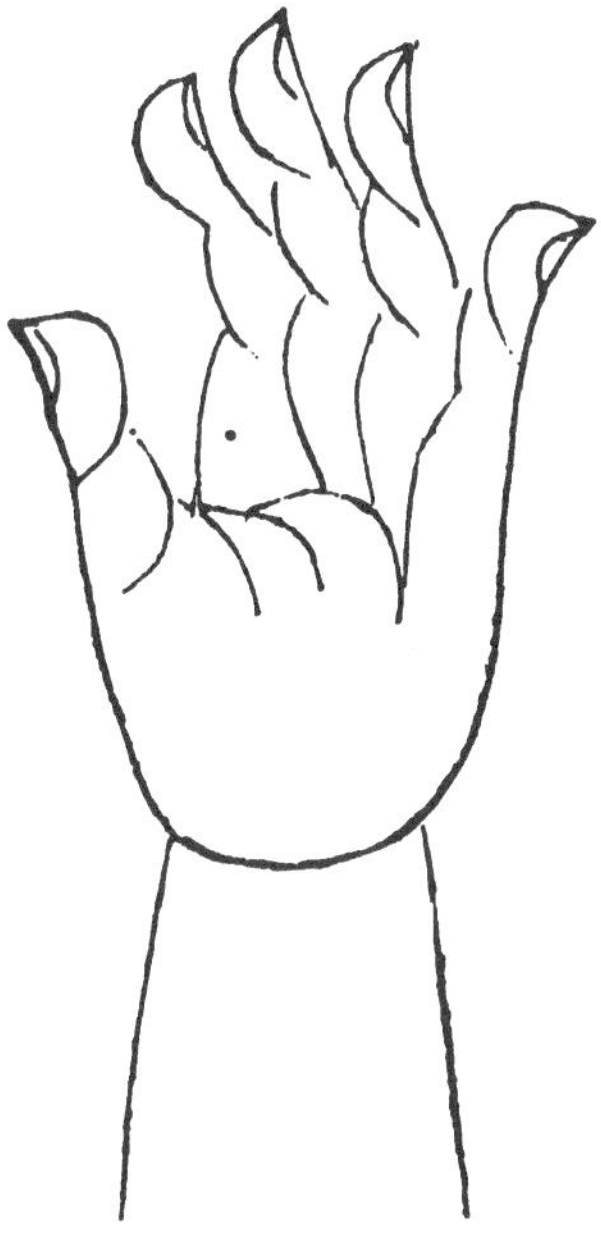

環珠

流珠に比較して大きい。脾虚により食滞し、胸腹部が脹満し、喉が渇いて発熱するなどで現れる。脾胃を健運させて、食滞を消し、脾胃の気を調えるとよい。

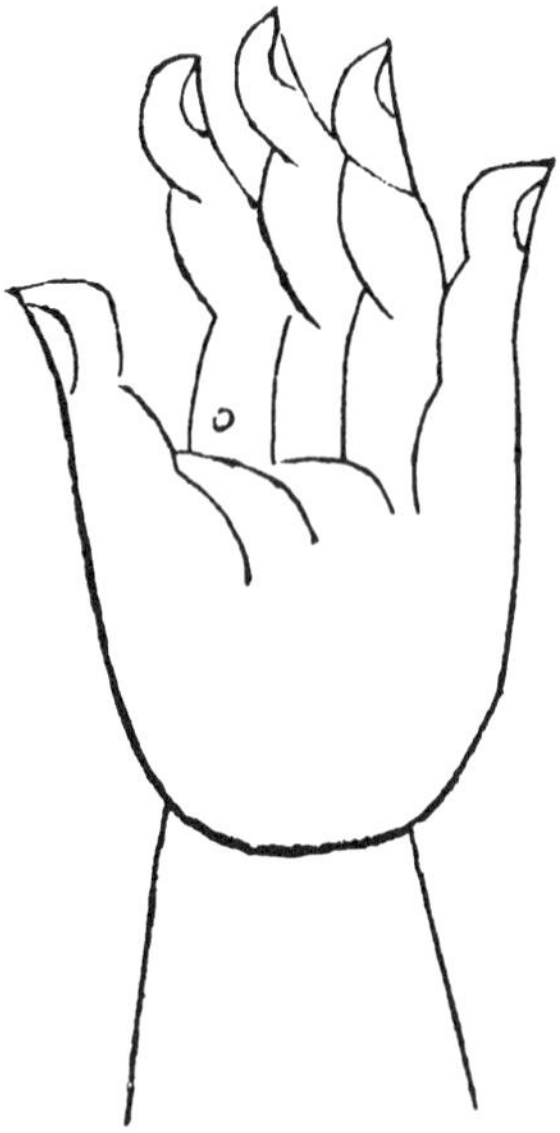

長珠

一端が大きく、一端が尖っている。脾が飲食で傷付き、食が堆積して腹痛し、悪寒発熱して食べない。食滞を消し、胃を丈夫にするとよい。

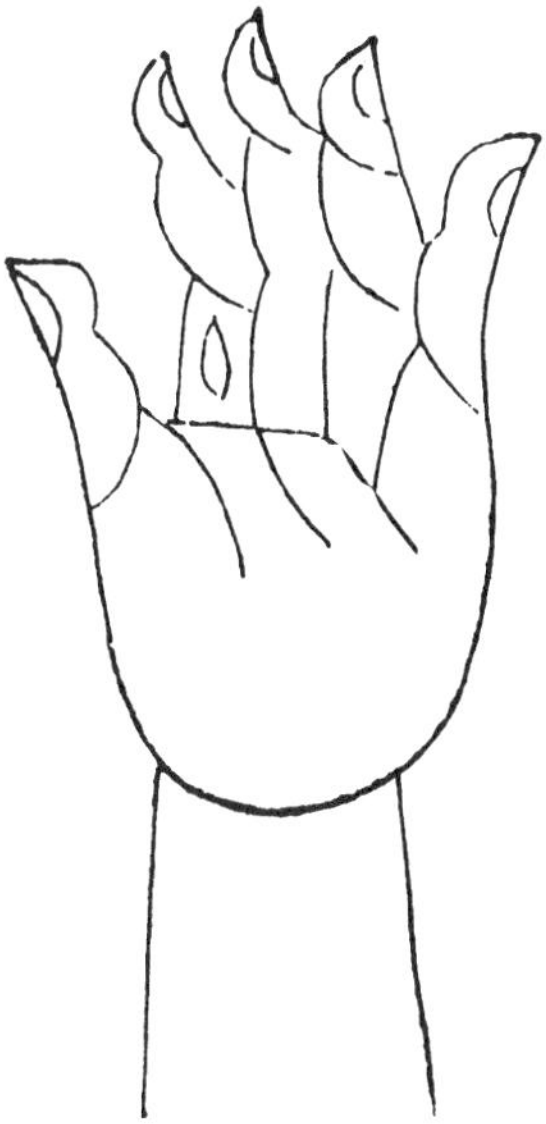

来蛇

下端が太い。脾胃に湿熱があって、中脘が不快、乾嘔して食べない。疳邪が体内で悪さしている。食を消化して、脾胃を補って健運させるとよい。

＊乾嘔は、吐いても何も出ないもの。疳は栄養不良。

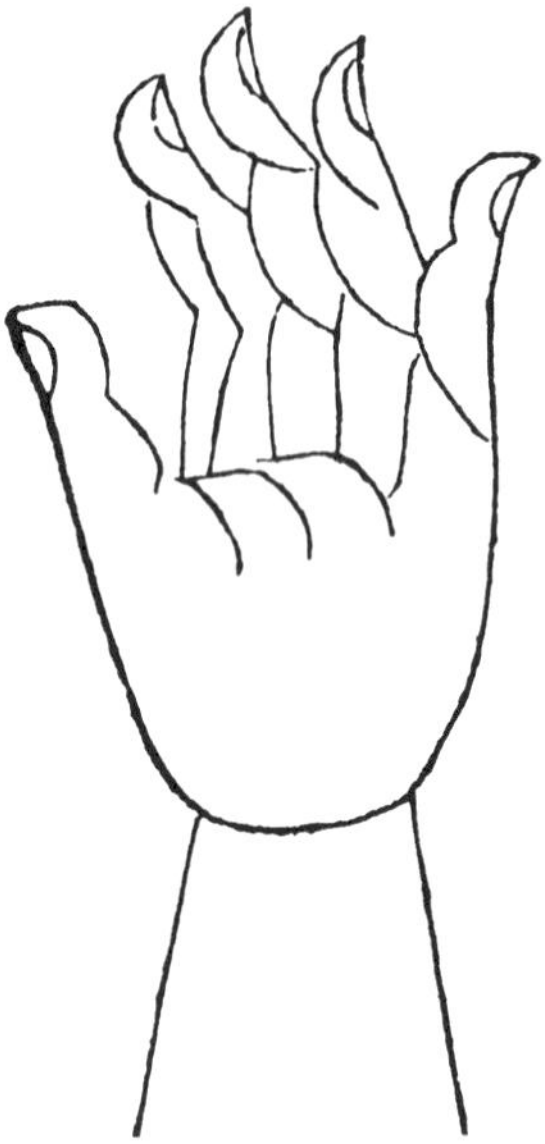

去蛇

上端が太い。脾虚で冷えが蓄積し、嘔吐や下痢して喉が渇き、息切れして眠くなり、眠ってばかりで食べない。脾胃を健運させて、冷えのシコリを消すとよいが、まず嘔吐と下痢を止める。

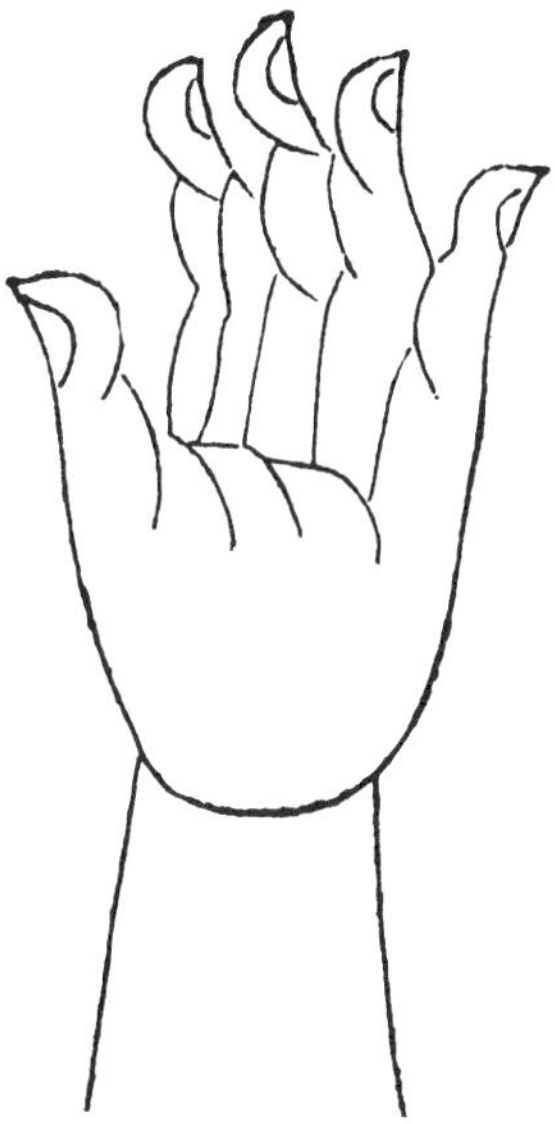

弓が裏に反って、中指に向かって曲がる

寒熱の邪気を感受して、頭や目がぼんやりして重く、驚いて心臓がドキドキし、怠く、少し手足が冷たいが、尿は赤く、咳して嘔吐する。発汗させて驚を追い出すとよく、心火を鎮める。手の髀を推して、肺を摩擦する。

*外邪の寒熱は、肺から入る。汗は心の液。

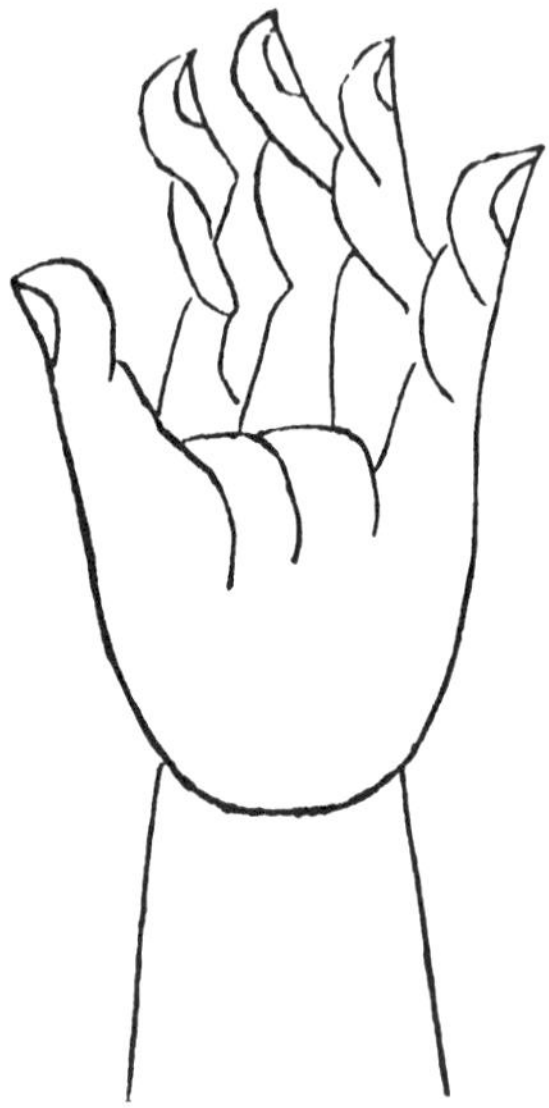

弓が外へ反り、親指に向かって曲がる

痰熱により、精神が恍惚として熱く、驚と食滞が混ざりあって風癇となる。紋が内向きならば吉、外向きならば凶。

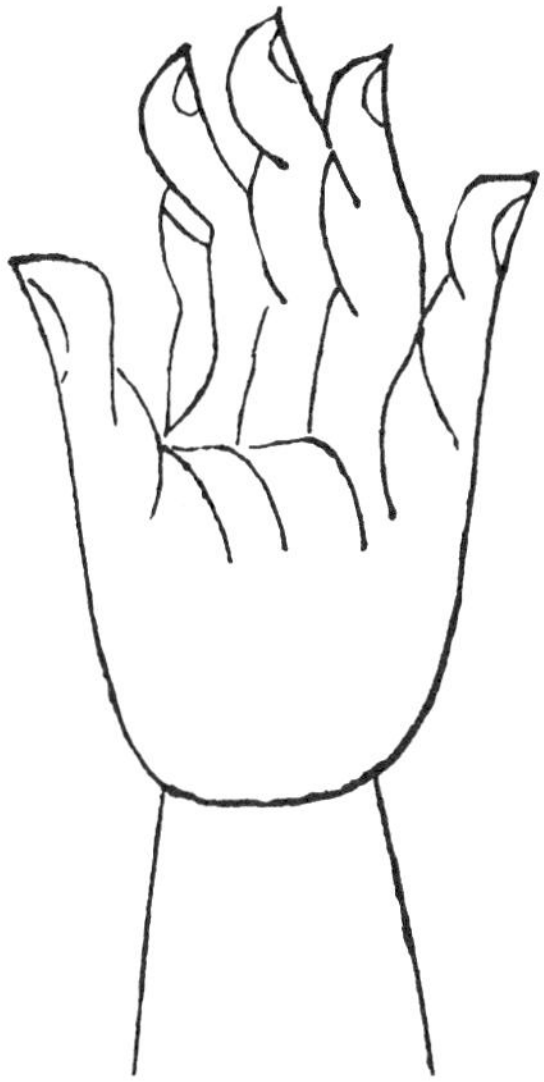

＊痰熱は、痰が陽気の流れを止めるので、熱エネルギーが蓄積して痰熱となる。精神は心に情報が集まるので、心の竅を痰が塞ぐと恍惚として判断できない。心は熱。驚はヒキツケと思えばよい。風癇には四つあり、①『聖済総録』では、心気不足で、胸中に熱が蓄積し、さらに風邪が侵襲したもの。驚［ヒキツケ］が多く、瞳孔が開いて手足が震え、夢で叫び、身体が熱くて痙攣し、頭を揺すって歯を食い縛り、涎沫を吐いて分からなくなる。この症状では癲癇。②『諸病源候論』は、まず身熱があり、痙攣して泣いてヒキツケる。発作が起きたのち六～七年も喋れないものがある。③『千金要方』は、まず数えるように指を折り、発作が起きる。④外感風邪によるヒキツケ。いろいろだが、つまり癲癇のこと。

槍形

風熱で痰ができ、震えるもの。

＊熱で津液が煮詰められて痰ができ、それが経絡を塞ぐと筋脈が引きつって震える。

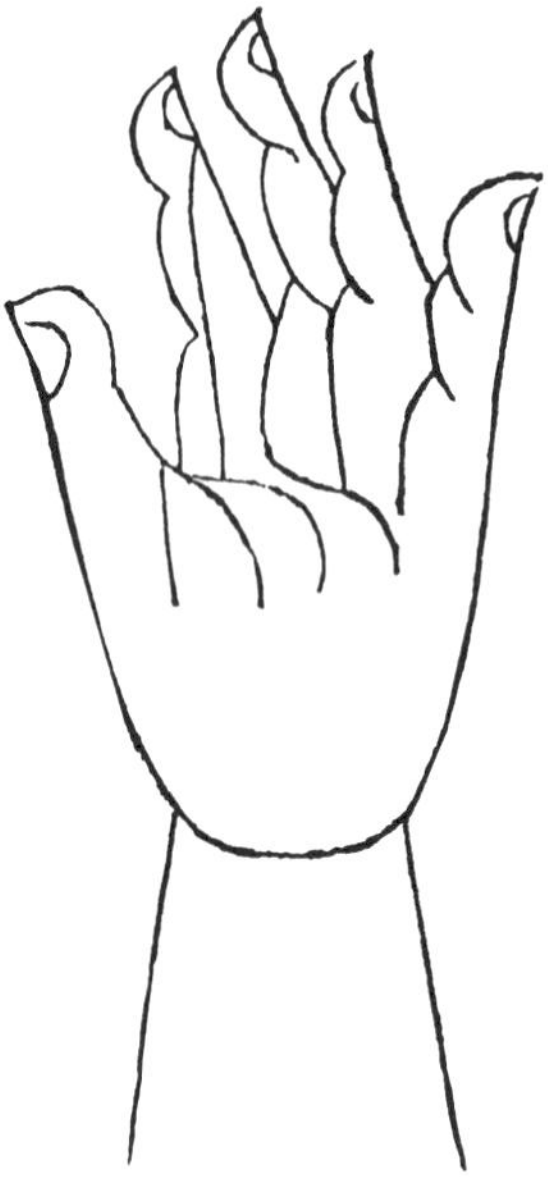

針形

心肝の熱が極まって風［痙攣］が起き、驚いて心臓がドキドキし、煩悶して、眠怠くて食べない。痰が激しくなると震える。また「垂れ針は、下痢」とも言う。

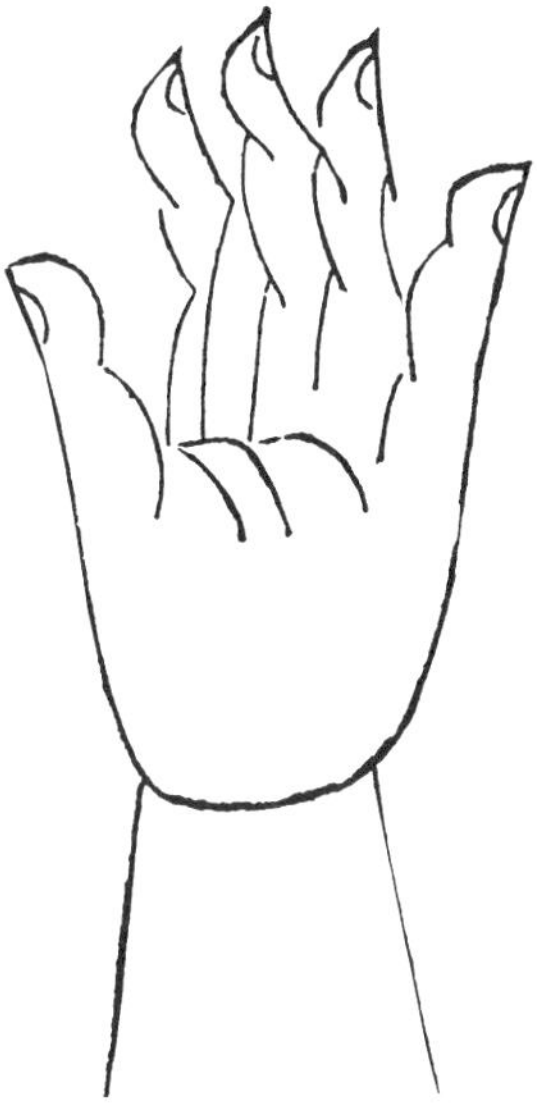

魚骨形

驚痰による発熱で、悪化して痰が激しくなると、震えたり、食べなくなったりする。やはり肝が盛んで脾を尅したものであり、驚を追い出したり、痰を吐かせたり、痰を尿と一緒に排出したりするのがよく、さらに脾を補って、肝を制する。

＊驚痰は『証治滙補・痰証』に、痰が心竅を塞いで精神を迷わせたものとある。心痛、驚悸、怔忡、恍惚、悪夢、変なことを喋る、癲狂癇や喋れないなどの症状。最後の原文は「再補脾、制脾」だが、「乃肝盛、尅脾」の前句と符合しないので、制脾は制肝の誤字と判断。

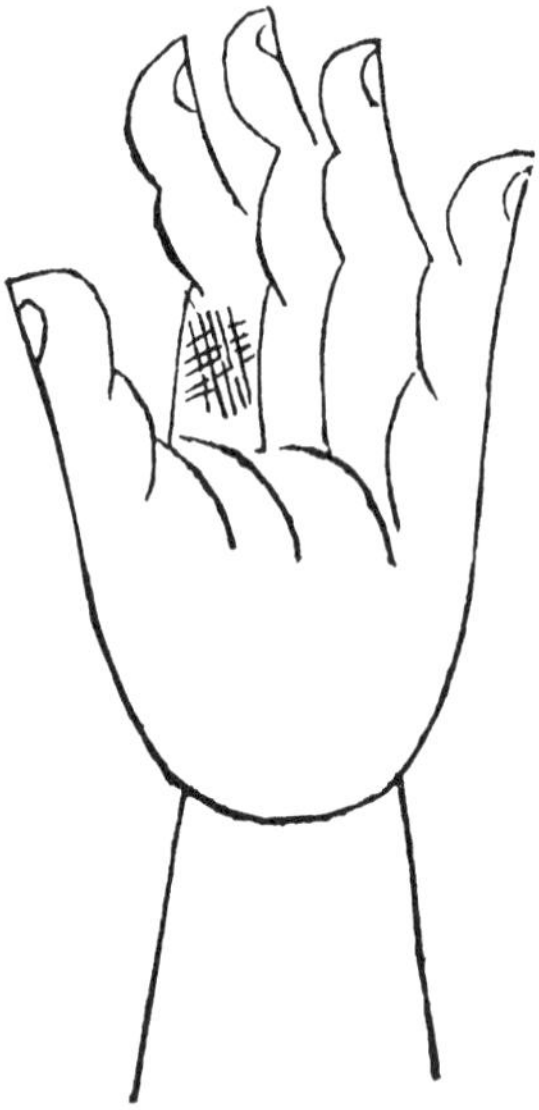

魚刺［魚の小骨］

風関にあればヒキツケ。気関にあれば栄養不良。命関にあれば衰弱して難治。

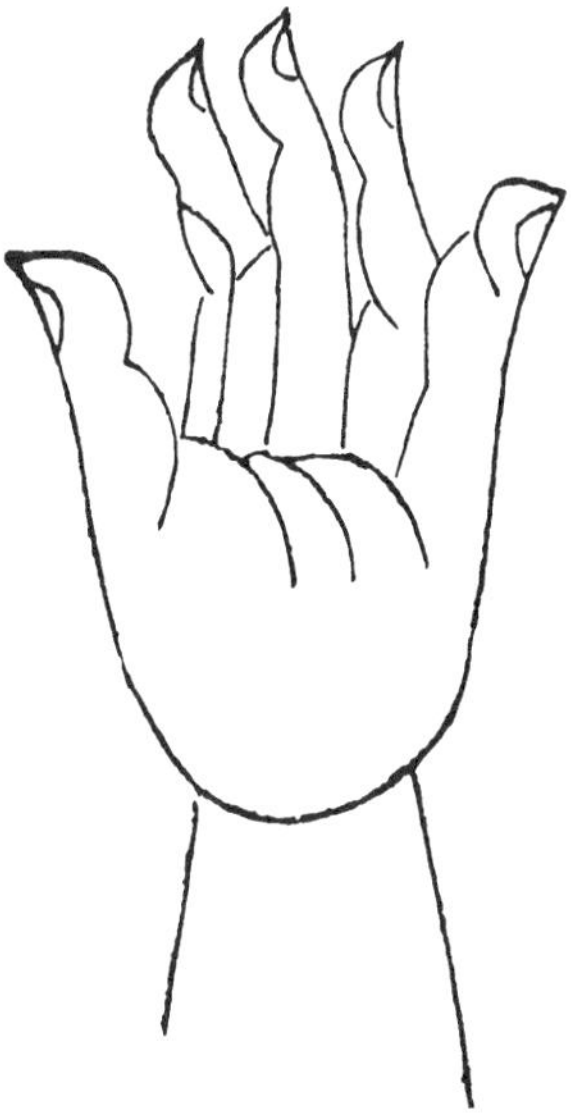

水の字形

ヒキツケや食積、もがく、煩悶、少食、夜泣き、痰盛、口を開けずヒキツケる。これは脾虚のため水穀が積滞したもので、木が土を剋したものである。また「水の字は、肺の疾患である」ともいう。これは驚風［ヒキツケ］が肺へ入ったものである。

＊痰盛は不明だが、たぶん痰で喉がゴロゴロいうものと思う。

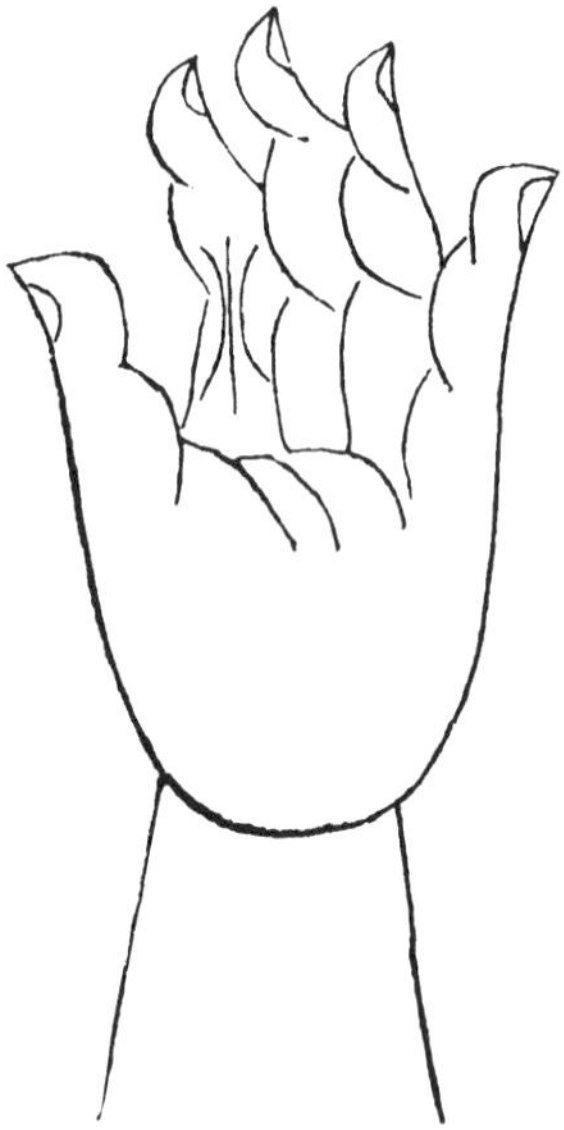

乙字

風関は肝驚、気関は急驚風、命関なら慢驚の脾風。

＊『小児病源方論』によれば、肝驚は臓腑驚証の一つ。脾風は慢脾のことで、吐瀉が続いて脾胃が弱り、肝が栄養されないため、嘔吐や下痢、頭が揺れる、顔が青くて額に汗が出る、手足が冷たくなって震えるなどの症状が起きるもの。

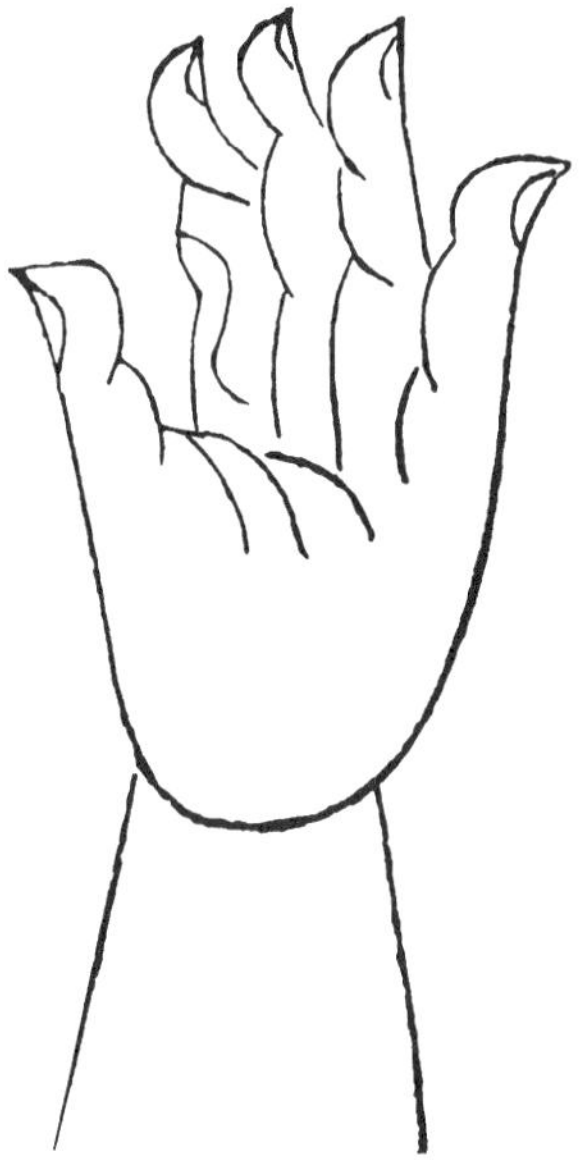

曲虫

ひどい肝病。

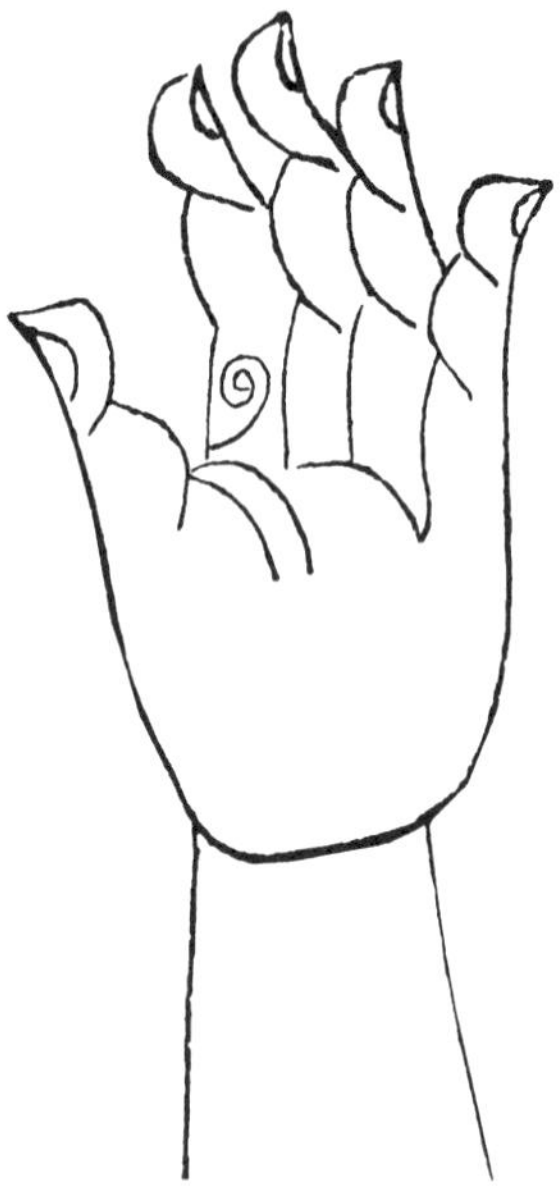

輪のよう

腎に毒がある。

裏を向いて曲がる：⊂気疳。

＊気疳は、五疳の一つ。肺疳のことで、疳証に加えて欝熱が肺を傷付けている。咳嗽気逆、喉の不快、鼻水、鼻下のデキモノがあり、高熱となって寒さを嫌う。

外を向いて曲がる：⊃風疳。

＊『嬰童百問』によると、風疳は肝疳のこと。乳食が不調で、肝臓が熱を受けたもの。目が痒く、頭を揺らして目を擦り、顔が青黄、汗が多く、下痢が多いとある。

右を向いて斜め：╲傷寒。

左を向いて斜め：╱鼻風邪。

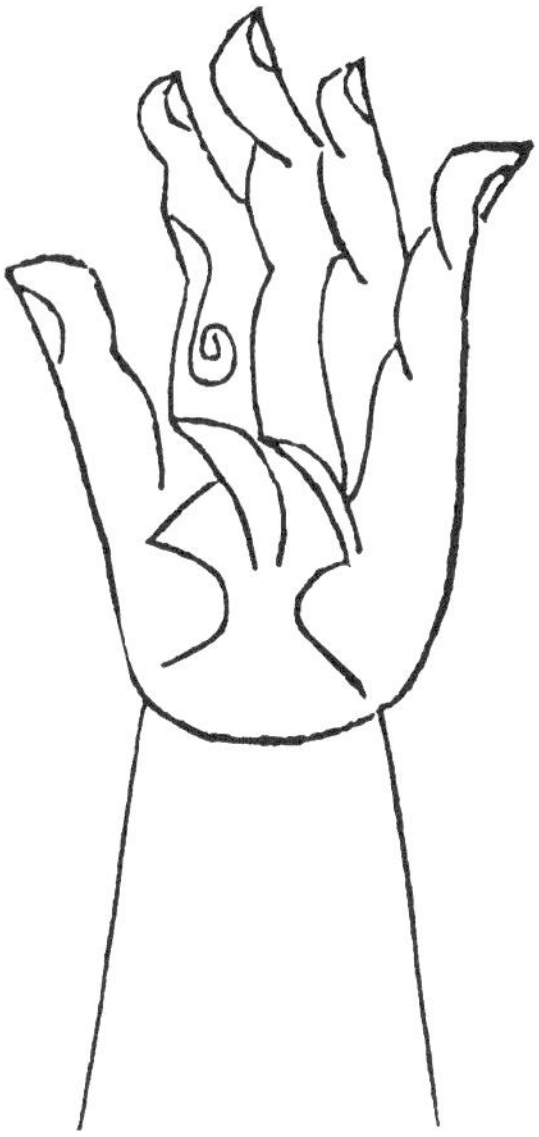

勾脈

傷寒。

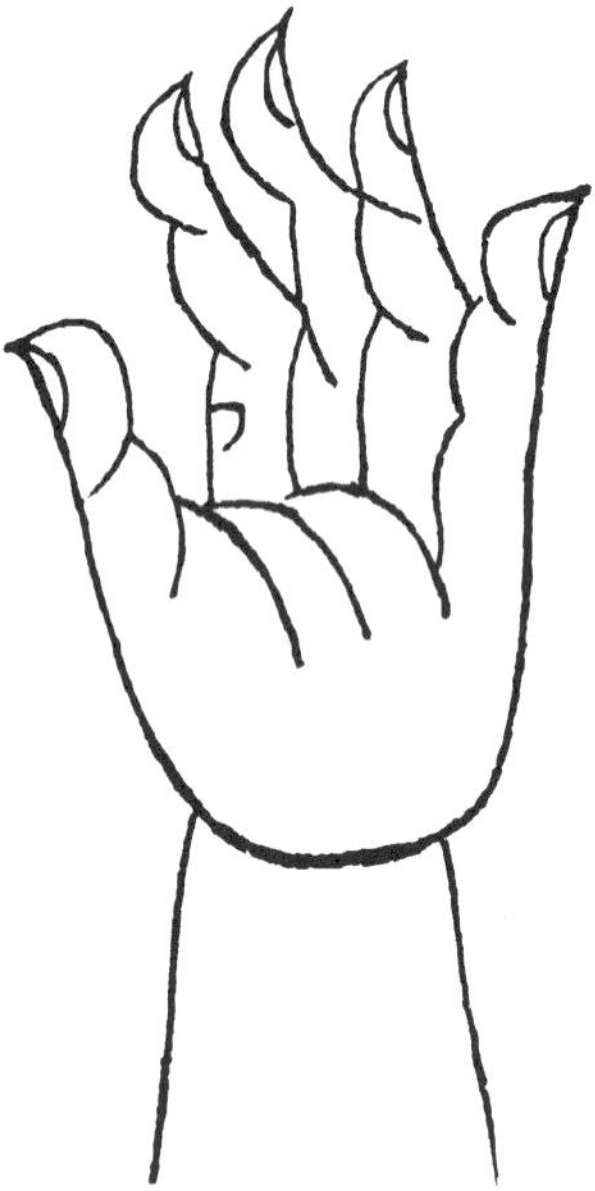

長虫

冷えによる障害。

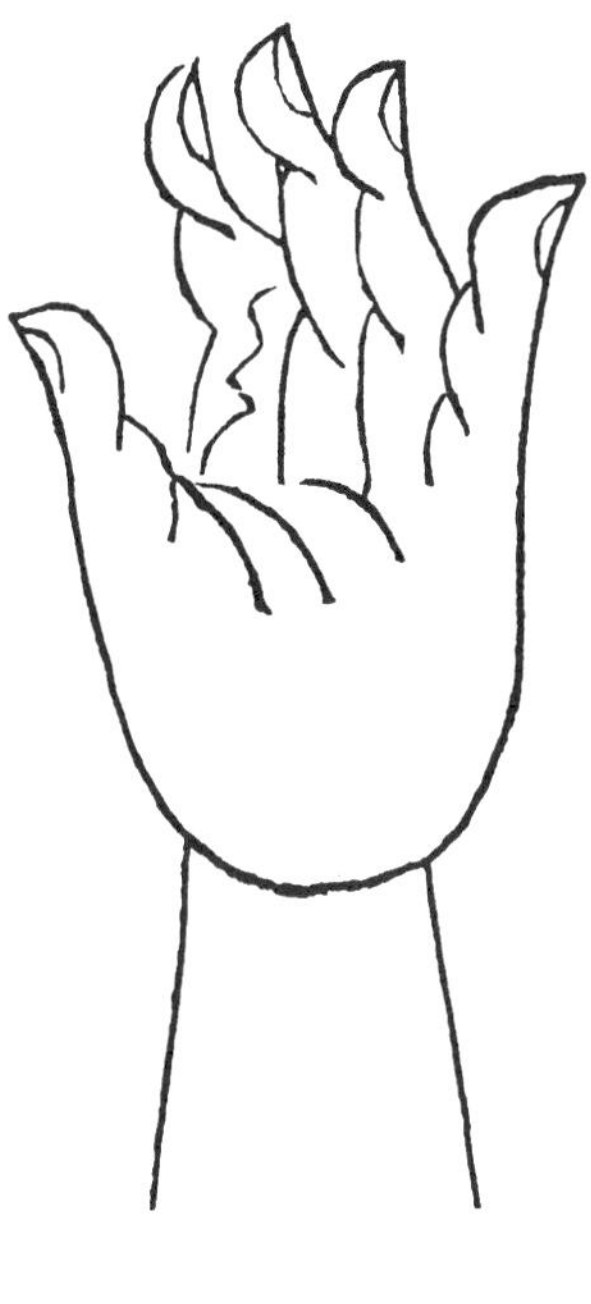

虮文

心の虫が動じた。

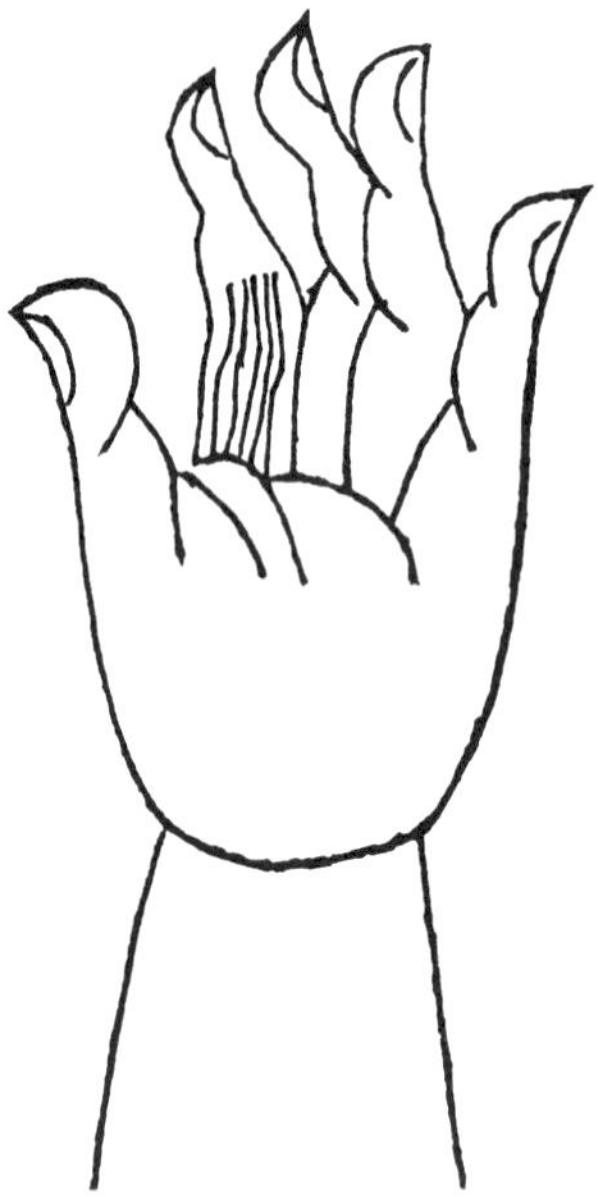

三関を貫いて指先に達する

裏に向かって指を射る。ヒキツケ、痰熱が胸膈に凝集している。そして脾肺が損傷し、それに痰邪が乗じて凝集したものなどを示す。脾肺の熱を清めて、痰涎を消すとよい。

＊裏とは、手掌を意味する。脾は痰を作り、肺は痰を留めるという。

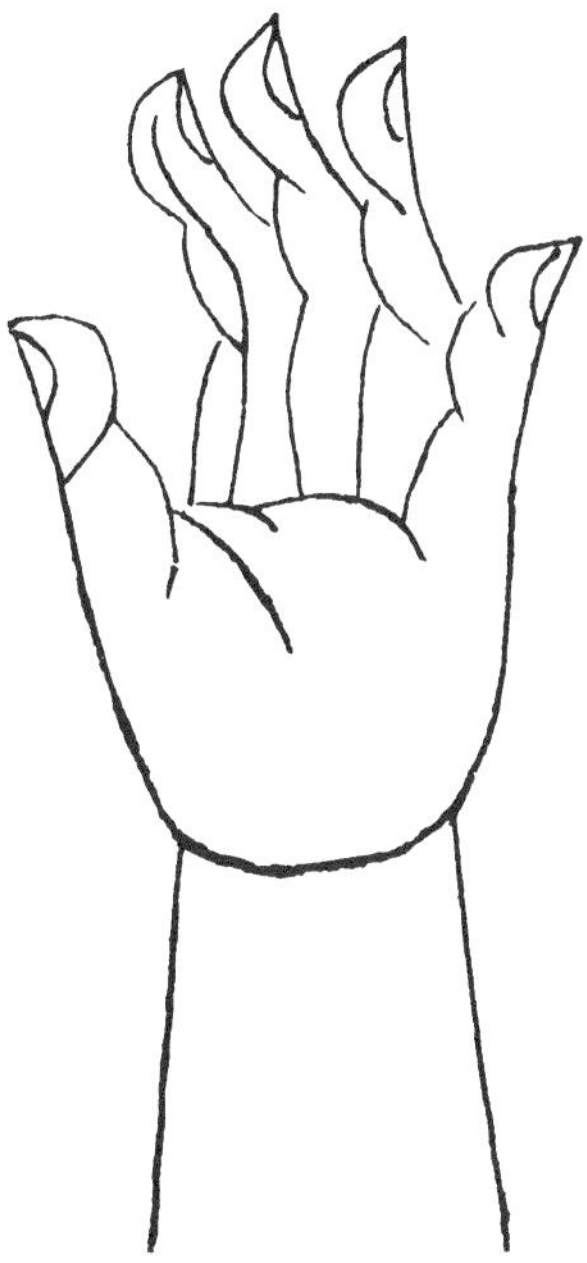

三関を貫いて爪に達する

外に向かって爪を射る。ヒキツケの悪症であり、驚が経絡に伝変している。風熱が起きれば、十人が死に、一人だけ生き残る。

青白紫のスジが、薬指の三関にあれば難治。中指の三関にあれば治りやすい。

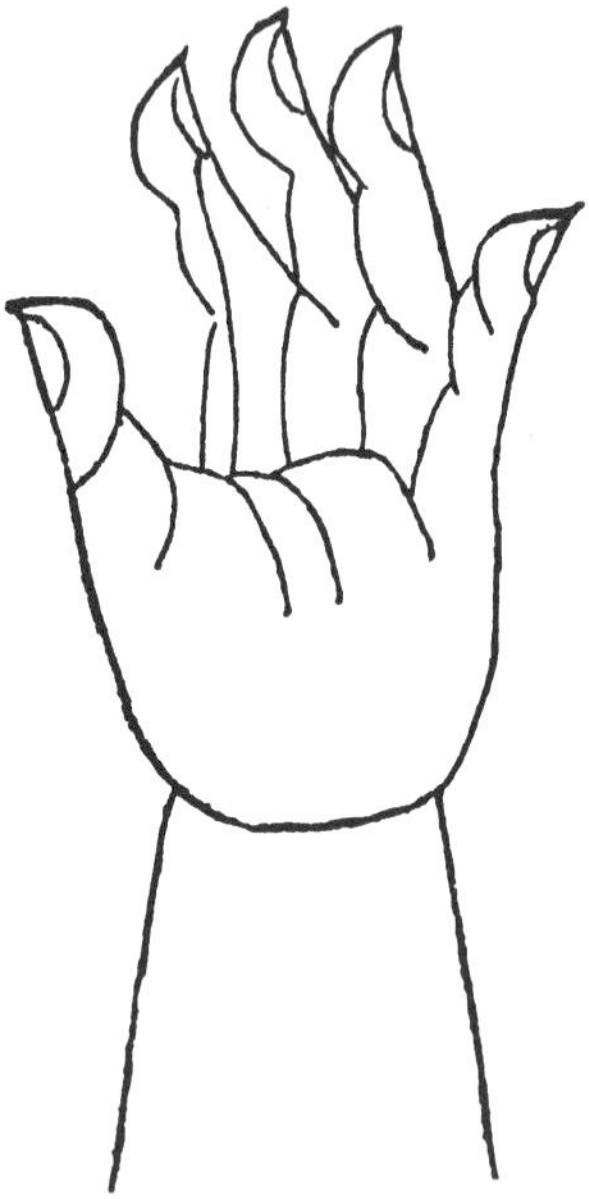

六筋

手の六筋は、親指辺りから裏に向かうのが原則なり。

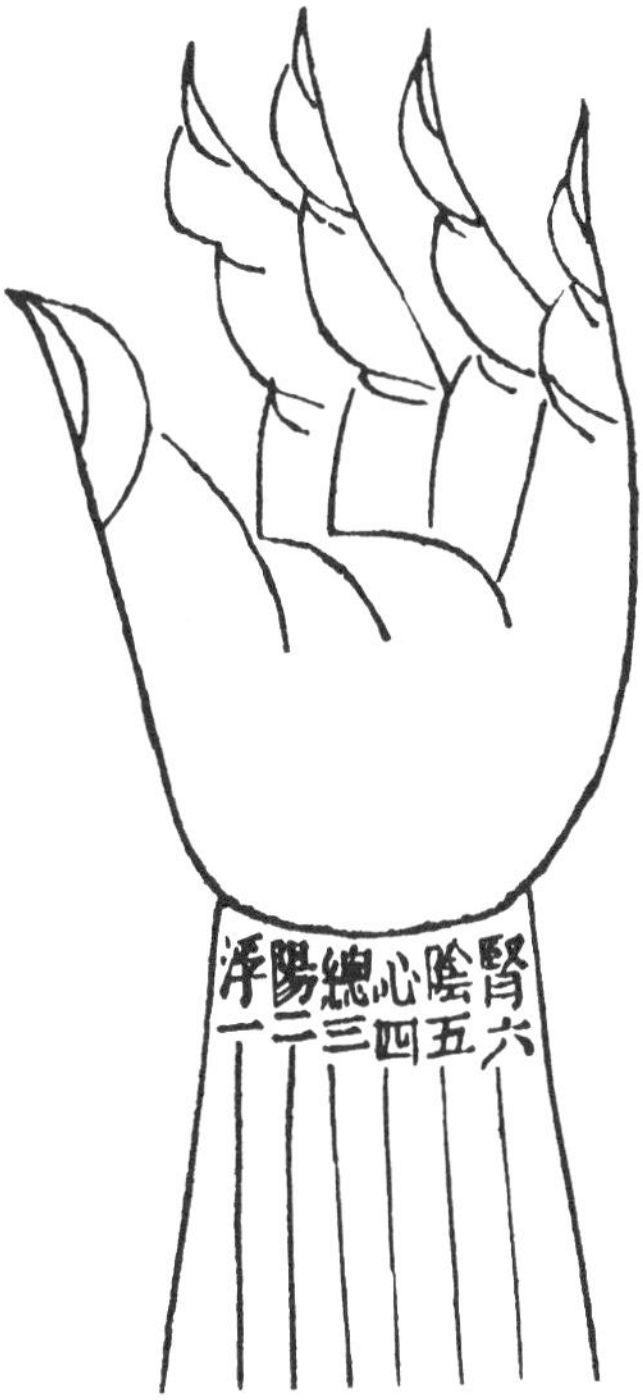

六筋図

第一、赤筋

浮陽で火に属し、心や小腸と対応する。霍乱を主治し、外は舌に通じる。異常になると燥熱なので、乾位へ向かって後退しながら指圧する。そうすれば陽が自然に散る。また横門下の本筋も指圧する。下の五筋も同じである。

＊霍乱は、腸チフスのようなもので、嘔吐して下痢する。

第二、青筋

純陽で木に属し、肝や胆と対応する。温和を主治し、外は両目に通じる。異常になると目が赤く渋り、涙が多くなるので、坎位へ向かって後退しながら指圧する。そうすれば両目が自然と明るくなる。

第三、総筋

中心に位置して土に属し、すべて五行で、脾や胃と対応する。温暖を主治し、外は四大板門に通じる。異常になると腸鳴、霍乱、吐瀉［嘔吐と下痢］、赤痢などとなるので、中界を後退しながら指圧する。そうすれば手足がスッキリする。

＊板門は手根部だから、四大板門は手足と思う。

第四、赤淡黄筋

中央に位置して境界となり、火と土を兼ね備えて、三焦と対応する。半寒半熱を主治し、外は四大板門に通じ、全身を循環する。異常になれば壅塞症状となるので、中宮へ向かって後退しながら指圧する。そうすれば元気が流通し、塞がりによる疾患が消える。

＊半寒半熱は、恐らく半表半裏のことで、寒熱往来。壅塞は塞がれること。

第五、白筋

濁陰で金に属し、肺や大腸と対応する。僅かに涼しいものを主治し、外は両鼻孔に通じる。異常になれば胸膈脹満したり、痰で頭がぼんやりするので、境界の後を後退しながら指圧する。

第六、黒筋

重濁で純陰であり、腎や膀胱と対応する。冷気を主治し、外は両耳に通じる。異常になればば羸痩や昏睡し、坎位へ向かって後退しながら指圧する。

内熱外寒は、浮筋を指圧して止める。冷えは、陽筋を指圧すると出汗する。さまざまなヒキツケは総筋を指圧して治せる。寒気は、心筋を指圧すると熱に変わる。発熱は、陰筋を指圧すると涼しくなる。内寒外熱は、腎筋を指圧して止める。

＊浮筋は赤筋、陽筋は青筋、心筋は赤淡黄筋、陰筋は白筋、腎筋は黒筋。

ポイント

三関に汗が出れば経絡を行く。発汗したら行気が先。
大腸から虎口まで推して下痢を止め、根源を断つ。
脾土を曲げれば補で、直は推す。飲食が進まねば、これが先。
瘧疾、赤痢、疲労、消痩、そして水様便、心窩部のシコリ痛も取り除く。
肺の指節と離を経て指圧し、離から乾へ向けて推すが、中間は軽く推す。
冒風、咳嗽、そして嘔吐に、この経は神効があって、千金の価値がある。
腎水の一紋は後谿であり、下へ推すと補、上に推せば熱を清め、
尿が出にくくて渋るときに清めると妙味があり、腎虚なら補うと特効がある。
六筋は脾肺の熱を専門に治し、全身の潮熱、便秘、
人事不省などで推せば病気が治り、ほとんど雪に湯をかけるような効果がある。

総筋と天河水は熱を除き、口中の熱気が舌を引っ張る、
心経の積熱が攻めた結膜炎に推せば、本当の妙訣だと分かる。
四横紋で、上下の気を調和させれば、喘息だろうが腹痛だろうが全て止まる。
五経紋は臟腑の気を動かし、八卦は胸をスッキリさせて痰を消すのに最高。
陰陽は寒と熱、大小便の不通と水様便の下痢を除く。
人事不省、赤痢が攻めたなどで救う秘訣は、尽きさせねばならず、
天門と虎口、斗肘を揉み、血が生じて、気の流れを正しくし、これらが妙手。
五指の爪や関節を指圧するとき、風［痙攣］があって、
それが驚き［ヒキツケ］によるものなら追求せねばならない。
小天心が腎水を生み出すので、腎水が虚して少なければ使わねばならぬ。
板門は呼吸が早くなって攻めるものを専門に治し、扇門は発熱による汗を通らせ、
一窩風は腹痛を除き、陽池は頭痛を止めるが専門、精寧穴は喘息を治療でき、
小腸は諸病をそよ風のように心地好くする。

＊『医学入門・風』によると、冒風はインフルエンザ。風邪を感受した軽いインフルエンザで、悪風、微熱、鼻詰まり、声が低い、頭痛、咳嗽を伴う。

招足訣

だいたい男児は左手右足を、女児は右手左足を指圧する。

男右脚。
女左脚。

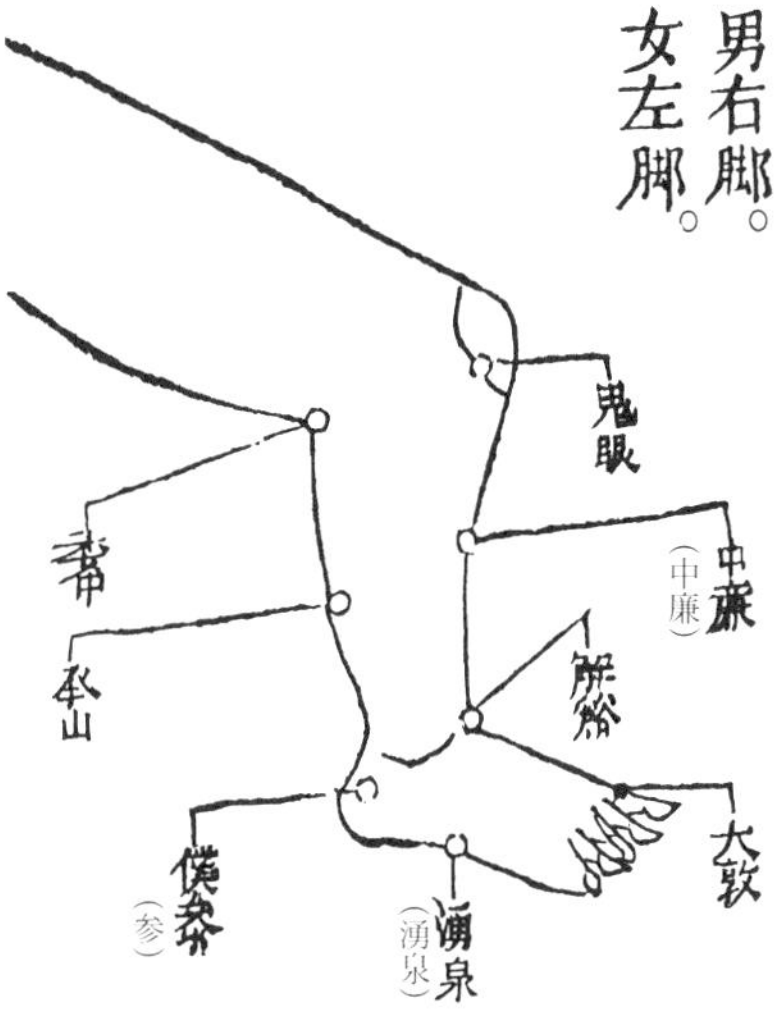

脚穴図

大敦穴：鷹爪驚を治す。本穴を指圧して揉む。

解谿穴：内吊驚を治す。仰向けにして本穴を指圧して揉む（別名を鞋帯穴）。

中廉穴：ヒキツケが急に起きたとき、指圧して揉む。

湧泉穴：吐瀉を治す。男児は左転で揉むと嘔吐が止まり、右転で揉めば下痢が止まる。女児では逆にする。

僕参穴：脚が痙攣してピクピクし、口噤するものを治す。左転で揉むと嘔吐を補う。右転は下痢を補う。またヒキツケたり、下痢したり、嘔吐したりでは、この穴と足の第三趾を指圧すると効果がある。

承山穴：ゼイゼイ喘いで発熱するものを治す。指圧して揉む。

委中穴：前を見ると飛びかかるものを治す。指圧する。

＊鷹爪驚とは、『幼幼集成』に「傷寒病の痙攣に、涼薬を誤用して津液を消耗したため筋脈が受損し、両手が勾のように痙攣するもの」とある。つまり掴みかかるように指を曲げるヒキツケ。

内吊驚は、寒冷の邪に傷付き、脾胃の虚寒により内臓が痙攣し、腹痛、泣く、身体を丸めて拳を握る、唇が黒くなるなどの症状が起きる。

中廉穴を図で見ると、どうやら上巨虚と下巨虚の中間のようだ。上巨虚は上廉、下巨虚は下廉という。

気吼は見あたらないので喘息と訳したが、吼は吠えることだから百日咳かも。

小児の様々なヒキツケを治す、按摩などの法

第一、蛇絲驚

飲食不節のため、労や鬱が精神を傷付け、舌を引っ張り、四肢が冷たくなり、口に母乳を含むと、噴いて青煙を上げ、腹には青スジが現れて咳き込めば、心経に熱がある。天河水を二百回推して、退六府と運八卦を百回ずつ、三関を推すのと運水入土、運五経、水底撈月を五十回ずつ。火を使い、胸の前を四回ほど焼き、亀頭を軽く一爪指圧し、蛇の脱けがらを使って四足を絡めばよい。

第二、馬蹄驚

肉食の毒により、熱が脾胃に溜り、四肢を乱舞させる。風により熱を受けた。三関、肺経、脾土を百回ずつ推し、運八卦を五十回、運五経を七十回、天河水を三百回推し、水底撈月と

飛経走気を二十ずつ、天心穴と総心の両筋を指圧し、手掌、肩の上、臍下、喉の下を一壮ずつ焼く。すると、その気は進むことも退くこともできないので、浮筋を指圧する。

＊天心穴は『小児按摩経』にあり、額の前で、天庭の下。ここの天心は、手掌の小天心だろう。

第三、水瀉驚

冷たいものを食べ過ぎて、乳食に傷付き、ひどく臓腑が冷えて、腹が鳴り響いて身体が柔らかくなり、唇が白くなって白眼を剥く。三関を百回推し、分陰陽と太陽を二百回ずつ推す。黄蜂入洞を十二回、手掌と臍、そして長強を五十回ずつ揉む。男は左、女は右手を揉んだ後、両頬車へ一壮ずつ、さらに背中で心臓の裏、総筋、脛の上を推したり摩擦する。

第四、潮熱驚

空腹や満腹のため食欲がなくなり、脾胃虚弱となって五心煩熱し、全身が熱っぽくてゼイゼイ喘ぎ、喉が渇き、いつも手足が痙攣して眼が赤い。三関を十回推し、肺経を二百回推し、推脾土、運八卦、分陰陽を百回、二扇門を二十回おこなって、汗をかきそうになったら、退六府と水底撈月を二十回ずつおこなう。

＊脾胃虚弱は、消化器系が弱いこと。五心煩熱は、内熱のため手足の裏と心臓が熱っぽいもの。

第五、烏痧驚

冷たい生モノを食べ過ぎたり、風に当たりながら物を食べたため血が皮疹に変わって、全身が黒くなる。青スジが顔を通り、腹が膨張し、口唇が黒いと五臓寒である。三関と脾土を二百回ずつ推し、運八卦を百回、四横紋を五十回、黄蜂出洞を二十回、二扇門と分陰陽を三十回ずつ、手掌と臍を五十回ずつ揉めば吐瀉を主治する。腹に青スジが出れば、青スジの上に七壮すえ、背中も施灸し、青スジの端に一壮、また一碗の黄土を粉にし、酢と混ぜて一鐘とし、それをヤカンに入れて炒めて熱したものを風呂敷で包み、小児の全身を擦る。頭から下へ推し、黒い皮疹を脚に押し込んだら、それを針を使って破り、火で手掌と足底へ施灸する。

＊五臓寒は不明だが、五臓熱が各臓腑による熱なので、恐らく各臓腑による冷え。鐘は量の単位で、六斛四斗に相当する。四心は、手心と足心。

第六、老鴉驚

乳食をしているとき驚き、心経に熱があるため、叫んで死んだようになる。三関を三十回推し、天河水を清め、脾土を補い、運八卦を各百回ずつ、腎水を五十回清め、天門入虎口、斗肘を揉み、大泉門、口角の上下、肩、手掌、足跟、眉間、心演、鼻梁に一壮ずつすえる。もし覚醒して呼吸切迫していれば大椎穴、吐乳なら手足の裏を指圧するか、脚や手に散麻を巻きつける。ヒガンバナの球根を太陽に晒して乾燥させ、オオバコを擦り潰した水で調えて、小児の心窩部に貼るか、小児に服用させる。

＊心演は不明だが、身体の部位の名前。膻中ではないかと思う。

第七、鯽魚驚

冷えによって驚き、風痰が固まって塞ぎ、乳臭さが絶えず、口から白沫を吐き、手足を揺らせて白眼を剥けば、肺経に病がある。三関と肺経を百回ずつ推し、天河を五十回推し、按弦搓摩と運五経を三十回ずつ、五指節を三回ずつ指圧し、虎口と大泉門の上、口角の上下に四壮ずつ施灸、心演と臍下に一壮ずつ。小児が半歳なら網を使って魚を取り、ぬるま湯で魚を洗って、涎と一緒に呑み込ます。一～二歳ならフナを粉末にし、焼いて灰にしたものを乳で調えるか、酒で調えて呑み込ませる。

第八、肚膨驚

食が脾土を傷めたもので、夜間の飲食が過ぎ、胃が消化しなくて、ゼイゼイ喘ぎ、腹に青スジが現れて膨隆し、白眼を剥いて、五臓が冷える。三関を百回推し、肺経を十回推し、脾土を二百回推して、運八卦と分陰陽を五十回ずつ、手と臍を五十回揉んで、按弦搓摩と精寧穴を十回、青スジの上に四壮。もし下痢ならば、長強の上に一壮。もし吐けば、心窩部の上下に四壮。脚の力がなければ鬼眼穴に一壮。手に力がなければ曲池傍らの曲がり目に一壮ずつ。首が座らねば、天心と臍の上下に一壮ずつ。口を開かねば心窩部に一壮。

＊ここの鬼眼穴は膝の外側。天心は『小児按摩経』にあり、額の前で、天庭の下。

第九、夜啼驚

甘いものや辛いものを食べて栄衛を消耗した。夜泣きするとき手足を痙攣させて、泣き声が出ず、ヒキツケが起これば心経に熱がある。三関を二十回推し、清天河を二百回、退六府を百回、分陰陽、清腎水、水底撈月を五十回ずつ。

第十、宿痧驚

夜になると意識がはっきりせず、意識がなくなって口眼歪斜となり、手足をピクピク跳動させて、寒熱が均一でない。推三関、退六府、補脾土を五十回ずつ。五手指の指圧と分陰陽を十回ずつ。按弦搓摩をする。

第十一、急驚［急驚風］

冷たい生ものを食べ、毒が蓄積して胃を傷つけ、肺中に風があり、痰が心経と心絡の間を包む。手は拳を握り、四肢を引きつらせてピクピクさせ、口眼歪斜となり、ヒキツケが起きると死ぬ。三関と脾土、運五経、猿猴摘果を二十回ずつ、肺経を推し、運八卦、四横紋を推すことを五十回ずつ。五手指の関節を三回指圧し、鼻梁、眉間、心演、総筋、鞋帯を、生姜を使って熱い油で拭くか、手首の陰陽を指圧する。

＊原文の便は就の意味。鞋帯は、靴紐を結ぶ場所なので解谿。

第十二、慢驚［慢驚風。慢性ヒキツケ、慢脾や脾風とも呼ぶ］

乳を飲んでいる間に、驚いて痙攣する。脾経に痰があり、歯ぎしりし、口眼歪斜、目を閉じ、手足を引きつらせてピクピクし、心間で煩悶する。これは脾腎が虧損して、慢性の瘧疾に驚かされたものである。三関を百回推し、脾土の補と肺経を推すことを二百回ずつ、運八卦を五十回、手五指の関節の指圧、赤鳳揺頭を二十回ずつ、天門入虎口と斗肘の按摩を十回ずつ、運五経を三十回。もし人事不省なら総筋と心穴を指圧するか、鼻の大小、手青スジの上を指圧する。もし心間が煩悶すれば眉間を指圧するが、指圧時間を長くする。両太陽と心演は、湿ったオシロイを油で熱したもので拭く。そして心窩部の上下を三壮、手足の裏を四壮ずつ施灸すれば、その気は進むことも出ることもしない。両手掌、肩の上、喉下を一壮ずつ施灸して焼く。

第十三、臍風驚［小児破傷風］

出産時に臍帯を切ったとき、臍内に風毒が入ったため、口から白沫を吐き、手足を引きつらせて、手は拳を握り、眼は左右に片寄る。この症状は、出産三日目の子か午の刻に発作が起きる。両眼尻が赤くなり、夜泣きし、口内や喉に白い泡ができるので、針で破って出血させれば治る。三関と肺経を十回ずつ推し、大泉門と臍を四壮ずつ焼き、喉下と心中を一壮ずつ。

第十四、弯弓驚

冷たいものや熱いものを飲食して、脾胃を傷めたため、冷痰が肺経を塞ぎ、手足が後ろに反り、泣き声が出ない。三関を推して腎水を補い、運八卦を百回ずつ、赤鳳揺頭、四横紋を推す、分陰陽を二十回ずつ、脾土を二百回推す。脚を後へ伸ばすなら、膝の上下に四壮、青スジの上に七壮、喉の下に二壮すえる。手を後ろに引くならば、内関を指圧する。

＊こうした痙攣は、痰が経脈に入って詰まらせ、筋脈が栄養できないために筋肉が痙攣すると考えている。そこで痰が病理物質となっていることが多い。

第十五、天吊驚

母が、風の当たる場所で乳を飲ませていたため、風痰が胃に絡まり、頭を後ろへ反らせ、足を後ろへ伸ばし、手は後ろへ突っ張れば、肺経に熱がある。三関を推して腎水を補うことを五十回ずつ、推脾土と分陰陽を百回ずつ、肺経を二百回推し、飛経走気を十回、総筋、鞋帯、喉下を一壮ずつ焼く、臍の周囲を四壮、大陵穴を一回指圧し、総穴を三回指圧する。もし眼が上を見て下がらねば、大泉門に四壮、両眉に二壮すえ、耳珠の下を指圧する。また総心穴を下へ指圧してほじくる。そして雨傘の一柄を支え、一羽の鵞鳥を傘の下に吊し、鵞鳥のクチバシを縛って涎を取り、小児に食べさせれば良くなる。

第十六、内吊驚

風に当たる場所に寝ていたため、風雨で眠り、風痰が盛んになって泣き声が止まらず、全身をガタガタ震わせて、顔が青黄色くなり、眼は内を向いて引きつる。脾経が発病して、心臓が下がらないものである。推三関と補腎水を五十回ずつ、肺経と脾土を推すことと分陰陽を百回ずつ、運土入水を二百回、按弦搓摩を五十回、竹瀝を小児に飲ます。手が縮めば、細茶と飛塩を二銭取って粉にし、皂角の粉を五分、黄蝋二銭、酒と酢を半鐘ずつ、ヤカンの中で混ぜて餅にし、心窩部に貼りつけて、一時したら薬を取り除いて筋をひっ繰り返し、膠棗三枚、杏仁三十個、銀磨水で餅を作って、手足の裏に貼れば安泰。

＊一銭は三グラム。細茶は分からないが、細かく砕いた茶葉と思う。飛塩は不明。分は〇・三グラム。鐘は量の単位で、六斛四斗。

第十七、胎驚

母が妊娠中に肉食して毒を受け、疲労や鬱を受けて出産した。力なくダラリとしていたり、硬直していたりするが、声の出ない者のようである。これは母の体内で、胎毒にあたったものである。三関を三十回、分陰陽を百回、退六府を五十回、飛経走気、運五経、天門入虎口、揉斗肘を二十回ずつ、五指の先を指圧する。それで覚醒しなければ、臍の周囲に四壮すえる。もし覚醒しても口を開けなければ、母乳で、小児の背中中央を揉む。もし腹に青スジがあれば、青スジの上を七壮、喉下に三壮すえる。

第十八、月家驚

妊娠中に風に当たって寝ていたり、寝てばかりいる、あるいは乳児が誕生して一カ月以内に風を受けたりして心窩部を痰が塞ぎ、生まれたときに目が赤くて撮口で、手は拳を握り、頭は左右に傾き、泣いても声が出ず、腹には青スジが浮き出て、半月ごとに腹が引きつる。母親が過熱調理したものを食べ過ぎるために起きる。三関と肺経を百回ずつ推し、運八卦と四横紋を五十回ずつ推し、双龍擺尾を二十回、中指の先、労宮、板門を指圧する。もし効果がなければ、青スジの上と胸の前に七壮ずつ、臍の周囲に四壮、百労穴に二壮ずつすえれば安らぐ。

＊撮口は臍風の一つで、口唇が収縮し、魚の口のようになっている。撮はつまむ意味。

第十九、盤腸驚

生ものや肉などを乳児に食べさせたため、臓腑を傷めて、腹が冷えて痛み、乳食を欲しがらず、痩せて力がなくなり、腹に青スジが現れて、目が黄色くなり、手に力がなく、六腑に寒がある。三関、脾土、大腸、肺、腎経を百回ずつ推し、運土入水を五十回、臍を揉んで施灸する。

第二十、鎖心驚

生ものや冷たい食品を食べ過ぎて、栄衛を消耗させ、鼻が鮮血のようになり、口が紅く、目が白くなり、手足の力がなくなる。生ものや冷たい食品を欲しがるのは、火が盛んなためである。三関を二十回推し、心経を三百回清め、退六府、分陰陽、清腎水を百回ずつ、運八卦、水底撈月、飛経走気を五十回ずつ行えば安心。

第二十一、鷹爪驚

乳食をしているときに驚き、夜に眠っているとき驚き、やたら両手でひっかいて、拳を握って開かず、上を見て泣き叫び、身体を震わせて、手の爪を下に向かせ、口を上に向けるのは、肺経に熱があって、心経に風がある。三関を二十回推し、天河水を二百回清め、推肺経と清腎水を百回ずつ、打馬過河と二龍戯珠を十回ずつ、天門入虎口と揉斗肘［斗肘を揉む］、手足の裏を指圧し、百会と労宮に一壮ずつ施灸、太陽、心演、眉間にも施灸し、湿らせた白粉で臍を一周とり囲み、大敦穴を揉むか施灸する。

第二十二、嘔逆驚

夜に眠っているとき冷えることが多く、生ものや冷たい食品を食べ過ぎるために、胃に寒邪が入って腹脹し、手足が冷たく、腹が痛くて鳴り響き、白眼を剥いて、乳を吐き出す。三関と肺経を百回ずつ推し、四横紋を五十回推し、鳳凰展翅を十回、心窩部と中脘に七壮ずつすえる。

第二十三、撒手驚

乳食が不適切で、冷たかったり熱かったりすれば、腹を傷付けて、寒気がしてから発熱し、足が痙攣して跳動させ、歯ぎしりし、白眼を剥いて、両手を広げて死んだようになる。推三関と脾土を百回ずつ、運土入水、運八卦、赤鳳揺頭を五十回ずつ、両手を合わせて、横紋の側面を指圧する。もし覚醒しなければ親指の先を指圧し、上半身と下半身の気閉には二扇門と人中穴を指圧する。呼吸が入りも出もせず、ゼイゼイ喘いで寒熱すれば、承山穴を指圧する。もし下痢があれば、症状に基づいて治療するが、まず承山と眉間を指圧し、そのあと総筋と両手背へ二壮ずつ施灸する。

第二十四、担手驚

湿気の多い場所で眠ったり、毒物を食べたため脾土を傷め、眼が黄色で口が黒、意識不明となり、指圧しても痛みが分からず、両手を後ろで担ぐようにして失神する。太陰と太陽を指圧し、三関、脾土、肺経を推すことと分陰陽を百回ずつ、黄蜂入洞を十回、飛経走気、天門入虎口、揉斗肘を二十回ずつ、眉間と大泉門に四壮ずつ施灸し、心窩部へ七壮、曲池へ一壮すえる。

＊コメカミの左が太陽、右が太陰。

第二十五、看地驚

乳食しているときに驚いたり、夜間に眠っているときに驚いたり、冷たいものや熱いものを飲食したため、両目は地面を見て、ヒキツケたとたんに失神し、口を歪め、手は拳を握り、頭を垂れて起こさない。三関を三十回推し、天河水を二百回、赤鳳揺頭を十回、脾土を八回推し、按弦搓摩したら、臍周囲と大泉門に四壮ずつ、喉の下に二壮ほど施灸する。皂角を焼いて灰にした粉を童便と尿碱に入れ、火で焙って乾燥させたものを大泉門に貼ると覚醒する。

＊童便は、十歳ぐらいの子供の尿。尿碱は、小便を乾燥させたもの。

第二十六、丫凳驚

木の叉に腰掛けいてるような両手の位置にする。三関を百回推し、二扇門と飛経走気を十回ずつ、分陰陽と運八卦を五十回ずつ、曲池と虎口に四壮すえる。もし子の刻に覚醒すれば助かり、ただ温水で拭き、大口の紋に施灸すれば安らぐ。

第二十七、坐地驚

地面に座っているようである。三関を推し、委中を揉み、臍と鞋帯を揉むことを百回ずつ、二扇門を十回、そして桃の皮、生姜、飛塩、香油と散韶粉を一緒にして拭けば安らぐ。両膝、内関と外関、長強に施灸する。

＊香油はゴマ油。散韶粉は、恐らく韶子という植物の粉末。鞋帯は解谿。

第二十八、軟脚驚

力のない足を、後ろに向けて振り回す。臍を揉み、尺骨と橈骨の茎状突起上側のシワへ二壮ずつ、臍の周囲へ四壮、喉の下へ三壮すえる。

第二十九、直手驚

両手を広げたようにして失神し、まっすぐに手を垂らす。まず眉間を推して四壮すえ、三関を推して曲池を回すこと五十回ずつ、一窩風を百回揉み、そのあと総筋と手背に四壮ずつすえる。

第三十、迷魂驚

意識がなくなって人事不省となり、周囲のことが分からない。推三関、運八卦、推肺経、清天河水を百回ずつ、補脾土を五百回、鳳凰展翅を十回、天心、眉間、人中、頬車を指圧したあと、心演と総筋、鞋帯へ一壮ずつすえる。

＊天心は『小児按摩経』にあり、額の前で、天庭の下。鞋帯は解谿。

第三十一、両手驚

両手の指の叉を前に向ける。両手を指圧したあと、心演、総筋、大泉門へ施灸すると治る。

第三十二、肚痛驚

泣き声がやまず、手で腹を抱え、身体をよじる。三関を推し、脾土を補い、二扇門、黄蜂入洞、大腸経を推す、臍を揉む、長強を揉むことを各百回ずつ。翌月にも発作が起こり、腹が引きつれれば、神闕を線香一本で焼く。それで治らねば臍の周囲に四壮。

補足

第三十三、孩児驚

手足を縮めて、笑ったあとで泣き、眼が光り、紅筋や白筋があれば治りにくいが、紫青筋なら問題ない。太陰穴と太陽穴を指圧し、一束の黄麻［ジュート］を焼いて灰にしたものを鼻中へ吹き込む。それで覚醒しなければ中指を指圧する。

＊太陰穴は、顔の図にある。太陽穴の反対側。

第三十四、臍風驚

太陰穴と太陽穴を指圧する。太陽日に紅ならば、濃厚な酢一鐘を韶粉と一緒に煮詰め、紅脈の各所に塗って治す。太陰日に紅ならば、長強に施灸し、天心穴へ一壮すえる。嘔吐なら横門を指圧し、下痢なら中指を指圧する。旧暦で奇数日を太陽日、偶数日は太陰日とする。黄麻を焼いて灰にしたものを鼻中へ吹き込み、中指を指圧する。

＊鐘は六斛四斗。韶粉は、恐らく韶子という植物の粉末。

第三十五、水驚

眼を翻して白眼となり、目尻が赤い。韶粉、飛塩、植物油を煎じて乾かし、心窩部と手足の裏を揉み、眼角、天心穴、太陽穴、太陰穴を三〜五回指圧してほじくれば治る。

第三十六、肚脹驚

夜泣きして、腹に青スジが浮き上がり、腹がパンパンに膨れる。生姜、韶粉、桃皮、飛塩を一緒にし、眉稜と眉間を拭く。そして眉間、太陽、大泉門に四壮ずつ、喉下に一壮、心中に三壮、臍の周囲に四壮すえる。

ヒキツケが起きたら、筋を指圧する。まず主となる病穴を三遍ほど指圧し、そのあとで諸穴も三遍ほど指圧して揉む。毎日三〜四回ほど指圧すれば、その病は消える。

諸穴の治療法

中指先の一節の内側横紋を指圧すれば、下痢を止める。二回指圧して揉む。

陽谿穴は、下へ推して払う。乳児の下痢を治す。女児では逆にする。

大陵穴の後ろ五分は、総心穴である。天吊驚を治す。下へ向けて指圧してほじくる。看地驚なら上へ向けて指圧してほじくる。女子でも同じ。

板門穴は、外へ向けて推せば、熱を下げて百病を除く。内へ向けて推せば、四肢が引きつって跳動するものを治す。手親指を使うものを龍入虎口という。手で小児の小指を捻るものを蒼龍擺尾と呼ぶ。

ヒキツケでは、第一趾を揉み、第三趾の爪を少し指圧する。

病症の死生歌

手足は、すべて脾胃の気と符合する。
眼精は、腎と精神が通じる。両耳は均一に引っ張ってバランスがとれる。
上半身と下半身の理屈を知れば明らかである。
ただちに小児が覚醒してこそ無事であり、中指で手掌の内側を捜す。
沢山の青気なら人は元どおり、口を閉じて、目が光れば、命が危ない。
口眼歪斜の人は救いやすく、手足の反応がなければ慌てない、
天心一点は膀胱の引きつり、排尿困難の重い痛みは治しがたい。
丹田、これがもし腎気が断たれ、尿が出なかったり渋れば、その子供は長くはない。
天河水で腎水を清めるとよく、すぐに黒白の衝動が休まる。

手掌内側が冷たければ救いがたい兆候、手足が痺れて冷たければ、必ず人が死ぬ。
陰嚢が硬くて吐気が冷たければ必ず昏睡、紫上のスジを指紋の上に捜す。
陰嚢が硬くて呼吸が荒かったり、あるいは大きかったり小さかったりし、
目が黄色くて指が冷たければ調停が必要。
腎経で、肝胆と腎は連絡し、寒暑が交互に発作を起こして苦しい。
臍の上下は、すべて火に頼っており、白目を剥いて、
手が引きつっていれば、しばらくは安心。口中から出る気に熱があれば難しい。
そばの人に驚いて、嘆いて傷付き、スジが横紋を通っていれば救いやすい。
もしスジが坎離にあれば、人が必ず死ぬ。
嘔吐や下痢は、みなスジが上に転じることによる。横門四板に火を下げて、
天心穴で上下に分け、さらに茎状突起を焙る。
鼻は肺経と繋がっていることを知らぬものが多い。
ヒキツケで仮死状態の子供の顔の上を通る。
火が強ければ経を傷付け、心上を刺す。
象牙色でウワゴトがあれば命門の病。

喉が腫れ、心臓を引っ張り、ゼイゼイ喘げば、死の兆候と分かり、人の縁を捜す。鼻水と口に黒スジがあって無脈なら、命は南柯大夢のあたり。

＊天心は『小児按摩経』にあり、額の前で、天庭の下。「南柯大夢辺」は、ある人が夢の中で、大槐安国の柯南太守になり、エリート街道まっしぐらであったが、夢から醒めれば、大槐安国とは自宅の南側に槐の木があり、その下にある蟻の国であったという話。ぬか喜びの意味。

三関の弁別

小児の三関が青ければ四足驚。三関が赤ければ水驚。三関が黒ければ人驚。三関を通過する脈があれば、それは急驚の症で、必ず死ぬ。ほかの症も推測できる。

風関が魚のトゲのようで青ければ治りやすい。これは初めてのヒキツケである。色が黒ければ難治。気関が魚のトゲのようで青ければ、疳疾［栄養不良］、労［疲労性疾患］、発熱が主で治りやすい。八宝丹を用い、服用するたびに柴胡と黄芩を加える。色が黒ければ難治。命関が魚のトゲのようで青ければ、虚で、風邪が脾に付着している。紫金錠を用い、服用するたびに白朮と茯苓を加える。色が黒ければ難治。

風関に針が垂れたようで青黒ければ、水驚で治りやすい。気関に針が垂れたようなら疳疾が主で、肺に熱も溜っている。保命丹を用い、服用するたびに灯心と竹葉を加える。命関にあれば死症である。

風関に水の字のようなスジがあれば、横隔膜の上に痰があり、さらに虚と積滞がある。大便と一緒に出すとよい。気関に水の字のようなスジがあれば、驚風が肺に入っていて、咳嗽して顔が赤い。体前丹を用いる。命関に水の字のようなスジがあれば、驚風と疳症が主であり、力の限りヒキツケる。蘆薈丸を用いる。三関を通過して色が黒ければ不治。

風関に乙字のようなスジがあれば、肝驚風が主である。気関に乙字のようなスジがあれば、急驚風が主である。命関に乙字のようなスジがあれば、慢驚脾風が主である。青黒ければ難治。

風関に曲がり虫のようなスジがあれば、疳疾と積聚が主。

嬰児や児童の雑症〔傷寒以外の病気〕

潮熱の処方

口内炎や五心煩熱があるかどうかに係わらず、呉茱萸を八分、灯心〔イ草〕一束を水と混ぜて潰し、餅を作って貼り付ける。男は左、女は右の足の裏へ貼って包む。薬を取り去ったら、三関を十回推す。

一、**虚瘧**

補脾土を四百回、推三関、運八卦、推腎経、推肺経、清天河水を三百回ずつ。

二、**食瘧**

推三関と運八卦を百回ずつ、清天河水を二百回、推脾土を三百回、推肺経を四百回。

三、**痰瘧**

推肺経を四百回、推三関、運八卦、補脾土、清天河水を二百回ずつ。

四、**邪瘧**

推肺経を四百回、三関と六府を三百回ずつ推し、運八卦、補脾土、清天河水を二百回ずつ。

それぞれ症状によって加減し、五臓は四指、六腑は二指の片側だけを指圧する。

五、血と膿が混じる下痢で、気候が不順なため発病する

生姜汁、オオバコ汁を使い、ざっと推三関、退六府、清天河水、水底撈月、分陰陽をおこなう。

六、噤口痢

運八卦、開胸、陰陽、臍を揉む。推三関、退六府、大腸経を推すこと百回ずつ、清天河水を四十回、推脾土を五十回、水底撈月を十回、鳳凰展翅をおこなう。瀉にはニンニクを使って推す。補脾土には生姜を使って推す。

＊噤口痢は、下痢して飲食できないもの。

七、頭疼

推三関、分陰陽、補脾土、大腸経を揉むことを百回ずつ、灸七壮、陰池を百回揉む。止まらねば陽池を指圧する。

＊陰池は、手掌で、腕関節横紋の上一寸、橈側手根屈筋腱の橈側縁。ほぼ第一中手骨底部。

八、腹痛

推三関、分陰陽、補脾土を百回ずつ、臍を五十回揉む。腹脹すれば大腸を推す。それで腹脹が止まらねば承山穴を指圧する。

九、湿瀉不響

退六府、臍と長強を揉むことを二百回ずつ、分陰陽、脾土を推すこと百回ずつ、水底撈月を三十回。

＊湿瀉は、湿邪が脾を障害して起きた下痢。響は腸鳴。

十、冷瀉響

三関を二百回推し、分陰陽を百回、脾土を五十回推し、黄蜂入洞、臍と長強を揉むことを三百回ずつ、天門入虎口と斗肘を揉むことを三十回ずつ。

十一、口内の走馬疳を治す

歯の上に白い粒があれば、退六府と分陰陽を百回ずつ、水底撈月と清天河水を三十回ずつ、鳳凰展翅をおこなう。まず推し、そのあとで黄連、五倍子を煎じ、ニワトリの羽につけて口の中を洗う。

＊走馬疳は、歯茎の腐るもの。口内炎のこと。

十二、小児の眼が光り、指が冷たい

酢一鐘、皂角一カケを焼いて灰にして粉末とし、心窩部へ貼る。もし嘔吐したら薬を取り去り、緑豆七粒を水に浸して粉末にしたものを尿碱と一緒にして餅を作り、大泉門へ貼る。

＊鐘は六斛四斗。緑豆はモヤシ豆。尿碱は尿酸カルシウム。

十三、小児の四肢が冷たい

明礬を一銭半、炒めた塩を三銭、黄蝋二銭を臍に貼る。もし呼吸が切迫すれば、竹瀝を服用させる。

＊一銭は三グラム。

十四、小児の全身が発熱して下がらない

明礬一銭を玉子の白身に均一に溶かし、手足の裏へ塗ると熱が下がる。もし下がらねば、桃の種七個を、半鐘の酒に混ぜて擦り潰し、鬼眼へ貼るとよい(鬼眼は、膝眼の下陥中)。

十五、小児の腹が膨れ、喉が渇いて眼が光る

生ショウガ、そしてネギの白い部分一つずつ、半鐘の酒と一緒に擦り潰して呑めば、眼が光らなくなる。また適量の雄黄を焼いて熱くし、臍の上に置いて揉めば安らぐ。足が痺れたら、散麻を煎じたもので手足の裏を揉む。

十六、小児の排尿障害

黄土一塊り、皂角七個を焙って粉末にし、酢と黄土を一緒にして炒めたあと餅にし、長強に貼ればよい。

十七、小児の全身浮腫

胡椒、餅米、緑豆を七粒ずつ、黄土七銭、醋一鐘を炒めて風呂敷に包み、それで全身を拭けば浮腫が退く。

十八、小児が口を開けない

一銭の朱砂を粉末にし、鼻の中へ吹き込めば安泰。

十九、小児の咳嗽

中指の基節骨［中手骨の次］を三回指圧する。もし眼が下を向けば手足の裏を指圧する。

二十、小児が身体を跳動させる

腎筋を推したあと、手足の裏を揉む。

二十一、小児が喉中をゴロゴロ鳴らす

親指の末節を指圧する。

脈診の歌

小児の病気は、脈で診察する。
一指を三関に当て、情報を取る。
浮洪は風が盛ん、数はヒキツケが多い。
虚冷では沈遅、実ならシコリがある。
小児が一歳から三歳なら、一呼吸で八至とする。
だから九至は不安、十至は切羽詰まる、長短大小は邪が掻き乱だす。
小児が緊脈なら風癇、沈脈なら気化が難しい、腹痛で緊弦牢実なら便秘、
沈で数なら骨の熱、小児の脈が大ならば風熱が多い、沈重の原因は乳食の停滞、
弦長の多くは胆肝風、緊数はヒキツケで四指の痙攣。
浮洪なら胃が焼かれるよう、沈緊は腹痛が止まらず、
虚濡は気哽とヒキツケ、脈が乱れていれば下痢が多く、大便の血。
前が大きく後ろが小さいのが児童の正常な脈、
前が小さくて後ろが大きければ必ず気嘔、四至で洪が来れば煩満して苦しい、

沈細は切るような腹痛、滑は露湿や冷えに傷付けられた、弦長は客忤とはっきり分かる、五至は夜が深くて昼が浮大、六至は夜が細くて昼が浮と別れる、息数の中和は八～九至、これが仙人の残した明解な歌訣。

＊ここの三関は内容から、風、気、命ではなく、寸、関、尺。だが、小児は脈の長さが小さく、指一本でしか測れないので、寸関尺はない。「沈而数者、骨中寒」が原文だが、数なら熱なので改めた。気哽とは気鞕のことで、咽喉部や舌が硬くなること。『霊枢・寒熱病』に記載。原文は「気咽」だが、そのような病名はないから気嘔の間違い。気嘔は様々な原因で、食べると吐くもの。客忤は、小児が突然に痙攣するもの。

病気識別の歌

虎口の気紋脈を知りたければ、指を逆さにして紋を見て五色に分ける。
黄紅は安楽で、五臓が和む。
ぼんやりと紅紫なら損益がある。
紫青は食に傷付けられて虚煩する。

青色ならば悪症候。
その間が突然に黒ければ、優れた医者でも肝を潰す。
それが一直線に風関へ達すれば、速さと長さで二つに分ける。
もし槍衡射ならヒキツケであり、細かく分けると数種類。
角弓反張なら裏が良くて、外なら悪く、順証と逆証が混じりあっていれば難しい病気。
二叉の長短なら救われる。
このように医者は細かく見る。
男児が二歳なら嬰児と呼び、三歳〜四歳なら幼児である。
五〜六歳は年少で、七〜八歳は論文に向かう。
九歳は童児で、十歳は稚子。
百病による関格では、その原因を弁別する。
十一歳の癲癇は癲風、疳疾は労病と同じく攻め、痞癖は必ず沈んで積もった徴候。
その退かせ方は潮熱と異なる。
まず手掌の熱を診て、身体に熱があると知る。
腹が熱くて身体が冷たければ、食に傷付けられたに決まっている。

足が冷えて額が熱ければ風邪を感受した。
額が冷たく足が熱ければヒキツケ、デキモノや湿疹ができたときは耳の後ろが紅い。
小児の積は崩すとよい。
傷寒の二種は解表が先。食瀉の時は、積があるとよい。
冷瀉では脾を温める。
小児の臓腑を渋らせるには、まず帯傷散を与える。
子供が何もないのに突然叫べば、これは驚風ではなく天吊驚。
叫んで呼吸が速くて粗ければ、誤食により熱毒が心竅を塞いでおり、
腹が引きつったあと腹が下れば脾を和ませる。
もし驚癇なら本当に笑いに堪える。
下痢で気張って眉にシワを寄せ、
気張らねばシワが寄せられないと腸風である。
冷熱が不調なら赤白に分ける。
脱肛は毒熱が攻めたもの。
十二種の下痢は何が悪い、噤口と刮腸は大きく違う。

孩児が病気でなければ下剤をかけてはならない。
寒熱で自汗があれば自然に下痢する。
元気がなくて大泉門が凹み、手足が冷たく、乾嘔があって気虚で、
精神は恐がり、虫を吐いて、顔が白く、頭髪は枯れたよう、栄養不良で痩せて、
潮熱があり、消化不良、鼻詰まり、咳嗽、虚痰、脈が細い、腸鳴、
煩躁［もがく］、いぶかる、ほかにも疾病があれば速く通じさせるとよい。
腹内の物を出したとき、邪が心の上から離れる。
子供が熱い物を食べて下しても問題ない。
顔色が赤、青、紅で、呼吸が粗く、脈が弦で紅色なら腹に熱があり、
オタフク風邪、喉の痛み、尿が湯のように熱い、大便が硬い、
腹の膨満、脇肋の膨れ、手足の浮腫、夜泣き、全身のオデキ、
腹がシクシク痛む、そうした症状に排便させて下すと必ず治るので良い。

＊関格には三つの意味があり、『傷寒保命集類要・関格病』には、小便不通が関、嘔吐が止まらずを格で、併せて関格と呼ぶ。また『霊枢・終始』には人迎と寸口脈が極めて盛んとある。『霊枢・脈度』には陰陽ともに偏盛とある。ここでは小便不通と嘔吐と解釈する。

癲風はないが、癲癇と風が痙攣なので同じ。疳疾は栄養不良。労病は慢性結核。食瀉は、食べ過ぎによる下痢。冷瀉は、冷たい不衛生なものを食べて起きた下痢。腸風は血便。イボ痔などによる。「冷熱が不調なら赤白に分ける」とは、赤は出血させる熱、白は膿で氷らせる寒。噤口は食べない下痢で、刮腸は消化不良。直腸とも呼ぶ。乾嘔とは嘔吐して何も出ないもの。虚痰は、脾虚のために水液代謝ができず、溜ってできた痰。

諸症状に対する治療法

胎寒：嬰児が三カ月して胎寒となり、足を曲げて伸ばせず、両手は拳を握り、口が冷たく、腹脹し、身体を震わせて昼泣きが止まらなければ、夜間に温める。

＊胎寒には二つの意味がある。一つは妊婦が寒邪を感受して、寒気が子宮へ入り、胎児へ伝変して胃腸が弱くなったもの。もう一つは妊婦が寒邪を受けて発病するもの。ここの症状は胎児のものなので前者。寒邪が胃へ入ると実証となって腹脹する。原文の熬煎は苦しむという意味もあるが、治療なので温めると解釈する。

胎熱：誕生して三十日以上で、一月あまりの嬰児が、目を閉じて瞼が腫れる症なら百回推す。いつも呻吟して火燥が起きれば、それは胎熱に違いない。

＊胎熱にも二つの意味があり、一つは妊婦が辛いものを食べたり、母親が熱病にかかって熱毒が胎児を傷付けたもの。もう一つは出産前に母親が両目を失明すること。前者。百推が可推となっている書物もある。どちらが誤字か分からないので百とする。

臍から破傷風菌が入る：風邪が早くも臍帯から入れば、七日の間に吉凶が現れる。もし臍や口の中に色があり、声が悪くて口臭があれば悪性。

出べそ：嬰児が生まれて十日あまり、臍が飛び出して浮くのは大病ではない。汚水が体内に停滞したためである。徐々に薬を使って消してゆく。

夜泣き：夜泣きは、四症のヒキツケのうちの一つである。涙が出ずに明かりを見つめ、熱でもがき、顔が青っぽくてツヤがあり、臍の下が冷たく、睡眠中に急に泣くのは精神が掻き乱されるからである。

急驚［急性ヒキツケ］：顔が紅く、卒中になり、全身が発熱し、唇が黒く、歯を食い縛り、気絶したようになって、白眼を剥いて震え、喉に痰がある。これを急驚と呼び、容易に解決する。

＊卒中は、急に意識がなくなるもの。

急驚［急性ヒキツケ］：急驚のあとでマラリアのようになるのは、風邪を外感した気虚である。表の邪気を奪い、脾と胃を和ませれば、寒熱は消える。

慢驚［慢性ヒキツケ］：陰が盛んで陽が虚し、すでに病が深い。嘔吐と下痢したあと眠り、黒目を上へ揚げ、意識がぼんやりし、押すと身体が軟らかく、ひどく涎を流す。こうした症状があれば明らかに慢驚である。

震えの症：震える症では、必ず急驚と慢驚を区別せねばならぬ。また気欝により意識がぼんやりしていれば、気を寛くするとよく、気が下がれば震えは自然に止まる。

風による病：さまざまな風は、熱と一緒になって皮膚へ入る。邪が凝結すれば、すぐに取り去ることが難しい。頬が腫れたら喉や舌が腫れないよう防がねばならず、風熱を排除したければ、外部に薬を塗るとよい。

腹のシコリ：頭痛と発熱して、腹が少し膨れ、足が冷たく、意識がぼんやりし、ただ眠るのが好き。これは食に傷付けられたもので、脾気が弱い。ぐずぐずしていると悪く、まず表を先に治療する。

嘔吐と下痢：脾虚で、胃が弱いのが原因。食べた水穀が和降せず、運化しないため、邪に妨害されて水穀の清濁が分けられず、嘔吐と下痢になる。長引けば虚弱になり、痙攣するようになる。

傷寒：傷寒の症状は様々だが、一律に推すと難が救える。両目が紅くてクシャミし、呼吸が粗くて発熱すれば傷寒。

インフルエンザ：インフルエンザは発熱し、頭痛がして、両頬が少し紅く、鼻水が多くて全身に汗をかき、咳嗽もある。これは傷風の症で、調和しやすい。

夾食：鼻水や頭痛と同時に嘔吐があり、顔は紅や白と一様ではない。これは傷食のうえに傷寒が加わったもので、発表［発汗させて表邪を解く］すると効果があり、下にシコリがある。

＊夾食傷寒は『幼幼集成』に、まず傷寒があったあと飲食で傷付いたり、飲食の停滞のあと風寒を感受したものとある。消化器系の症状が加わったもの。

夾驚：身体に少し熱があり、煩躁して安眠できず、意識がはっきりしない。これはインフルエンザに寒を感受した症で、やはり解表してから心を安寧する。

＊夾驚傷寒は聞いたことないが、ヒキツケを伴った傷寒。

赤白下痢：小児の下痢では、細かく尋ねて推す。ただシコリ［積］のため発生したものではなく、冷えや熱など色々異なるものの、腸を寛くして胃を調えれば医術に明るい。

＊赤白下痢とは、赤が血、白が膿で、血や膿を下痢するもの。

五痢：下痢が五色となっていれば、どうして聞くに耐えられよう。長引いて意識がぼんやりし、頭痛や腹痛がもっとも苦しければ、小児の命を保ちがたいと分かる。

五疳：五疳では、五臓に分けて診る。治療は、詳しく調べれば難しくない。もし顔が黄色く、肉が痩せ、歯が焦げたように黄色く、髪が脱け落ちれば疳疾である。

＊五疳は、五臓に分類した疳疾。肺疳、脾疳、肝疳、腎疳、心疳。

走馬疳：走馬疳は、傷寒の毒に似ている。顔がテカテカして浮腫となり、胸はゼイゼイ喘ぐ。もし歯が焦げたような色で、頬内に血があれば、それが本当の走馬疳である。

＊走馬疳は、歯茎が腐って歯が抜け落ちるもの。牙は前歯のこと。

脱肛：肛門が飛び出して顕になり、長いこと引っ込まない。それが風で傷付けば、さらに悩みの種となり、重くなれば脾胃へ伝変する。寒熱を詳しく調べれば治りやすい。

様々の疝気：もともと疝気には、それぞれ名前がある。熱気に傷付けられて侵入されたものは、始めに芍薬烏梅散、匀気金鈴、五霊を使うものと三つに分ける。

＊疝気は、一般的には鼠径ヘルニアだが、下腹部の痛みを意味することもある。

咳嗽：咳嗽は、冷咳と熱咳に分けるといっても風が関係している。肺が風寒を感受したものは、眼瞼が浮腫となり、痰が盛んで喉から痰鳴がする。水遊びするのは汗が乾かないことが原因。

小児喘息：小児喘息は、泣くような声となり、すっぱいものや塩辛いものを食べては乱れる。肺風から水湿に傷付けられ、風冷熱が凝集したものは治しやすい。

＊肺風とは肺炎のこと。

腹痛：腹痛の始まりは一つではなく、癥瘕と痃癖だけではない。似たような症状が色々あるので分析し、もっとも詳しい言葉を選ぶ。

＊癥瘕は下腹部のシコリ、痃癖は横腹から脇腹にかけてのシコリ。

口内炎：心や脾胃の熱が、上部を薫蒸し、舌と歯根の肉が腐って傷付き、口臭が承漿にて両側に分かれる。アフタは治りやすいと言っても四処方ある。

＊口内炎は、後頚部の凝りで起きるため、口の中心から左右に分かれる。ひどい口臭だが虫歯はない。風池や完骨へ刺鍼して三叉神経などを緩めれば治る。

目の疾患：生まれてから十日あまり、目が紅い。その原因は、腹が熱と風を感受したことによる。肝心の熱を冷やす薬がもっともよい。疝気や天然痘があれば、別に攻めるとよい。

重舌：嬰児が受胎したときに邪熱を受け、熱が三焦を塞ぐと重舌となる。あるいは鵞口瘡となって悩む。薬を使い、さらに鍼で裂を刺す。

＊重舌は、舌下の血管が膨れて、舌の下に舌があるように見えるもの。鵞口瘡は『幼幼集成』に「口内で白屑が舌中にできて、ガチョウの口のようになったもの」とある。感染による口腔炎。「裂を刺す」の意味は不明だが、患部を刺すことと思う。

陳氏の経脈の色識別歌

小児では、必ず三関脈を診る。風関、気関、命関をキチンと調べる。
青、紅、紫、黒、そして黄色の紋、屈曲したのを開けば、まっすぐな針のよう。
三関を青スジが通れば四足驚、水驚なら赤色のスジと誰でも分かる。
人驚は黒色、紫は下痢、
黄色は必ず雷驚(これは仙人に授かった歌訣と異なり、さらに効果がある)。
ただ青紅紋の一線は、母乳で脾を傷めた驚熱で現れる。
左右の手に三本なら、肺に風が侵入して痰ができたもの、
そのとき傷寒となれば咳嗽に変わる。
火のように紅ければ下痢、黒が混じれば下痢の色も黒。
もし紋が乱れて様々に変化していれば、慢性の重病で起きられず短命となる。
赤くて流珠のようならば横隔膜に熱があり、三焦不和で、煩悶してシコリ、
嘔吐や下痢して腸鳴し、知らぬうちに便が漏れておれば、
六和湯を当てるのが本当の口伝。

環珠と長珠の二つの形は、脾胃虚弱で心窩部が膨張し、
食べたものが積滞し、消化できずに腹痛するが、消食化気薬で解消する。
来蛇と去蛇の形も違う。
冷えによるシコリや内臓が冷え、精神の極度な疲労があるので、
必ず胃を養わねばならず、香砂を倍量に加減すれば、すぐに薬の効果が現れる。
弓が裏へ反る形、紋が外の形は、寒熱の邪を感受して元気がなく、
尿が赤ければ驚風［ヒキツケ］もあり、癲癇と似ているが、意識ははっきりしている。
槍形、魚刺、水字紋は、風痰で震え、燃えるように発熱する。
まず升麻連殻散を呑ませ、次に大柴胡と小柴胡を服用させる。
針形が関を通過し、爪まで達していれば、
すべて発熱によるヒキツケで、アレルギー喘息ではない。
驚膈嗽と同じく防風通聖を使って次第に調えれば乱雑がなくなる。
医者に、この一篇が分かれば、小児の症候は難しくない。
口伝を心に授けて故郷へ帰れば、着いたところで効果が得られ、その効果は仙人並み。

この歌訣は、除氏の水鏡訣の内容である。

陳氏は、それを推し広げ、その便利な部分だけを取って朗読した。

＊風肺という病名はないので、肺に風邪が侵入したもの。臓寒は不明だが、臓寒瀉や臓寒腹脹はある。臓寒瀉は臍寒瀉とも呼び、臍帯から寒邪が入って臓腑に伝変したもの。臓寒腹脹は腹脹して冷えるもので、陽虚により内臓が寒を受けて起きるもの。風痰は、風熱によって水液が煮詰められるため、粘稠になった痰。それが経絡に詰まって栄養されないため筋脈が痙攣する。驚膈には、驚膈吐と驚膈嗽があるが、ここでは驚膈嗽のことで、小児が驚風により、咳と共に粘稠な黄痰を吐くもの。

虚実の二症を論じる歌

実症：両エラが赤く、便秘して堅く、小便が黄色や赤が続き、ゼイゼイ喘いで、脈が速く、呼吸が多ければ、冷薬を使って治療できる。

虚症：顔がテカテカして白く、便に青が多く、腹が虚して膨れ、頻繁に嘔吐し、目が青色、脈は微で沈細なら冷痰なので、熱を使って治療できる。

五言歌

心驚は印堂に現れ、心積では額の両側が広く、
心冷は太陽に現れ、心熱では顔や頬が化粧したように紅くなる。
肝驚は髪際に現れる。
脾積では唇が焦げたように黄色、脾冷では眉間が高い、脾熱は大腸を侵す。
肺驚は髪際に現れ、肺積は髪際が当たり、肺冷は人中を見よ、肺熱は顔のエラの傍ら。
腎驚は耳前の穴、腎積は眼瞼が居場所、腎冷は額の上が熱い、腎熱は赤緑。

＊心積は伏梁で、腹直筋の硬直。心冷は『新針灸大成』に心拍数低下とある。心熱は心陰虚による内熱。脾積は胃のシコリ。脾冷は消化不良。脾熱は脾熱多涎とあり、『太平聖恵方』に「小児で涎が多ければ脾熱」とあり、風熱が脾胃に結んで脾の運化が悪くなり、湿が凝集して涎が多くなる。肺積は息賁で、左右の脇にできるシコリ。腎積は賁豚で、下腹から気が上ってくるもの。それぞれの驚は、それぞれの経脈に熱があって起きるヒキツケと思う。

附、弁

『医統』

問：『銅人』や『千金』などには空穴が多く、『十四経発揮』は、例えば風市、督兪、金津玉液などのように空穴が少ない。あれにはあって、これには無いと違うのは何故？

答：『十四経発揮』は、『素問』骨空論、そして王冰の注に基づいているが、『銅人』や『千金』は片寄った書で、黄帝や岐伯の正しい書ではない。

問：睛明、迎香、承泣、絲竹空は、どうして禁灸穴か？

答：四穴は目に近く、目が火を恐れるので禁灸穴である。このように類推すると、睛明に施灸できないと分かる。注釈は王冰の間違いである。

問：鍼は、すべて瀉であり、補はない。古人は鍼を使って気を導き、実の病を治した。今の人は、あまり鍼を使わない。鍼に補がないことを知っているから使わないのか？

元気や稟賦が少ないので使わないのか？　今の人は身体を損なうことが多いので、鍼を使っても無益なのか？　あまり使えなかったり、使えないのか？

答：『内経』は「陽が不足していれば気で温める。精が不足していれば味で補う」という。鍼は、砭石で作られており、気もないし、味もない。皮を破り、肉を損なって、身体に穴を穿け、その穴から邪気が出る。どうして補えるのか？

『内経』は「気血陰陽が、すべて不足していれば、鍼を取るなかれ。甘薬で和ませる」という。

また「身体と正気が不足しており、病症状と邪気が不足している。これは陰陽とも不足している。刺してはならない。刺せば、その気は、さらに尽き、老人なら死に、若いものでも回復しない」という。これはいずれも瀉があり、補がないからである。

問：病が、気分にあるものと血分にある患者がいるが、鍼灸師は気と血を分けることを知らないのでは？

答：気分と血分は、当然にして鍼灸師も知っている。気分に病があれば、移動して固定しない。病が血分にあれば固定して動かない。積塊を例に挙げれば、腹中を上に下に、あったり無かったりすれば気分である。両脇や心窩部、臍の上下左右にあり、いつも固定して動かず、徐々に大きくなるものは血分である。風の病であれば、左手から右手に移動したり、右足から左足へ移動して、移動して一定しなければ気分である。いつも左足だったり、右手だけに着いて移動しなければ血分である。すべての病は、こうである。気分と分かれば、上の病に下を取り、下の病に上を取り、左の病に右を取り、右の病に左を取る。血分にあれば、血の所在に基づき、病に応じて取穴する。もし血病で瀉気し、気病を瀉血すれば、問題のないものを成敗することになる。その罪は誰のものだろう！

問：今の医者は、鍼を使うとき、動かすたびに手を袖で隠し、その手技を見せないようにする。そして手法は神秘なものだとし、軽々しく人に見せない。ただ技術を盗み取られることを恐れるが、果たして何の手法なのか？

答：『金鍼賦』の十四法は、青龍擺尾などの手法であるが、すでに尽くされている。これを捨てて、ほかの手法の神秘を追い求めるなどということは、私には信じられない。そうしているのならば、過ちをデタラメにしているに過ぎず、人を欺いているだけである。我流を神業と称すれば、ほとんど神の加護もなく、鍼も効果がない。どうして重んじるに足りようか！

問：鍼灸師が穴へ置鍼するとき、少しも注意を払わない。談笑したり、飲酒し、しばらくすると、また鍼を捻鍼したり呼吸させ、そして再び酒席へ戻って飲み、しかるのちに抜鍼する。こんなことで病気が治るのか？

答：『内経』は「刺鍼のポイントは、まず精神を治める」と言い、また「手は務めて動かし、鍼は均一に光らせ、心静かに見て、変化を観察する」とも言う。また「鍼治療では、深淵に立っているように恐れ、手は虎の尾を握るように注意し、他のことに精神を向けること無く」という。また「貴い人を待つように、日の暮れるのも気にせず」という。こうした言葉は、敬意を払うべきことなのか、それとも疎かにしてよいことなのか？もし談笑しながら飲酒すれば、メチャクチャに敬意を払っていないことであり、どうして病気が治せるだろうか？　医者を職業とするものは、深く考えねばならない！

補足

一、医官である逸林の劉氏は「痰気への刺鍼では、最初に鍼尖を上に向けて、痰を散らせるように動かす。そのあと鍼尖を下に向ければ痰気を排出させる」という。

二、痞塊へ刺鍼するときは、まずシコリを圧し、それが指ぐらいの大きさで硬ければ、シコリを何度も刺して柔らかくすれば、どんな塊でも消えやすい。

三、太医院の医官である継洲の楊氏は「腹へ刺鍼するときは、患者を仰向けに寝かせて五臓を背中側に垂らし、腹部から遠ざけて内臓を傷付けないようにする」という。また「前面は井戸のように深い。後面は餅のように浅い。だから刺鍼では、前面は深く、後面は浅くする」という。

＊一の痰気は、痰と気が結合してシコリになったもの。現代の精神病や脳卒中ではない。ガングリオンやリンパ結核など、痰在経絡のシコリ。二だが、一般的な塊には通用するが、寄生虫が巣を作ってシコリができている場合、つつくと虫が拡散して病巣が広がる。

訳者あとがき

北京堂のホームページに、大阪の鍼灸学生である田中美和子さんから「鍼灸大成の日本語訳がありますか？」と質問が寄せられた。そこで「学校の先生に聞いてください」と答えた。しばらくすると「鍼灸大成の日本語訳はないそうです。出世払いで、翻訳していただけますか？」と質問がきた。「私は現代中国語の翻訳者です。古文の翻訳はしません。日本には、私より古典に詳しい人がいますので、他の先生に頼んでください」と返事した。彼女が、他の先生に翻訳を依頼したかどうかは知らない。それに『鍼灸大成』を翻訳するなど、とても愚にできるわけがない。『鍼灸大成』など、読んだことすらない。

しかし、彼女が『鍼灸大成』の訳せる人を見つけられなかったらどうしよう。永久に読むことはできない。まあ学生が読むぶんには、現代中国語翻訳者の愚がやったってよいか。そう思って訳し始めた。読んだことがないと思っていた『鍼灸大成』の人民衛生出版社版には、ところどころ色鉛筆で線が引いてあった。なんだ、以前に読んでいたのか！　気が付かなかった。そう思いながら読み進めた。しかし簡体字では意味が掴めない部分がある。そこで台湾へ行き、繁体字の鍼灸大成を買ってきた。でも中国の本は誤字が多い。明治の後輩である華陀堂の今村なら糸綴じ鍼灸大成を持っているが、大事にしていて貸してくれそうにない。うちで鍼を教えてやった中野は、今村から民国時代に印刷された糸綴じ本をもらったらしいが、自分の弟子に本を借りるのはシャクだ。

最初のうちは、今村に原文の簡体字が「髪」なのか「発」なのか電話して確かめた。第一巻は『素問霊枢』『難経』の範囲だったから、繁体字本を持っており、それを使って訳した。翻訳の頼りとするのは人民衛生出版社『針灸大成校釈』と中国中医薬出版社『新針灸大成』、そして人民衛生の『黄帝内経素問校釈』と『霊枢経校釈』、『難経校釈』など。そうこうしているうちに『鍼灸大成』の影印本が出版され、偶然にも手に入れた。それを使って翻訳を進める。

最初の一巻は『内経』などの内容なので楽だった。『針灸大成校釈』に現代中国語訳がある。全巻の現代語訳が付いていると思い込み、この調子なら最後まで楽勝だと思った。しかし第二巻へ入ると、翻訳作業は困難を極めた。まず現代中国語訳(白話)がなくなった。内容が分からないから手探り状態だ。『針灸大成校釈』と『新針灸大成』に注釈が付いていると思われるだろうが、両書の注釈は似通ったもの。愚の知っている単語は解説されているものの、知らない単語には触れられてない。要するに分かり切った単語だけが解説されてあり、難しい用語には解説が付いてない。だから愚の知っている範囲以上のことは解説されていなかった。それで『鍼灸大成』の白話(現代語訳)が、中国では刊行されていないのだと納得した。

一カ月に、ほぼ一巻しか進まない。現代中医学書なら、三カ月で一冊は訳せるというのに。某製薬会社から漢方薬材の本を翻訳する仕事を請けたことがあり、それも大変だったが、一カ月一冊、三カ月で三冊を翻訳させられた。一カ月の報酬は五十〜七十万円、それに匹敵するほどの労力だった。不明な単語、特に病名が分からないので、病名辞典や中医用語辞典を何冊も引く。薄い辞書なら手で持って読めるが、厚い辞書は机の上に広げて見るしかない。おかげで七巻あたりで首が痛くなり始め、八、九巻では五十肩になってしまった。十巻は小児按摩の内容なので、鍼灸の内容は九巻まで、それで打ち切りにしようと思った。翻訳に一年かかったのは、『中医内科学』と『鍼灸大成』だけだった。

こうして『鍼灸大成』の現代語訳が出来上がったが、姐ちゃん(田中さんのこと)の翻訳料出世払いはあてにならない。そこで出来上がった『鍼灸大成』をニフティで売ることにした。インターネット作家生活という本を読んでから、売れるコンテンツが欲しかったのだ。すると「十巻も、早く翻訳してください」との読者からの要請がきた。仕方がない。五十肩がひどくなることを覚悟で翻訳した。愚は鍼灸師だから、按摩免許を持ってない。なにゆえに、知りもしない小児按摩を訳さねばならないのか? 十巻は按摩マッサージ、指圧師が訳すべきではなかろうか?

するとママネットクラブから、小児按摩についての問い合わせがきた。蔵書を調べていると、金義成の小児按摩本が二冊ほどある。薄いほうをママネットに送り、厚い本を手元に残す。それは『鍼灸大成』の十巻を解説した本だった。それを見て、運土入水や水底撈明月は按摩の手技だと知った。その本は『保赤推拿法』と『按摩経』を引用していた。ママネットに頼まれねば、自分が小児按摩の本を持っていることなど知るよしもなかった。

こうして偶然にも影印本とママネットクラブに救われ、なんとか最後まで翻訳できた。『鍼灸大成』を翻訳して一年もすると、腰痛持ちの中野のオバが、何をしても腰痛が治らないので、やっと鍼をする気になったという。そこで愚は、腰痛を治しに東京へ行った。中野の沼袋で家を借りると、新井に住むオバをやって来させた。すぐに腰痛を治し、ついでに耳鳴も止めてやった。島根にいる自分の患者を捨てて、身内のために東京へ出てきたのだから、ずいぶん身勝手な人間だ。すると三和書籍の高橋社長が、『鍼灸大成』出版の件で来た。

こうして考えると不思議な縁である。もし田中さんが「鍼灸大成を訳してください」と言ってこなかったら、『鍼灸大成』など、まず訳してないだろう。この本は、自分が訳して汚すべきではないと心に誓っていたからだ。もう少しマシな、知識の深い人が訳すべき本なのだ。愚が訳したら価値が下がってしまう。だが、学生に読ませる程度なら、繋ぎとして愚が翻訳するのもありだと思い始めた。なにより勉強する気でいる彼女がかわいそうだ。

次に「インターネット印税生活」という本を読んだことが縁だ。翻訳しかできない愚は、著作権切れになった鍼灸本を捜していたのだ。それもできるだけ有名な本で、競作者のいないやつ。だから『素問』『霊枢』『難経』は、競作者が大勢いるから売れない。それに愚の誤訳がバレてしまう。

さらにママネットクラブが小児按摩を問い合わせてきて、愚が小児按摩の解説書を持っていることを発見したこと。それがなければ、手技の名前を翻訳していたかもしれない。

最後に東京へ出たこと。なんぼ『鍼灸大成』が出したくとも、高橋社長は島根まで出向かないだろう。

沼袋だから出向いてきてくれたのだ。そこでショックだったことは、鍼灸大成を翻訳したのは、愚が世界で初めてでなかったこと。英語やフランス語、ドイツ語では出版されているという。何で漢字の読めない連中に、先を越されねばならんのだ？　一体どんな連中が翻訳したのだろう？　それを知りたい(いい、お友達になれるかも)。

『鍼灸大成』を翻訳してみて、いろいろなことが分かった。『大成』は、鍼灸の集大成と言われていたから、中国の学校で習った辨証治療の基本が書かれているとばかり思っていた。しかし「鍼での虚実は、鍼を刺して知る」と書かれており、学校で習った『中医診断学』を中心に、治療を展開しているものとばかり思っていたが「鍼を刺して虚実を知る」という。まさに『素問・長刺論』に記載された「刺家不診。聴病者言、在頭─頭疾痛、為蔵鍼之、刺至骨、病已、止。無傷─骨肉及皮、皮者道也」という文句どおりだ。つまり「鍼では、診察しない。ただ患者の訴えを聞き、頭に疾患があって頭が痛ければ、患者に鍼を入れ、骨まで鍼尖が達して病気が治れば、鍼を止める」と言うとおり。中国の病院でも、鍼治療では脈も診なければ舌も診ない。漢方薬を処方するときだけ脈を診たり舌を診る。マッサージでも脈など診ないだろう。

つまり中医の辨証配穴とは文化大革命から登場し、一九八五年あたりまで使われていた方法であり、その後は中医学院に鍼灸科ができたため衰退したものと分かった。つまり辨証配穴が登場するまでの『鍼灸大成』、その後の『鍼灸逢源』や『鍼灸集成』などでも、拙書の『難病の鍼灸治療』や『難病の鍼灸治療』のように、病名治療が使われている。つまり鍼治療の世界では、昔から病名治療がされていたのだ。頭痛などで、経絡走行の分類治療が加わる程度。それは何故か？　鍼には「手到病除」という言葉がある。手で掴み取るように病気が消えるのだ。まさに手を突っ込んで、病気を掴み出しているかのような速効性が鍼にはある。後遺症の残るような副作用もない。

漢方薬に付随して鍼を教えるような中医科の授業では、重大な後遺症の残る漢方薬を中心に授業するしかない。すると脈や舌を重視しないと漢方薬の処方ができない。『素問』には、血が虚していれば発汗させるなとか、虚していれば下剤を使うななどと書かれている。そんなことをすれば死んでしまう。まさに漢方は、虚実を間違えれば死んでしまうかもしれない危険な治療法なのだ。重視するしかない。安全な鍼では、とりあえず刺鍼してみることになるが、それが漢方ではできない。まず診察しなければ危険だ。

『素問』は鍼の本だと思っている鍼灸師も多いだろうが、漢方薬の内容が相当にある。『素問・熱論』などは、完全に『傷寒論』の基礎になっている。

漢方は内科で、鍼灸は外科だ。理論が違う。もともとは一人の医者が、内科も外科も治療した。だから『素問』や『難経』は、外科と内科の理論が入っている。その時代の医者は、患者が来れば薬を渡したり、鍼したり、外科と内科をこなす必要があった。

『霊枢』と『傷寒雑病論(傷寒論と金匱要略)』の時代になると、それぞれ専門家してきて、『霊枢』には漢方の内容がわずかしか記載されていないし、『傷寒論』には刺鍼の内容がわずかしか記載されていない。つまり分業化してきたわけだ。

さらに『甲乙経』の時代になると、それぞれ専門化し、鍼師は鍼だけ、薬師は漢方薬だけを使うようになる。それは『鍼灸大成』以降も続くことになり、徐々に鍼灸が軽視されてくる。みんな痛い思いをして治るより、薬を食べて治ったほうが楽だと思うようになったからだ。それで内科が持てはやされて、外科が廃れた。

現代中国が誕生し、漢方薬と鍼を統一した。つまり内科と外科が合併した。古代に戻ったということだが、一九八五年からは鍼灸系(鍼推系もある)が誕生し、再び内科と外科が分かれた。そして漢方は独自の体系を保っているが、鍼灸は解剖や神経学を取り込んで、中医理論と乖離し始めた。それが『鍼灸大成』を訳すうちに分かってきた。そして現代鍼灸の基になっているのは、辨証による配穴ではなく、『鍼灸大成』などに書かれた処方穴なのだ。

漢方と鍼の違いは、体系だけではない。教え方も違う。漢方薬は、一人の先生に大勢の弟子が着く。しかし鍼は、マンツーマンでないと教えられない。

漢方は、先生が脈や舌を診て、弟子が順繰りに診察し、弟子が薬の処方を書いて、先生が確認する。しかし鍼は違う。弟子が刺鍼する手元から、片時も目を離せないのだ。自分が刺鍼しているときより神経を遣う。弟子の手元の筋肉状態を見て鍼の力加減を知り、微妙な鍼の角度から刺入方向を知る。そして動脈や硬膜を突き破るような強さでないか、危険な臓器に刺さる角度でないかをチェックする。とても四~五人の弟子を引き連れて教えるというわけにはいかない。

『鍼灸大成』の内容は、かなり現代鍼灸書と近い。

ある腱鞘炎の患者、手が痛くてギターが弾けない。鍼に通っているが、一向に痛みが消えない。患もマニュアル通り挑戦した。再診すると症状が変わらないらしい。そこで手のひらの腱鞘へ、太い中国鍼を四~五本刺入した。『現代針灸臨床聚英』という本に載っていた方法だ。痰気など、シコリに対する治療法だ。翻訳したので思い出した。三回目に来たときは痛みが退いており、徐々に治っていった。ロープのように脹っていた手のひらも、人差指の手のひらが、他の指のようになっていった。うちで三件目の鍼灸院だったらしいが、やっと止めて鍼灸の面目を保った。

それまでの鍼灸院では、痛みが消えてないと言っても、治って来ていると言われて相手にされなかったらしい。しかし一向に指の痛みが消えない、そこで鍼灸院を替えたのだ。

治療者が治っていると思っていれば、患者が好転したと感じなくとも治療が成功しているのだろうか？　症状が消えてなくとも、脈が変化していれば、あるいは舌が変化していれば治療が成功したことになるのだろうか？　脈や舌に変化が現れなくとも、患者が好転したと感じられれば治療が成功したと言えるのではないだろうか？

楊継洲の発想は、鍼灸師として共感が湧く。彼は、あまり診察してないが、患者が治ったかどうかは気にしている。そもそも『大成』を発刊してもらえたのは、偉い役人の痺れを、三回の鍼治療で完治させてしまったからだ。当時の書籍の刊行は、木の板に文字を彫刻刀で彫ったものだったので手間と時間がかかり、大変高価なものだった。それほどに感謝され、こうした技術を広めなければならないと思わせたのだ。

鍼治療は、三回で結果を出さなければ、患者に見向きもされない。漢方ならば回数がかかってもよい、灸ならば回数がかかってもよい、だが鍼は三回で結果を出さなければならない。理由は、漢方薬なら家でも飲める、灸も面倒臭いが家でもできる。だが鍼は、わざわざ鍼灸院へ行かなければならないから時間も取られる。だから漢方薬の治療回数は制限がないし、灸の治療回数も制限がない。一回処方してもらえば当分飲めるし、一度施灸してもらえば家でもできるので、その時が一回となる。しかし鍼の治療回数は、三十回も百回も通うわけにはいかないのだ。だから鍼は、三回の治療で効果を出せなければ下手であり、一回で効果を出せれば上手なのだ。

辨証治療であれ、経絡治療であれ、三回目が勝負どころになる。仏の顔も三度まで、三回治療して効果がなければ、患者から見捨てられるだけでなく、下手のレッテルを貼られて噂されることになる。どうやったら下手のレッテルを貼られなくて済むか？　鍼治療の本を集めて読むしかない。そして書かれている治療法を試してみるのだ。九割の患者で、三回以内に効果があれば、その治療法は正しいのだ。一割の患者が治らずに下手と宣伝されたとしても、九割の患者が否定してくれるので心配ない。『素問』に書かれた熱病治療の五十七穴や水病治療の五十九穴などは、多すぎて試す気も起きないが、『鍼灸大成』の治療穴は、三分の一ずつに分けて試してみたくなるものばかりである。

この訳を見て分かるように、愚は浅学非才である。だから古典を勉強されている先生は、愚が不明としている箇所を見て「そんなことも知らんのか？」とか、「見当外れな解釈をしとるワイ」などと思われる場面が多々あるはずだ。

『素問』や『霊枢』、『難経』などは、さまざまな人が翻訳している。『大成』も、そうした古典にひけをとらず、複数の人が翻訳して遜色のない本だと思う。私が「不明」としている箇所を古典の先生方が訂正され、より完全な『大成』が発刊されることを望む。不明箇所のない完全無欠な『大成』の発刊は、鍼灸技術の向上にとって大いに役立つと思う。もともと愚のような現代鍼灸翻訳者にとって、『鍼灸大成』の翻訳など無理な相談だったのだから。鍼灸学生に頼まれて分野違いの人間が翻訳したものですから、後で改良して完全な本にしていただきたい。

また、インターネット版は、数々の誤訳や打ち間違い、変換ミスのあったことを、お詫びいたします。しかし、インターネット版も、検索ができるので、それなりの価値はあると思います。

最後に、校正が間に合わなくて、内田信行先生と藤田勇先生に力を借りました。お礼を申し上げます。また、世界で四番目に『鍼灸大成』の翻訳本を出版していただいた三和書籍の高橋考社長に感謝いたします。

参考文献

『中国医学大成続集』四十一鍼灸(写真製版) 上海科学技術出版社 ※主に使用

『針灸大成校釈』黒龍江省祖国医薬研究所校釈 人民衛生出版社

『新針灸大成』林昭庚 中国中医薬出版社

『難経校釈』南京中医学院 人民衛生出版社

『霊枢校釈』河北医学院校釈 人民衛生出版社

『黄帝内経素問校釈』山東中医学院/河北医学院校釈 人民衛生出版社

『中日大辞典』愛知大学 大修館書店

『簡明古漢語詞典』史東 雲南人民出版社

『難字小字典』周行健 重慶出版社

『中医字典』河南中医学院 河南科学技術出版社

『漢語大字典』徐中舒 湖北辞書出版社/四川辞書出版社

『漢日医学大詞典』蘇正身 人民衛生出版社

『中医名詞術語詞典』中医研究院/広東中医学院 商務印書館

『簡明中医病名辞典』人民衛生出版社

『中医疾病証候辞典』人民軍医出版社

『簡明中医古病名辞典』河南科学技術出版社

『漢英中辞海』山西人民出版社

『黄帝内経詞典』天津科学技術出版社

『中医経典索引』安徽科学技術出版社(引用文の出典検索に使用)

『実用六解・穴位辞典』北京出版社(穴位の不明な主治を参照するために使用)

『新穴奇穴図譜』科学技術文献出版社(奇穴を調べるために使用)

『経穴概論』医道の日本社(穴位の位置を参照するために使用)

『中華特殊針療法』上海科学技術文献出版社(子午流注で使用)

『鍼灸学釈難』源草社(何故か分からないが、ときどき使用)

『中薬大辞典』上海科学技術出版社(薬種を調べるために使用)

訳者
淺野　周
中国医学翻訳家　鍼灸師（北京堂鍼灸）

翻訳書
『全訳経絡学』『全訳中医学基礎』（たにぐち書店）『鍼灸学釈難』（源草社）『急病の鍼灸治療』『難病の鍼灸治療』『刺血療法（共著）』（緑書房）

略歴
1985年　学生時代に三寸三番を使った大腰筋刺鍼を開発
1987年　明治東洋医学院鍼灸科卒
1990年　北京中医学院針推系進修生修了
1990年　北京堂を開業
1998年　北京堂ホームページを開設。治療法を公開

三寸鍼を使った大腰筋刺鍼で知られている。
日本で唯一、胃下垂を治せる針灸師として有名。

完訳　鍼灸大成

2005年6月20日　初版発行

訳者　淺野　周

発行者　高橋　考
発　行　三和書籍 Sanwa co.,Ltd.
〒112-0013　東京都文京区音羽2-2-2
電話 03-5395-4630
FAX 03-5395-4632
郵便振替 00180-3-38459
http://www.sanwa-co.com/
印刷／製本　株式会社廣済堂

ISBN4-916037-75-8　C3047　Printed in Japan